Médecine chez les Yanesha d'Amazonie péruvienne

Céline Valadeau

Médecine chez les Yanesha d'Amazonie péruvienne

La traversée par les plantes

Préfaces de
Geneviève Bourdy et de Jean-Pierre Chaumeil

L'Harmattan

Photo et illustration de couverture :

En couverture : Vue du fleuve Maiz, secteur Nueva Esperanza - 7 de Junio
(Photo : Cl. Gaillard)

Au dos : Pos, représentation du sel, lorqu'il était présent sur la terre Yanesha dans les temps primordiaux
(Dessin : Anselmo Cruz Mariño, 21x29)

5-7, rue de l'Ecole-Polytechnique, 75005 Paris

http://www.librairieharmattan.com
diffusion.harmattan@wanadoo.fr
harmattan1@wanadoo.fr

ISBN : 978-2-296-55621-8
EAN : 9782296556218

À José,

Autrui est secret parce qu'il est autre.
Jacques DERRIDA
Le monde de l'éducation,
Septembre 2000.

PRÉFACES

Parmi l'abondante littérature consacrée au chamanisme et aux relations hommes-plantes dans l'amazonie, cette étude, qui se situe à la frontière entre ethnomédecine, ethonbotanique et ethnopharmacologie est tout à fait singulière. Tout d'abord parce que les travaux ethnobotaniques centrés sur les sociétés de haute amazonie et de piedmont andin sont peu nombreux, et surtout, très peu sont aussi précisément documentés en ce qui concerne l'univers végétal, sa signification, et ce qu'il peut révéler d'une société et de ses acteurs. Si de nombreuses d'études s'intéressent aux plantes psycho-actives, les plus valorisées, très peu d'auteurs ont en effet osé aborder l'univers végétal en son entier et analyser de manière aussi fine, sur la base de déterminations botaniques précises et de noms vernaculaires clairement repertoriés les relations homme-plante en haute Amazonie. C'est le grand mérite de ce travail que d'avoir relevé ce défi.

Le projet de recherche initial, construit comme un projet d'ethnopharmacologie classique, est centré sur les plantes médicinales Yanesha. Cependant, au fur et à mesure du déroulement des relevés ethnobotaniques, des enquêtes, des retours sur le terrain, il est apparu que le monde des plantes yanesha dites « médicinales », au sens occidental du terme, appartenait à un univers bien plus vaste : celui des plantes *pare'shemats* - « celles qui interagissent avec l'être humain. » - Il est devenu peu à peu évident qu'il n'existait pas un seul domaine de l'activité humaine yanesha, qu'il soit de nature individuelle, mentale ou physique, sociale ou religieuse, qui ne soit associé à l'usage de ces Pareshemats. Les nouvelles perspectives ouvertes par cette mise en relation directe du monde végétal avec le monde humain au quotidien ont donné alors une tout autre profondeur au travail de recherche entrepris. Celui-ci ne se limite donc pas à ce qui constitue en général le fond commun de ce type d'ouvrage qui traite de l'usage des plantes dans les sociétés, à savoir un inventaire ethnobotanique, basé sur une énumération d'usages de plantes et de la manière dont elles sont employées. La plante, ici présente à chaque page, est comme une clef qui permet de lire un univers, ce dernier bien loin de relever du « magique », terme souvent associé au chamanisme, possède ses propres descripteurs ancrés dans une perception émminament fine et profonde de la réalité.

Livrer, au travers d'usages de plantes parfaitement identifiées une vision d'un système nosologique et plus largement d'une culture, suppose tout d'abord, il faut le souligner, un fort investissement pluri-disciplinaire, qui nous emmène bien au-delà de la description des éléments d'une pharmacopée au demeurant extrèmement riche, et nous donne la possiblité de faire une incursion dans le mode de percevoir et de penser le monde et ses phénomènes qui est celui de la société yanesha.

Au détours des chapitres, le système nosologique yanesha se revèle comme un ensemble parfaitement logique, dont les différents élements (conception du corps, causalité des maladies, modèles pathogéniques, raisonnements diagnostiques, traitements) étroitement imbriqués entre eux entretiennent des liens de cohérence stricts, qui trouvent leur justification dans la théorie du fonctionnement de l'individu, sorte d'ethnophysiologie de l'être, point focal de cet ensemble. Il en ressort qu'à la racine de tout système animiste, il existe une vision partagée d'une communauté d'essence entre les êtres, qu'ils soient du monde visible, invisible, ou qu'ils puissent être assimilés à des éléments du paysage naturel, des phénomènes météorologiques, des végétaux, des animaux, ou des âmes errantes. C'est par ailleurs cette identité de substance qui permet l'interaction entre les différents êtres, interaction pouvant se révéler pathogène pour l'homme. C'est aussi parce que fondamentalement les choses, les phénomènes sont de même nature que les influences mutuelles sont possibles, que certaines qualités supérieures de conscience et de pensée peuvent s'acquérir, se perdre ou se modeler.

C'est de cet univers protéiforme d'êtres physiquement distincts mais par essence identiques que les locuteurs Yanesha soulignent les processus dynamiques incessants de transformation, de métamorphose, applicables à tous et partout qui sous-tendent l'apparition d'êtres, leur maintien sous des formes conditionnelles en un état d'équilibre précaire. Leurs discours s'attachent à définir les forces à l'oeuvre impulsant cette dynamique : l'identification, souvent vécue comme un mimétisme inconscient, et la volition, mise en oeuvre dans l'intentionalité. L'état de santé, caractérisé par un ensemble de critères physiques et moraux conférant un statut idéal de pleine humanité à l'être devient donc à son tour un état fragile, oscillatoire, qui doit être sans cesse re-affirmé par l'usage des Pareshemats, les plantes de soin. La maladie se vit alors comme une transformation progressive de la personne qui la conduira à la perte de ce même statut d'humain. À ce stade le rôle des plantes de soin, allié aux pratiques de diètes comportementales consiste à rétablir l'humanité de la personne, dans le cadre de pratiques qui semblent propre au chamanisme car elles s'adressent à ce que l'être est devenu suite à ce phénomène identificatoire mimétique.

Si l'intérêt de l'approche ethnopharmacologique/ethnobotanique est manifeste tout au long de cette étude, un crédit tout particulier se doit de lui être rendu plus particulièrement sur deux points, qui n'ont jamais été traités jusqu'à présent dans la littérature anthropologique sud américaine de manière aussi exhaustive. Le premier point concerne l'approfondissement du modèle de fonctionnement ethnophysiologique de l'être, et son corollaire immédiat, les modes et mécanismes d'action qui sous-tendent, selon les yaneshas, l'efficacité des plantes. Ce modèle de fonctionement de l'être, décrit dans ses capacités d'intégration, d'assimilation et de diffusion du souffle vital, présente d'ailleurs, ainsi que le souligne l'auteure, de frappantes similitudes avec les théories praniques de l'univers tel que formulé dans les anciens traités de littérature védique, où « toutes les forces psychiques, la fonction respiratoire, et les activités supérieures de l'esprit pensée, conscience, sont des modifications du prana/souffle vital et où tout ce qui a mouvement, dynamisme, provoque changement et transformation et revèle la nature du prana/souffle vital ». Dans le système nosologique chamanique yanesha, si une place prépondérante est donnée aux concepts d'énergie/souffle vital(e), et d'ombre, les notions de froid et de chaud, catégorisant maladies et traitements, relevés dans certaines sociétés proches en sont absentes. Une discrète évocation des éléments, base de certains systèmes médicaux orientaux, se dessine en filigranne au travers des pratiques de soins mises en oeuvre. On peut alors reconnaitre l'importance donné aux différents états de la matière (air, eau, terre, feu) en tant que révélateurs et vecteur des activités des *pare'shemats*, mais sans être, pour autant source de théorisation du fonctionement physiologique de l'être.

Finalement, le plus fascinant de cet ouvrage se trouve peut être dans la vision qu'ont les Yaneshas des plantes Pareshemats, restituée grâce à une analyse ethnobotanique rigoureuse. Anciens êtres humains, ou Divinités transformées par le biais de métamorphoses ayant eu lieu dans les temps ontologiques, ces plantes partagent naturellement la même essence que les autres manifestations du réel visible et invisible. Elles se trouvent totalement investies à la construction et au maintien de l'état d'humanité des êtres, tout en assurant également la définition de leur identité tant collective qu'individuelle, de même que leurs noms, pour la majorité d'entre eux directement liés à leur fonctionalité, en témoignent. De fait, ainsi que l'auteure le souligne, les plantes n'existent jamais en tant que telles, mais toujours comme agent d'humanisation. Conçues comme source de forces agissantes, lorsqu'elles sont appliquées à bon escient elles définissent, tout simplement, une façon de vivre le monde.

Quelques études centrées sur les sociétés chamaniques se sont essayées de mettre en perspective pratiques culturelles, cosmologie, vision du monde et nature des plantes psycho-actives utilisées. Ici la plante sacrée traditionnelle, aux propriétés psycho-actives avérées, utilisée en quasi-exclusivité et qui permet aux Yanesha d'acquérir connaissance et sagesse est Yemats, le tabac, accessoirement associée aux tubercules odorants des *piri piri*. Le rôle majeur accordé au tabac, retrouvé dans d'autres sociétés voisines du piedmont andin interpelle. Il serait certainement intéressant de mener à bien un travail de facture similaire à celui-ci dans d'autres cultures, modelées par l'usage d'autres mélanges aux propriétés pharmacologiques différentes telles l'ayahuasca ou le toe, que les Yanesha stigmatisent d'ailleurs comme maléfiques, afin de meiux saisir l'importance et l'impact de l'usage de ces psychodysleptiques dans la perception de l'être, du monde et de leurs interactions.

Au fur et à mesure que les pages de ce livre se tournent, les chemins du soins se parcourent, les *pare'shemats* se chantent. À la dernière page, la traversée végétale initiatique a été accomplie et nous a finalement révélé le sens que les Yanesha donnent à la maladie, à la vie et à la mort, C'est ce parcours que je vous incite à faire à votre tour, grâce à ce travail remarquable.

Geneviève BOURDY
Ethnopharmacologue
Chargée de recherches à l'IRD (Institut de Recherche pour le Développement)

Avec cette belle étude que nous livre Céline Valadeau, nous entrons dans le monde yanesha par une fenêtre à double battant – anthropologique et ethnobotanique – pour découvrir une véritable filiation entre les hommes et les plantes nécessaires à la perpétuelle restauration de la santé des corps malades et de la vie sociale (voir la notion de plante « humanisante » proposée par l'auteure). Pour témoigner avec rigueur du fonctionnement du système de soins des Yanesha, il fallait entre autres questionner les plantes et les maladies, scruter les rapports entre le visible et l'invisible, les humains et les non-humains, collecter et identifier un large échantillon de végétaux avec bien évidemment en préalable partager durablement le quotidien des Yanesha. Les pages qui suivent nous offrent quelques clés pour pénétrer le registre de la conception de la personne et comprendre le fonctionnement de ce système.

Cette précieuse contribution à la connaissance des systèmes ethnobotaniques et nosologiques amérindiens du piémont amazonien nous donne également des éléments d'appréciation et de comparaison très importants à l'heure où tant de programmes de santé dans le monde s'interrogent toujours sur les correspondances ou les passerelles possibles entre les médecines indigènes et la biomédecine occidentale.

L'aventure qui m'amena à co-diriger les travaux de Céline Valadeau, commence à la fin de l'année 2008 à l'Institut Français d'Etudes Andine (IFEA) de Lima. L'auteure était alors boursière de ce même Institut et avait entamé une étude comparée de deux pharmacopées dans la région du piémont central amazonien. Le cours de sa recherche l'a cependant conduite à modifier l'orientation de son projet initial vers l'anthropologie de la maladie chez les Yanesha, société amérindienne du piémont oriental. Dès lors, la perspective anthropologique s'imposa au cœur de la recherche. Le résultat de cette double approche est une vraie réussite dans la mesure où l'on peut parfaitement apprécier l'articulation – et non la simple juxtaposition – des données relevant de ces deux champs de recherche. Bien loin des effets d'annonce, l'interdisciplinarité est ici mise en œuvre et donne à cette étude un profil, une sensibilité et une originalité d'analyse et de traitement qui la distingue des travaux de référence publiés sur les Yanesha (notamment les excellentes études de Fernando Santos Granero et de Richard Smith). S'attachant à la thématique des relations entre les humains et les végétaux, l'étude de C. Valadeau se démarque également de la majorité des travaux anthropologiques sur les sociétés amazoniennes qui ont surtout privilégié l'étude des relations entre les humains et les animaux. La démonstration de la relation homme-plante chez les Yanesha, ici faite, à partir des riches matériaux recueillis et analysés, ouvre une nouvelle voie aux théories amérindiennes de la personne (notamment l'approche de la plante et de la cushma-placenta comme composantes ontologiques de la personne) et les catégories du sensible. L'adhésivité de l'âme et sa diffusion à l'intérieur du corps, par exemple, fournissent de nouveaux éléments aux thèses animistes forts débattues ces derniers temps en anthropologie.

On pourrait néanmoins s'interroger sur la pertinence de la séparation, du point de vue Yanesha, entre les grands domaines du vivant (végétal, animal, minéral, entités spirituelles, etc.). Il serait sans doute intéressant d'élargir la perspective proposée dans cette étude sur les plantes à ces autres grands domaines du vivant afin de déceler l'existence ou non de caractéristiques communes ou similaires, aux qualités « humanisantes ». Cependant, l'on admettra volontiers de fortes distinctions dans ce domaine. Certaines sociétés amazoniennes - cela semble être le cas avec les Yanesha - privilégient le végétal dans les relations avec les non-humains (on pourrait alors reprendre l'expression forgée par Jacques Barrau de « sociétés végétalistes ») alors que d'autres ont tendance à forcer sur la relation à l'animal. Dans le chamanisme par exemple, le recours aux plantes (hallucinogènes, tabac, etc.) est souvent privilégié dans les processus d'apprentissage où l'on trouve d'ailleurs fréquemment l'expression « jeûner le végétal ». Ce procédé implique non pas l'abstinence mais d'établir une intime relation avec la plante pour en acquérir certaines connaissances ou savoir-faire chamaniques en l'absorbant généralement sous forme de décoction. Le procédé est beaucoup moins fréquent à partir de substances animales.

La traversée par les plantes offre ainsi un « autre regard », pour reprendre la formule de Lévi-Strauss, sur ces sociétés amérindiennes du piémont, les Yanesha en particulier, qui présentent des caractéristiques sociologiques fort singulières entre les sociétés dans Andes centrales et les ensembles amazoniens pano et arawak.

Sur bien des questions liées aux théories amérindiennes de la personne, aux relations entre les grands domaines du vivant, aux systèmes nosologiques amérindiens et à l'anthropologie médicale en général, ce livre trouvera écho et deviendra une référence bien au-delà de l'aire étudiée. Souhaitons enfin qu'il soit rapidement traduit en espagnol afin d'être accessible non seulement à nos collègues latinoaméricains, mais aussi aux Yanesha eux-mêmes et aux sociétés amazoniennes voisines du piémont central péruvien qui en tireront, à n'en pas douter, le plus grand bénéfice.

Jean-Pierre CHAUMEIL
Anthropologue
Directeur de recherche au CNRS

INTRODUCTION

Mon intérêt pour ce sujet est né de mes premières études ethnobotaniques dans la communauté Yanesha d'Azulis. Alors que je m'apprêtais à aller me coucher, je croisai un père de famille avec lequel j'étais familière. Végétaliste, il était une des personnes avec laquelle j'avais le plus dialogué. Tout en me montrant les quelques poissons qu'il venait de pêcher, il me fit part de son départ prévu le lendemain à l'aube. Le caractère inattendu de cette nouvelle assombrit brutalement le projet de récolte dont nous avions parlé le jour même. Nous avions prévu de partir tôt le lendemain matin en direction de la « réserve communale Yanesha », lieu où je n'étais encore jamais allée, et où, me disait-on, se trouvait quantité de « plantes médicinales ». Je lui demandai naïvement vers quel village il pensait aller. Après un long silence, il me proposa de passer chez lui avant le lever du soleil. Lorsque j'arrivai à l'aube, il m'attendait occupé à faire cuire deux des poissons péchés la veille : c'était notre repas de midi. Il me dit alors que la tristesse « lui était revenue », il devait « oublier » . Pour cela, il devait partir en forêt. Sa femme avait évoqué la disparition de deux de leurs filles et de leur gendre lors de l'incendie de leur maison quelque temps auparavant. Je ne me rappelle pas avoir dit mot, mais il me proposa de l'accompagner et j'acceptai. Sur le trajet, il me montra quelques plantes, puis m'expliqua qu'il cherchait un *puesen*, une « plante pour oublier ». Épiphytes, ces plantes poussent dans « les hauts » et sont très difficiles à trouver. Il me fit également part des doutes qu'il avait : ces plantes ne se montrent qu'à des personnes seules ; j'étais donc un obstacle potentiel au succès de notre expédition. La nuit commençait à tomber quand il se mit à accélérer le pas en se dirigeant vers un arbre récemment tombé. Il s'arrêta à son niveau, observant soigneusement les plantes recouvrant le tronc, puis il en arracha une petite, plaquée sur l'écorce. J'étais en retrait, je regardais attentivement. Sans dire un mot, il coupa ces quelques feuilles, les positionna alternativement l'une sur l'autre en formant une croix, et, tout en la fixant du regard, il prononça quelques mots que je ne compris pas. De nouveau, le silence se fit, le temps était suspendu. Il regarda cette petite croix végétale, puis la porta à sa bouche, et en coupa les quatre extrémités. Tout en les mastiquant, il frottait le centre de cette croix amputée de ses extrémités sur sa poitrine, puis il la jeta par-dessus son épaule droite d'un geste sec presque agacé. Sans se retourner, il me dit « Rentrons maintenant ». Le trajet du retour fut silencieux, seuls les bruits de la forêt, et ceux de notre passage s'entendaient. Cette anecdote me laissa songeuse, troublée, et quelque peu frustrée de ne pas avoir pu comprendre tous les tenants et aboutissants de ce qui venait d'arriver... Nous n'en reparlâmes que bien longtemps après.

Les débuts de l'enquête

C'est au sein des communautés Yanesha, un peuple piémontais d'Amazonie centrale péruvienne, que mon étude de terrain a débuté en 2006. L'enjeu était d'inventorier les plantes utilisées comme remèdes afin de constituer une pharmacopée écrite. Cette étude ethnobotanique constituait le point de départ d'un travail de réflexion et de comparaison portant sur les éventuels échanges, emprunts et pertes de connaissances qui auraient pu naître au fil des années des influences migratoires de certains groupes sociaux. Cette étude avait donc pour but de distinguer les éventuelles évolutions de cette pharmacopée en la comparant avec celle de la société austro-allemande immigrée en ces terres à la fin du XIXème siècle. Il apparut au fil de l'étude de terrain que les espèces médicinales utilisées par le groupe austro-allemand étaient en très petit nombre et le plus souvent étaient des espèces introduites ne permettant pas de faire quelque comparaison que ce soit. Ce changement de problématique imposé de fait permit de reconsidérer le sujet de ce travail. La perspective d'approfondir ce que je connaissais sommairement du système de soin Yanesha parut s'imposer d'elle-même.

Au-delà de la description stricte de la pharmacopée Yanesha, il était possible d'entrevoir certains éléments de son système de soin. L'ensemble des données recueillies grâce à l'étude ethnobotanique permettait de lever beaucoup d'interrogations : qu'est ce qu'une personne malade ? Quel raisonnement diagnostique pour quelle thérapeutique ? Comment et pourquoi intervient la plante dans le traitement ? Les dénominations propres à chacune des plantes semblaient être associées à des symptômes, parfois des syndromes, ou encore à des étiologies précises, des formulations précises de remède, et des modes d'administration particuliers. Là où il semblait y avoir une cohérence, les liens étaient encore flous, mal définis, et de nombreuses interrogations se posaient.

L'étude ethnobotanique, qui servait donc de point de départ à la description et à l'explication du fonctionnement du système nosologique, serait alors une composante anthropologique. Dans cette perspective anthropologique, la personne se situe au centre de l'étude. Il s'agit de comprendre comment une étiologie et une plante peuvent interagir avec la personne dans des états de santé dégradés. Cela devint alors le principal sujet de cette recherche.

De l'ethnobotanique ... à l'anthropologie de la maladie : perspectives historiques et théoriques

L'ethnobotanique est née en 1895 dans les écrits du botaniste, écologue et taxonomiste américain John W. Harshberger. Il définissait sous le néologisme « *ethno-botany* » l'étude des « plantes utilisées par les peuples primitifs et aborigènes »[1], terme supplantant celui d'*arborigan botany* proposé par Stephen Powers en 1875. De nouvelles notions théoriques furent ensuite développées entre autres par Wilfred William Robbins en 1916[2], suggérant qu'au-delà de la simple collecte de plantes et de noms vernaculaires, cette discipline devait s'intéresser aux perceptions que les groupes « primitifs » avaient des plantes. D'ores et déjà, les notions de conceptions émiques des plantes étaient posées ainsi que les fonctions sociales que leurs usages et les classifications vernaculaires.

L'ethnobotanique se vit alors divisée en deux champs, celui de l'étude se référant à la nature des usages des végétaux et celui visant à comprendre les théories indigènes des plantes. Dans *The Nature and Status of Ethnobotany*[3], Volney Jones se positionne dans la deuxième branche de cette discipline en affirmant que l'ethnobotanique « ne concerne pas seulement les usages, mais

1. Powers, S. (1875). « Aboriginal Botany ». *Proceedings of the California Academy of Sciences*, 5:373–379.

2. Wilfrid Robins explique que « If we are to learn more of primitive peoples, we must attempt to gain form them their conceptions not of a part but of the entire environment. Ethnobotany is a special line of ethnologic investigation, the results of which must receive consideration in our ultimate analysis. » Robbins, W. W., Harrington, J. P., Freire-Marreco, B. (1916). Ethnobotany of the Tewa Indians. *Bureau of American Ethnology Bulletin* (55), p.1.

3. Jones, V. H. (1931). *The Ethnobotany of the Isleta Indians.* Albuquerque : Department of Biology, University of New Mexico.

aussi la relation entre l'homme primitif et la plante ». Par la suite, l'anthropologue américain Richard Ford proposa dans un article précurseur : « la part entière de la plante dans la culture »[4]. Il réorienta les perspectives de l'ethnobotanique en s'intéressant aux caractéristiques de la relation homme-plante afin de comprendre les fondements cognitifs des cultures. Les plantes et les hommes étaient alors perçus comme co-dépendants, et la plante finissait d'être considérée comme un objet d'étude passif. Ces nouvelles perspectives ne limitaient plus l'ethnobotanique à la simple systématique vernaculaire des plantes ou à leurs usages et descriptions. Elle entrait dès lors dans un cadre nettement plus multidisciplinaire qui se proposait de reconsidérer la plante aussi bien dans son environnement écologique que dans la culture à laquelle elle appartenait, tout en délaissant également le caractère « primitif » appliqué aux hommes les utilisant. Dans le cadre de cette évolution théorique qui oriente discrètement l'ethnobotanique vers l'anthropologie cognitive, Richard Ford proposa la définition suivante : « L'ethnobotanique est l'étude directe des relations entre les humains et les plantes ».

Approfondissant cette idée, Nancy Turner présentera plus tard l'ethnobotanique comme « la science des interactions entre les gens et les plantes »[5], lui attribuant la place d'une discipline à part entière. Pendant la seconde partie du XXème siècle, l'ethnobotanique manifeste un relativisme culturel développé par de nombreux travaux lui ouvrant une place dans les ethnosciences. Les études épistémologiques s'axent sur les interactions des plantes et des sociétés dites « traditionnelles ». Harold Conklin[6], Brent Berlin, Peter Raven et Dennis Breedlove[7], trois ethnobotanistes et un anthropologue, traiteront ensuite, dans un travail qui fait aujourd'hui référence, des principes de catégorisation basés essentiellement sur les terminaisons linguistiques des noms vernaculaires des plantes. Construites avec des méthodologies systématiques, ces études ethnobotaniques portant sur les interactions entre les cultures tropicales et leurs environnements végétaux démontrent la forte influence des ethnosciences sur l'ethnobotanique, et cette perspective influencera plus tard l'anthropologie co-

---

4. Ford, R. I. (1978). Ethnobotany: Historical Diversity and Synthesis. The Nature and Status of Ethnobotany, 67, *Anthropological Papers*, 67, pp.33-49.

5. Turner, N. J. (1988). Ethnobotany of Coniferous Trees in Thompsons and Lilloet Interior Salish of British Colombia. *Economic Botany*, 46, p.178.

6. Harold Conklin, un des pionniers de l'ethnoscience, consacre une partie de ses travaux à la classification des plantes aux Philippines. Conklin, H. (1954). *The Relation of Hanunoo Culture to the Plant World.* Ph.D., New Haven : Yale University.

7. Berlin, B., Raven, P., Breedlove, D. R. (1974). *Principle of Tzeltal Plant Classification: An Introduction to the Botanical Ethnography Mayan-speaking Community in Highland Chiapas.* New York : Academic Press ; Berlin, B. (1992). *Ethnobiological Classification. Principles of Categorization of Plants and Animals in Traditional Society.* New Jersey : Princeton University Press.

gnitive. Ce sont probablement les études portant sur les plantes hallucinogènes[8], liées au fait magique, sorcellaire et chamanique, qui positionnèrent l'ethnobotanique comme partenaire naturel de l'anthropologie. Elles ont permis d'éclairer les savoirs et les pratiques traditionnelles différemment. À ce sujet, Wade Davis explique dans ses travaux :

> « L'anthropologie médicale met en évidence des concepts de santé et de soin, et de ce fait, établit des liens entre les croyances spirituelles, les prédispositions psychologiques, et la pharmacologie. Cette dernière permet l'explication de pratiques indigènes en relation avec la prise de préparations psychotropes »[9].

Une des conséquences de ces nouvelles orientations de l'ethnobotanique fut la nécessité d'apporter les regards intégratifs aussi bien des botanistes et anthropologues mais aussi des archéologues, ethnohistoriens, écologistes, pharmacologistes ou encore des phytochimistes, entraînant un regain de dynamisme. Des regards croisés des ethnobotanistes et des anthropologues naîtra le terme *phyto-anthropologie* : il se définit comme une approche des hommes ou des communautés humaines abordée par l'étude des plantes[10].

L'étude des plantes centrée essentiellement sur ce qu'elles peuvent représenter de près comme de loin de médicinal permet de s'y intéresser en tant que remède, et en tant qu'élément de base de pharmacopées. Claudie Haxaire remarque, dans une publication traitant de la pharmacopée Gbaya[11], que « l'ethnopharmacologie[12] se situe au carrefour de l'ethnobotanique et de l'ethnomédecine, au sens où une plante botaniquement décrite s'accompagne d'informations pharmacologiques qui ne peuvent être comprises que dans le cadre d'une approche contextualisée du système de soin. » Ainsi, comme le mentionne Jean Benoist[13], « si la plante médicinale est entrée dans la science par le biais des sciences naturelles (la botanique), la science prend place à

8. Schultes, R., Hofmann, A. (1980). *The Botany and Chemistry of Hallucinogens.* Springfield, Illinois : Charles C. Thomas.

9. Wade Davis, E. (1995). *Ethnobotany: An old Practice, A New Discipline* dans *Ethnobotany: Evolution of a Discipline.* R. E. Schutles & S. Von Reis Éd., Portland : Dioscorides Press.

10. Sensarma, P., Ghosh, A. (1995). Ethnobotany and Phytoanthropology. Dans R. Schultes & S. Von Reis, *Ethnobotany evolution of discipline.* Portland : Dioscorides Press.

11. Haxaire, C. (s.d.), p.43.

12. Nous entendons que l'ethnopharmacologie peut se définir par « l'étude scientifique interdisciplinaire de l'ensemble des matières d'origine végétale, animale ou minérale, et des savoirs ou des pratiques s'y rattachant, que les cultures vernaculaires mettent en œuvre pour modifier les états des organismes vivants, à des fins thérapeutiques, curatives, préventives, ou diagnostiques » : Dos Santos, J., Fleurentin, J. (1990). L'ethnopharmacologie, une approche pluridisciplinaire. Ethnopharmacologie, source, méthode, objectifs. *Premier colloque européen d'ethnopharmacologie* (493). Metz : Editions Orstom.

13. Idée selon laquelle il y eut un « transfert de la plante dans la science et de la science dans la plante » : Benoist, J. (2006), p.18.

travers la plante lorsqu'elle est considérée par un regard anthropologique comme catégorie directement repérable du monde tangible ». Repérable en tant que catégorie « plante », elle devient alors un objet d'étude potentiel. Elle représente un relais symbolique, car incluse dans un système de croyance donnée. L'accent peut alors être mis sur la catégorisation des végétaux dans les systèmes de perception et représentation de la maladie et de ses causes. La transformation de la plante en remède voué à des usages spécifiques dans un contexte de soin précis, la positionne alors dans une dimension sociale. La plante médicinale peut donc être abordée comme le premier objet d'étude d'un système médical, ou d'un processus de soin. Les études ethnobotaniques et ethnopharmacologiques des plantes médicinales s'intègrent alors dans la compréhension d'un système de soin, permettant de définir quelles plantes sont utilisées, sous quelle forme, pour quel mal et dans quelle circonstance. Cependant, la compréhension d'un système nosologique ne se limite pas à la simple analyse des informations ethnographiques recueillies grâce au végétal. En effet, si la « plante médicinale » constitue un premier objet d'étude ayant l'avantage d'être immédiatement tangible, le contexte de recherche anthropologique veut que l'objet de connaissance devienne ensuite celui qui a été décrit et défini grâce à l'étude des plantes à savoir la « maladie ». Sylvie Fainzang définit la plante comme « un objet pour l'anthropologie sociale », dans une publication où elle donne également une définition de l'anthropologie médicale :

> « Les travaux qui portent leur attention sur les représentations de la maladie, les itinéraires des malades, le rôle des thérapeutes ou les pratiques thérapeutiques de toutes sortes (dont les rituels de guérison), en fonction du système socioculturel dans lequel ils s'insèrent »[14].

L'anthropologie médicale apparaît comme une branche de l'anthropologie relativement récente dont Rivers fut le précurseur en 1924. Dans son ouvrage *Medicine, Magic and Religion*[15], abordant les médecines magico-religieuses, il met en évidence que la pratique médicale dite « primitive » d'une société donnée possède, en fait, une logique intrinsèque reliée aux croyances du groupe. De nombreux travaux ont ensuite affiné les champs théoriques de l'anthropologie médicale, avec notamment les travaux d'Irving Hallowell[16] puis de Erwin Ackerknercht[17] qui souligneront tous deux la fonction sociale

14. Fainzang, S. (2000). La maladie, un objet pour l'anthropologie sociale. *Ethnologies comparées,* 1, p.4.

15. Rivers, W. H. (1924). *Medicine, Magic and Religion.* London : Kegan Paul.

16. Hallowell étudie l'anxiété comme fait social et individuel. Hallowell, A. I. (1941). The Social Function of Anxiety in a Primitive Society. *American Sociological Review,* 6, p.181.

17. Ackerknecht, E. (1946). Natural Diseases and Rational Treatment in Primitive Medicine. *Bulletin of the History of Medicine,* 19, pp.467-497.

de la maladie à travers ses traitements et sa conceptualisation au sein de différentes sociétés dites « traditionnelles ». Dans une logique plus cognitive que fonctionnaliste, Evans-Pritchard en 1968[18] étudie l'apparition du malheur en terme d'événement qui afflige à une personne un mal donné. Le malheur ne peut alors être dissocié de son contexte social où réside l'ensemble des causes étiologiques possibles. Dans cette perspective, la relation entre la maladie et le système de soin se conçoit en y intégrant toute la dimension socio-culturelle de la société étudiée. Dans un contexte cognitif plus théorique, Marc Augé redéfinit l'Anthropologie médicale en Anthropologie de la maladie[19], et Sylvie Fainzang note que « les recherches menées en anthropologie médicale recèlent deux attitudes inverses mais non exclusives, propres à infléchir l'orientation des auteurs »[20]. L'une relève de l'étude anthropologique des problèmes de santé en vue d'un enrichissement de la recherche médicale et l'autre propose l'Anthropologie médicale comme terrain d'étude et de réflexion aux questions soulevées par l'Anthropologie sociale. La deuxième perspective est celle défendue par Marc Augé qui postule :

> « Il n'y a pas de société où la maladie n'ait une dimension sociale et, de ce point de vue, la maladie , qui est aussi la plus intime et la plus individuelle des réalités, nous fournit un exemple concret de liaison intellectuelle entre perception individuelle et symbolique sociale. »

C'est en considérant la maladie comme objet empirique de réflexion anthropologique que cet auteur propose l'appellation « Anthropologie de la maladie » pour définir cette approche. Ses travaux faits au Togo chez les populations guin ou mina déterminent que les « principes de cohérence » des processus thérapeutiques qu'il analyse se systématisent dans la mise en relation entre « le panthéon et la pharmacopée » et qu'il est possible d'isoler des « séries paradigmatiques » relatives au classement des maladies, à l'inventaire des plantes et des remèdes et aux descriptions des perturbations sociales dangereuses. Marc Augé ponctue ce volet théorique par la mise en perspective de ces séries paradigmatiques qui, aussi homogènes soient-elles, « correspondent à des possibilités d'interprétations multiples, nullement mécanistes et dépendant des circonstances, des rapports de force et de l'identité sociale des partenaires en présence. » Dans ce contexte, « Le corps, les substances sont largement absents. C'est la société qui tue ou guérit avec ses normes, leur transgression, et ses dispositifs de remise en ordre symbolique qui constituent

18. Evans-Pritchard, E. E. (1972). *Sorcellerie,oracles et magie chez les Azandé*. Paris : Bibliothèque des Sciences Humaines, Gallimard.

19. Augé, M. (1986). L'Anthropologie de la maladie. *L'Homme,* 28 (97), p.6.

20. Fainzang, S. (2000). *op. cit.*

la guérison par excellence »[21]. Aux anciens objets généralement retenus dans la tradition anthropologique française que sont la maladie, son étiologie, les moyens de la soigner s'ajoutent alors « le corps, les diverses formes de cures et les rites thérapeutiques »[22], qui sont tout autant d'objets auquel la plante permet aussi d'accéder.

Problématique et choix du sujet

Le territoire Yanesha s'étend dans les provinces d'Oxapampa (région de Pasco), Puerto Inca (région de Huanuco) et Chanchamayo (région de Junín) entre la cordillère ouest du Yanachaga Chemillén, la vallée de Oxapampa-Pozuzo, et la cordillère du San Matías. Compte tenu de la répartition géographique des communautés Yanesha et dans le souci d'apprécier au mieux sa pharmacopée, il était nécessaire de faire ce travail ethnobotanique dans des villages situés sur des plateaux écologiques différents. Les récoltes eurent lieu dans la communauté d'Azulis (880 m, fleuve Palcazú) située en forêt très humide subtropicale, de Loma Linda (330 m, fleuve Palcazú) située en forêt humide tropicale et de Tsachopen (1770-1820 m, fleuve Chontabamba) localisée en forêt humide subtropicale.

Sur la base des données ethnobotaniques, il fut possible d'analyser différentes séries d'informations ayant trait à la plante, à la maladie en terme de causalité, aux modes d'administration et aux syndromes et symptômes évoqués. Suite à des entretiens et ateliers de travail effectués dans les communautés, des schémas de catégorisation des plantes et des maladies furent ensuite établis en s'aidant des terminologies linguistiques et des éléments mythologiques associés.

De manière moins systématique, les entretiens se sont orientés par la suite vers les récits d'expériences individuelles de tout un chacun ou d'acteurs de soin, afin de comprendre les liens logiques entre les trois objets du système de soin. Au fur et à mesure des collectes et de mon degré de familiarisation avec mes interlocuteurs[23], je consignai des mythes et des représentations iconographiques illustrant l'avènement et/ou la transformation d'entités étiologiques ou de plantes. S'intéresser à cette dimension ontologique des objets du

21. Hours, B. (1999). Vingt ans de développement de l'anthropologie médicale en France. *Médecine et Santé : Symboliques des corps,* 5, p.37.

22. *Idem.*

23. À la suite de la distribution de l'ouvrage : Bourdy, G., Valadeau, C., Albán Castillo, J. (2008). *Yato' Ramuesh : Pare'shemats Yanesha, Yato' Ramuesh : Plantas medicinales Yanesha.* Lima : PRODAPP - IRD, les discours se sont faits plus ouverts. À ce moment là, j'étais devenue une personne détentrice du savoir de tous les informateurs cités.

système médical Yanesha permettait, d'une part, d'appréhender de manière plus subtile et profonde la nature des liens mis en œuvre dans les rapports homme, plante et « maladie », et d'autre part, de comprendre dans quelle mesure le processus thérapeutique s'inscrivait dans un contexte de transmission de connaissance et de ré-actualisation des bases ontologiques. Les interrogations sur le fonctionnement des processus diagnostiques et thérapeutiques aboutissant à l'usage des plantes décrites, et la transmission indirecte de connaissances liées à l'événement, installèrent une nouvelle problématique : quelles sont les logiques qui relient les plantes, les agents étiologiques et le corps souffrant ? Définis par les discours du corps souffrant, les interprétations diagnostiques, les choix de traitements, les actes thérapeutiques ainsi que les processus de guérison, étaient les éléments clés d'entendement du système de soin à prendre en considération[24].

Méthodologie et cadre de l'enquête

L'étude ethnobotanique commença en 2006 dans la communauté Azulis, un secteur de San Fransisco de Pichanaz après l'approbation, en assemblée générale, des communautés concernées et de la Fédération Yanesha, FECONAYA. Elle se déroula pendant presque 12 mois, sur le total des 18 mois de présence sur le terrain, au sein de plusieurs communautés Yanesha (Carte n°1)[25]. Les collectes de plantes sauvages et cultivées conduisant à la récolte d'échantillons d'herbier ont été faites dans des écotopes variés, forêt, bord de rivière savanes et jardins. Cette méthodologie appelée « *bagging interview* » par Janis B. Alcorn[26] ou encore « *walk-in-the-woods interview* » par Oliver Philips et Alwyn Gentry[27] consiste à se rendre dans différentes zones écologiques avec un ou plusieurs « informateurs » afin de collecter les plantes et l'ensemble des informations qui peuvent leur être associées[28]. Une à plusieurs personnes du village accompagnaient ces petites expéditions, elle(s) « expliquait(aient) les plantes » à l'instant même où nous les ramassions. Les planches d'herbier étaient confectionnées le soir dès notre retour. Dans un

24. Augé, M. (1986). *op. cit.*, p.85.

25. Cette enquête ethnobotanique se réalisa avec l'Institut de Recherche pour le Développement (IRD) avec l'appui financier du PRODAPP (programme de la Commission européenne présent en Haute Amazonie centrale depuis 2003). Un permis de collecte INRENA (devenu SERNANP depuis janvier 2009) de numéro d'autorisation : 122-2007-INRENA-IFFS-DCB a été obtenu, permettant de réaliser ce travail dans un contexte légal.

26. Alcorn, J. (1984). *Huastec Mayan Ethnobotany.* Austin : University of Texas Press, pp.7-9.

27. Philips, O., Gentry, A. (1993). The Useful Woody Plants of Tambopata, Peru: I. Statistical hypothesis tests with a new quantitative technique. *Economic Botany,* 47, p.16.

28. Voir Annexe 1

premier temps, les personnes qui m'accompagnèrent furent désignées par le village lors d'une assemblée générale. C'était eux qui « savaient le mieux ». Petit à petit, d'autres personnes désireuses de me faire partager leur savoir m'en firent part, je multipliai ainsi les collectes et les échantillons d'herbier[29].

Au-delà de données systématiques sur les usages de plantes que fournissait la collecte ethnobotanique, je profitais d'autres moments pour observer le quotidien lié à l'usage des plantes en y participant. En effet, les données ethnobotaniques renvoyaient à des notions qu'il m'était difficile de comprendre. Certaines voies d'administration comme les bains de vapeur ou certaines formulations des remèdes apparaîssaient comme relativement vagues quant à leurs réalisations. Il fallait donc observer pour se rendre réellement compte des processus diagnostiques et thérapeutiques, ainsi que le mentionne Miguel Alexiades :

> « Le caractère limitatif de la donnée orale, illustre par plusieurs biais en quoi les interviews et les questions posées entraînent une variabilité dans les réponses. Ce problème soulève l'importance des données complémentaires relevées grâce à l'observation participante et directe »[30].

C'est donc par l'expérience partagée que, dans un premier temps, je cherchais mon intégration à la vie sociale afin de comprendre ces nouvelles notions qui m'étaient proposées.

Qualifié d'« art » par Evans Pritchard[31] ou encore de « savoir-faire du chercheur » par Leservoisier[32], je m'aperçus de l'importance de « conserver la distance qui est indispensable à l'observation, tout en jouant le jeu d'une implication exigée par la participation ».

Durant les périodes pendant lesquelles je ne résidais pas dans les communautés, mais à Oxapampa, je commençai l'analyse des données ethnobotaniques recueillies en identifiant botaniquement les espèces collectées[33]. Les

29. En ce qui concerne les identifications des planches d'herbier, j'ai bénéficié de l'aide des Botanistes du *Missouri Botanical Garden* (HOXA) à Oxapampa où je résidais également en dehors de ma présence dans les communautés.

30. Miguel Alexiades développe ces idées dans un chapitre considérant les sources d'erreurs éventuelles lors des récoltes : Alexiades, M. N. (1992). *Selected Guidelines for Ethnobotanical Researsh: a Field Manual.* Bronx, New York : The New York Botanical Garden, pp.55-79.

31. Evans-Pritchard, E. E. (1969). *Anthropologie sociale.* Paris : Petite bibliothèque Payot, p.19. Il utilise le terme d' « art » pour qualifier l'activité de l'anthropologue, ce qu'il illustre également en citant P. Radin dans son ouvrage *The method and theory of ethnology* publié en 1933 soulignant que « la plupart des bons enquêteurs sont à peine conscients de la manière exacte dont ils récoltent leurs informations ».

32. « L'observation participante pose ainsi un certain nombre d'enjeux qu'il convient d'éclairer et recèle à elle seule toute la gageure epistémiologique de la démarche ethnologique » : Leservoisier, O. (2005). *Terrains ethnographiques et hiérarchies sociales, retour réflexif sur la situation d'enquête.* Paris : Karthala.

33. La certification des déterminations fut effectuée par les botanistes de l'herbier HOXA, antenne du Mis-

informations des 1 112 fiches ethnobotaniques furent ensuite rassemblées dans une base de données[34], permettant d'établir des tableaux de synthèse.

Dans un souci d'éthique et afin de tenir les engagements concernant la restitution des données aux communautés, un ouvrage décrivant une partie de la pharmacopée Yanesha[35] fut publié, décrivant les usages de 321 espèces de plantes. Préalable à cette publication, un atelier de vérification des données fut organisé, durant une semaine au cours de laquelle les données recueillies ont été vérifiées, complétées, par les personnes les plus investies lors des collectes.

Les mois passés dans les communautés lors de l'étude ethnobotanique m'avaient permis une certaine aisance avec les Yanesha. Cependant, j'ai eu l'impression de bénéficier d'une « vraie confiance » de leur part seulement après la publication de ce livre décrivant, les plantes et leurs usages, objets de la pharmacopée. En effet, j'avais souvent entendu des discours me faisant part de la « multitude » de chercheurs qui étaient venus « les étudier » sans rien apporter en retour, s'interrogeant sur les réelles motivations des dits chercheurs, surtout lorsqu'ils travaillaient sur des plantes, médicinales. Ces craintes se doublaient de nombreuses histoires véhiculées de village en village. Elles relataient pour la plupart des faits récents de biopiraterie concernant par exemple, la *sacha inchi* (*Plukenetia volubilis* L.) et le *yacón* (*Smallanthus sonchifolius* (Poepp. & Endl.) H. Rob.)[36]. Dans le but de rassurer les personnes inquiètes et qui se posaient des questions sur les réels objectifs de ma présence dans les communautés, je sollicitai à plusieurs reprises les chefs des villages, afin de convoquer les habitants en assemblée générale, pour aplanir les éventuelles incompréhensions. Cependant, suite à la publication de cette pharmacopée, je ressentis de la part de certains plus de fluidité et d'ouverture dans nos échanges, les propos autour des plantes et de leurs usages devenaient plus faciles, et des histoires personnelles m'étaient dès lors confiées en aparté. J'avais auparavant utilisé des formulaires semi-construits que j'adaptais à mon interlocuteur afin de l'inciter à me raconter récits et anecdotes concernant l'application des soins, les processus thérapeutiques ou encore, dans la mesure du possible, des mythes. Les entretiens étaient réalisés à domicile parfois nécessitant la présence d'un traducteur car même si j'arrivais à saisir le contenu global d'une conversation en langue Yanesha, je n'étais pas capable de distinguer ses nuances ni même de les formuler. La spontanéité avec laquelle ces discours m'étaient maintenant livrés me permettait de

souri Botanical Garden à Oxapampa, assurant alors la qualité des déterminations botaniques.

34. J'ai utilisé pour le traitement des données le logiciel de base de données 4D v11 SQL.

35. Bourdy, G., Valadeau, C., Albán Castillo, J. (2008). *op. cit.*

36. Le Pérou a présenté le document WIPO/GRTKF/IC/8/12 à l'OMPI (Organisation Mondiale de la Propriété Intellectuelle) à Genève le 07 juillet 2007 relatant des faits de biopiraterie incluant ces deux plantes.

questionner plus librement afin d'éclaircir les points que je ne comprenais pas correctement ou parfois à contresens. Étonnamment, je remarquai alors que nombre de personnes m'appelaient dorénavant *llollo* (lit. Grand-mère). Je compris la raison de ce changement de statut lorsqu'une mère de famille me demanda un conseil pour sa fille qui était frappée d'*odio*, et cela me fit penser alors à Jeanne Favret-Saada travaillant dans le bocage mayennais :

> « Je n'avais cessé de me méprendre sur les raisons pour lesquelles ils me parlaient si longuement, car je pensais naïvement avoir enfin rencontré de bons « informateurs », c'est-à-dire des gens qui me prenaient pour une ethnographe. Ils parlaient sans discontinuer, j'écoutais et notais précipitamment, m'interrompant parfois pour poser une question d'ethnographe »[37].

Je ressentis alors comme un tiraillement entre ma position « d'observateur » qui se voulait « distante » et la position qui m'était nouvellement attribuée. De mes considérations méthodologiques sur l'observation participante, observateur et/ou acteur, où devais-je me positionner ? Je cherchai alors à comprendre comment les gens me percevaient. C'est dans l'expression Yanesha « les gens qui savent » que la réponse se trouvait. Ainsi qualifiée, je représentais en fait quelqu'un à qui beaucoup de choses[38] avaient été dites ; je détenais alors les secrets, les connaissances et les savoir-faire de nombreux Yanesha qu'ils fussent chamans « bons » ou « mauvais », spécialistes des plantes ou simples mères de famille. Je m'étais aussi rendue dans plusieurs communautés, chacune possédant un savoir ou un savoir-faire quelque peu différent de ceux de la communauté dans laquelle je me trouvais, ce qui entraînait toujours d'un coté comme de l'autre la même réflexion : « Ah ! Là-bas, ils savent beaucoup ». En tant qu'étrangère, je cumulais ainsi, à leurs yeux, toutes ces connaissances. Pour ma part, bien que de plus en plus consciente de mes énormes lacunes, étant donné l'amplitude et la variabilité du savoir Yanesha que je commençais à entre- apercevoir, je ne pouvais pour autant pas dénier la position qu'ils m'attribuaient. Je décidai alors de jouer le jeu de la participation observante[39], en accompagnant et acceptant le discours indigène

37. Favret-Saada, J. (1985). *Les mots, la mort, les sorts.* Paris : Gallimard, p.284.

38. Dans le mot chose, « *cosas* », transparait une notion de mystère.

39. Je citerai Tedlock : « Alternativement émotionnellement engagés, en tant que participants, et froidement observateurs, dépassionnés, des vies des autres. Cette étrange démarche n'est pas seulement émotionnellement déstabilisante, mais également suspecte sur un plan moral, du fait que les ethnographes établissent volontairement des relations humaines intimes, avant de les dépersonnaliser […]. Dans l'observation de la participation, à l'inverse, les ethnographes utilisent leurs compétences sociales quotidiennes simultanément pour expérimenter et observer les interactions, les leurs comme celles des autres, au sein de configurations sociales diverses » dans Tedlock, B. (1992). *The Beautiful and the Dangerous: Dialogues with the Zuni Indians.* New York : Viking, p.13.

mais aussi en me laissant aller aux « tentations de la subjectivité ». Je devenais ainsi une petite partie du phénomène que je tentais d'étudier, chercheur altérant l'objet d'étude, par le simple fait de sa présence[40], ainsi que le note Bastien Soulé citant les propos de Robert Emerson.

Avec une attitude de chercheur, je considérai alors ma position comme une « source de résultats » qui nécessiterait par la suite un retour réflexif de soi des expériences subjectives vécues.

Amuesha... Yanesha – Andes et Amazonie

Le groupe Yanesha appartient à la filiation linguistique Arawak qui se divise en deux sous-familles majeures ; celle des Arawak du nord et celle des Arawak du sud et du sud-ouest à laquelle appartiennent les Yanesha[41]. Pendant des décennies, la classification de la langue Yanesha a fait l'objet de nombreux débats entre les linguistes. Selon Julio C. Tello, en 1913, la langue Yanesha appartient à la filiation linguistique de la branche Maipuru-Arawak[42]. Néanmoins, le doute s'est réellement installé quant à sa réelle appartenance à la famille Arawak, dès lors de la parution de la classification d'Alden Mason en 1950 dans *The languages of South America*[43]. Dans un article pionnier, Mary Ruth Wise[44] mit en évidence des caractéristiques d'influence Quechua Yaru - dialecte parlé dans la région de Junin - de par la présence de phonèmes rétroflexés et palatalisés de la langue Yanesha[45]. Quelques années plus tard, David L. Payne propose *A classification of Maipuran (Arawakan) languages based on shared lexical retentions* et classe les Yanesha dans la branche pré-andine des Arawak. La controverse semble s'être apaisée depuis les publications d'Alexandra Aikhenvald qui, dans une perspective diffusionniste, développe

---

40. Emerson, R. (2003). Le travail de terrain comme activité d'observation. Perspectives ethnométhodologistes et interactionnistes. dans Céfaï D., *L'enquête de terrain*, Paris, La Découverte, 398-423. Cité dans Soulé, B. (2007). Observation participante ou participation observante ? Usages et justifications de la notion de participation observante en sciences sociales. *Recherche Qualitative*, 27 (1), p.132.

41. Je suivrai la classification d'Alexandra Aikhenvald dans Aikhenvald, A. Y. (1999). *« Arawak »* dans *The Amazonian Languages.* R. W. Dixon & Alexandra Y. Aikhenvald, Cambridge University Press, pp.65-73.

42. Informations issues de Santos Granero, F., (2005). Los Yánesha. Dans F. Santos Granero & F. Barclay Rey de Castro Éd., *Guía etnográfica de la alta amazonía, Volumen 5.* Paris, Balboa : Institut Français d'Etudes Andines & Smithsonian Tropical Research Institute, p.175.

43. Mason, A. (1950). The Languages of South America. *Handbook of South American Indians, 7 vols,* D.C., Government Printing Office, (6), J. H. Steward Ed., Washington, p.143.

44. Wise, M. R. (1976). Apuntes sobre la influencia inca entre los Amuesha: factor que oscurece la clasificación de su idioma. *Revista del Museo Nacional,* 42, pp.355–366.

45. Payne, D. L. (1991). « A classification of Maipuran (Arawakan) Languages based on shared Lexical Retentions. » Dans D. C. Derbyshire & G. K. Pullum Éd., *Handbook of Amazonian Languages, vol. 3.* Berlin : Mouton de Gruyter, pp.355-499

dans le chapitre *The Quechua Impact in Amuesha, an Arawak Language of the Peruvian Amazon*[46], les influences linguistiques réciproques entre ces populations. Elle établit son argumentation en se basant prioritairement sur des descriptions grammaticales détaillées[47] ainsi que sur le dictionnaire Amuesha[48] écrit par Martha Duff-Tripp dans le cadre des interventions missionnaires protestantes de l'Institut Linguistique d'Été (ILV) dans cette zone. De plus, dans son étude sur les langues des Andes, Willem Adelaar et Pieter Muysken réaffirme cette thèse en y démontrant les influences quechua des Yanesha :

> « Les Yanesha n'ont pas fait qu'incorporer six à neuf vocables quechua dans leur vocabulaire, ils ont aussi selon les études trois systèmes de voyelles, comme les quechua au lieu de quatre systèmes de voyelles à l'instar des arawak »[49].

Grâce à ces travaux, il semble solidement démontré les incorporations linguistiques d'origine quechua au sein de la langue appelée aujourd'hui Yanesha. Ces données sont corroborées par des études archéologiques et cartographiques concernant les probables emprunts quechua de ce groupe du fait de contact rapproché à certaines périodes de l'histoire (Carte n°2).

Le *Congreso de Comunidades Nativas Yanesha* formé en 1969 changea de nom en 1980 pour devenir Federación de Comunidades Nativas Yanesha (FECONAYA). À cette date, le terme Amuesha, n'ayant aucune signification en langue Yanesha, fut remplacé par le nom Yanesha, « *nosotros, la gente* »[50], où *Ya-* désigne le pronom de la première personne du singulier et *–nesha* signifie « *grupo de seres* ». Ainsi, il est possible de comprendre le terme « *Yanesha* » par la locution « nous, les êtres humains ».

Groupe de filiation linguistique arawak, les emprunts supposés avec les peuples de langues quechua présents dans cette même zone furent corroborés par les études linguistiques et réaffirmés par les travaux historiques mettant entre autres en perspective les lieux géographiques cités dans les mythes. Cependant, si les Yanesha se sont reculés en direction des basses terres à cause des colonisations successives, leur délocalisation géographique n'a pas été

46. « *The Quechua Impact in Amuesha, an Arawak Language of the Peruvian Amazon* » correspond au chapitre 12 de l'ouvrage : Aikhenvald, A. Y., Dixon, R. M. W. (2007). *Grammars in Contact: a Cross-linguistic Typology.* Oxford University Press, pp.290-310.

47. Duff-Tripp, M. (1997b). *Gramática del idioma Yanesha' (Amuesha), Serie Lingüística Peruana.* Lima : Ministerio de Educación and Instituto Lingüístico de Verano.

48. Duff-Tripp, M. (1997a). *Diccionario del idioma Yanesha'(Amuesha).* Lima : Ministerio de Educación and Instituto Lingüístico de Verano.

49. Adelaar, W. F., Muysken, P. (2004). *The Languages of the Andes.* Cambridge : Cambridge language surveys, Cambridge University Press, p.310.

50. « *Nosotros, la gente* » peut se traduire par « nous les personnes » et « *grupo de seres* » par « groupe d'êtres humains ».

très importante. Toujours proche de leurs lieux mythiques, la connaissance orale a pu être ravivée continuellement, car leur territoire de résidence resta relativement adjacent à ces monts, ces rivières et ces roches cités dans la cosmologie. De la même manière, les connaissances concernant la végétation locale sont restées très présentes. Un autre point important quant à la conservation relative de la mémoire pourrait s'entendre aussi par le fait que cette zone, malgré les différentes incursions missionnaires et militaires des siècles passés, se retrouva en relative autarcie durant la période du conflit armé qui bouleversa le Pérou à la fin du siècle dernier. Il semble ainsi, que malgré un contact de plus en plus soutenu avec les populations de colons, le savoir traditionnel est toujours bien présent, même s'il tend à s'effacer des mémoires et des habitudes petit à petit.

Depuis la fin du siècle dernier, la population Yanesha ne cesse d'augmenter. McQuown en 1955, dans un article linguistique référant à l'appartenance des Amuesha au groupe Arawak estime la population à 2000 personnes[51]. Par la suite, Richard Smith dans sa thèse doctorale[52] fait un état de 3500 habitants Yanesha regroupés en 47 communautés occupant les régions de Tarma, Junin, Pasco (province d'Oxapampa) et Huanuco. Les recensements nationaux de population effectués par l'Instituto Nacional de Estadísticas e Informática (INEI) annoncèrent les chiffres de 6097 Yanesha en 1981 puis de 8210 personnes en 1993. Les estimations faites en 2000 par l'Instituto del Bien Común (IBC), la FECONAYA et la Unión de Nacionalidades Ashaninka y Yanesha (UNAY) estimèrent à 9190 le nombre d'habitants Yanesha vivant dans ces régions[53]. Chiffre réévalué en 2006, dans l'*Atlas de Communidades Nativas de Selva* où l'IBC recense près de 1800 familles comptant alors 8540 Yanesha regroupés dans 29 communautés - 26 sont titularisées - soit 63 villages essentiellement membres de la FECONAYA[54]. Cette statistique est infirmée lors du recensement national de 2007 qui évalue sur les 332 975 indigènes recensés au Pérou à 2,3 % la proportion de Yanesha comptant alors 7658 personnes[55]. Par ailleurs, le rapport antérieur de l'INEI rapporte un taux élevé d'alphabétisation

51. McQuown, N. A. (1955). Indigenous Languages of Latin America. *American Anthropologist*, 71, pp.501-570.

52. Smith, R. C. (1977). *Delivrance from Chaos for a Song: a Social and Religious Interpretation of the Ritual Performance of Amuesha Music.* Ph. D., Cornell : Graduate School of Cornell University, p.33.

53. Ces informations sont tirées de l'ouvrage : Santos Granero, F. (2005). *op. cit.*, pp.170-172.

54. Il est estimé ici les communautés dont les habitants sont uniquement des Yanesha. Si l'on tient compte des villages où les Yanesha sont considérés comme premier groupe ethnique et les Ashaninka comme second, il est dénombré 11337 personnes rassemblées dans 84 villages, voir Benavides, M. (2006). *Atlas de comunidades nativas de la selva central.* Lima : Instituto del Bien Común, p. 87, 89, 91, 95 et 96.

55. Source INEI, *censo nacional* 2008 : dernier recensement de la population péruvienne.

des personnes âgées de plus de 15 ans de 84,7 % dans la région de Pasco[56]. Il fut dénombré dans les communautés Yanesha 10 écoles d'éducation initiale, 45 d'éducation primaire et 9 collèges[57]. En 2008 les Unidades de Gestión Educativa Local (UGEL de Junín et de Pasco) comptent 65 centres éducatifs.

En se basant sur les sièges des évènements structuraux de la cosmologie, Richard Smith démontre, grâce à des travaux de cartographie, que le territoire Yanesha est de nos jours réduit à une petite zone d'occupation, largement réduite en superficie par rapport à ce qu'elle représente historiquement. L'histoire préhispanique de cette société est encore à ce jour très peu connue. Il existe très peu de travaux relatant cette période, les recherches en terme d'archéologie de cette zone se limitent aux investigations de William Allen[58] et de Donald Lathrap[59] mettant à jour l'existence de pièces archéologiques d'époque précolombienne (céramiques et fondations en pierre présupposées quechua) sur la rivière Chanchamayo. Ces vestiges archéologiques laissent supposer le contact étroit des populations andines avec les descendants Yanesha actuels. Les territoires Yanesha au moment des incursions espagnoles[60], s'étendaient sur un large territoire allant au nord des abords de Pozuzo jusqu'à la source de la rivière Chanchamayo au sud, en passant par les vallées de la rivière de Huancabamaba, Chorobamba et Paucartambo à l'ouest et aux alentours des zones hautes du Alto Perené, Villa Rica, Cacazú, Alto Palcazú et Azupizú à l'est. Ce territoire d'une altitude variant de 300 à 3500 m environ, est actuellement délimité par la cordillère du Bosque de protección San Matías San Carlos[61] et les monts du Parque Nacional Yanachaga Chemillén[62]. Les premières incursions espagnoles ont eu lieu à la suite de la conquête de l'empire inca aux alentours des années 1553 et 1576. Ce premier contact fut réalisé entre 1557 et 1562 par le Frère Diego de Porres de l'ordre religieux/militaire de La Merced, en charge de l'installation d'une doctrine à Guancabamba (Huancabamba)[63]. Ainsi, 25 ans après l'entrée de Francisco Pizzaro à

56. Informations recueillies sur le site : *www1.inei.gob.pe*. (s.d.). Consulté le oct 2009, sur http://www1.inei.gob.pe/biblioineipub/bancopub/Est/Lib0188/caP0201.htm

57. Études démographiques et territoriales des communautés indigènes péruviennes : Mora, C., Zarzar, A. (1997). Comunidades nativas en la Amazonía Peruana. Dans A. Brack - Egg & C. Yañez Éd., *Amazonía peruana: Comunidades Indígenas, conocimentos y tierras tituladas*. Lima : Ged/Pnud/Unops.

58. Allen, W. L. A. (1968). *Ceramic Sequence from the Alto Pachitea Peru*. Ph. D., Urbana : University of Illinois.

59. Lathrap, D. W. (1970). *The Upper Amazon*. New York : Praeger.

60. Informations recueillies dans Santos Granero, F. (2005). *op. cit.*, pp.164-168.

61. L'aire protégée désignée par *Bosque de proteccion San Matías San Carlos* fut créée en mars 1987. Elle s'étend sur 145 818 ha (09°50'00"-10°45'00"S et 74°30'00"-75°25'00"W) avec des altitudes variant de 300 à 3000m.

62. L'aire protégée appelée *Parque Nacional Yanachaga Chemillén* fut créée en août 1986. Elle comprend 122 000 ha (10°33'37"-10°17'37"S et 75°30'21"-75°20'39"W) l'altitude y varie ente 340 et 3643m.

63. Smith, R. C. (1999). Caciques chinchaycochas, funcionarios incas y sacerdotes Amueshas: los caminos

Jauja, il rouvrit les portes à l'exploration de la région de la *selva central*, à l'évangélisation et aux conquêtes de ces mondes indigènes. Le premier missionnaire espagnol qui passa dans le territoire Yanesha fut le Frère Jeronimo Jiménez en 1635. Il érigea la première mission au *Cerro de la Sal*, après avoir traversé la vallée de Huancabamba en passant par Paucartambo[64]. La période de 1708 à 1742 fut une époque où le contrôle missionnaire eu une importance majeure. Les espagnols colonisèrent alors la majorité du territoire indigène de cette zone. Les franciscains purent imposer un bon contrôle de la zone grâce à une meilleure organisation entre les ordres franciscains et l'administration coloniale habilement dirigée par le Père Francisco San Joseph de la Province Franciscaine du Pérou de *Los Doce Apóstoles*. En 1709, ils entrèrent dans la province de Huánuco, y fondant alors les missions de Cristo Crucificado del Cerro de la Sal et de Nuestra Señora del Patrocinio de Quimirí (La Merced). Puis en 1718, cinq missions furent érigées en territoire Yanesha dont une de très grande importance localisée à Metraro. Pour les Yanesha, Metraro est le centre de la terre ; selon le mythe, il s'agit du lieu où Yompor Santo, le sauveur, leur est apparu pour la première fois. Par ailleurs, la colline de sel située à la frontière des territoires Yanesha et ashaninca est un grand réservoir de sel de portée religieuse importante. Les missionnaires et les militaires conscients de l'importance de ce site d'approvisionnement en sel de différents groupes ethniques tels que les Yanesha, Ashaninca, Piro, Conibo et Shipibo, en prirent possession[65]. Pendant cette période, les peuples Yanesha et Ashaninka reçurent les missionnaires franciscains et dominicains de manière cordiale avec curiosité. Mais, lorsque ceux-ci tentèrent de changer leur manière de vivre, de les concentrer dans des centres missionnaires où ils leur imposaient des rigueurs de travail et une discipline religieuse, les missionnaires furent expulsés de manière violente[66]. La méfiance envers les européens augmenta lorsque ceux-ci firent des incursions dans le but de trouver de l'or et d'autres richesses[67]. Les autorités coloniales soutinrent alors les entreprises évangéliques et les expéditions militaires dans la zone. Mais, l'incohérence de la politique coloniale ne fit qu'accroître la résistance des peuples de cette région centrale du Pérou. C'est suite à deux fortes vagues d'épidémie de grippe et de variole entre 1713 et 1715 puis en 1736 que la population Yanesha fut réduite de 68 % :

antiguos de Chinchaycocha hacia la selva central. *Ponencia presentada en la Conferencia «La Cultura de Pasco» Universidad Nacional Daniel Alcides Carrion* (59-71). Lima : Cultura Andina, p.60.

64. À cette époque, les Fransiscains mentionnèrent la présence de trois groupes ethniques : les amages, les antis et les pacañes « Franciscan accounts mention at least three ethnic-groups who lived around the mines: the Amages, the Antis, and the Pacañes. » : Smith, R. C. (1977). *op. cit.*, p.36.

65. Tibesar, A. S. (1952). San Antonio de Eneno: A Mission in the Peruvian Montana. *Primitive Man*, 25(1-2), p.24.

66. Santos Granero, F. (2005). *op. cit.*, pp.183-200.

67. Amich, J. (1975). *Historia de las misiones del convento de Santa Rosa de Ocopa.* Lima : Milla Battres, p.47.

un sentiment d'oppression, de perte d'identité culturelle et d'autonomie se généralisa. En 1742, un homme mystérieux appelé Juan Santos se présenta en territoire Ashaninka comme étant le dernier des descendants incas. Son identité est encore très controversée, car son nom espagnol rappelle celui de Atahualpa, Apu Inca Guainacapac. De plus, il est associé à la légende selon laquelle Juan Santos Atahualpa réunit tous les peuples amazoniens sur la montagne centrale. À cette date, la décision fut prise d'attaquer les missions et les missionnaires furent violement expulsés. Selon Stefano Varese, ce fut une des plus importantes insurrections des populations indigènes sud-américaines[68].

Pendant la période de 1742 à 1847, le territoire Yanesha retrouva son intégrité. La population revint à son mode de vie traditionnel irrévocablement marqué par cette période coloniale. L'histoire du peuple Yanesha couvrant cette période ne possède que bien peu d'écrits ; les documents historiques sont rares. Pendant cette période, le Pérou acquit son indépendance en 1822. Son gouvernement fut construit sur des bases très fragiles sans identité nationale. La région amazonienne en particulier fit peu cas de ce changement. C'est en 1847, que les autorités républicaines iront à la reconquête de ces terres et y feront une occupation massive afin d'affirmer le pouvoir de l'état péruvien. En 1920, le peuple Yanesha se trouve alors considérablement diminué, et presque complètement déplacé des vallées de Pozuzo et de Huancabamba, au nord, ainsi que des vallées de Chanchamayo et de l'Alto Perené, au sud. Dans les zones de Chorobamba et de Paucartambo les Yanesha seront réduits à de petits villages, conséquence des deux vagues d'immigration des colons austro-allemands en 1859 et 1868, occupant dès lors les territoires de Pozuzo et d'Oxapampa[69]. À cette époque le peuple Yanesha se déplace de son territoire traditionnel du nord vers des vallées plus au sud et notamment celle de Palcazú, où il réside encore aujourd'hui.

De nos jours, l'aire d'occupation de la population Yanesha dans les régions de Pasco et de Junin s'étend dans ces limites Nord/Sud des fleuves Pachitea/Pozuzo et du Perené puis dans ces frontières Est/Ouest du fleuve Huancabamba au Palcazú.

Les travaux de cartographie de Richard Smith mettant en perspective autant des informations d'ethnohistoire et d'archéologie que les informations issues de la connaissance orale Yanesha montrent la distribution géographique des sites mythiques Yanesha en fonction des différents territoires d'occupation de ce peuple au cours de l'histoire. Il est alors aisé de constater que même si

68. Stefano Varese décrit de manière historiographique la venue de Juan Santos Atahualpa comme élément déclencheur des mouvements insurrectionnels. Varese, S. (2006). *La sal de los cerros, Resistencia y utopia en la Amazonía Peruana.* Lima : Fondo Editorial del Congreso del Perú, pp.103-111.

69. Habicher-Schwarz, E. (2004). *Pozuzo: tiroleses, renanos y bávaros en la selva del Perú.* Innsbruck : Berenkamp-Verlag, pp.15-50.

cette population n'a pas souffert de déplacement important, elle se localisait très probablement dans un univers relativement andin. Certains mythes font ainsi référence à l'installation de la Divinité Suprême, Yato' Yos, sur une terre située à la confluence de la mer de Pachacamac et de la rivière Rimac ou Lurín [70].

Actuellement, le territoire d'occupation Yanesha se définit en deux zones distinctes qui sont dites de haute altitude, *parte alta,* limitée par les fleuves Chorobamba, Perené, Paucartambo et Azupizú, et de basse altitude, *parte baja,* délimitée par les axes fluviaux du Pichis, du Palcazú et du Pozuzo. D'un point de vue écologique, on distingue dans cette zone quatre types de végétations qui sont réparties en (1) forêt tropicale amazonienne (<300m d'altitude), (2) forêt subtropicale de transition (300-700m d'altitude), (3) forêt très humide nuageuse (700-2000m d'altitude) et (4) forêt de haute al titude subtropicale humide (>2000 m d'altitude)[71]. Les zones de Haute Amazonie correspondent aux trois derniers types de végétation cités. La forêt subtropicale de transition couvre les hautes vallées d'Oxapampa, de Villa Rica et de Palcazú. Il s'agit d'une zone topographique dont le climat est défini comme humide (précipitation moyenne annuelle : 2000 mm) et semi chaud (température moyenne annuelle : 19°C). Les fortes précipitations, le taux excessif d'humidité ainsi que les températures relativement basses ne font pas de cette zone un lieu privilégié pour l'agriculture. La forêt très humide nuageuse s'étend des parties hautes du fleuve Perené aux flancs sud-est et sud-ouest du massif de San Carlos dans la zone Oxapampa - Villa Rica. C'est une zone de reliefs marqués dont le climat est humide (précipitation moyenne annuelle : 2000 mm) et semi chaud (température moyenne annuelle : 21°C). La végétation dans cette zone est partagée entre zone forestière et zone de végétation basse. Et enfin, la forêt humide subtropicale se situe au niveau des basses vallées de la région d'Oxapampa, de Villa Rica, Pachitea et de Palcazú où le climat est défini comme humide (précipitation moyenne annuelle : 2000 mm) et chaud (température moyenne annuelle : 25°C). Excepté en période de précipitations excessives, le sol n'est pas soumis à une érosion excessive ; il est constitué de sédimentations alluviales riches appréciées pour l'agriculture. Cette caractéristique a sans doute contribué à favoriser l'installation des populations

---

70. Smith, R. C. (2-3 décembre 2004). Where our Ancestors once Tread: Amuesha Territoriality and Sacred Landscape in the Andean Amazon of Central Peru. *Être Indien dans les Amériques : spoliations et résistance - Mobilisations ethniques et politiques du multiculturalisme : une perspective comparative. Colloque international de l'Université Paris III Sorbonne Nouvelle organisé par l'IHEAL-CREDAL, le CEC, l'OPEA et le CERVEPAS.* Paris.

71. La classification des plateaux écologiques selon Drewes, W. (1958). The Economic Development of the Western Montana of Central Peru as related to Transportation, a Comparision of four Aeras of Settlement. Lima, *Peruvian Times*, pp.1-43, est la même que celle définie ultérieurement par l'*Oficina Nacional de Evaluación de Recursos Naturales* (ONERN) en 1982.

Yanesha dans cette zone. D'autre part, la Haute Amazonie de *Selva central* est reconnue comme un haut lieu de biodiversité[72]. En 2005 Rodolfo Vásquez et al. distinguent dans la collection de l'Herbier d'Oxapampa (HOXA) 16 376 échantillons se répartissant en 2 701 espèces appartenant à 882 genres et 181 familles, des chiffres qu'ils considèrent faibles : « Avec notre expérience, et compte tenu des grandes diversités d'habitats, d'altitudes et de sols, nous calculons que dans cette zone, il doit exister aux alentours de 5000 espèces d'espèces »[73].

Dans les villages reculés, l'agriculture représente encore la principale activité de production de ressources alimentaires avec la pêche, la chasse et la cueillette. Les villages Yanesha reliés par des voies d'accès aux villes environnantes comme Iscozacín, Villa Rica ou Oxapampa, sont moins dépendants du milieu dans lequel ils vivent. En effet, l'intrusion du système monétaire et la possibilité d'obtenir de l'argent grâce aux activités salariées dans les secteurs forestiers ou agricoles lors notamment des récoltes annuelles de café et des programmes de reforestation leur permettent de s'approvisionner ailleurs. Cependant, malgré ces activités salariées souvent saisonnières, l'agriculture reste tout de même la principale source d'aliments. Les méthodes d'horticulture sont typiques de celles pratiquées par les villages en zone tropicale ; il s'agit d'une horticulture d'essartage et sur brûlis variant de un à trois hectares par parcelle. Jan Salick détermine 180 espèces de plantes domestiquées cultivées selon cinq types de cultures différentes : en bord de rivières (par exemple : *Arachis* sp. et *Phaseolus* sp.), en plaines inondables (tel *Zea* sp.), en terres hautes (comme le manioc, *Manihot* sp. et la banane, *Musa* sp.), en terre humide (notamment *Xanthosoma* sp. et *Colocasia* sp.) et dans les jardins domestiques proches des habitations (plantes aromatiques, colorantes, médicinales et plantes à composantes magiques)[74]. La pêche, très prisée des Yanesha, est soit individuelle utilisant des hameçons, filets ou plus rarement des harpons et des nasses, soit collective, en se servant de nivrées tels que les racines de *barbasco*, *coñape'* (*Lonchocarpus nicou* (Aubl.) DC.), ou de *cube*, *mats* (*Tephrosia* sp.) et les feuilles de *huaco* (*Clibadium* sp.). Tout comme les activités de pêche individuelle, la chasse est une activité essentiellement masculine qui consiste à poser des pièges ou à chasser au fusil avec un chien. La dernière activité de ressource notable est la cueillette dont les principales récoltes végétales sont le parépou, *pijuayo* (*Bactris gasipaes*

72. *Mapa Ecológico del Perú* (ONERN), 1. (2007).

73. Vásquez, R. M., Rojas, R. G., Monteagudo, A. M., Meza, K. (2005). Flora Vascular de la selva central del Perú: una aproximación de la composición florística de tres Áreas Naturales Protegidas. *ARNALDOA*, 12 (1-2), p.112.

74. Salick, J. (1989). Bases ecologicas de los sistemas agricolas Amuesha. *Amazonía indigena*, 9 (15), p.4 et 5.

Kunth), le palmier bâche, *aguaje* (*Mauritia* sp.) et d'autres palmiers. Les ressources animales collectées sont les escargots, crevettes, crabes, fourmis et larves d'insectes. La cueillette est occasionnelle, les récoltes se font le plus souvent lors de déplacement en forêt ou vers les parcelles cultivées. En ce qui concerne les activités salariées, elles sont liées aux cultures récentes de café (*Coffea* sp.) importé à la fin du XIXème siècle dans les zones de plus haute altitude, à l'élevage implanté dans la zone vers 1920, au repiquage de plantules des programmes de reforestation de la zone, la vente de produits cultivés (riz, le maïs, la cacahuète, la banane et la papaye). Le bois sur pied se vend également aux forestiers. Margarita Benavides et Mario Pariona estiment que l'activité économique des entreprises forestières dans cette zone augmente considérablement à partir de 1985, date qui coïncide avec la création des voies terrestres de transit[75]. Depuis peu, les entreprises pétrolières y procèdent également à des incursions. Les études sismiques de caractérisation des sous-sols étant en partie achevées, les négociations concernent actuellement la viabilité des implantations en terme de rendement. Ces entreprises organisent souvent des réunions au sein des communautés environnantes vantant les emplois qu'elles offrent.

75. Benavides, M., Pariona, M. (2002). *La cooperativa forestal yánesha y el sistema de manejo forestal comunitario en la selva central peruana.* Lima : Instituto de Estudios Peruanos - Instituto del Bien Común, p.368.

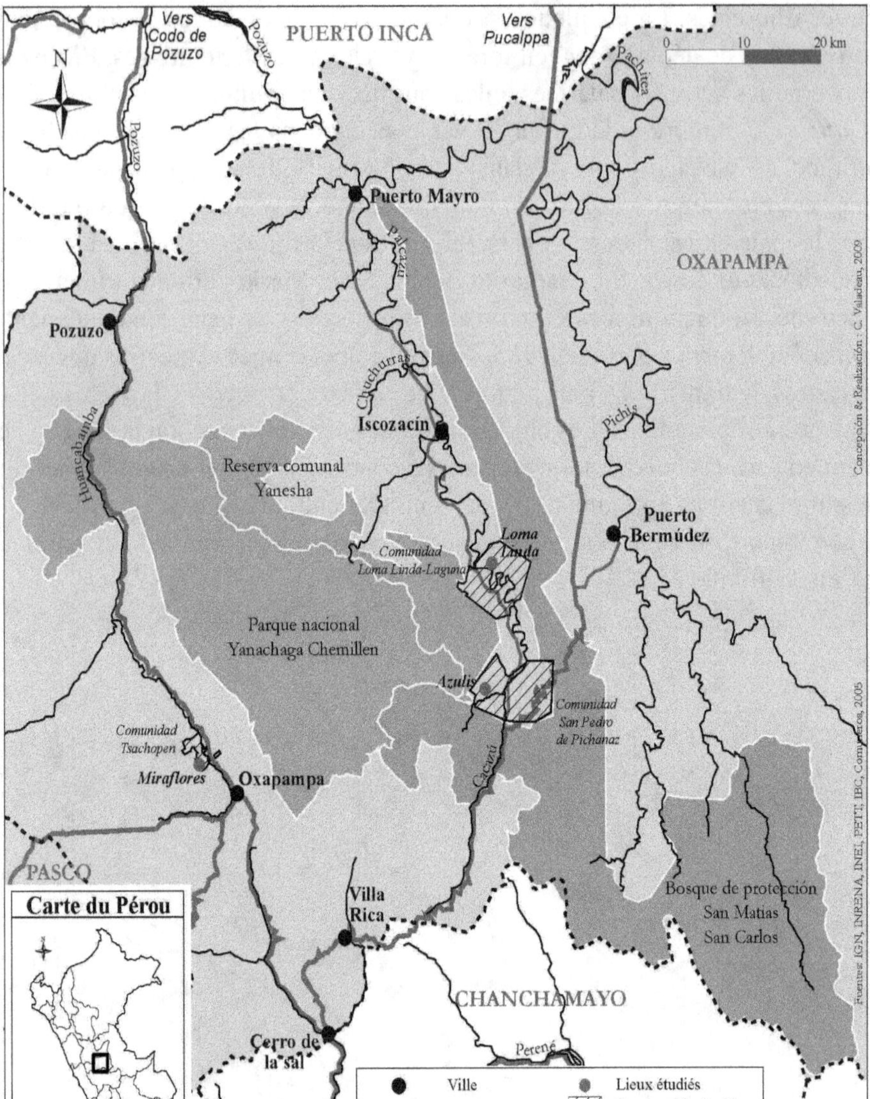

Carte 1 : localisation des communautés visitées

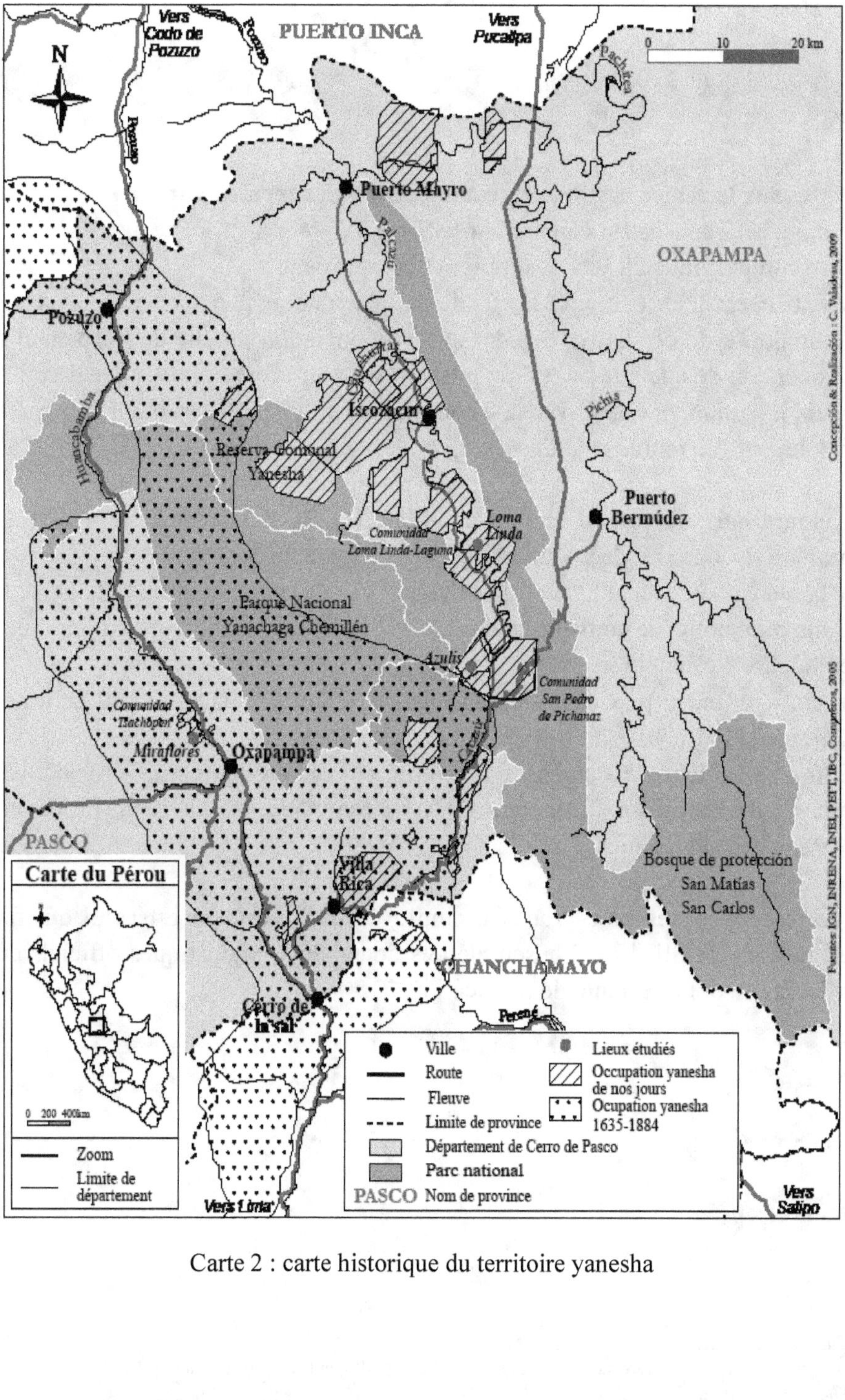

Carte 2 : carte historique du territoire yanesha

CONVENTIONS D'ÉCRITURE

Notes sur la transcription et prononciation des termes Yanesha
L'alphabet Yanesha fut élaboré par le SIL/LIV.
Il se composait de 29 lettres simples et composées[76] :
a, b, b̃, c, c̃, ch, c̈h, e, g, guë, h(u), j, ll, m, m̃, n, ñ, o, p, p̃, q, r, rr, s, sh, t, t̃, ts, y.
La majorité de ces lettres avaient une prononciation proche de l'espagnol à l'exception de quelques-unes qui possédaient leur propre phonétique dont :
a, ch, j, ll, m, n, p, s, t, y avec une consonance proche de l'espagnol b̃, c̃, m̃, ñ, p̃, t̃ étaient des lettres palatalisées.

Aujourd'hui, suite à la résolution N° 1493-2011-ED publiée le 25 juin 2011, la graphie se compose de 28 lettres simples et composées :
a, b, bh, ch, xh, e, ë, g, j, k, kh, ll, m, mh, n, ñ, o, p, ph, r, rr, s, sh, t, th, ts, w, y.
Dans cette nouvelle convention d'écriture, les lettres guë et q sont supprimées et la lettre ë est ajoutée.
a, ch, j, ll, m, n, p, s, t, y gardent une consonance espagnole et à celles-ci s'ajoute la lettre w.
Ormis ñ, les lettres palatalisées b̃, c̃, m̃, p̃ et t̃ ont été remplacées par bh, ch, mh, ph, th. Par ailleurs, la graphie de c̈h est remplacée par xh. Leurs pronociations restent identiques.

L'orthographe des mots Yanesha employée dans ce texte est celui qui fut élaboré par le SIL/LIV, l'ensemble des documents linguistiques officiels du MINEDU sont en attente de publication.

76. Wise, M. R. (1958). Diverse Points of Articulation of Allophones in Amuesha (Arawak). *Miscellanea Phonetica* III, p.16.

L'écriture utilisée est la suivante[77] :

Convention d'écriture Yanesha	phonémique Yanesha	Exemple de mot Yanesha	Transcription en API[1]	Traduction espagnole	Traduction française
Voyelles					
a a'	[a, ə, æ, aʲ]	*neča'm*	[nekʲa'm]	*mi manga*	ma manche
e e'	[e, ɪ, i]	*ñarenen*	[nʲa:ɾeʰnen]	*llegue la madrugada*	arriver au petit matin
o o'	[o, u, ʊ]	*llollo*	[lʲo:lʲo]	*abuela*	grand-mère
Consonnes					
b	[β]	*berr*	[βeʐ]	*sabroso*	délicieux
b̃	[βʲ]	*b̃ačhayo*	[βʲaʰtʂajo]	*lejos*	loin
c	[k]	*cac*	[ka:k]	*pescado*	poisson
qu(ë)		*huaquësh*	[wakeʃ]	*vaca, ganado, res*	vache, bétail, animal
c̃	[kʲ]	*neča'm*	[nekʲa'm]	*mi manga*	ma manche
ch	[tʃ]	*chesha'*	[tʃeʰʃa']	*bebé*	nourrisson
čh	[tʂ]	*čhop*	[tʂo:p]	*maíz*	maïs
g guë	[ɣ] [ɣʲ]	*gorr* *aguëñets*	[ɣoʐ] [aɣʲenʲets]	*anzuelo* *recibir cosas*	hameçon recevoir des choses
h(u)	[w]	*huamprat* *cohuen*	[wampraʰt] [ko:we:n]	*tipo de diseño bonito*	sorte de beau dessin
j	[x] [xʲ]	*jongatse-teñets* *aječh*	[xoŋɣatsɪ'tenʲets] [axʲetʂ]	*gritar con dolor* *planta espi-nosa*	crier de douleur arbre épineux
ll	[lʲ]	*llollo*	[lʲo:lʲo]	*abuela*	grand-mère
m	[m]	*mueñets*	[mʷe:nʲets]	*dormir*	dormir
m̃	[mʲ]	*nam̃a*	[namʲa]	*yo también*	moi aussi

77. Daigneault, A. L. (2009). *The Yanesha' (Amuesha), a Culture on the Edges of the Andes and the Amazon in Peru: An Ethnolinguistic Study of the Yanesha' Language and Speech Community, and the Traditional Role of Ponapnora, a Female Rite of Passage.* Mémoire de Master, Montréal : Département d'anthropologie, Faculté des arts et des sciences, Université de Montréal, p.41, 46 et 47.

n	[n]	*notseteñets*	[no:tsɪ'tenʲets]	*masticar para hacer masato*	mâcher pour faire de la bière de manioc
ñ	[nʲ]	*ñarenen*	[nʲa:ɾeʰnen]	*llegue la madrugada*	arriver au petit matin
p	[p]	*po'nanesha'*	[po'na:nesha']	*mayores*	adulte
p̃	[pʲ]	*p̃ateñets*	[pʲaʰtenʲets]	*hervir*	bouillir
r	[ɾ]	*requërcanets*	[ɾe:kerkanɪts]	*carrizo*	flûte faite de roseau
rr	[ʐ]	*Rreñets* *m̃orr*	[ʐenʲets] [mʲo:ʐ]	*comer comida salada* *aire, viento*	manger de la nourriture salée air, vent
sh	[ʃ]	*shonte'*	[ʃonte]	*muchos/as*	beaucoup
t	[t]	*topo, tepo*	[topo], [tepo]	*río abajo*	en aval de la rivière
t̃	[tʃʲ]	*yet̃*	[jetʃʲ]	*día*	jour
ts	[ts]	*atserr*	[atseʐ]	*caliente*	chaud
y	[j]	*yerpueñets*	[jerpʷe:nʲets]	*acordarse*	se souvenir

Tableau 1 : convention d'écriture Yanesha

Concernant les vocales orales Yanesha et celles qu'il est réellement possible d'écrire, Richard Smith distingue sept phonèmes qui ne sont pas représentés dans l'alphabet Yanesha : /a, e, o, ah, ah, oh, ng/[78]. Ce manque de signe entraîne un grand nombre de variations orthographiques[79]. Il a été, en effet, difficile de trouver un consensus quant à l'orthographe des noms des plantes lors de l'étude ethnobotanique.

Par ailleurs, la langue Yanesha présente une variabilité phonétique entre les zones en amont du fleuve et celles situées en aval. Dans les régions hautes, les voyelles *e* et *o* remplacent respectivement les voyelles *a* et *e* des zones de basse altitude, par exemple :

78. Smith, R. C. (1977). *op. cit.*, p.8.

79. Dans une étude récente, Anna Luisa Daigneault explique à ce sujet que l'absence des /eh, ah, oh/ et des voyelles longues non représentèes dans l'écriture Yanesha ce entraîne quelques problèmes pédagogiques pour les jeunes étudiants *:* Daigneault, A. L. (2009). *op. cit.*, p.68.

Distinction entre les voyelles	Dialecte parlé en amont	Dialecte parlé en aval	Traduction française
e et o	*enteñets*	*onteñets*	voir
	teno	*tono*	en amont de la rivière
a et e	*Cačhpueñets*	*Queččhpueñets*	abandonner
	tama'roc	*tema'roc*	espèce d'ara

Tableau 2 : distinction entre les dialectes Yanesha parlés en amont et en aval[80]

Dans le corps du texte les mots Yanesha sont orthographiés selon les données ethnographiques recueillies. Lorsque la variation linguistique est connue, elle est mentionnée en note de bas de page.

En ce qui concerne la transcription des chansons et des mythes, elle s'est effectuée à l'aide de documents sonores numériques enregistrés au sein des communautés. Sur les conseils d'Éliane Camargo, un logiciel de transcription linguistique qui permet de rédiger les textes en langue Yanesha[81] a été utilisé. Les traductions en espagnol ont ensuite été écrites en utilisant la base de travail établie grâce à ce logiciel. Les deux versions linguistiques furent revues par des professeurs bilingues Yanesha. Afin de faciliter la lecture, seules les traductions en langue française apparaîssent dans le texte. Les mythes en langues Yanesha et/ou espagnole sont rapportés en annexe, les citations issues des entretiens ou des discours sont entre guillemets dans le corps du texte.

Note sur la transcription des terminaisons botaniques

L'ensemble des noms de plantes cités dans le texte est conservé en langue Yanesha. Mentionnés en italique, ils sont suivis de leurs déterminations botaniques entre parenthèses :

sarapachpan (*Wettinia* sp.) : *nom Yanesha* (*Genre* « species singular »)

campuerpan (*Piper* spp.) : *nom Yanesha* (*Genre* « species plural »)

ellapapar (*Gynerium sagittatum* (Aubl.) P. Beauv.) : *nom Yanesha* (*Genre espèce* Auteur)

shemashere' (Indet. Apocynaceae) : *nom Yanesha* (Indéterminé Famille botanique)

La transcription des noms de plantes Yanesha a été réalisée lors d'un atelier de travail de vérification des données ethnobotaniques. Les correspondances entre les déterminations binomiales, les familles botaniques, les noms Yanesha, français et/ou espagnol sont consignées dans l'index des plantes.

80. Daigneault, A. L. (2009). *op. cit.*, p.51.

81. Logiciel d'annotation linguistique de support sonore numérique ELAN 3.7.2.

PARTIE I

PERSONNE, MALADIE, PLANTE : COMPOSITION DE L'ÊTRE

Cette première partie est consacrée à la contextualisation des différents objets d'étude : la personne, la « maladie » (en termes de causalité), la plante. En s'appuyant sur les modes de représentation indigène, cette introduction ethnographique ébauche les principes jugés fondamentaux à la compréhension du système nosologique. Toutes trois intégrantes du système de soin, la personne, la maladie et la plante ont des caractéristiques constitutives semblables permettant des interactions entre chacune d'elles. Or, l'humain, la maladie - prise au sens de causalité - la plante et d'autres êtres vivants capables de se déplacer tels que les animaux ou d'autres non mobiles comme les unités géologiques, sont aussi tous inscrits dans une logique où le corps est le principal élément de différenciation des êtres. Base des systèmes animistes et perspectivistes, les théories ontologiques soulignent que l'enveloppe corporelle constitue l'élément de différenciation de toutes espèces, leur donnant aussi le moyen de pouvoir être individualisées au sein de son propre groupe. C'est dans ce cadre théorique (animiste) que se positionne la description des trois objets : personne, « maladie » et plante. L'exposé ethnographique de ces objets vise donc à démontrer en quoi les hommes, les « maladies » et les plantes sont à la fois semblables et différents. La première grande notion de spéciation, ayant eu lieu lors des temps primordiaux de la mythologie, quand tous les êtres peuplant la terre avaient forme humaine, est mentionnée par la plupart des peuples amazoniens. Dans ce mythe, le départ des Divinités principales signe l'apparition d'espèces telles qu'elles sont encore connues de nos jours. À travers la narration du mythe sont formulées les bases ontologiques du monde : ces récits renferment les théories et les propriétés du monde vécu. Dans ce contexte, les chants, discours mythologiques et individuels sont de réels outils de compréhension du monde ou de l'univers et de son organisation. Dans le cadre de ce travail, les mythes furent recueillis la plupart du temps sur la base de l'objet « plante » : l'étude ethnobotanique ouvrit le champ mythologique. Les données recueillies grâce à la plante de soin, en terme d'usage, de voie d'administration ou encore d'écologie, s'articulent donc avec les discours ontologiques.

Cette étude a pour but de mieux saisir les processus qui sous-tendent l'articulation du système de soin. Les informations d'ordre mythologique, ethnobotanique, linguistique sont donc mises en perspective.

La notion de la personne est l'élément central du système de soin. En effet, elle est primordiale à l'entendement de l'évènement « maladie » et à la compréhension du processus thérapeutique global. La conception de la personne humaine permet de comprendre quelles sont les composantes des autres espèces. L'idée de personne aide alors autant à la description et à la compréhension de l'objet lui-même qu'à celle des autres objets d'étude. À l'instar de nombreuses sociétés amazoniennes, le concept yanesha de *camqueñets* reprend le concept du souffle ou énergie vitale insufflée au corps de la personne, afin de lui donner vie. Une fois animé, celui-ci devient le support du *yechoyeshe'm* et du *yecamquëm̃* respectivement décrits comme « mon ombre » et « mon principe vital ». Or, si l'ensemble de ces composantes de la personne forme une totalité, elle n'en est pas pour autant figée. En effet pour que l'être soit considéré comme un tout pleinement réalisé et reconnu d'un point de vue social, il est nécessaire de construire la personne, en transformant ou en modulant certaines de ses composantes. Les plantes jouent ici un rôle primordial dans la transformation/réalisation de l'être.

La « maladie » en terme de causalité d'un mal, d'un malheur et d'une douleur physique et/ou psychique est le deuxième objet d'étude. Formes élémentaires de l'événement, ces causalités sont toujours extérieures à la personne. Ce chapitre décrit les principaux agents étiologiques à travers leur manière d'être au monde. La partition étiologique duelle d'*ato̱'peñets*, les « maladies » provoquées par des entités étiologiques faisant partie du monde « non-visible », s'opposent aux étiologies sorcellaires, *asnañets,* imputées à des membres de la société : du monde « visible ». La description des agents étiologiques se base sur la division sensible du monde terrestre dite la « terre des vivants », *Patser*. Ces agents, qu'ils soient du monde « visible » ou du monde « non-visible », ne s'y cantonnent cependant pas. Ce sont les jeux de matérialisation et dématérialisation qui définissent le processus nosologique. Dès lors, c'est au travers de l'évènement circonstanciel mis en perspective avec la manière d'être au monde de ces agents étiologiques que se profile le cheminement réflexif du diagnostic, ainsi que l'explication de certains processus pathogènes.

Intégrée totalement dans ce système animiste, la plante apparaît sous sa forme actuelle dans les derniers moments des temps primordiaux. Les données de la mythologie laissent entrevoir les différentes origines des végétaux, et permettent de comprendre leurs usages et leurs pouvoirs en terme d'efficacité de soin. Dans un deuxième temps, une étude linguistique (sémantique et syntaxique) permet de dégager les principales notions cognitives que portent les dénominations des plantes au sein même de leur système de désignation propre. Dès lors, le végétal prend toute sa dimension thérapeutique. S'il se positionne en tant que fruit d'une métamorphose originelle, les termes utilisés pour le désigner expriment ses capacités curatives à l'image d'un mode d'emploi médicamenteux. L'analyse linguistique et l'étude ethnotaxonomique révèlent ensuite certains principes classificatoires des végétaux thérapeutiques. Or, les catégories végétales peuvent certes s'appréhender à travers l'étude de leurs dénominations. Mais cela ne constitue pas en soi un système classificatoire total. En effet, à travers les mythes relatant l'existence des plantes des temps jadis, deux autres systèmes taxonomiques complètent cette ébauche. Les liens généalogiques entre les plantes mis en perspective avec les données linguistiques dessinent une taxonomie plus complète. De même, les informations ayant trait aux pouvoirs thérapeutiques des plantes se superposent à cette classification, lui donnant alors une dimension supplémentaire. La classification taxonomique végétale et les discours permettent d'introduire les notions primordiales à l'entendement du processus « maladie »/traitement.

La compréhension des différentes notions basées sur les composantes de la personne de chacun des objets principaux de cette étude permet de définir dans cette première partie les concepts clefs liés à la compréhension du processus thérapeutique (diagnostic, thérapeutique et guérison). En effet, l'art d'expliquer (diagnostic) et celui de soigner (thérapeutique) sont des événements consécutifs à la formulation d'un état dégradé de bonne santé et donc de sa conscientisation. Dès lors, il est important de comprendre comment l'être humain (la personne) se constitue ontologiquement pour pouvoir apprécier comment il peut être altéré (« maladie ») et soigné (plante).

Chapitre I

La représentation de la personne et son positionnement au monde

Dans la perspective d'un cheminement empirique, Marc Augé définit l'ensemble des réalités individuelles que sont les évènements biologiques de la naissance, de la « maladie » et de la mort comme des formes élémentaires. Si le point de départ et d'achèvement de ce que nous qualifierons d'existence dans nos sociétés sont la naissance et la mort, elles sont considérées par d'autres populations comme des processus de construction et de transformation de la personne et non des finalités. Dans l'ouvrage *Le sens du mal*, cet auteur considère que la « maladie » est une « forme élémentaire de l'événement », car « elle est la réalité individuelle et sociale la plus proche de ces deux moments essentiels »[82]. Cette réalité intime ancrée dans le corps pose en premier lieu la problématique de la connaissance du système de représentations de la personne en bonne santé, afin de pouvoir déchiffrer et comprendre ses altérations ou transformations lorsqu'elle est souffrante.

Dans les cultures amazoniennes, de nombreuses monographies[83] traitant des conceptions de la personne font état d'une distinction entre le corps, le principe vital et autres notions : âmes, ombres, reflets ou encore esprits, et furent regroupées par Philippe Descola, sous les termes d'« intériorité » (faisant référence aux propriétés ordinairement associées à l'esprit, à l'âme, à l'énergie vitale ou à la conscience), et de « physicalité », (concept renvoyant

82. Augé, M., Herzlich, Cl. (1994). *Le sens du mal.* Paris : Edition des Archives Contemporaines, p.36.

83. Par exemple : Déléage, P. (2005). *Le chamanisme sharanahua. Enquête sur l'apprentissage et l'épistémologie d'un rituel.* Thèse de Doctorat, Paris : École des Hautes Études en Sciences Sociales, p.81 et 87 ; Erikson, Ph. (2004). La face cachée de l'ancestralité. Masques et affinité chez les Matis d'Amazonie brésilienne. *Journal de la société des américanistes,* 90 (1), p.127 ; Hirtzel, V. (2010). *Le maître à deux têtes : une ethnographie du rapport à soi Yuracaré (Amazonie bolivienne).* Thèse de Doctorat, Paris : École des Hautes Études en Sciences Sociales, p.12 et 13 ; Surrallés, A. (2009). *En el corazón del sentido, percepción, afectividad, acción en los candoshi, Alta Amazonía.* Lima : IFEA, UMIFRE 17, CNRS-MAEE & IWGIA, p.83 et 91.

au corps, substance ou forme extérieure, processus physiologiques, perceptifs ou sensori-moteurs). Ces termes, regroupant des concepts présents dans beaucoup de peuples amazoniens, permettent d'approfondir la pensée animiste[84].

1. COMMENT COMPRENDRE LA NOTION DE PERSONNE OU QUELLES SONT LES COMPOSANTES DE L'ÊTRE ?

La cosmologie Yanesha se compose entre autres de mythes, qui se racontent seuls ou de manière chronologique. La notion de personne apparaît lors de la création de l'humanité par la Divinité Yato' Yos, Notre Grand-Père Yos. Durant ces temps primordiaux, il façonna des figurines d'argile auxquelles il insuffla son souffle vital générateur de vie. Il conçut ainsi l'homme tel qu'il est connu aujourd'hui.

> Dans les temps anciens, toutes les Divinités vivaient ensemble en paix et en harmonie.
>
> Un jour, Yato' Yos, Notre Grand-Père et Divinité Suprême, créa une terre plate en dessous de celle où vivaient jusqu'alors toutes les Divinités.
>
> Yosoper, son frère par alliance, jaloux de cette création en prit possession.
>
> Yato' Yos lui demanda alors un peu de terre afin de pouvoir en créer une troisième entre celle de son frère et la terre originelle des Divinités.
>
> Yosoper le lui concéda. Puis, Yato' Yos façonna un personnage en argile auquel il insuffla la vie.
>
> Yosoper désirant s'affirmer davantage, créa alors dix personnages identiques.
>
> Son frère continua son œuvre en donnant vie aux animaux, aux oiseaux, aux insectes et aux plantes.
>
> Mais pour chacune de ces créations, Yosoper fit de même. Voyant cela Yato' Yos changea la forme de chacune d'entre elles et les maudit.
>
> Ainsi, aujourd'hui les créatures de Yato' Yos sont connues comme bienfaisantes, comestibles et sacrées, tandis que celles de Yosoper sont considérées comme maléfiques, de mauvais augure et démoniaques et dont le seul but est de déranger les humains.
>
> Cette ère prit fin lors de l'avènement dans le ciel de la Divinité solaire Yompor Rret̃ qu'ordonna Yato' Yos afin que la terre de ses créatures, les Yanesha, soit éclairée.
>
> M1 : la création du cosmos et de l'humanité (Annexe 1).
> Tsachopen-Miraflores, 23 novembre 2008.

84. Descola, Ph. (2002). Anthropologie de la nature. *Cours au Collège de France*. Paris : Collège de France, p.628.

Voulant peupler sa terre, Yato' Yos modela « ses créatures » d'argile, puis il les anima en leur insufflant *camuecñets*, le souffle vital de la Divinité Suprême. Aujourd'hui, le souffle vital de Yato' Yos anime toujours les corps des êtres qui peuplent la terre. La personne se doit de préserver ce souffle vital, car il est le fluide incorporel indispensable à la vie. Propriété individuelle, il prend alors le nom de *yecamquëm*, « mon principe vital ». De plus, l'homme est constitué d'une troisième composante appelée *yechoyeshe'm*, « mon ombre », celle du corps projetée sur le sol. L'être humain unifie donc ontologiquement trois composantes principales : le corps, le principe vital et l'ombre.

Ye'nar, *le corps*

La notion de corps, *ye'nar,* peut s'exprimer à l'aide de deux termes distincts. *Chetsots* est le lexème le plus souvent cité pour le désigner. Il signifie littéralement la « chair inanimée », et désigne exactement la chair des membres, autrement dit la masse musculaire de la personne permettant le mouvement dépourvue de vie. *Narats* est l'autre terme qui identifie le « corps sans vie », il se traduit par « buste sans mouvement ». Il y réside *yocherts*, le cœur où sont emmagasinées toutes les connaissances ; ce dernier fait ainsi figure de mémoire. Le support charnel de tout l'être se trouve entièrement réuni dans ces deux termes : *chetsots* et *narats*, c'est le lieu d'incarnation de l'être.

Par ailleurs, le corps se compose de *errasats*, le sang et de *nopats*, les os. La conception de fonctionnement biologique du corps faisant référence à des organes précis ayant une activité biologique définie, est peu avérée. Il existe toutefois des lexèmes pour définir, par exemple, les poumons (*pecho'panats* ou *marra'panats*). Ces deux termes permettent de localiser physiquement une zone corporelle et sa fonctionnalité. En effet, *pecho'panats*[85] réfère à la poitrine et *marra'panats* à l'air expiré. En sus des organes fonctionnels, il est reconnu que le corps détient constitutivement les outils mécaniques des sens. Il possède les cinq capacités sensorielles nécessaires à l'appréhension du monde tangible ; *e'mueñets*, l'ouïe, *enteñets*, la vue, *mosyeñets*, l'odorat, *a'plleñets*, le toucher et *amlleñets*, le goût[86]. La faculté auditive que Antony Seeger considère comme d'importance majeure dans les peuples sans écriture en terme de comparaison avec la perception visuelle[87], est également perçue comme

85. Dans le terme *pecho'panats*, le radical *pecho-* provient possiblement d'un hispanisme.

86. Santos Granero, F. (2007). Almas sensuales: modo incorporeós de sentir y conocer en la Amazonía Indigena. *Amazonía Peruana,* 15 (30), p.191.

87. Seeger, A. (1981). *Nature and Society en Central Brasil. The Suya Indians of Mato Grosso.* Cambridge :

primordiale chez les Yanesha. En effet, elle est la condition *sine qua non* de l'acquisition des connaissances. Mais ces organes sensoriels ne sont considérés fonctionnels que lorsque le corps est animé. Il est, à l'origine, comme un support fonctionnel inerte, dépourvu d'animation et de facultés sensorielles.

Anne-Christine Taylor souligne que dans de nombreuses sociétés animistes, le simple fait de posséder une forme humaine ne positionne pas nécessairement l'être au sein de l'humanité : la corporéité humaine n'est jamais pleinement garante de l'humanité d'un corps. Des êtres présentés comme humains – notamment dans les mythes – se cachent à l'occasion sous des apparences propres à d'autres espèces, tandis que le non-humain rôde volontiers sous une enveloppe impeccablement humaine. « Bref, le corps ne fait pas l'humain »[88]. Il se pose alors la question de savoir comment les Yanesha perçoivent et conçoivent ce qui appartient à *arromñatesha'*, l'humanité. En d'autres termes, est-ce que, pour les Yanesha, le corps tel qu'il est défini plus haut est garant de l'humanité d'un être ?

L'époque appelée *mellapo* (lit. « Époque des temps primordiaux »), représente la période mythique des grands événements qui organisèrent le monde tel qu'il est connu aujourd'hui. Elle commence par la création des terres et des êtres, à l'époque où « tout être avait un corps de forme humaine », et aboutit après une longue période de spéciation à la division des règnes actuels. L'histoire de Mascore' témoigne des transformations des corps et de l'apparition des différents règnes.

> Mascore' était un homme venant d'un village lointain.
>
> Voyageant sans cesse, il atteignit une communauté et tomba amoureux d'une jeune fille appelée Shemashere'.
>
> Mascore' s'adressa à la famille de la jeune fille : « Je suis orphelin, mais j'aimerais rester parmi vous, je pourrais vous aider dans tout ce que vous me demanderez, je suis très vaillant et dévoué ». Les parents de la jeune fille acceptèrent la proposition de Mascore'. [...]
>
> Passèrent les années et le frère de Shemashere' devint suffisamment grand et se dit : « Je vais suivre mon beau frère vers les parcelles cultivées, car je ne comprends pas pourquoi il refuse toujours ma compagnie. Il me dit toujours que je suis trop petit pour l'accompagner à la parcelle. Et lorsqu'il rentre, il a toujours mal aux yeux et n'a pas pu travailler ! ».
>
> Le lendemain, l'enfant suivit Mascore' en se cachant. Sur le chemin

---

Harvard University Press.

88. Taylor, A. C. (1998). Corps immortels, devoir d'oubli : formes humaines et trajectoires de vie chez les Achuar. Dans M. Godelier & M. Panoff, *La production du corps* (317-338). Paris : Editions des Archives Contemporaines, p.323.

Mascore' trouva la plante nommée Amach, en coupa une feuille et déposa sa sève dans ses yeux.

L'enfant sortit alors des fourrés où il se cachait et déclara : « Tu vois ! C'est donc pour cela que tu ne peux pas travailler ! ».

Mascore' surpris se retourna brutalement et lui dit : « Je ne suis pas humain, je suis Mascore' ». Au même moment, il prit la forme d'un oiseau et s'envola dans le ciel.

De retour à la maison, le frère cadet de Shemashere' dit à sa mère : « Mascore' n'était pas humain, c'est pour cela qu'il ne travaillait pas ».

Shemashere' entendit cette conversation et déclara : « Je me transforme en arbre, un très bel arbre de fleurs jaunes, comme cela je serai son foyer ».

Son frère, triste, se convertit alors en un arbre de fleur orange et leur mère Mashencañe en un arbre de fleur rouge. [...]

L'ancêtre de l'oiseau Mascore' et des arbres de la forêt (Annexe 2).
Loma Linda-Laguna, 18 juin 2009.

Si Mascore' était au départ considéré comme humain de par son apparence physique, ce sont ses caractéristiques comportementales divergentes de celles des humains qui le trahissent. Dans de nombreux mythes, les derniers mots des personnages surpris d'être démasqués dans leur non-humanité se conclut en ces termes : « Mais, je ne suis pas humain, je suis... » Le corps, en terme d'apparence physique, ne fait donc pas l'humain puisque Mascore' est en réalité un oiseau. Le deuxième personnage important de ce récit est incarné par Shemashere'. Bien qu'humaine, elle choisit de s'incarner en arbre ; en d'autres termes, de donner à son corps la forme d'un arbre.

Ainsi, si un oiseau peut donner à son corps l'apparence de celui d'un humain et si un humain peut être doué de la capacité de prendre le corps d'un arbre, cela accorde au corps une aptitude à changer d'apparence. Dès lors, la corporéité d'un être ne le catégorise pas obligatoirement dans une espèce définie : c'est ainsi que chez les Yanesha également, voir un homme ne signifie pas nécessairement voir un humain.

Yecamquëm̃, *le principe vital*

Dans le mythe évoqué en introduction, relatant le premier épisode de l'Humanité, « Yato' Yos façonna un personnage de terre auquel il insuffla la vie ». Le souffle vital de cette Divinité est défini par le terme *camuecñets*[89]. Ce terme correspond au concept de souffle vital (ou de force divine) souvent décrit dans de nombreuses monographies amazoniennes[90]. *Camuecñets* est insufflé par Notre Grand-Père Yos au corps inerte, inanimé et insensible de la personne. Il est décrit à l'image d'un fluide non-visible et incorporel dont la propriété première est de donner vie à la matière à laquelle il est destiné. Le souffle vital est reçu par la personne dès le stade fœtal, « Il enveloppe le corps de l'enfant dans le ventre, je le sais car il bouge ». À cet instant, le souffle vital prend le nom d'*ancellto*, le principe vital primordial. Lorsque l'être sortira de la petite enfance, *ancellto* se dénommera *yecamquëm̃*, littéralement traduit par « mon principe vital ».

Le *yecamquëm̃* est un fluide immatériel dont le caractère indifférencié originel a été modifié grâce à différents traitements accomplis lors de la construction de la personne. Il est en somme un *camuecñets* personnalisé et une propriété individuelle. Malgré son caractère intangible et incorporel, le *yecamquëm̃* peut tout de même être vu. Cette intrigante révélation fut exposée au cours d'une conversation à ce sujet : « Regarde dans mes yeux, dans mes pupilles, tu vois ? » Tout en regardant et en m'interrogeant sur ce qu'il y avait à voir, je compris après de nombreuses questions qui désespéraient mon interlocuteur, que dans ses pupilles se reflétait *pacheñmer,* l'image de mon propre principe vital[91]. De cette manière, conclut mon interlocuteur, « Je sais que je suis vivant, car il est possible de le voir. » Il est dit, en effet, que le principe vital des personnes malades ou décédées ne peut pas se refléter dans les pupilles d'autrui, car il est partiellement absent ou déjà parti. L'observation de *pacheñmer* dans la pupille d'un autre est donc la seule manière de constater la présence de son propre principe vital et donc de s'assurer de sa réelle existence et vie sur terre.

Durant toute la vie, le *yecamquëm̃* se répartit uniformément entre le corps et les vêtements, tel une enveloppe. Doué de capacité de diffusion, il imprègne la surface du corps de l'être auquel il donne vie, ainsi que ses vê-

89. Synonyme de *camquëñets,* orthographe donnée en partie basse.

90. Exemple de citation du souffle de vie en société amazonienne : Albert, B. (1993). L'Or cannibale et la chute du ciel. Une critique chamanique de l'économie politique de la nature (Yanomami, Brésil). *L'homme*, 126-128, p.365.

91. Les écrits de Fernando Santos Granero font état d'une forme double du *yecamquëm̃*. Il serait composé d'une forme désincarnée, celle dont la capacité est de vaguer hors du corps et d'une forme incarnée présente dans la pupille de la personne sous la forme d'un petit personnage, *pacheñmer*. Voir Santos Granero, F. (2007). *op. cit.*, p.190.

tements et tout objet en contact prolongé avec la personne. Pierre Déléage souligne au sujet des « âmes *furoyoshi* » que le principe vital ne peut être considéré comme étant une intériorité du corps[92]. De la même manière, le *yecamquëm̃* n'a rien d'une intériorité, son imprégnation dans le corps n'est que superficielle, c'est ce qui permet son adhérence au corps. Cette notion de diffusion partielle et superficielle vers l'intérieur du corps est primordiale. Elle est la condition *sine qua non* de la bonne animation de l'être, donc de sa bonne santé.

Mais ce principe vital n'est pas fixé de manière immuable à l'être. En effet, le *yecamquëm̃* possède la faculté de s'éloigner du corps, il est capable de propagation à travers l'espace et la matière. Cette idée est exprimée dans l'interjection « *huashuesshuesh, huashuesshuesh* » (« que le principe vital reste » ou « que le principe vital ne s'éloigne pas trop, qu'il ne se perde pas ») prononcée par une personne qui éternue ou bien par un parent à l'intention d'un enfant en bas âge, ne parlant pas encore. Les escapades du *yecamquëm̃* sont volontiers nocturnes, profitant du sommeil ou des veilles rituelles prolongées où il est consommé de fortes concentrations de tabac. Ces vagabondages sont également plus fréquents chez les personnes fragiles, dont l'adhésion du principe vital est reconnue plus faible, tels les nouveau-nés, les enfants ou encore les personnes âgées. Le détachement du principe vital, et sa non-réincorporation conduisent à des états considérés comme extrêmement graves voire mortels :

> « Lorsque tu dors, ton principe vital se perd parfois dans la montagne. Mais cela arrive aussi aux personnes faibles comme les enfants. Quelqu'un vient leur voler. C'est plus facile, car il n'est pas encore bien fixé. Quand ça arrive, la personne est en général très malade et va mourir, c'est pour cela que l'on doit leur chanter *camuequeñetsrečh* (chanson du principe vital égaré). » Tsachopen-Gramazú, 28 octobre 2008.

Au moment de la mort, une fois détaché définitivement du corps, le *yecamquëm̃* regagne les cieux de Yato' Yos, et redevient dès lors un souffle vital indifférencié, *camuecñets,* pouvant être insufflé de nouveau à un autre être dans le but de l'animer à son tour.

La capacité de diffusion, donc d'adhésivité du *yecamquëm̃* ne se limite pas au corps de la personne, mais s'applique aussi à tous les états de matière. En particulier, ainsi que le souligne Fernando Santos Granero, la tunique traditionnelle est également imprégnée de cette substance incorporelle, au même titre que les ornementations dont elle peut être dotée[93]. De fait, le principe vital

92. Déléage, P. (2005). *op. cit.*, p.88.

93. Santos Granero, F. (2009). Ways of Being a Thing in the Yanesha Lived World. Dans F. Santos Granero,

se diffuse dans toutes les matières en contact prolongé avec la personne, ce qui les rattache physiquement au corps, et permet de les considérer comme des extensions corporelles. En particulier, les objets personnels qui accompagnent le quotidien d'une personne tels que son sac, sa machette, sa flûte ou encore son fusil, sont considérés comme imprégnés du *yecamquëm̃* de leur propriétaire. Cette idée renvoie alors à la notion d'appartenance : si un objet est imprégné de mon principe vital, il m'appartient, et ne peut être à un autre.

La propriété première du *yecamquëm̃* est d'animer le corps afin qu'il puisse se mouvoir et user de ses facultés sensorielles, c'est-à-dire répondre aux stimuli environnementaux. Le principe vital est également à l'origine de la conscience de soi, des sentiments, des émotions, et des facultés réflexives en découlant. C'est donc grâce au *yecamquëm̃* que la personne peut avoir accès aux systèmes de représentations socioculturelles, d'une part, et à la conscience de soi, d'autre part. En somme, le *yecamquëm̃* confère à l'être son intentionnalité, son agentivité et sa sensibilité, il est la conscience qui lui permet d'« être au monde ».

Yechoyeshe'm, *l'ombre réprimée*

L'autre composante de la personne porte le nom de *yechoyeshe'm*, l'ombre du corps projetée sur le sol qui accompagne tout être vivant depuis que la terre est ensoleillée. Littéralement traduit par « mon ombre », le mythe explique qu'elle apparut à chacun lors de l'avènement de la Divinité maléfique Yompor Rret̃ dans le ciel.

> Yompor Rret̃ était une Divinité maléfique, sans compassion, générosité ni amour, qui prenait plaisir à faire souffrir le peuple Yanesha.
>
> Parfois il cessait d'éclairer la terre et leur imposait des ténèbres sans fin.
>
> D'autres fois, il leur jetait des pierres du ciel dans le but de les écraser et produisit des catastrophes naturelles tels que des tremblements de terre, des tornades ou encore des inondations.
>
> Cette ère de chaos, de mort et de destruction est considérée comme l'ère des temps dangereux.
>
> Ce chaos s'exprima par des incestes, conflits et assassinats et par des stérilités tous dus à l'ombre que leur imposait Yompor Rret̃.
>
> M2 : L'ère cataclysmique du règne de Yompor Rret̃ (Annexe 1).
>
> Tsachopen-Miraflores, 23 novembre 2008.

The occult life of things, Native Amazonian Theories of Materiality and Personhood. Tucson : The University of Arizona Press, p.119 et 120.

L'ombre apparaît, dans ce mythe, comme la résultante observable de l'action maléfique de Yompor Ret̃. Divinité aimant troubler les vivants, il leur inflige la présence tantôt d'une ombre tantôt des ténèbres. En ces temps originels, l'ombre était douée d'intentionnalité, d'agentivité et de volonté propre. Elle interférait avec les personnes dans leur vie quotidienne, et c'est, entre autres cataclysmes, à cause d'elle que les naissances étaient toutes anormales. Par la suite, depuis l'avènement de Yompor Ror, l'ombre est dite plus tranquille, et ne peut plus agir comme auparavant. Le *yechoyeshe'm* se définit aujourd'hui comme une entité animée visible, mais néanmoins incorporelle. Bien que considérée passive la plupart du temps, elle est dite posséder des petites capacités d'action et peut donc quelquefois perturber de manière évidente l'être auquel elle est attachée :

> « Il m'est arrivé parfois que *yechoyeshe'm* fasse tomber le bébé que j'avais dans les bras. Pour qu'elle me laisse tranquille, je la frappe comme le faisait ma mère (mouvement de la main droite au niveau de l'ombre comme si elle voulait chasser une poussière en suspension dans l'air). Je dois la frapper pour qu'elle me laisse tranquille, sinon elle me trompe tout le temps. » San Pedro de Pichanaz-Azulis, 04 juin 2007.

Le *yechoyeshe'm,* ombre portée sur le sol, semble alors, dans cette histoire, être telle une représentation visible de l'inconscient, pris au sens de l'ensemble des perturbations involontaires de l'activité consciente, c'est-à-dire les faits qui échappent à la prévision, à la raison et à la volonté du sujet conscient, à l'image des actes manqués. Corroborant cette idée, il est dit que l'activité du *yechoyeshe'm* se manifeste à la personne souvent pendant les rêves :

« Lorsque tu rêves que tu es en train de manger… C'est ton ombre qui se nourrit en réalité. » San Fransisco de Pichanaz, 13 juin 2009.

Le *yechoyeshe'm* accompagne maintenant chaque être sur cette terre, mais ne peut plus exprimer sa volonté propre comme elle le faisait jadis, car elle est réprimée dans ses actions par son lien incessant avec le corps. De plus, tout au long de l'existence, son rôle est d'emmagasiner et d'aider au refoulement des sentiments fondamentalement malsains de toute personne tels que la jalousie, la haine ou la frustration, qui ne doivent pas être exprimés ouvertement, car la formulation de ces sentiments négatifs serait source de désordres et de « maladies ». Dans cette vie, son rôle est donc nettement passif.

A la mort de la personne, le *yechoyeshe'm* se détache du corps. Dès lors, son avenir sera fonction des circonstances du décès. Il peut, en effet, devenir *choyeshe'mats*, « mon ombre errante », *sanerr*, l'ombre errante d'une personne assassiné, ou encore une entité étiologique.

La cushma, *une partie intégrée et intégrante de l'être*

La *cushma* désigne, en espagnol régional, la tunique traditionnelle de coton tissé que revêtent indifféremment les hommes et les femmes. La distinction entre les tuniques masculines ou féminines se fait en fonction de l'ouverture du col. La tunique traditionnelle *cashe'mats*, portée par les femmes, porte un col à l'ouverture horizontale alors que *shetamuets*, la tunique des hommes, possède un col d'ouverture verticale. Cette tunique recouvre très largement le corps.

Dans les temps primordiaux, les différences entre espèces se faisaient essentiellement de par les spécificités de leurs *cushma* : en effet, sous la tunique, le corps de tout un chacun est identique, et il est, comme le mentionnent souvent les mythes, parfaitement humain. Shemashere' (Indet. Apocynaceae) est habillée d'une tunique de couleur jaune, tout comme le sont les fleurs de l'arbre qu'elle incarne aujourd'hui. De la même manière, le maïs, *c̈hop* (*Zea mays* L.) porte plusieurs *cushma* de couleur verte, et le manioc, *mam* (*Manihot esculenta* L.) revêt deux tuniques noires (Annexe 5, chanson du maïs). Il en est de même pour des animaux comme l'épervier harpie, Rrera ; les mythes mentionnent qu'il est vêtu d'une tunique de rayures grises, marron et noires, aux couleurs de son plumage.

Plus tard, lors de la spéciation, seuls les humains gardèrent leur tunique traditionnelle d'origine, sous la forme d'un habit de coton. La tunique des animaux devint leur pelage et celle des oiseaux leur plumage. Mais malgré ces différences de matière, quelle que soit l'espèce, le corps est dit toujours revêtu d'une seconde peau, celle de la *cushma*.

La *cushma*, au-delà d'être un simple vêtement, apparaît, dans un premier temps, comme un marqueur d'appartenance à une espèce de par sa spécificité. Aujourd'hui, elle confère et confirme l'humanité de l'homme ou de la femme qui la revêt. La corporéité Yanesha ne peut donc être pensée sans la tunique traditionnelle :

> « Si je ne mets pas ma *cushma* quand Dieu accordera la rédemption, il ne pourra pas me reconnaître en tant que Yanesha. » San Pedro de Pichanaz-Azulis, 17 mai 2007.

La tunique permet ainsi à l'homme de se différencier des autres espèces en tant qu'humain, et d'être reconnu comme tel, mais son rôle ne s'arrête pas là. En effet, c'est aussi la tunique qui individualise chaque personne. Au même titre que les corps, les tuniques ne sont pas en tous points semblables, et c'est de cette singularité que naît l'identité :

[…] En arrivant à la hutte de la jeune fille, ils virent O'ya et sa fiancée.
O'ya déclara : « Je vais maintenant me transformer car je ne suis pas humain, je suis O'ya.
Chaque personne qui m'apercevra dans le ciel verra mourir son père ou sa mère peu de temps après. » La jeune fille déclara la même chose et ils s'en allèrent ensemble vers le ciel.
A cet instant, un trait lumineux jaillit. La jeune fille avait moins de pouvoir, O'ya dut lui attraper le sein afin qu'elle puisse l'accompagner.
Aujourd'hui, O'ya se manifeste sous la forme d'une étoile filante. La trainée de lumière sont les fils de coton de la fiancée d'Oya.

L'ancêtre de l'étoile filante (Annexe 2).
Loma Linda-Laguna, 19 juin 2009.

Après le récit de ce mythe, il me fut expliqué quel était le secret qui permettait à quelqu'un de ne pas être reconnu par O'ya suite à la vision de cette étoile filante. Cette ruse consiste à « jeter ses habits par terre et les remettre à l'envers. » De la sorte, me dit-on « O'ya ne pourra pas me reconnaître et ma famille ne mourra pas. » La tunique est donc l'élément de la personne Yanesha qui signe l'appartenance à l'espèce humaine, mais aussi permet d'être, au sein de cette espèce, reconnu comme un sujet.

Étudiant les mécanismes de construction de l'identité à travers les transformations corporelles[94], Anthony Seeger, Roberto Da Matta et Eduardo Viveiros de Castro montrent que les peintures corporelles jouent un rôle important dans ce domaine. Les Yanesha quant à eux ornent certes leur corps de peintures, mais ils ornent également leur tunique. Les femmes portent en bandoulière des tresses végétales faites de fibres, ainsi que des pendentifs cousus au niveau des épaules à même la *cushma* telles que des graines, des plumes, des coquilles, des os, des dents, des élytres, ou encore des membres de petites proies séchées. Les hommes, eux, revêtent, en plus de la tunique, une bande tressée de graines également portée en bandoulière, des bracelets de coton tissés et éventuellement une couronne et un foulard noué autour du cou. Hommes et femmes possèdent de petits sacs de coton tissé dans lesquels sont gardés leurs effets personnels. Les Yanesha, à l'instar des Matis, « utilisent leurs ornements corporels dans le cadre de ces processus de constitution de la personne, c'est-à-dire l'ensemble des pratiques mises en œuvre pour socialiser les corps individuels perçus comme incomplets à la naissance »[95]. Dès lors,

94. Seeger, A., Da Matta, R., Viveiros de Castro, E. (1979). A construção da pessoa nas sociedades indigenas brasileiras. *Boletim do Museu Nacional, Antropologia,* 32, pp.20-24.

95. Erikson, Ph. (2003). "Comme à toi jadis on l'a fait, fais-le moi à présent…" Cycle de vie et ornementation corporelle chez les Matis (Amazonas, Brésil). *L'Homme,* 3-4 (167-168), p.132.

si la *cushma* est corps d'espèce, corps social et identité, son ornementation l'est aussi, ce qui permet à Fernando Santos Granero de dire « les corps sont des tuniques et les tuniques sont des corps. »[96]

C'est pourquoi, étant donné l'unité de corps/*cushma*, la position du *yecamquëm̃* entre le corps et la tunique, la capacité de diffusion du principe vital à la fois dans le corps et dans la tunique, le *yecamquëm̃* peut être considéré à la fois comme une extériorité du corps, et comme une intériorité du corps/*cushma*, soit une « intériorité extériorisée ». La tunique et ses ornementations sont alors identiques à une « partie corporelle extra somatique »[97], dont la séparation est potentiellement nuisible en terme d'état de santé ou nécessaire lors de certains événements douloureux. Au-delà de la simple apparence, l'association corps/*cushma* permet autant une reconnaissance sociale, en terme d'espèce, qu'individuelle, en terme de personne.

De fait, le rôle de la tunique traditionnelle est si important qu'au stade prénatal, le placenta est dit jouer le rôle de la tunique pour l'enfant dans le ventre de sa mère, et dès la naissance, le nouveau-né portera une petite tunique afin de contenir son principe vital encore peu adhérent au plus proche de son corps. D'un point de vue mécanique, la tunique est dite protéger physiquement le corps des agressions extérieures car permettant de confiner le principe vital au plus près du corps. L'association corps/*cushma* liée aux caractéristiques du *yecamquëm̃* forme donc aussi un tout fonctionnel créant l'un des conditions optimum d'un état de bonne santé.

La personne humaine est donc un assemblage de plusieurs composantes. Si le corps, *yecamquëm̃*, le principe vital et l'ombre, *yechoyeshe'm*, sont les constituants principaux de l'être, la tunique apparaît également comme une composante essentielle à chaque personne. Elle est, en effet, protectrice du corps, gardienne du principe vital et silhouette de l'ombre projetée au sol. L'être individuel et social ne semble donc pas pouvoir être pensé sans *cushma*.

96. Santos Granero, F. (2007). *op. cit.*, p.188.

97. *Idem.*

2. LA FABRICATION DE L'ÊTRE

Dans les mythes, la femme ne put enfanter normalement qu'à la suite de la venue au monde des deux principales Divinités jumelles Yompor Ror, Notre Père le Soleil et Yachor Arror, Notre Mère la Lune.

> Afin de s'élever contre la situation de chaos provoquée par le règne de Yompor Rret̃, un leader sacerdotal enseigna à ses frères que pour donner la vie, les femmes devaient être isolées et gardées sous haute protection rituelle.
>
> Pendant cette période, une femme tomba enceinte en ramassant deux magnifiques fleurs envoyées par Yato'Yos, et sans avoir auparavant eu de quelconque rapport sexuel.
>
> Un jour, faute de protection, cette vierge enceinte fut frappée à mort par Patonell, l'ancienne mère des jaguars.
>
> De son corps déchiré sortirent les jumeaux Yompor Ror, Notre Père le soleil, et Yachor Arror, Notre Mère la lune.
>
> Après bien des efforts, les humains réussirent à sauver les deux jumeaux mais ils ne grandissaient pas.
>
> Ils décidèrent alors de les amener à Patonell afin qu'elle les élève, mais l'alimentation en viande aussi riche soit elle ne les fit pas grandir davantage.
>
> Après quelques jours de mauvaise chasse, les jaguars ordonnèrent à leur mère de manger les jumeaux.
>
> Les jumeaux les induisirent alors en erreur ; pensant les cuisiner, les jaguars cuisinèrent en réalité leur propre mère.
>
> Quand ils s'aperçurent de la supercherie, les jaguars voulurent venger la mort de leur mère, mais furent pratiquement tous éliminés par les jumeaux extraordinaires.
>
> Depuis la naissance de Yompor Ror et Yachor Arror, s'instaura l'ordre biologique ; les femmes commencèrent à donner naissance à des enfants normaux.
>
> M3.2 : L'avènement de notre ère, l'avènement de l'ordre biologique (Annexe 1). Tsachopen-Miraflores, 23 novembre 2008.

Dès la naissance, le petit enfant est doté des trois composantes primordiales nécessaires à chaque personne, il se compose d'un corps, *ancellto*, un principe vital primordial et du *yechoyeshe'm*, une ombre. Cependant, cet ensemble, condition primordiale de tout être, ne garantit pas l'humanité d'une personne : il est donc nécessaire de construire un être humain. Le travail de référence concernant cette notion de fabrication de la personne est celui d'Anthony Seeger, Roberto Da Matta et Eduardo Viveiros de Castro[98], analysant les constructions sociologiques amazoniennes abordées par le biais de la construction de l'identité. Philippe Erikson commente dans son introduction au « cycle de vie et ornementation corporelle chez les Matis »[99] :

> « La naissance biologique ne saurait à elle seule assurer la reproduction sociale. Pour produire un être pleinement « humain » à partir de cette virtualité existentielle que représente le nourrisson, leurs théories ontologiques exigent en effet un véritable travail de parachèvement du corps, qui se poursuit tout au long de l'existence et dont les temps forts prennent fréquemment une tournure solennelle au cours d'importants rituels collectifs. »

Les paragraphes suivants souhaitent expliquer comment dès la période prénatale, des mécanismes personnalisés sont mis en place afin de forger une personne. Leurs objectifs résident dans son « humanisation ». Si, tout comme dans les basses terres, « l'idiome corporel » est un des principaux ciments des édifices sociaux, dans la société Yanesha, c'est le principe vital qui est modelé dans le but de lui faire acquérir les caractéristiques jugées nécessaires à un être nommément humain. Les processus mise en œuvre à la production d'« humains » sont donc autant de transformations corporelles que de façonnements de son principe vital. En tenant compte de l'évolution de l'être à travers les âges, il est possible de considérer différentes étapes de métamorphose et de transformation du corps et principalement du principe vital, nécessaires à la fabrication d'une personne pleinement humaine. L'étude ethnobotanique laisse entrevoir le rôle de certaines plantes dans la construction de l'être au fur et à mesure de son évolution vers l'âge adulte, donc son importance dans la création d'identité humaine singulière.

De la conception à l'enfance

Pendant la période prénatale, le fœtus reçoit *camuecñets,* le souffle vital de Yato' Yos, dans le ventre de sa mère. Il est alors animé et considéré comme vivant, et la mère en perçoit les mouvements. Le principe vital qui anime l'être durant cette période est nommé *ancellto*. Il est considéré comme un principe vital primordial. Il gardera ce nom jusqu'à ce qu'il soit suffisamment adhérent à l'enfant. Lorsque l'enfant possède un « principe vital pleinement adhérent », c'est-à-dire qui imprègne convenablement le corps, il est dit *yecamquëñ*. Ain-

98. Seeger, A., Da Matta, R., Viveiros de Castro, E. (1979). *op. cit.*, pp.20-24.

99. Erikson, P.h (2003). *op. cit.*, p.129.

si, de l'acquisition du principe vital primordial à la fin de la petite enfance, deux phases se distinguent : une étape où le principe vital n'est pas encore totalement adhérent suivi d'un stade où il se consolide dans la personne, où il est moins susceptible de s'égarer, de s'en aller. Cette deuxième période correspond au moment où l'enfant, environnant 4-5 ans, a acquis une certaine autonomie, et est jugé apte à agir sans danger hors de portée de ses parents.

Durant ces deux épisodes de l'enfance, les plantes administrées à l'enfant vont donc permettre dans un premier temps l'adhérence d'*ancellto* au corps en renforçant sa capacité de diffusion, puis la construction du *yecamquëm̃* de l'enfant, c'est-à-dire le façonnage de sa personnalité. Cela lui permettra, en grandissant, d'intégrer pleinement le groupe social en tant qu'adulte.

De la période fœtale jusqu'à un âge oscillant entre 1 à 2 ans, le nourrisson, qu'il soit fille ou garçon, est doté d'un principe vital primordial, *ancellto*. Il est décrit telle une substance invisible, incorporelle et vierge qui nécessite l'acquisition de qualités d'adhérence et autres caractéristiques psychologiques avant de pouvoir s'affirmer parachevé et désigné comme *yecamquëm̃*.

Le sexe de l'enfant se choisit *in utero*, par la consommation de certaines plantes dès que la grossesse est constatée. Pour cela, la mère ingérera certaines plantes sous forme d'infusion ou utilisées fraîches. Les feuilles les plus grandes de *tsana'narropan* (*Pilea diversifolia* Wedd., Indet Melastomataceae et Indet. Rubiaceae) ou *chellochellpan* (*Cyclanthus bipartitus* Poit. ex A. Rich. et *C. indivisus* R. E. Schult.) par exemple, sont consommées crues dans le but de mettre au monde un garçon (Annexe 6, Table 1). De la même manière, les feuilles plus petites de cette plante seront utilisées afin de voir naître une fille. Ces pratiques s'accompagnent toujours d'évitements alimentaires particuliers, notamment en ce qui concerne la consommation de sel et de nourriture chaude, car annihilant l'action des plantes. Durant toute la grossesse, *ec̈homen*, la femme enceinte doit aussi éviter la consommation de certains aliments comme le poisson et les viandes chassées. En effet, les armes qui servent à chasser les animaux sont souvent « traitées» avec des plantes permettant à son propriétaire d'avoir de la chance lors de la chasse. Ces plantes, telles que *ellapapar* (*Philodendron sagittifolium* Liebm.) et *moshuañtsopar* (Indet.), sont connues pour provoquer des hémorragies chez la femme lorsqu'elle consomme - voire passe à côté - de la viande d'un animal tué par des armes « traitées » de la sorte. L'explication la plus souvent mentionnée concernant l'usage de ces plantes se rapporte au potentiel que possèdent ces végétaux de s'approprier le principe vital d'une proie déjà affaiblie par la blessure. Ainsi, le fœtus animé par un principe vital primordial peu adhérent, *sapeñets* (lit. Fœtus) se verrait inévitablement mis en danger à leur contact, ce malgré la protection que lui confère le principe vital maternel qui diffuse également dans son corps en formation. En effet, de la même manière que le *yecamquëm̃* est capable d'imprégner les objets personnels d'une personne ainsi que partiellement les personnes vivant à ses côtés, le principe vital de la mère diffuse vers le fœtus et l'imprègne.

> « Lorsque la femme met au monde l'enfant, une partie de son principe vital part avec lui. » San Pedro de Pichanaz-Azulis, 07 juin 2007.

Le troisième jour après la naissance, *popye'yar*, le placenta est enveloppé dans des feuilles puis enterré hors de la maison. Il est plus rarement brûlé. Ses cendres portent le nom de *po'tsapñer*. Le placenta est considéré comme le vêtement de l'enfant avant sa naissance. Ce changement de tunique provoque donc une perte partielle d'*ancellto*. Le nouveau-né, ayant perdu une partie de son *ancellto*, tout comme la mère ayant perdu un peu de son *yecamquëm̃,* est affaibli par la naissance. C'est pourquoi durant trois jours après l'accouchement, des plantes sont administrées à la mère : elles ont pour but de lui restituer une partie du principe vital perdu. Pendant cette courte période, la mère et le nouveau-né devront rester au sein de leur domicile.

Pendant la période de toute petite enfance, le nouveau-né ne possède pas encore de prénom propre, mais juste des désignations génériques. Ses parents ne lui attribueront un nom que plus tard, lorsque l'adhérence d'*ancellto* au corps du nourrisson deviendra convaincante. Cette qualité d'adhérence se reconnaît à partir du moment où le nourrisson fait ou dit quelque chose qui va le distinguer des autres. Auparavant, le nom Yanesha attribué à l'enfant se référait à cet évènement bien particulier qui retenait l'attention de ses parents.

En attendant d'avoir un nom qui lui soit propre, *emot̃oll*, le nouveau-né (fille ou garçon)[100] se doit de rester au contact de sa mère. Tant que son propre principe vital porte le nom *d'ancellto*, il ne doit pas être posé à même le sol sous peine d'un détachement partiel ou total de celui-ci.

> « Mon premier enfant est tombé malade après une chute, il vomissait et nous n'arrivions pas à la soigner. Lorsque le chaman est venu, il s'est rendu compte que son principe vital était coincé dans un tube de Vicks (baume camphré utilisé en friction sur la poitrine). » San Francisco de Pichanaz, 13 juin 2009.

L'effet protecteur du principe vital maternel diffusé dans le corps du fœtus perdure lors de l'accouchement. Lorsque l'enfant est mis au monde, le principe vital maternel reste imprégné dans son corps tel une marque d'appar-

100. Les appellations données au nouveau-né puis à l'enfant sont identiques quel que soit le genre, elle se différencient lors de la période de puberté.

tenance et de protection du nouveau-né. Au même titre que la mère, le père faisant partie du foyer voit son principe vital diffuser vers le corps de son enfant. Dès lors, la mésentente de deux conjoints se traduisant par des disputes conjugales, *popor'echeñets,* porte aussi systématiquement atteinte à la santé des jeunes enfants et plus particulièrement à celle des nouveau-nés. Ils souffrent alors de fortes fièvres et/ou de diarrhées aiguës. Ces états pathologiques s'expliquent par la séparation d'un des *yecamquëñ* parentaux de celui de l'enfant. Ainsi privé de la diffusion de ce principe vital, car physiquement éloigné de lui, il devient plus faible et donc particulièrement exposé à différentes affections telles que celles provoquées par les entités étiologiques.

Durant toute cette période de fragilité incontestable, le nouveau-né est baigné avec des plantes afin de favoriser la capacité de diffusion intracorporelle de son propre *ancellto* (Annexe 6, Table 2). Ces plantes dites « fortifiantes », en quelque sorte, aident activement le principe vital à pénétrer partiellement le corps et à s'y fixer, c'est le cas de *achmosa's* (*Vismia pozuzoensis* Engl.) ou encore de *marra'shemapar* (*Lycianthes amatitlanensis* (J.M. Coult. & Donn. Sm.) Bitter). Durant toute cette époque de renforcement des capacités de diffusion du principe vital dans le corps du nouveau-né, celui-ci ne doit pas être trop agité : cris et pleurs, mouvements brusques sont à proscrire. C'est pourquoi les plantes administrées ont aussi la propriété d'être « tranquillisantes ». Ces plantes calmantes sont désignées sous le nom générique de *počheñets* (lit. Être tranquille), telle que *yachpeñtsopar* (*Psychotria marcgraviella* Standl.). Toutes ces plantes seront utilisées jusqu'à ce que l'enfant se mobilise seul. D'autre part, ce principe vital fragile doit être protégé des agressions des entités étiologiques qui pourraient être tentées de s'approprier l'*ancellto*. Plantes de protection par excellence, certaines *epe'*[101] telles *yatap̃ar* (*Cyperus* sp.), sont placées autour du cou de l'enfant dans une petite pochette de coton tissé. Des bains à base de *yecqueñtsopar* (*Monstera pinnata* (L.) Schott) sont administrés, afin de conférer à l'*ancellto* un goût amer et une odeur piquante, dans le but de devenir répulsif (Annexe 6, Table 2). Toutes ces plantes, régulièrement administrées, conditionnent la survie du nouveau-né durant les premiers mois de sa vie.L'évolution de l'adhésion du principe vital à l'être se constate lorsque le nouveau-né commence à se mouvoir chaque jour davantage. Une fois apte à se déplacer à quatre pattes, le nourrisson est dénommé *chesha'*, puis *cheshachor* lorsqu'il marche.

La période de petite enfance est le moment où le nourrisson se déplace timidement où d'autres plantes lui sont administrées. Elles visent à lui conférer des traits de caractère particuliers, en d'autres termes, à lui forger un tem-

101. *Piri piri* en espagnol régional.

pérament. À l'instar des humains, les plantes sont composées d'un principe vital propre[102]. Elles sont capables de le céder à l'humain, et de lui conférer des caractéristiques comportementales spécifiques. En effet, chaque plante possède un principe vital propre ou « principe vital végétal agrégant » caractérisé par un trait comportemental spécifique. Ce trait comportemental est celui que possédait la plante ontologiquement lors de l'époque de la spéciation. Les ignames, par exemple sachapapa, *c̈ho* (*Dioscorea triphylla* Buch. Ham. ex Wall.), étaient des femmes très tranquilles et serviables (Annexe 6, Table 3). L'administration de ces plantes sert deux buts : tout d'abord faire acquérir à l'enfant le trait de caractère ontologique inhérent à leur principe vital, et aussi, contribuer à son augmentation significative. En effet, la construction qualitative se double d'une augmentation de la quantité de principe vital, afin que le corps du nourrisson, en pleine croissance physique, soit toujours totalement enveloppé. Certaines plantes sont d'ailleurs connues uniquement pour posséder la qualité de « faire augmenter le principe vital », telles *epe'yelleñtsop̃ar* (*Cyperus laxus* Lam.), *shemocuarec̈h* (*Baccharis salicifolia* (Ruiz & Pav.) Pers.) ou encore *t̃ellmat̃ellma'* (*Phoradendron crassifolium* (Pohl ex DC.) Eichler) (Annexe 6, Table 4).

En administrant ces plantes au nourrisson, il acquerra les traits de caractère spécifiques du principe vital de chaque plante, en l'associant au sien. Son *ancellto* se construira progressivement de la sorte, par agrégation successive de principes vitaux végétaux : c'est ce qui contribuera à forger la personnalité singulière de l'enfant, puis de l'adulte.

Principalement chargées de l'éducation, les mères et les grand-mères ont pour tâche de « fabriquer » la personnalité des enfants selon les plantes qu'elles choisiront de lui administrer. Le groupe de plantes auquel appartient *tsenantsopar* (*Costus conicus* Stokes) a pour vertu de rendre ces futurs adultes obéissant, *otapo'* (lit. Discipliné), dociles, ils n'auront pas de mauvaises pensées. Une autre qualité très recherchée est celle d'*eñotañ*, c'est-à-dire doté d'une excellente mémoire car l'apprentissage des chansons et des mythes doit se faire de manière instinctive en grandissant[103]. Cette qualité peut être apportée par *epe' eñoteñtsop̃*ar (*Cyperus* sp.) par exemple (Annexe 6, Table 3).

Par ailleurs, la mère prend des plantes spécifiques tout en respectant certains évitements alimentaires et comportementaux jusqu'à la fin de cette phase de croissance du nourrisson. L'administration de végétaux et les évite-

102. Système animiste qui considère que les plantes, les animaux et certaines formations géologiques sont à l'identique des humains, seule leur apparence physique change.

103. Les chansons permettent de s'adresser aux Divinités, car il est dit qu'un jour elles leur accorderont la rédemption. Pour cela, les Yanesha doivent continuer à chanter afin de leur confirmer leur désir et leur dévouement.

ments alimentaires sont semblables à ceux qu'elle doit suivre lors de la grossesse : ils favorisent la diffusion du principe vital maternel vers le corps de l'enfant afin de le protéger.

La période de toute petite enfance puis de petite enfance sont deux étapes bien distinctes. Les plantes utilisées pendant la période de toute petite enfance visent tout d'abord à favoriser la diffusion et par conséquent l'adhérence du principe vital primordial *ancellto* au corps du nouveau-né. Ensuite, tout en continuant à fortifier ces capacités de diffusion vers le corps, des plantes dont les principes vitaux agrégants confèrent au nourrisson des traits comportementaux spécifiques, lui sont administrées. Ces plantes permettent d'augmenter le volume de principe vital nécessaire à la croissance. Les principes vitaux des plantes s'agrègent au principe vital encore immature de l'enfant de manière qualitative et quantitative. Ils lui permettent de grandir, de construire et de façonner sa personnalité en accord avec les normes de la société.

Au stade où le jeune enfant acquiert un prénom - à l'heure actuelle, ils sont rarement donnés en langue Yanesha - son principe vital est alors considéré comme suffisamment adhérent. Fernando Santos Granero dit à ce sujet[104] : « L'attribution d'un prénom à l'enfant marque l'étape où celui-ci arrête d'être « en projet d'humanisation » pour devenir « humain ». »

A cet âge, le jeune enfant est dit *emač̈ha'č̈htesha*. Il commence à se mobiliser et à s'exprimer. Il est considéré comme semi-autonome. Son principe vital est à un stade d'humanisation avancé. Dès lors, il ne sera plus désigné par *ancellto,* mais définitivement par *yecamquëm̃*, le principe vital de tout être accompli. Jusqu'à l'âge de la puberté, le jeune enfant n'a pas de contraintes particulières, sinon celles de suivre ses parents dans les parcelles cultivées ou de prendre part à quelques tâches quotidiennes. Ces activités lui permettent alors d'acquérir le savoir-faire de la vie coutumière. La plupart des enfants se rendent à l'école primaire de manière relativement suivie dès l'âge de 4 - 5 ans.

Bien qu'autonome, l'enfant reste tout de même considéré comme fragile. Lorsqu'ils se déplacent, les enfants doivent rester en groupe. Il leur est interdit de se promener seuls la nuit, moment privilégié des déambulations d'entités du monde « non-visible ». Durant cette période, les soins apportés à l'enfant sont moins intensifs que ceux dispensés aux nourrissons. Des bains à base de certaines plantes favorisant principalement l'obéissance, *masepuet̃* - désigne la docilité de l'enfant - comme *č̈ho* (*Dioscorea* sp.) ou la vivacité, *echnarr* - relatif à la souplesse et agilité dans l'action - *echeporpan* (*Indet*. Rubiaceae),

104. Santos Granero, F. (2005). *op. cit.*, p.268.

continuent tout de même à lui être administrés de temps en temps jusqu'à l'âge de la puberté, mais de manière moins suivie (Annexe 6, Table 5). À partir de cet âge, à la différence des soins dispensés au nouveau-né et au nourrisson, les évitements alimentaires et comportementaux accompagnant l'administration de ces plantes sont suivis directement par les enfants eux-mêmes. Néanmoins, cela ne sous-entend pas que le principe vital des parents ne diffuse plus vers le corps de l'enfant, mais simplement que celui-ci est plus autonome, considéré comme moins fragile qu'auparavant. Ainsi, des plantes favorisant la diffusion du principe vital seront administrées (Annexe 6, Table 6).

Une période importante de l'enfance est celle de la perte des dents. Les dents qui tombent les unes après les autres, sont autant de perte de principe vital qu'il est perdu de dent. Jusqu'à ce que toutes ses dents soient tombées, l'enfant doit être particulièrement protégé. À chaque perte de dent, il est baigné avec des plantes lui permettant de garder un volume de principe vital suffisant. Sa mère doit aussi jeter chaque dent en hauteur sur un toit pour ne pas qu'elles restent à pourrir par terre, sinon il est dit que « les nouvelles dents de l'enfant seront de mauvaise qualité, qu'elles pourriront très vite comme tout ce qui se trouve en contact avec le sol. » De plus, pour chaque perte, il doit mâcher des racines d'*aporech* (*Clematis guadeloupae* Pers.) pendant cinq jours consécutifs afin de conférer aux nouvelles dents qui poussent les qualités des dents dures qui ne « pourrissent pas » (Annexe 6, Table 7).

Pendant cette période, l'enfant développe son autonomie et l'acquisition de certains savoir-faire par simple participation et observation. Cette étape de la vie d'une personne est importante sur le plan de l'acquisition des principes vitaux agrégants des plantes : c'est, en effet, par leur acquisition que se forge son caractère.

De l'enfance à l'âge adulte : ponap'nora'

Au moment de la puberté, les filles comme les garçons, vont accéder à un nouveau statut et entrer dans l'âge adulte. En ce qui concerne les garçons, les rituels de passage des *huepuesha'* (les jeunes hommes) ne seraient basés que sur un processus d'entraînement à la chasse, donc très individualisés, ce qui ne rend pas facile leur observation. Cela corrobore les écrits de Fernando Santos Granero selon lesquels « en ce qui concerne les jeunes garçons, c'est un cérémoniel mineur qui consiste à un processus d'entraînement à la chasse »[105]. D'autre part, s'il fut également mentionné que les jeunes hommes

105. Santos Granero, F. (2005). *op. cit.*, p.272.

se faisaient percer la base de la cloison nasale, je n'ai pour ma part rencontré qu'un homme dont le nez était effectivement percé.

Par contre, le passage de l'enfance à l'âge adulte est ethnographiquement plus facilement observable chez la jeune fille compte tenu de toute l'implication sociale qu'elle engendre. Il se déroule pendant une période d'isolement prolongée appelée *to're'teñets,* allant de 15 jours à 6 mois. Il s'agit de rituels de transformation, ou « rite de réclusion » tel que le nomme France-Marie Renard-Casevitz[106], *to're'teñets* désignant la notion « d'envelopper une larve dans un cocon ». L'idée de métamorphose est donc clairement énoncée dans ce procédé rituel. Actuellement, les durées des rituels de transformation sont reconnues plus courtes qu'auparavant, car les jeunes filles sont tenues de se rendre au collège, et ce rituel se décale pour satisfaire aux exigences du calendrier des vacances scolaires.

Traditionnellement, ce rituel, *po'nap̃norateñets* (lit. Rituel de transformation de la jeune fille pubère), débute dans les jours suivant l'apparition des premières règles. Une hutte construite en feuilles de *sarapachpan* (*Wettinia* sp.) est érigée dans un coin à l'intérieur de la maison, *poreteñets* (lit. Faire une hutte), c'est le lieu où la jeune fille sera confinée. Quelques jours après le début de son rituel de transformation, ses cheveux, *echets*, sont coupés très court, *astopena'taret̃* (lit. Couper les cheveux), tout comme le décrit Dominique Buchillet[107]. Ils sont ensuite placés à la base des branches d'un citronnier, *llem* (*Citrus* sp.), afin que la future chevelure soit solide et luisante à l'instar des épines et des feuilles de l'arbuste (Annexe 6, Table 8)[108]. Elle ne recevra de visite que celle de femmes ou de jeunes filles accompagnant déjà sa vie quotidienne, à l'exception des *arrat̃otña*, les veuves, de celles qui ont perdu un enfant ou des *muec̈hop̃*, les femmes stériles. Durant ce rituel de transformation, la jeune fille doit suivre des traitements végétaux, et respecter certains évitements alimentaires et comportementaux.

La future jeune femme doit adopter des attitudes comportementales strictes : veiller le plus possible, parler peu, écouter, apprendre les savoirs que viennent partager avec elle les autres femmes, accomplir les tâches qui lui incomberont une fois femme. À cet égard, les premiers jours du rituel de transformation sont l'occasion pour chaque famille de la communauté de lui donner une certaine quantité de coton qu'elle devra carder et filer. L'accomplissement de ces tâches est un moment de concentration pendant lequel la jeune fille peut entendre les chants des *mellañot̃eñ*, entités bienfaitrices du monde « non-visible ».

106. Renard-Casevitz, F.-M. (1982). Fragment d'une leçon de Daniel, chaman Matsiguenga. *Amerindia,* 1, p.122.

107. Buchillet, D. (1983). *op. cit.,* p.26 et 96.

108. Jetés par terre les cheveux pourrissent et se transforment en vers. Les cheveux de la jeune fille sont dits alors sans vitalité, car ternes.

Par ailleurs, elle doit respecter certains évitements alimentaires tels que la consommation de viandes chassées, de poulets - le coq est considéré comme ayant plusieurs femmes - et de poissons, éviter le sel et les nourritures chaudes, ainsi que les aliments tels que le maïs ou les haricots - capables de s'effriter lorsqu'ils sont conservés trop longtemps - afin que les dents ne pourrissent pas. Contrairement aux administrations de végétaux, ces évitements alimentaires seront à prolonger encore un mois après la rupture de l'isolement.

A l'image des traitements qui sont faits au nouveau-né et au nourrisson, la jeune fille doit faire des bains de plantes spécifiques à intervalles rythmés. Ces bains doivent être faits avant que le soleil se lève et après la tombée de la nuit.

« Il s'agit d'un moment pendant lequel *yechoyeshe'm*, l'ombre, n'est pas là, ainsi elle ne peut pas intervenir. » Loma Linda - Laguna, 08 août 2009.

Les mêmes raisons sont invoquées : les plantes sélectionnées ont la capacité de conférer à la jeune fille des traits de caractère ou des qualités spécifiques et appréciées, donc de lui forger une personnalité. Les principes vitaux de ces plantes vont s'agréger à celui de la jeune fille et viser à parfaire la construction de son *yecamquëm̃* afin qu'il soit « conforme » à l'idéologie Yanesha. En fonction de son attitude passée, sa mère sélectionnera donc les plantes les plus aptes à renforcer certaines des qualités de sa fille. Les feuilles de *pesharrpar* (*Strychnos toxifera* R.H. Schomb) plante d'odeur agréable, seront mâchées et prédisposeront à bien cuisiner. *Puensenpar* (*Piper* sp.) et *epe' huomnecp̃ar* (*Cyperus* sp.) permettent de donner du courage et de ne pas être paresseuse dans toutes les tâches domestiques, *huomnec* (lit. Courageux). *Mampuepar* (Indet.), préparé sous forme de bain, lui confèrera la capacité de semer un manioc prospère. De même, *marra'shemapar* (*Ruellia ruizana* (Ness) Lindau) donne au corps la faculté de ne pas sentir la fatigue afin de pouvoir marcher longtemps et d'être productif (Annexe 6, Table 9).

D'autre part, certaines plantes dites « fortifiantes » sont administrées dans le but de consolider la capacité de diffusion du principe vital vers le corps de la jeune fille. Ainsi, *rohuamepar* (Indet.) et *atatcapar* (*Gurania lobata* (L.) Pruski) permettent au corps de ne pas s'affaiblir avec l'âge, en d'autres termes d'avoir un corps toujours bien imprégné du *yecamquëm̃*. Pour terminer, la plante dénommée *aporečh* (*Clematis guadeloupae* Pers.) est mâchée dans le but d'avoir les dents solides et saines. *Echtallets* (*Xiphidium caeruleum* Aubl.) ou *čhap̃* (*Sida rhombifolia* L.) utilisées sous forme de bain servent à fortifier les cheveux afin qu'ils poussent vite, de couleur noir ébène et qu'ils ne tombent pas. Il est dit, dans ce cas, que ces plantes ont aussi la faculté de permettre aux cheveux et aux dents de pouvoir être bien imprégnés du *yecamquëm̃*, donc de rester adhérents au corps : en effet leur perte signifie aussi la perte partielle d'une quantité de principe vital (Annexe 6, Table 10).

L'administration de ces différentes plantes se fait tout au long de la période de confinement de manière récurrente : les plantes sont dispensées séparément, sans ordre apparent.

Le principal facteur qui définit la date de rupture du rituel de transformation est l'épuisement total des réserves de coton à filer. La mère et la grand-mère considèrent alors que la jeune fille est apte à assumer pleinement son rôle de femme. La sortie est décidée pour l'aube de la prochaine nuit de pleine lune, nuit durant laquelle la jeune fille ne doit pas dormir afin de préparer au mieux sa sortie. Pour cette occasion une femme de la famille lui offre une tunique très richement ornée de graines[109], verroteries, os (*puemeshen*, lit. Os de la joue d'un animal tel l'agouti)[110] et d'élytres - les ornements de la tunique portent le nom de *cho'llerrmats* -, et *tse'llamets,* une tresse végétale confectionnée à partir des jeunes pousses des feuilles de *bombonaje* (*Cardulovica palmata* Ruiz & Pav.) ou faite de coton tissé, qu'elle portera en bandoulière. Elle attachera également autour de ses poignets et de ses chevilles des fils de coton blanc, dans le but de « limiter la perte d'énergie ». Valérie Robin Azevedo explique que les liens de coton tissés à l'envers noués autour des poignets et des chevilles des enfants évitent « la sortie inopinée de l'âme-force vitale et la bloquent à l'intérieur du corps »[111] : le nouveau *yecamquëñ* de la jeune fille est donc attaché symboliquement à des endroits clefs du corps par ces liens.

Les peintures faciales dessinées avec une préparation de *yeñ* (*Genipa americana* L.) seront portées spécialement à cette occasion. Certaines, nommées *huamprat*, représentent des dessins de formes géométriques au niveau des joues et du nez. D'autres, appelées *oñets,* sont dessinées autour de la bouche. Désormais nommée *ponap'nora'*, la jeune femme revêt un voile noir sur la tête, noué autour du cou. Le voile couvre ses cheveux courts jusqu'à ce qu'ils soient mi-longs. Couvrir la tête revient à couvrir le corps, car les cheveux sont une matière inerte. Tout comme la tunique, ils sont imprégnés de principe vital et l'enveloppent. Ils sont ainsi « le support de l'esprit ou de l'âme » comme le conclue Rafael Karsten[112]. Le voile remplace alors la protection naturelle du *yecamquëñ* que sont les cheveux. La coupe des cheveux est aussi, dans ce

---

109. Les graines ainsi agencées peuvent être *ahuan'neñ* (*Canna* sp.), *cheyosh'que* (*Coix lacryma* jobi L.), *to'torñerecḧ shetora'reñ* (*Mucuna rostrata* Benth.) ou encore de *huayruro* (*Ormosia monosperma* (Sw.) Urban.).

110. L'agouti fut déterminé pour le nom scientifique de *Dasyprocta variegata* et *Dasyprocta fuliginosa* (agouti cendré)

111. « La fuite de l'âme force vitale » peut entraîner maladie ou mort : Robin Azevedo, V. (2008). *Miroirs de l'Autre vie. Pratiques rituelles et discours sur les morts dans les Andes de Cuzco (Pérou).* Paris : Société d'Ethnologie, Collection Recherches Américaines, 7, Université Paris X - Nanterre, p.33.

112. Karsten, R. (1926). *The Civilization of the South American Indians.* Londres : Billing and sons.

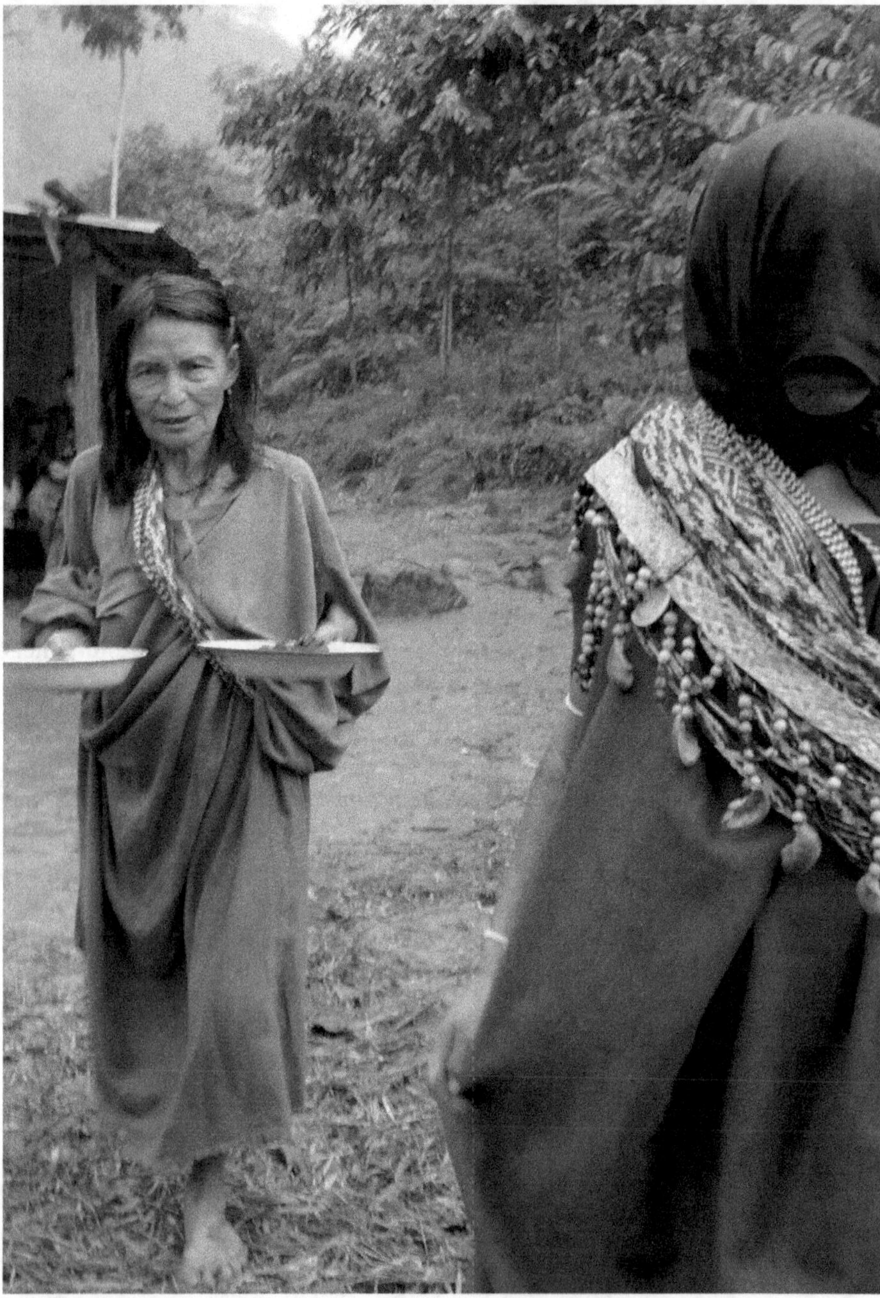

ponap'nora' dans la communauté de Santa Rosa, voisine d'Azulis
(Photo : J. H. Grocq)

contexte, un marqueur « (d') achèvement d'acquisitions fondamentales dans les représentations du développement de l'enfant et (de) son intégration à la vie sociale adulte » tel que le décrit Charles Édouard de Suremain dans son étude sur la coupe des cheveux des enfants quechuaphones de l'Amazonie bolivienne[113, 114].

Au petit matin, la *ponap'nora'* et d'autres jeunes filles sortent à l'appel des hommes, en file indienne. Elles sont précédées d'une jeune femme, suivies de jeunes filles encore impubères qui ont accompagné la *ponap'nora'* tout au long de son rituel de transformation. Une bière de manioc épaisse très fermentée qu'elle a fabriqué les jours antérieurs est servie, ainsi que de la viande - traditionnellement de singe, mais il peut s'agir d'autres proies - que son père chassa spécialement pour cette occasion. La nourriture s'accompagne de manioc bouilli. Avant le repas, les hommes sont chargés de détruire la hutte et de la brûler. Plus tard, la *ponap'nora'* se dirige vers une parcelle cultivée où elle doit prouver ses qualités en matière d'horticulture. Elle doit en désherber une partie, aidée de certaines femmes et membres de sa famille invités. Puis de grandes orties, *sho'rëch* (*Urera baccifera* (L.) Gaudich. ex Wedd.) sont coupées et une bataille effrénée est entamée entre les hommes et les femmes l'ayant suivie. La *ponap'nora'* est généralement la plus visée, la douleur et les picotements provoqués par les orties sont dites donner à la personne beaucoup de vitalité, chassant alors tout sentiment de paresse. Par la suite, tout le monde revient vers le foyer de la *ponap'nora'*. Il s'en suivra des danses et des chants accompagnés de flûtes et de tambours. Ces musiques cérémonielles publiques sont nommés *coshamñats*, en opposition à *morreñerts* et *a'choreñets* qui sont des musiques intimes : vocale pour la première et instrumentale pour la seconde[115].

La période du rituel de transformation de la jeune fille vise à transformer son corps et son principe vital afin qu'elle soit définitivement une adulte accomplie. Le corps de la *ponap'nora'* lors de sa sortie est alors comparé à celui d'un tubercule de curcuma d'Amérique, *dale dale*[116] :

> « Lorsqu'elle sort de la hutte, son corps est gros et blanc semblable à un tubercule de *dale dale* ! » Loma Linda-Laguna, 09 août 2009.

113. Charles Edourd de Suremain étudie la cérémonie de la première coupe de cheveux des enfants quechuaphones d'Amazonie bolivienne : De Suremain, C.-E. (2007). Quand « le cheveu fait l'homme ». La cérémonie de la première coupe de cheveux de l'enfant en Bolivie. *La troisième conférence de l'année 2007 de la Société des Américanistes* (1-15). Paris : Musée du Quai Branly, p.3 et 12.

114. Lors de deuils, les personnes veuves se déchargent également de leur tunique dans les eaux des rivières, et revêtissent ensuite une tunique neuve.

115. Smith, R. C. (1977). *op. cit.*, p.177.

116. *Dale dale* est le nom en espagnol régional de *Calathea allouia* (Aubl.) Lindl., *shermue* en Yanesha.

C'est pour cela que lorsque les règles du rituel de transformation ne sont pas respectées, le *yecamquëm̃* ne parvient jamais à être totalement abouti. Cela peut entraîner la cécité : « Lors de mon confinement, j'ai désobéi, je me suis échappée. Petit à petit, j'ai perdu la vue ». En effet, si le corps possède l'outil des yeux, le *yecamquëm̃* est l'organe qui voit les « choses telles qu'elles sont ». Quelques mois plus tard, lorsque la jeune femme enlève son voile, elle a fini de suivre les évitements alimentaires qui suivent la période d'isolement, elle est considérée en âge de se marier et d'avoir des enfants. Cette période est donc cruciale dans le processus de développement et d'aboutissement de la femme en tant qu'être social accompli.

Les compléments « d'âme »

Le *pa'llerr*, le chaman « preneur de tabac »[117], l'*apartañ*, le végétaliste et le *cornesha'*, le leader spirituel, sont toutes des personnes possédant un statut singulier au sein de la communauté. Si autrefois le *cornesha'* était un intermédiaire doté de la charge d'écouter les chants des Divinités afin de transmettre leur message, aujourd'hui, le terme *cornesha'* est utilisé pour désigner le leader politique, représentant de la FECONAYA. Les processus liés à l'acquisition du statut de *cornesha'* restent très vagues. En revanche, les discours concernant le *pa'llerr* sont plus explicites. La construction de la personne en tant que chaman nait d'un processus différent de celui d'une personne commune. En effet, devenir chaman consiste en la construction d'un principe vital supplémentaire, un *yecamquëm̃* chamanique, qu'il faudra ensuite modeler au cours d'un isolement initiatique avant d'être reconnu comme tel[118].

Il existe deux voies qui mènent à l'acquisition du statut de chaman : la première consiste en une initiation dès le plus jeune âge suite à la décision d'un chaman de faire de son enfant son égal, la seconde relève d'un apprentissage tardif lié à *mapeteñets*, une révélation mystique. Dans le premier cas, c'est à l'âge de quelques semaines que le nourrisson généralement de sexe masculin est installé dans un processus qui lui permettra d'atteindre le statut de chaman. Dans un premier temps, les soins envers le nourrisson sont identiques à ceux des autres enfants : il s'agit d'assurer la bonne adhérence du principe vital au corps, puis de favoriser l'intégration de normes compor-

117. Il est appelé en espagnol régional *curandero*.

118. Les Yanesha considèrent pour la plupart qu'il n'y a plus de *pa'llerr* digne de ce nom à l'heure actuelle. Le dernier grand *pa'llerr* connu serait José Chapeta (selon une photo prise en 1984 par Fernando Santos Granero : Santos Granero, F. (2005). *op. cit.*, p.313) et Millcetareñ (Miguel Grande) décédé en 1980 selon Richard Smith, d'après la légende d'une photo affichée dans la salle de réunion de l'IBC à Lima. Aujourd'hui, les Yanesha parlent davantage de *curandero* que de chaman, pratiques encore bien vivantes de nos jours.

tementales adéquates (Annexe 6, Tables 11, 12 et 13). Puis le nourrisson ingère une petite quantité de décoction aqueuse de *yemats,* tabac (*Nicotianum tabacum* L.)[119], appliqué préalablement sur le sein lors des allaitements. À la différence des autres plantes, les ingestions de tabac soigneusement dosées ne cesseront jamais au cours de la croissance de l'enfant. À l'âge adulte les quantités de tabac consommées par les chamans sont très importantes : il est mentionné que *yemats* peut tuer les personnes qui essaieraient de les imiter. Ainsi, une femme qui désirerait faire de son enfant un chaman deviendrait « folle », au même titre qu'une personne essayant d'imiter le chaman en consommant du tabac se verrait vomir du sang. Cela fait du tabac une plante ambiguë qui ne peut pas être utilisée par n'importe qui. Différentes variétés de tabac sont connues et consommées : *popo yemats*, le tabac des Yanesha est celui dont les fleurs sont grandes et de couleur blanche et *oc'po'yemãter*, le tabac de fleurs roses, est cité comme une variété Ashaninka[120]. Du point de vue de la mythologie, Yato' Yemats, Notre Grand-Père Tabac, est une Divinité puissante. C'est dans les temps ontologiques que Yato' Ramuesh demanda à Yato' Yemats de donner ses pouvoirs afin de distribuer le don de soigner au peuple Yanesha :

> [...] Dans les temps anciens, les Yanesha vivaient dans un monde plein de dangers.
>
> Afin de les protéger Notre Grand-Père Yos envoya Yato' Ramuesh et Yato' Yemats sur la terre.
>
> Ils avaient la mission de protéger les Yanesha de toutes les instances maléfiques et aussi des guerriers d'autres peuples désireux de les tuer.
>
> C'est pour cela qu'ils arrivèrent sur la cime du mont Flor Rorepen situé à Cacazú. Là, ils érigèrent un temple afin d'y vivre.
>
> Lorsque les Yanesha commencèrent à tomber malades en masse, Yato' Ramuesh dit à Yato' Yemats : « Yato' Yemats, donne leur du tabac. Donne à Chom̃ notre serviteur le pouvoir de soigner ces gens. »
>
> Ce même jour, Yato' Yemats se rendit chez Chom̃ et lui demanda :

119. La préparation aqueuse de tabac est une décoction d'une dizaine de feuilles fraîches mises à bouillir dans environ 4 litres d'eau. Lorsque la solution bout, elle est filtrée, puis remise sur le feu en y rajoutant le jus d'un tubercule de manioc râpé et une plante de *camuecñetsp̃ar* ou de *yatap̃ar* (*Cyperus* sp.) coupée en petits bouts. La cuisson se prolonge jusqu'à l'obtention d'une masse collante noire qui sera conditionnée dans un tube de bambou ou dans une petite courge sèche nommée *yotsapno'*. Tout au long de la préparation, il est nécessaire de fumer des cigarettes de tabac et de mâcher de la coca, *coc'* (*Erythroxylum coca* Lam.) additionnée de *chemuer*, *chamairo* (*Mussatia hyacinthina* (Standl.) Sandwith), et de chaux. Des chants et des éloges courtes dits à mi-voix sont également prononcés.

120. Fernando Santos Granero décrit trois variétés de tabac ; le tabac de petites fleurs blanches appelé *chemoĩ* (Chemoĩ, lit. Colibri à bec droit), celui de grandes fleurs blanches est dénommé *sellasell* (Sellasell, lit. Colibri plus grand) et le tabac de fleurs roses appelé *shellmem̃*. Il décrit également ces différentes sortes de tabac comme propriétés des trois jaguars mythiques que sont Yatama'yarr, Osa'ma'yarr et Shemellama'yarr. Voir : Santos Granero, F. (2005). *op. cit.*, p.312.

« Notre Grand-Père Ramuesh m'a envoyé vers toi afin que je te donne des pouvoirs qui te serviront à soigner les Yanesha. De cette manière tu deviendras chaman. »

Chom̃[121] accepta et commença, dès lors, sa mission en soignant les gens. Après quelques temps, il forma de jeunes enfants à la consommation de jus de tabac afin qu'ils grandissent et deviennent eux aussi des chamans.

C'est ainsi que les chamans s'installèrent dans chaque communauté. Ils soignaient les gens en aspirant les maladies de leurs corps et en leur donnant des plantes médicinales.

L'origine des premiers chamans (Annexe 3).
Milagro, 12 Mai 2008.

Le tabac est décrit comme une plante détenant les pouvoirs qui lui ont été conférés dans les temps primordiaux. À l'instar du *yecamquëm̃*, il est immatériel, incorporel et capable de diffuser partiellement vers la partie superficielle du corps et les objets personnels. Mais, contrairement aux autres plantes administrées à l'enfant, le principe vital du tabac n'a pas le pouvoir de s'agréger au *yecamquëm̃*, il s'y superpose. Le tabac consommé pendant toute l'enfance permettra la construction progressive de *chañapchenaya,* le principe vital supplémentaire propre aux chamans. Il est comparable à un « *yecamquëm̃* chamanique ». Le *chañapchenaya* possède, à son tour, la particularité de pouvoir fixer d'autres principes vitaux, différents de ceux qui s'agrègent communément au *yecamquëm̃* et cela de manière réciproque. Ces derniers ont la spécificité de ne pouvoir s'agréger qu'au *chañapchenaya.* Le principe vital chamanique se dissipe, toutefois, partiellement au cours du temps. Il est donc nécessaire de « l'activer » en permanence. Ceci explique la prise journalière de décoction concentrée de tabac afin de réaffirmer et d'entretenir sa vitalité.

Outre l'administration régulière et soigneusement contrôlée de concentré de tabac, à partir d'un certain âge, le futur chaman suit, à l'image de la jeune fille pubère, un rituel de transformation prolongé, *to're'teñets*. Ce rituel peut durer au-delà de douze mois dans un endroit isolé. Dans le cas des personnes ayant reçu une révélation mystique, le rituel initiatique devra être nettement plus long que celui de l'enfant déjà prédestiné à ce statut. Ce rituel initiatique de transformation consiste en une retraite à l'écart de la communauté, période pendant laquelle *pocamqueñ*, le futur *pa'llerr,* devra suivre des traitements à

121. Chom̃ était un coati. La principale caractéristique physique de cet animal est sa grande bouche, qui selon les explications données, est apparue ainsi lors de sa transformation, et est due au fait d'avoir soigné beaucoup de personnes en aspirant les maladies de leur corps par application de sa bouche sur la peau. D'autres mythes précisent qu'il y avait avec Chom̃, cinq autres personnes ayant reçu les mêmes pouvoirs; Rram' (escargot sans estomac), Rrampat (air), Chemot̃ (colibri à bec droit), Tse'ñarr (vapeur d'eau) et Tsetse (petit oiseau considéré comme divin).

base de plantes ainsi que des évitements alimentaires et comportementaux. De ce fait, l'ensemble de la nourriture est prohibé, à l'exception du manioc, de la bière de manioc et de quelques autres mets. Le sel et les aliments chauds sont toujours à proscrire. Les plantes qui lui sont administrées visent à lui conférer les qualités morales requises pour un chaman, telle que l'humilité et la sagesse. Selon le même processus agrégatif que suit tout un chacun, les principes vitaux des végétaux choisis s'additionneront donc au *yecamquëm̃*.

Les veilles prolongées, ainsi que la solitude et l'abstinence sexuelle sont de rigueur durant toute la durée du rituel de transformation. Durant cette retraite, l'apprenti chaman est guidé et instruit par un autre chaman confirmé. En effet, durant cette période d'apprentissage intense, il se trouve dans une position dangereuse : il est en proie à des leurres provenant des entités maléfiques gouvernées par Yosoper et il doit avoir une protection spirituelle.

Durant cette période, des états de concentration intense, *apc̈heñets,* sont atteints, grâce tout d'abord à la consommation de *tsoneñets*[122], la mastication de feuilles de coca, *coc'* (*Erythroxylum coca* Lam.) accompagnée de *eschoc*, chaux[123] et de *chemuer*, (*Mussatia hyacinthina* (Standl.) Sandwith) (Annexe 6, Table 14). Ces états de concentration profonde peuvent durer plusieurs jours et visent à entendre les chants des Pères de certains animaux. L'écoute de ces chants et, surtout, leur mémorisation, permettront au futur chaman d'agréger les principes vitaux de ces animaux à son *chañapchenaya*, ce qui lui permettra de communiquer avec eux par le biais de chants spécifiques. C'est à ce moment là que le Père de l'animal émetteur du chant devient, ainsi que le décrit Fernando Santos Granero,[124] un « esprit auxiliaire du chaman », notion synonyme de celle de « principe vital auxiliaire. » Ces principes vitaux auxiliaires animaux sont nommés *pab̃char*, ils s'associent au *chañapchenaya* de manière définitive dès l'instant où ils sont mémorisés.

De la sorte, pendant la période du rituel de transformation, le futur chaman a la possibilité d'acquérir plusieurs principes vitaux auxiliaires animaux. Ce sont ces principes vitaux animaux incorporés qui permettront par la suite au chaman d'être doué de faculté de transformation. En effet, *chañapchenaya* possède la faculté de se détacher du corps, pendant le sommeil du *pa'llerr*, et de prendre la forme des « animaux auxiliaires » qui ont contribué à sa constitution.

Pendant ce rituel, le futur chaman cherchera également à acquérir *poma'yrror*, les principes vitaux auxiliaires de différents jaguars mythiques tels que *yatama'yarr* (Notre Père Jaguar), *osa'ma'yarr* (jaguar blanc des nuages),

122. *Tsoneñets*, est un terme qui signifie « consommer du tabac pour apprendre les bonnes choses ».

123. La chaux se fabrique en brûlant la tige d'une plante appelée *tse ĩnap̃* (*Vernonia baccharoides* Kunth) ou à l'aide d'une pierre bleutée, *eshcorem̃*. Elle se transporte dans une petite calebasse, *llep*.

124. Santos Granero, F. (2005). *op. cit.*, p.312.

shemellma'yarr (jaguar panthère noire), *m̃orr'ma'yarr* (jaguar de l'air) ou encore *oña'ma'yarr* (jaguar de l'eau). Un *pa'llerr* peut posséder jusqu'à sept jaguars. À l'instar des autres animaux, il entendra le chant du ou des jaguars qui deviendront son auxiliaire. Dans ce cas, la preuve de l'agrégation des principes vitaux des jaguars se concrétise pour le chaman par la découverte de *ma'yarromapue'*, une pierre de jaguar[125]. Rondes, colorées et entaillées de deux ou trois rayures telle une griffure de jaguar[126], le chaman reçoit celle qui correspond à l'animal dont il a retenu le chant, à qui il est, dès lors, associé. Apportées mystérieusement au chaman par *yemats* qui est considéré comme le gardien de tous les jaguars[127], elles apparaîssent soit directement dans son sac, soit sur le devant ou aux abords de la hutte dans laquelle il se trouve isolé. Ces pierres de jaguar contiennent les principes vitaux des jaguars, qui diffuseront tout au cours de la vie dans le *chañapchenaya* du chaman. Elles doivent toujours être en contact avec lui, soigneusement gardées dans son sac de coton tissé. À partir de ce moment-là, le *chañapchenaya* est considéré associé au principe vital du jaguar. Cela lui permettra ultérieurement la métamorphose en cet animal : voir un jaguar, c'est alors voir un chaman. Chez les wary, une personne tuée par un jaguar, fut en réalité attaquée par un chaman.[128]

Fernando Santos Granero remarque : « Plusieurs objets magiques appartiennent également à cette classe de choses, ils étaient originellement humains et furent transformés en animaux par Yompor Ror lors de son ascension au ciel. Plus tard, ils furent transformés en objet. Les pierres de jaguar sont l'exemple le plus frappant d'incarnation des esprits familiers de jaguar »[129].

Ainsi, le *poma'yrror* n'est pas comme les autres principes vitaux auxiliaires des animaux agrégés au *chañapchenaya*, car au travers de la pierre, le principe vital du jaguar diffuse vers le chaman, tel un acte d'appartenance du chaman au jaguar.

La perte des pierres *ma'yarromapue'* entraîne le retrait du *poma'yrror* de l'âme chamanique. À l'identique des pierres que décrit Gerhar Baer à

125. À cet égard Michael Brown décrit chez les aguaruna des pierres, *nantag*, associées au jaguar comme des « choses qui peuvent nous manger » (« *thing that eat us* ») : Brown, M., Van Bolt, M. L. (1980). Aguaruna Jivaro Gardening Magic in the Alto Rio Mayo, Peru. *Ethnology*, 19 (2), p.173.

126. Les pierres ont un aspect différent, selon le jaguar considéré. Par exemple, *Shemellma'yarr* est représenté par une pierre noire ronde et où sont gravés des traits noirs plus brillants mimant une griffure.

127. Santos Granero, F. (2009). *op. cit.*, pp.114-116.

128. Vilaça, A. (2005). Chronically unstable Bodies: Reflections on Amazonian Corporalities. *J. Roy. anthrop. Inst. (N.S.),* 11, p.454.

129. Santos Granero, F. (2009). *op. cit.*, p.108.

propos du chamanisme Matsiguenga, les pierres sont en quelque sorte des « organes externes propres au chaman »[130]. Leur éloignement, leur égarement entraîne la « maladie » voire sa mort. Cependant certaines personnes disent que les pierres, même perdues, regagnent seules l'endroit où se trouve leur propriétaire.

Pour le futur chaman ce processus d'incorporation de chants, outre l'effort intense de concentration et de mémorisation qu'il suppose, doit se doubler d'une prudence extrême. En effet, *ashatañ*, entités maléfiques, se plaisent à imiter les chants des Pères animaux, des chamans ou des *mellañoteñ*[131]. Si le chaman se fourvoie en écoutant et en mémorisant des chants issus de ces entités, il se verra alors contraint d'accepter leurs principes vitaux, *pocyore'cheñets* (lit. Acquérir un esprit maléfique). Dès lors, il devient *amaseñet*, un chaman tenté de faire le mal, et de pratiquer des actes de sorcellerie, donc un sorcier. Par contre s'il se montre capable de déjouer toutes les ruses des entités, en se concentrant uniquement sur l'acquisition de bons principes vitaux, le chaman sera considéré comme un *pa'llerr*, c'est-à-dire, une personne humble et sage, dont la vie est dédiée au soin et à la lutte contre la sorcellerie. Cependant le chaman, personnage lui aussi ambigu par excellence, au même titre que *yemats*, la plante lui permettant d'acquérir ses pouvoirs, est toujours suspecté de pouvoir faire le bien, en soignant les personnes malades, ou le mal, en faisant preuve d'actes de sorcellerie et enlevant la vie de certains : la frontière entre sorcier et chaman n'est pas si distincte, mais ils sont cependant considérés comme ayant des fonctions différentes[132].

---

130. Baer mentionne également des pierres rondes de différentes couleurs, matérialisation de « l'acquisition d'esprits auxiliaires » : Baer, G. (1994). *Cosmología y shamanismo de los Matsiguenga.* Quito : Ediciones Abya-Yala, pp.113-122.

131. Les *mellañoteñ* sont des êtres bienfaiteurs immortels qui vivent dans les montagnes et nuages, ce sont des prieurs laissés sur terre par Yompor Ror. Ils sont décrits comme les Maitres des Pères et des Mères des animaux.

132. Cette distinction entre les fonctions du chaman et celles du sorcier est remarquée par Michaël Brohan dans un compte rendu d'ouvrage : Brohan, M. (2002). Compte Rendu d'Ouvrage; Hissink, K., Hahn, A. *Los Tacana. Datos sobre la historia de su civilización, Apoyo Para el Campesino-indígena del Oriente Boliviano.* APCOB, La Paz, 2000 [1984], (Col. « Pueblos indígenas de las tierras bajas de Bolivia » 16). *Boletín del Instituto Francés de Estudios Andinos,* 31 (2), p.405.

3. *CHOYESHE'MATS*, L'OMBRE ERRANTE

Les Yanesha n'ont pas toujours été mortels. Ils perdirent leur immortalité dans les temps mythiques, par provocation et désobéissance (Annexe 1).

> [...] En l'honneur de leur ascension, les Divinités organisèrent une grande fête réunissant tous les habitants de cette terre.
>
> Yompor A'penerr, Notre Père de la Voie Lactée, informa les humains que s'ils voulaient acquérir l'immortalité, ils devaient se réunir, chanter, danser au rythme de la musique *etseñets* (une des quatre musiques masculines sacrées).
>
> Ainsi, ils auraient l'opportunité d'accéder à la sphère des Divinités et au monde de l'immortalité, Yomporesho.
>
> Afin que les Yanesha lui prouvent foi et dévotion, Notre Père A'penerr, provoqua une nuit très froide. Mais, à la suite de cette nuit les Yanesha refusèrent de l'écouter.
>
> A trois reprises il essaya de les convaincre de le suivre lors de son ascension dans le ciel, mais personne n'en fit cas.
>
> Il s'éleva, furieux, et déclara que jamais ils ne pourraient retrouver l'immortalité tant que son amour et sa compassion à leur égard ne seraient pas revenus.
>
> Cependant, quelques-uns l'ont suivi, chantant et dansant en file indienne, les bras entrelacés. Aujourd'hui, il est possible de les voir sous forme d'étoile dans la Voie lactée. [...]
>
> M3.5 : l'avènement de notre ère, la perte de l'immortalité (Annexe 1).
>
> Tsachopen-Miraflores, 23 novembre 2008.

Depuis cet évènement ayant eu lieu lors des temps primordiaux, après la mort, le *yecamquëñ* repart vers la Divinité Yato' Yos en se détachant de l'enveloppe charnelle, et « le souffle vital rejoint le royaume de Yompornesho. »

Cependant, *Rromueñets*, la mort, n'est pas synonyme de fin en soi. Elle ouvre la porte à une autre existence. Elle est synonyme du détachement du *yecamquëñ* du corps, le laissant alors sans vie. Le *yechoyeshe'm* se sépare aussi du corps inanimé du défunt, entre le troisième et le cinquième jour après son décès. Cette émancipation le libère de son attachement au corps et au *yecamquëñ*. Ce lien, qui supposait aussi la répression de ses capacités agentives, est rompu. Une des formes du *yechoyeshe'm* libéré se nomme *choyeshe'mats*, « mon ombre errante » ; elle possède dès lors une volonté propre, une intentionnalité animée par des sentiments de rancœur.

Le *choyeshe'mats* est tantôt décrit comme une *cushma* déambulant dans l'air, tantôt comme un jumeau, une photographie ou un reflet. Image calquée du soi corporel, elle est dite identique au reflet aperçu dans un miroir, ou à la surface des eaux stagnantes. En d'autres termes, le *choyeshe'mats* est une entité du monde « non-visible » d'apparence analogue à ce que fut la personne de son vivant. Son caractère invisible n'est toutefois pas systématique : les ombres errantes, qui ne sont pas détachées émotionnellement du monde des vivants car empreintes de rancœur, peuvent parfois apparaître aux humains. Elles restent près des habitations où elles résidaient et viennent les visiter, accomplissant des tâches qu'elles avaient l'habitude de faire de leur vivant. Elles se manifestent de préférence à la tombée du jour, car à cet instant de la journée, le *yeshoyeshe'm* des êtres ne se voit pas. Or, par définition, les *choyeshe'mats* n'en possèdent pas. Elles peuvent donc faire illusion d'humanité. Le plus souvent, les rencontres de ces apparitions ont un caractère intimiste :

> « Un soir à la tombée de la nuit, je traversai le pont de Chontabamba et en m'arrêtant pour voir s'il y avait des poissons dans la rivière je vis une femme en amont en train de laver du linge. Je reconnus ma grand-mère. Je l'ai interpelée, mais elle ne m'entendait pas et le temps de descendre elle avait disparu. En vérité, elle était morte mais ne pouvait pas quitter ni sa maison ni son époux. » Tsachopen-Quillazú, 22 novembre 2008.

Lorsque les ombres *choyeshe'mats* apparaîssent dans le monde tangible, elles se différencient des hommes par des attitudes comportementales considérées comme étranges ou hors normes, en particulier dans leurs goûts alimentaires. À la différence des autres Yanesha, les *choyeshe'mats,* en tant que non-humains, possèdent un odorat plus sensible que la vue ou l'ouïe. C'est pourquoi à l'approche d'un humain, ces ombres errantes s'exclament souvent « De la viande fraîche ! Est-ce de la viande fraîche que je sens ? »[133] et leurs préférences gustatives se portent principalement vers des nourritures brulées.

> [...] Elle prit la nourriture, mais ne mangea que ce qui était brûlé.
> Voyant cela, Carashepeñ comprit que cette femme n'était pas son épouse, mais son ombre errante. Son épouse était donc morte.
> Shemaña ne le regardait pas dans les yeux mais de côté en cachant son enfant, elle lui demanda alors : « Il faudrait faire une hutte de feuilles de palmier pour passer la nuit. Je vais me rendre chez mon père »
> Carashepeñ savait que son père était décédé quelques années aupara-

133. *« ñasmosare'tatste' napa' acheñen »* signifie littéralement « de la viande fraîche, est-ce de la viande fraîche que je sens ? »

vant, mais il construit tout de même la hutte.

Shemaña lui dit alors : « Carashepeñ voudrais-tu arrêter de consommer du tabac, cela va me rendre aveugle ». […]

Le devenir de *choyeshe'mats :* Carashepeñ et Shemaña (Annexe 4).

Les ombres errantes sont source de bien des craintes, car elles peuvent porter atteinte aux vivants, elles sont en cela considérées comme des entités étiologiques. Les frayeurs subites qu'elles provoquent en faisant du bruit le soir ou en prenant forme visible se traduisent par des états pathologiques connus sous le nom de *yoreñets*[134]. Il est donc du devoir des vivants de les guider vers leurs autres lieux de résidence. Là, elles ne pourront plus agir comme des entités maléfiques. Pour cela, le corps du défunt doit être veillé cinq jours durant lesquels des chants accompagneront et guideront l'ombre errante, afin qu'elle puisse trouver son chemin. Si traditionnellement les corps des morts étaient brûlés, aujourd'hui ils sont inhumés dans un cimetière à l'écart du village. Cinq autres jours après l'enterrement, les effets personnels et la maison du défunt sont aussi brûlés – si les effets personnels sont encore brûlés de nos jours, la maison est plus généralement détruite et laissée à l'abandon - tout cela afin que le *choyeshe'mats* ne soit pas tenté de rester sur cette terre. De plus, l'acte de brûler les effets personnels du mort permet, grâce au véhicule de la fumée, la rematérialisation de leurs affaires dans le monde des morts : « Nous devons tout brûler, comme cela (en faisant un geste de la main gauche)[135], les personnes retrouveront leurs affaires là-bas et arrêteront de les chercher ici. Ce que nous avons ici de brûlé, eux le possèdent en bon état ». Le monde des ombres errantes est désormais fait de matières qui apparaîssent aux êtres humains comme des produits carbonisés : lorsque ces ombres se présentent aux vivants elles ne se nourrissent plus que de ce type d'aliment, viande ou autre (Annexe 4 ; voyage dans le monde où vivent les *choyeshe'mats*).

Dans la vie quotidienne des vivants ayant perdu un parent proche, il est donc important de brûler occasionnellement de la nourriture ou des vieux vêtements, afin de les donner pour le nouveau foyer du défunt, là où se trouvent également ses autres proches décédés. Dans ce monde, les relations sociales entre *choyeshe'mats* sont décrites comme identiques à celles qu'entretiennent les humains entre eux.

134. Ce terme se définit en terminologie espagnole par un raccourci sémantique : le *susto*.

135. Les affaires brûlées à l'intention d'un *choyeshe'mats* sont toujours jetées dans le feu de la main gauche.

Chapitre II

Les conséquences étiologiques du vivant

1. LES VIVANTS DU MONDE « NON-VISIBLE »

Les causalités ou étiologies des « maladies » se comprennent à travers les narrations des événements qui eurent lieu dans les temps primordiaux. Les mythes Yanesha, à l'identique de ceux d'autres sociétés amazoniennes, décrivent la période de spéciation des êtres de l'univers terrestre comme une époque durant laquelle certains hommes se sont différenciés des autres en prenant un corps différent, celui des êtres des différents règnes[136].

> [...] Avant cette ascension (celle de Yompor Ror et Yachor Arror), les animaux, les plantes, les minéraux, les esprits *mellañoteñ*, les démons, les hommes et les Divinités avaient tous forme humaine et vivaient ensemble.
>
> Il n'existait alors ni la maladie ni la mort. À l'époque de cette ascension, ils (certains êtres) perdirent leur forme humaine et se distinguèrent physiquement des humains.
>
> De même, le territoire jusqu'alors commun se divisa. Les esprits mineurs *mellañoteñ* et les démons, tel que Jo', partirent vivre dans les lacs, les grottes et les rivières. [...]
>
> M3.6 : L'avènement de notre ère, la fragmentation du monde terrestre et fin de la spéciation (Annexe 1).
>
> Tsachopen-Miraflores, 24 novembre 2008.

136. Le mythe pourrait se définir par « une histoire du temps ou les hommes et les animaux n'étaient pas encore distincts » : Lévi-Strauss, Cl., Eribon, D. (1988). *De près et de loin.* Paris : Odile Jacob, p.193.

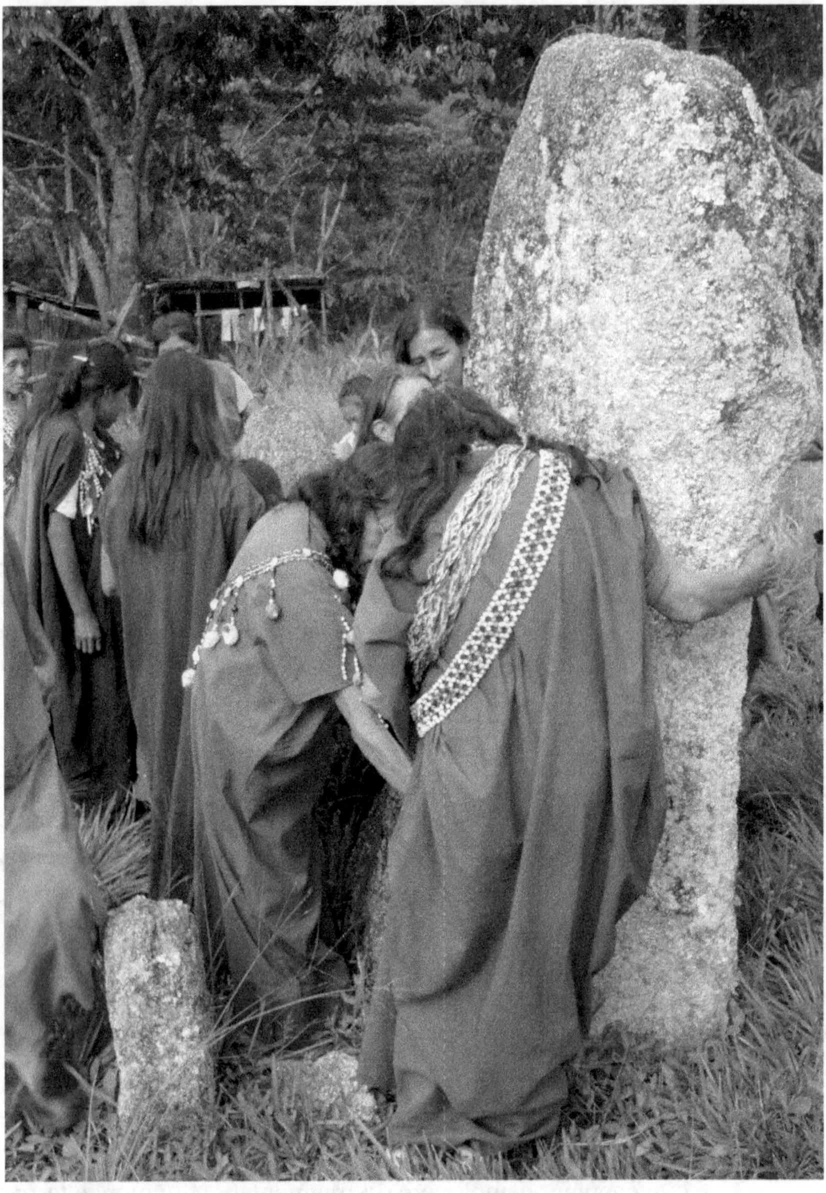

Roche Yompere' après sa transformation en pierre par son frère Yompor Ror, rituel de célébration (Photo : C. Valadeau)

L'apparition de ces espèces signe également la division de l'univers terrestre en *entpo'* (lit. Ce qui se voit), le monde « visible » où vivent les mortels, et celui du « non-visible » dans lequel résident les êtres immortels, *ama entopahuo* (lit. Ce qui ne se voit pas). À partir de ce moment, la mort et la « maladie » existent dans le monde du « visible » qui en était jusqu'alors exempt. Dans ce monde « visible », certains êtres ont gardé leur forme humaine originelle. Ils forment aujourd'hui *accomñatesha'*, l'humanité. D'autres se transformèrent ou furent transformés en mammifères, poissons, oiseaux, plantes ou encore en roches ou monts. Depuis ces évènements, les espèces douées de mouvement, les animaux, se reconnaissent à travers des corporéités certes distinctes, mais désignées par l'unique terme *pue'moquër* (lit. Corps en mouvement non-humain). Les autres espèces douées de croissance autonome telles les plantes, ont un aussi un corps désigné par le terme *puechor*. À l'instar des humains, toutes ces espèces possèdent un *yecamquëñ*, un principe vital leur conférant intentionnalité et agentivité, et un *yechoyeshe'm,* une ombre.

Les entités bienfaisantes ou maléfiques, quant à elles, prirent place dans le monde « non-visible », et sont respectivement appelées *mellañoteñ* et *ato'peñets*.

Il n'existe toutefois pas de frontière rigide séparant ces deux mondes, qui confinerait chaque être dans un univers. Certaines entités étant capables de se matérialiser dans le monde « visible », elles peuvent donc passer d'un monde à l'autre. La présence des êtres du monde « non-visible » peut se constater grâce aux traces tangibles que ses habitants laissent parfois dans le monde « visible ».

Les entités « ontologiques »

Ontologiquement immortelles, les entités étiologiques appartiennent au monde « non-visible », *ama entopahuo*. Elles possèdent toutes la caractéristique commune de ne pas être ordinairement visibles pour les humains. Deux classes d'êtres peuplent ce monde : celle des *ashcatañ* et celle des *ato'peñets*. Les *ashcatañ* sont les Pères des animaux envoyés par les *mellañoteñ*, gardiens des montagnes et créatures de Yato' Yos. Les *ato'peñets* sont des créatures de Yosoper. Ces entités étiologiques se plaisent à « heurter » le corps des humains, *pocta'peñets* (lit. S'entre toucher avec un être maléfique). Par cette action, elles leur enlèvent une partie ou la totalité de leur principe vital, *sachyo'teñets* (lit. Soustraire le principe vital). Cette soustraction laisse le plus souvent la personne dans un état d'inanition ou de semi conscience auquel s'associe une symptomatique variable.

Les *mellañoteñ* sont des créatures du monde « non-visible » de Yato' Yos. Ce sont de très belles personnes pour ceux qui ont la possibilité de les apercevoir. Les *mellañoteñ* possèdent tout comme les humains un *yecamquëm* qui leur fut transmis dans les temps primordiaux par Yato' Yos, mais ne possèdent pas de *yechoyeshe'm*. Aujourd'hui, les *mellañoteñ* restent dans les hauteurs des monts ou dans les nuages. Leur but est d'aider les Yanesha dans leur quête incessante de l'immortalité perdue. Parfois ces entités chantent afin de communiquer avec le peuple Yanesha, mais peu de personnes sont capables de les entendre durant les états de veille prolongée où il est consommé de la coca. Une fois connu, le chant est ensuite communiqué à d'autres personnes, afin qu'elles le retiennent également. Ces chants expriment généralement la dévotion aux Divinités afin qu'elles éprouvent de la compassion, *muerateñets*, pour les Yanesha et leur accordent la vie éternelle. Les chants de femme nommés *mellañoteñrech* sont difficiles à percevoir, mais sont encore connus aujourd'hui, même s'il est dit que les Divinités communiquent de moins en moins avec les Yanesha.

> Mes sœurs, dansons et adorons le pour toujours, *Ayeya, ayeya, ayeya, ayeya, ya, ya, ya.*
> *Eya, eya, eya, ya, eya, eya, eya, ya,* Ciel, nous avions été bénies par notre Dieu. / *Eya, eya, eya, ya, yeya, yeya, yeya, ya*, Quel beau ciel, nous avions été bénies par notre Dieu. / *Eya, eya, eya, ya, eya, eya, eya, ya.* [...]
> Deux premières strophes d'un *mellañoteñrech.*
> Loma Linda, 28 août 2007.

Entités bénéfiques ou gardiens des hauteurs des montagnes, les *mellañoteñ* résident préférentiellement dans les nuages qui s'accrochent aux cimes. Ce sont aussi les entités du monde « non-visible » protectrices des êtres des montagnes créés par Yato' Yos, qu'ils soient animaux ou végétaux. Dans un article récent traitant des « esprits-maîtres » décrits dans la littérature amazoniste actuelle, Jean-Pierre Chaumeil les définit comme des « esprits qui ont pour fonction de protéger la forêt et les entités »[137].

Chaque montagne est donc connue comme lieu de résidence d'un *mellañoteñ* spécifique au caractère bien particulier, réactif aux actions humaines, les approuvant ou les désapprouvant, pouvant se montrer « mauvais » ou « méchant » selon le cas. C'est pourquoi il faut respecter les règles qu'elles instaurent en leurs terres. Lorsque ces règles sont transgressées, les *mellañoteñ* se manifestent de différentes manières : par des mouvements climatiques

137. Chaumeil, J.-P. (2010). Des sons et des esprits-maîtres en Amazonie amérindienne. *Ateliers du LESC*, 34, p.2.

soudains comme des averses brutales ou des coups de tonnerre, par l'envoi d'entités étiologiques, ou par des catastrophes telles que des chutes violentes d'arbres ou de roches. Une anecdote que beaucoup citent en exemple compte tenu de l'ampleur dramatique de l'évènement, est celle qui survint lors de la construction du pont suspendu permettant l'accès du village d'Azulis à la route de pénétration. Les travaux s'interrompirent quelques jours à cause de la chute d'une énorme roche sur l'un des poteaux du pont récemment terminé. À la suite de cet événement, « il y eu deux hommes blessés... Il fallut mâcher beaucoup de coca et veiller quelques jours sans relâche afin de demander aux *mellañoteñ* d'excuser les travaux ».

De même, lors de sorties en forêt, les fortes averses qui eurent parfois lieu étaient interprétées comme le refus des *mellañoteñ* de l'intrusion d'une personne étrangère en leur domaine :

> « Ceux qui vivent ici sont bien jaloux. Si tu ne te peins pas le visage (croix verticale sur le front) il pleuvra jusqu'à ce que tu t'en ailles. Parfois c'est très dangereux, des arbres tombent... Ils sont très mauvais quand ils ne reconnaissent pas la personne qui s'aventure dans la forêt »[138]. San Pedro de Pichanaz-Azulis, 09 avril 2007.

A la manière d'une sanction, ces entités interviennent également si un homme, usant abusivement des plantes de *piri piri* destinées à des proies spécifiques, se plaît à tuer beaucoup d'animaux. Les *mellañoteñ* demandent alors aux *ashcatañ*, les Pères des animaux, d'intervenir. Chaque espèce d'animal possède un Père qui lui est propre, d'apparence physique quelque peu différente (queue plus longue et enroulée dans le cas du Père des singes Muečho't̃, par exemple). Apparaîssant dans le monde « visible », ces Pères des animaux, qui sont dits violents et très dangereux, conservent la même forme que celle qu'ils possèdent dans le « non-visible ».

Les Pères des animaux les plus connus sont To'ra'm, Muečho't̃, Enasañ, Ellarror et Sem', Pères des daguets rouges, de tous les singes, des singes laineux, des Pécaris et des Taureaux[139]. À ces entités masculines s'ajoute Moya'c, la Mère des tapirs[140], seule entité féminine connue. To'ra'm est décrit à l'image d'un daguet rouge dont le cou démesurément long s'enroule sur lui-même afin de regarder toujours en arrière. Arrivant dans le plus grand silence,

138. Les croix peintes sur le front se dessinent à l'aide de pierres rouges qui se trouvent sur les berges des rivières. En frottant les pierres avec un peu d'eau, cela donne une pâte rougeâtre que l'on applique avec le doigt avant de rentrer dans la forêt.

139. Les daguets rouges sont des cervidés (*Mazama gouazoubria*) les singes laineux sont dits en espagnol régional « *mono choro* » (*Lagothrix lagotricha*), les pécaris sont identifiés sous la dénomination scientifique de *Tayassu pécari* ou *Tayassu tayacu* et les taureaux sont des bovidés (*Bos taurus*).

140. Le tapir est identifié sous la détermination scientifique *Tapirus terrestris*.

il laisse le chasseur inanimé, le « cou tordu ». Au réveil les conséquences de son action se manifestent toujours par des douleurs dans le cou, éventuellement des pertes répétées de connaissance voire une mort spontanée.

D'un point de vue pathogénique, Muečho'ĩ rend les personnes folles : elles s'enfuient de chez elles la nuit et s'égarent dans la forêt, tout en étant incapables d'agir normalement au sein du cercle familial. Enasañ provoque des troubles répétés de conscience. La manifestation à l'humain de ces deux entités étiologiques se fait suite à un fort mouvement d'air tourbillonnant. Muečho'ĩ dégage aussi une très forte odeur de viande, cette odeur se ressent lorsque le vent se lève à sa venue. Ellarror, le Père des pécaris, est de petite taille, mais plus puissant que ses homologues du monde « visible ». Sa venue est annoncée par un grand silence : se battant avec l'homme imprudent, il le laissera inconscient au sol. Le Père des taureaux appelé Sem' ne vit pas dans la forêt, mais plutôt dans les plaines. De la même manière, il se présente à l'homme après un moment de long silence. La personne est retrouvée morte généralement démembrée à l'endroit même de leur rencontre. Enfin, Moya'c, la Mère des tapirs est dite de petite taille mais d'une puissance incomparable : elle tord le cou des humains, les laissant alors inertes, puis souffrant de troubles répétés de conscience une fois revenus chez eux.

En résumé, les Pères des animaux, en se heurtant aux êtres humains, leur enlèvent la presque totalité de leur principe vital, leur laissant quelquefois juste assez de vitalité pour retourner dans leur foyer. Cette perte brutale entraîne de graves troubles de conscience répétés et conduit souvent au décès. Les rencontres avec les Pères des animaux sont donc particulièrement redoutées. Les pathologies liées à l'action de ces entités sont considérées comme extrêmement graves.

Cependant les *mellañoẽñ*, malgré leur possible pathogénicité, sont considérés comme des êtres bienfaiteurs : par action directe ou par l'intermédiaire des Pères des animaux, *alter ego* métamorphosés, ils ont un effet régulateur sur les excès des hommes, limitant leur pouvoir destructeur et prédateur et leur permettant ainsi de vivre au sein d'un monde « visible » toujours riche en ressources.

Dans le monde « non-visible », si les *mellañoẽñ* sont des créatures de Notre Grand-Père Yos, les entités nommées *ãto'peñets* sont les fruits des réalisations de Yosoper, apparaîssant à la même époque des temps primordiaux. Les *ãto'peñets* se divisent ontologiquement à leur tour en deux groupes d'entités étiologiques : les *tsapo'marnesha'* (lit. Celles qui marchent la nuit), douées de facultés de matérialisation dans le monde « visible », et les *yeto'marnesha'* (lit. Celles qui marchent le jour à midi), responsables de certaines manifestations climatologiques. Au moment de la grande ascension des Divinités, ces entités restèrent sur terre, dans le monde « non-visible », et ne perdirent pas leur immortalité. Aujourd'hui, elles y résident toujours, mais se sont isolées dans des lieux escarpés souvent difficiles d'accès aux humains. Créatures de Yosoper, ces entités maléfiques ne possèdent pas les mêmes composantes personnelles que celles des humains. Dans le monde tangible, elles ne possèdent pas de *yeshoyeshe'm*, car elles vivent soit la nuit, période où l'ombre n'est pas, soit la journée à midi, heure du zénith où l'ombre ne se voit pas. D'autre part, ces êtres de Yosoper possèdent le principe vital de Yosoper connu sous le nom de *amachyorañ*, et non pas celui de *camuecñets*, le souffle de vie de Yato' Yos. Ce souffle vital est un don de Yosoper à ses créatures, qui leur confère, au même titre que *camuecñets*, toute leur intentionnalité, volonté propre, conscience de soi et agentivité, dirigée le plus souvent à l'encontre des humains ou des autres créatures de Yato' Yos.

Du point de vue de leurs corporéités, les *aTo'peñets*, entités invisibles pour le commun des mortels, apparaîssent globalement comme des êtres humains. Mais elles possédent certaines caractéristiques physiques, attributs corporels ou extensions du corps (telle pilosité excessive) et/ou de la *cushma* qui signalent définitivement leur non appartenance au monde des humains et/ou définissent aussi leur capacité de transformation : les ailes de chauves-souris de l'entité Oneñet̃, par exemple, renvoient à son pouvoir d'en prendre l'apparence. Le passage de ces entités dans le monde tangible se fait en prenant la corporalité *pue'moquër* (lit. Corps en mouvement non-humain) : celle de mammifères, de poissons, d'insectes ou d'oiseaux.

Pour leur part, les *yeTo'marnesha'* ne possèdent pas de facultés de transformation, et ne possèdent pas d'attribut physique particulier. Êtres toujours invisibles, leurs caractères monstrueux ne peuvent être appréciés que par des personnes telles que les hommes mâchant de la coca ou des *piri piri* spécifiques et le *pa'llerr*. Ces entités signent leur présence dans le monde « visible » par des incidents climatiques.

Les *tsapo'marnesha'* sont les entités étiologiques qui se transforment et marchent de nuit. Les entités étiologiques d'activité nocturne sont les plus nombreuses. À l'instar des animaux nocturnes, elles sortent à la tombée de la nuit au moment où les humains sont le plus vulnérables. Les *tsapo'marnesha'* se distinguent tous par des corporéités différentes, et des lieux de résidence distincts. Leurs caractéristiques physiques, qui permettent d'identifier leurs pouvoirs intrinsèques de transformation, et par extension de passage dans le monde tangible, sont décrites dans les mythes et dans les représentations iconographiques.

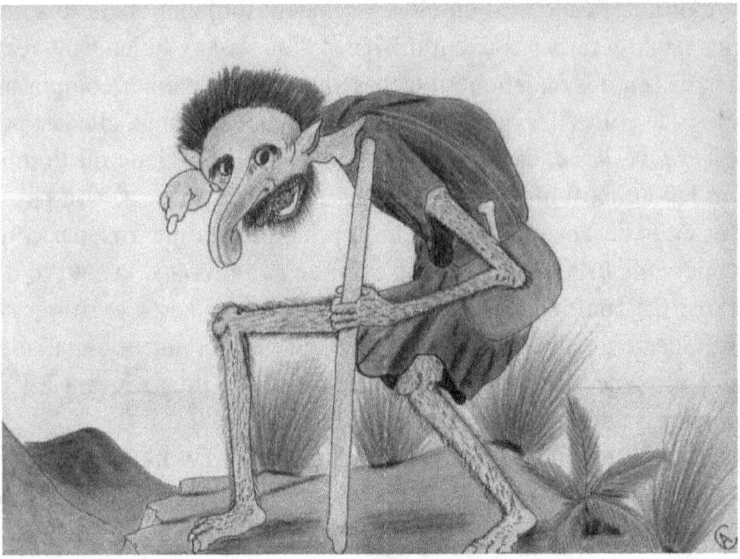

Jo' (Dessin : Anselmo Cruz Mariño, 21x29)

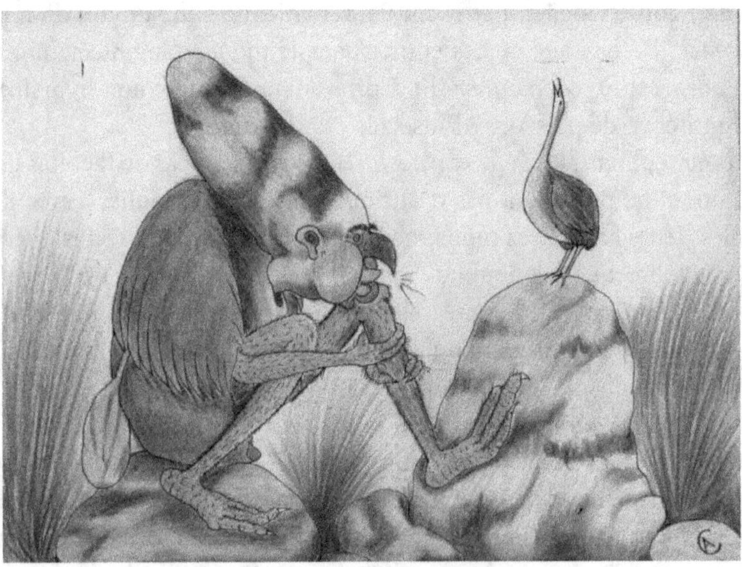

Arrrotter (Dessin : Anselmo Cruz Mariño, 21x29)

Les entités maléfiques de Yosoper résident pour la plupart d'entre elles dans « les hauts », endroits accidentés, sombres et difficiles d'accès par lesquels il est peu recommandé de passer dès la tombée de la nuit. Ces entités maléfiques se regroupent toutes sous le terme *aspent̃omarnesha'*.

Apparue dans les temps primordiaux, Oneñet̃ est décrite comme la plus puissante de toutes. Oneñet̃ est représentée comme une femme très velue, possédant seulement quatre doigts, des ailes de chauves-souris, *posorr*, et une queue de tatou, *asho'sh,* dont elle peut prendre la forme lorsqu'elle déambule dans le monde « visible ». À l'image des colibris qui accompagnent les *pa'llerr*, les serpents qui trônent en haut de son bâton sont dits être ses disciples ou ses messagers. Ils l'accompagnent en permanence. Ainsi, deux serpents venimeux cheminant ensemble à la tombée de la nuit dans des lieux humides escarpés signent la présence immédiate d'Oneñet̃. Le contact rapproché avec cette entité est généralement foudroyant. Un rapport plus éloigné est certes très grave, mais pas mortel, entraînant troubles de conscience, fortes fièvres, suivis de vomissements lorsque l'état dégradé de bonne santé s'aggrave.

Les entités les plus proches d'Oneñet̃ en terme de pathogénicité sont Pante, Jo', Arrot̃ter et Ellechañ. Pante est un chasseur dont les ailes d'oiseau et la queue de singe signalent ses capacités de transformation animale. Il est également décrit comme un homme au corps à la texture de carton monté sur de très grandes jambes, présentant une attitude souvent ironique et moqueuse lorsqu'il se trouve en présence des humains. À l'instar d'Oneñet̃, Pante possède comme messager une chouette, *pompore'*, ainsi qu'un tapir qu'il chevauche lorsqu'il chasse avec ses flèches. Ainsi, la présence d'une chouette à côté de traces de tapir dénote la présence invisible et dangereuse de Pante dont le contact physique peut provoquer des fièvres suivies de vomissements et de fortes diarrhées.

Jo' est une entité ressemblant à un petit homme ayant la caractéristique physique d'avoir un nez en forme de trompe rappelant le rostre des certains grillons nocturnes de carapace duveteuse grise appelés *tac*. Jo' se déplace toujours à reculons, transporte toujours avec lui un fémur humain, et la poudre grise de cet os recouvre ses mains et son corps. Lors d'un contact avec Jo', cette poudre provoque une forte asthénie rapidement suivie de vomissements. Par temps de pluie, Jo' cherche souvent à s'abriter sous les maisons, ce qui oblige à la construction de palissades pour éviter qu'il ne prenne l'habitude de venir s'y réfugier.

Une autre entité étiologique, connue pour vivre dans les hauteurs du mont San Matías, se dénomme Arrot̃ter. C'est un petit homme possédant des ailes d'oiseau, qui a la faculté de se transformer en *tarater*, un martin pêcheur. Lorsqu'il n'est pas dans le monde « visible », il joue de la flûte en soufflant par son genou dans l'os de son tibia. Son chant est dit effrayant. Quelquefois, ce chant s'entend d'un mont puis d'un autre, car Arrot̃ter possède la capacité de se déplacer très vite dans les airs. Toutefois, gêné par son tibia droit dont les trous empêchent une bonne articulation, il peut difficilement se mouvoir dans les montées. C'est cette faiblesse, souvent décrite, qui permet de l'éviter ou de s'enfuir à sa venue :

> [...] Personne ne put se sauver. Arrot̃ter, furieux, commença à briser le cou de chaque personne afin de tuer tout le monde.
>
> Une seule personne qui n'avait pas entendu son chant, s'échappa en courant rapidement dans une montée.
>
> Car il est dit que s'il peut courir rapidement grâce à ses grandes jambes, son genou l'empêche de gravir des montées trop raides. [...]
>
> Arrot̃ter, entité « non-visible » des monts San Matías (Annexe 4).
> Loma Linda-Laguna, 09 août 2009.

Les symptômes engendrés lors de la rencontre avec Arrot̃ter sont des maux de tête, une forte asthénie suivis d'éventuelles diarrhées pouvant conduire à la mort.

Ellechañ est un petit homme trapu ayant une queue et les mains disproportionnées du singe, *co'ch*, ainsi que des pieds de pécari, *ap̃a*. Dans le monde « visible », *co'ch* et *ap̃a* sont donc les deux apparences sous lesquelles il est possible de voir cette entité. Si Ellechañ ne possède pas de messager, il est possible d'anticiper sa présence, car il dégage une odeur caractéristique de viande en décomposition ou de couleuvre selon les descriptions. Un heurt avec Ellechañ est, là aussi, considéré comme très grave, la personne souffre généralement de fortes céphalées anticipant d'éventuels vomissements.

Ces entités étiologiques nocturnes sont considérées comme les plus dangereuses pour l'être humain. Souvent causes de décès, les symptômes qu'elles entraînent après une rencontre oscillent entre fortes fièvres, maux de têtes, asthénie prolongée, puis d'éventuels vomissements. Actuellement, certains assurent que ces entités, terrorisées par le bruit des Land Rover, se sont éloignées vers d'autres monts plus escarpés. Cela se remarque par le fait que les animaux témoins de leur existence se font plus rares, démontrant également leur éloignement. Mais elles se risquent cependant toujours à venir de temps en temps rôder près des habitations lorsqu'elles sont en chasse de *yecamquëm̃*.

A l'instar des *tsapo'marnesha* des hauteurs des montagnes d'autres entités dont les plus citées sont Arroshena', Alloch et Muentac vivent aux abords des chemins accidentés qui montent des vallées vers les cimes, sentiers souvent empruntés par les humains pour accéder aux parcelles cultivées. Ils sont dits *aspeñ̃enesha'*.

Les Arroshena' sont semblables à des grands chiens sauvages dont la très longue queue ressemble à une fleur de roseau balayant l'air horizontalement. Le contact de leur queue avec le corps de quelqu'un entraîne de forts maux de tête et de violents vertiges accompagnés ensuite de vomissements. Les Arroshena' sortent dès la tombée de la nuit lorsque le temps est nuageux. Dans les temps mythiques, dans la région des montagnes du Yanachaga Chemillén, les Arroshena' étaient très nombreux mais suite à la vengeance d'un homme, seule une Arroshena' enceinte réussit à garder la vie sauve. Cela leur a permis d'exister encore et de peupler les monts aux alentours d'Oxapampa, tout en ayant une vraie peur des hommes.

> Dans les temps anciens, on dit que les Arroshena' vivaient dans des grandes grottes.
>
> Ils avaient la forme de grands chiens dont la queue rappelait la fleur des roseaux. [...]
>
> [...] Les Arroshena' déjà saouls se servirent de la bière de manioc, puis mangèrent la pâte même à pleine main.
>
> Au petit matin, ils partirent, mais laissèrent toutes les saletés derrière eux, il y avait de la bière de manioc de tous les côtés. [...]
>
> [...] En plein milieu de la nuit, dix personnes se rendirent à la grotte des Arroshena' et firent prendre un feu à l'entrée de la grotte, en y faisant brûler du piment.
>
> La fumée entra dans la grotte. Les Arroshena' se levèrent en toussant et dirent : « À cause de toi Grand-Mère, à cause de toi nous sommes tous en train de mourir »
>
> Et tous les Arroshena moururent, sauf une Arroshena' qui était enceinte et qui dormait dehors. Elle s'échappa en disant : « Je n'ai pas bu de bière de manioc, laissez-moi tranquille, ne me faites rien. »
>
> Les grands chiens des monts, les Arroshena' (Annexe 4).
> Yarinacocha-Pucallpa, 27 décembre 2008.

Alloch lui, est une entité flottante dans les airs dont le pouvoir de transformation est *a priori* inexistant. En effet, les discours relatent que seuls les chamans ou les personnes consommant de la coca sont capables de le voir. Les autres décèlent seulement sa présence car il se dégage sur son passage une odeur âcre rappelant la viande avariée ou le chien sale. Le contact avec Alloch

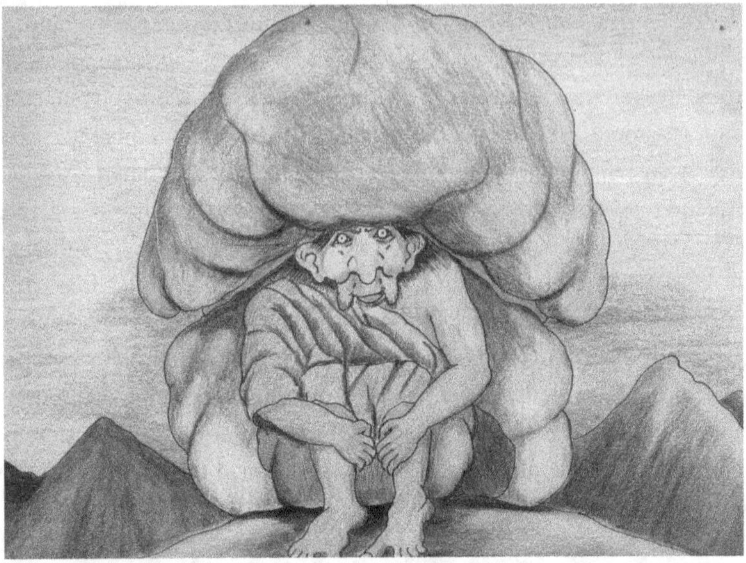

Mareñets (Dessin : Anselmo Cruz Mariño, 21x29)

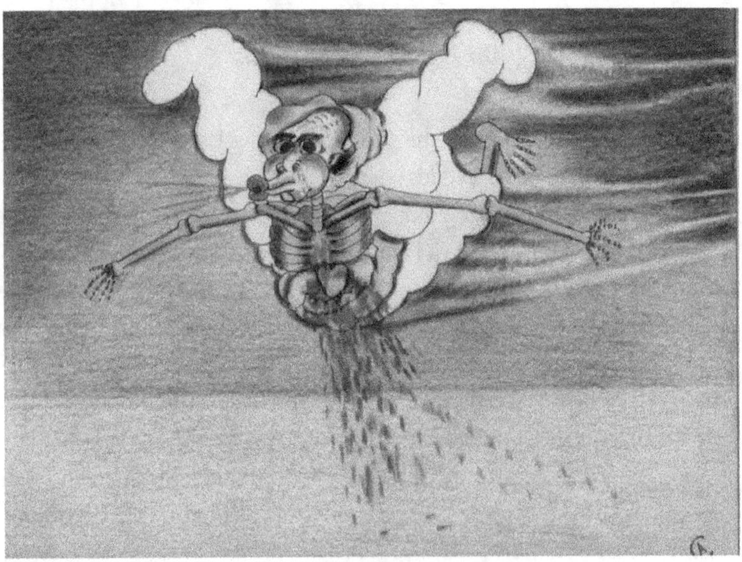

Rrotseñ (Dessin : Anselmo Cruz Mariño, 21x29)

résulte en de fortes céphalées accompagnées ensuite d'éventuelles diarrhées voire d'hémorragies nasales.

Vivant dans les monts de la région de San Pedro de Pichanaz, Muentac a l'aspect d'un petit homme n'ayant qu'un seul pied. Il est d'ailleurs possible de remarquer le matin des traces de pas dont celle du pied gauche est l'empreinte circulaire de son pilon tibial. Muentac est décrit comme un bon chasseur capable de repérer ses proies de très loin. Son odorat très développé compense sa mobilité réduite. Il lui permet de se poster en attendant ses victimes dont il accroche ensuite les dents autour de son cou comme un collier. Lorsqu'une personne est la proie de Muentac, les premiers symptômes dont elle souffre sont des nausées et des maux de tête éventuellement suivis de vomissements.

Hormis Alloch, les entités étiologiques qui vivent aux abords des chemins sont dites moins dangereuses qu'avant. Elles provoquent toutefois des états pathologiques sérieux dont les maux de tête, les nausées et d'éventuelles diarrhées ou encore les hémorragies nasales sont les principaux symptômes.

D'autre part, les entités étiologiques principales dont l'habitat se trouve à proximité des zones humides telles que les fossés, les ruisseaux ou les trous d'eau sont nommées *pocoy*. Il en existe deux principalement connues ; Rrotseñ déambule sur les berges des rivières pendant la nuit, et Mareñets près des puits d'eau à la tombée de la nuit.

Rrotseñ est une entité se déplaçant très vite, car flottant dans les airs. Son corps est celui d'un squelette possédant un cœur et pourvu d'ailes d'oiseau blanches[141]. Dans le monde « visible », son apparence est celle d'un oiseau nocturne appelé *rrotseñ pom̃er* qui sort à la tombée de la nuit. Tout l'être de Rrotseñ est sanguinolent. Ainsi, les traces de sang retrouvées sur les berges le matin à l'aube témoignent de son passage dans la nuit.

> « Du temps de mon grand-père, il y avait beaucoup plus de démons qu'aujourd'hui. Les Rrotseñ suivaient souvent les gens lorsqu'ils passaient dans les fossés qui descendent de la montagne.
>
> Lorsqu'ils les attrapaient, ils leur mettaient de la terre dans les yeux, dans le nez et dans tous les autres orifices du corps.
>
> Un jour, mon grand-père vit un Rrotseñ qui le suivait. Il se mit dans un arbre, tout en haut afin que celui-ci ne puisse pas l'atteindre et attendit le petit matin pour descendre. » Loma Linda-Languna, 20 juin 2009.

Les symptômes que provoque cette entité sont généralement des gon-

141. Rrotseñ est plus connu sous le nom espagnol de *tunchi*.

flements corporels indolores, des fatigues, des fièvres, et dans les états jugés sévères, des hémorragies nasales.

Mareñets, petit homme solitaire avide d'amour se promène sans arrêt avec un énorme fardeau sur le dos contenant toutes ses affaires[142]. Il se matérialise dans le monde « visible » sous la forme d'une petite mouche dont la bosse dorsale rappelle la charge qu'il transporte. Solitaire et toujours en quête d'amour, il se manifeste aux humains en leur provoquant des plaies suppurantes, douloureuses et d'aspect caractéristique. Si la personne atteinte ne soigne pas sa plaie, cela signifie qu'elle accepte cet amour. Une fois morte, elle rejoindra Mareñets.

Toutes ces entités étiologiques du monde « non-visible » sont douées de capacité de matérialisation dans le monde « visible ». Dans ce monde, elles prennent une corporéité animale qui est déjà pré-signifiée par les descriptions mi-humaines/mi-animales qui en sont faites dans le monde « non-visible ». Si certaines entités sont plus dangereuses que d'autres par l'intensité des symptômes évoqués qui peuvent rapidement conduire à la mort, elles provoquent toutes, peu ou prou, le même cadre symptomatologique peu spécifique (fièvres, vomissements, céphalées intenses, diarrhées, hémorragies). La pathogénicité mise en œuvre se résume toujours à une soustraction, voire un arrachement du *yecamquëm̃* de la victime. Ici, identifier la causalité du mal ne peut donc se faire sur la base de l'action pathogène induite. De plus, êtres de la nuit, ces entités, même dans le monde « visible », sont difficilement identifiables. C'est donc uniquement en se basant sur la connaissance de leurs lieux de vie, la présence de certaines traces laissées au sol ou l'apparition furtive d'un animal qui leur est associé que des pistes peuvent être proposées, permettant de suspecter l'atteinte de telle ou telle entité.

Contrairement aux entités étiologiques qui se déplacent la nuit, les *yeño'marnesha'* vivent - ont un état d'éveil - la journée. Elles ne sont pas dotées de capacité de matérialisation en être tangible. Elles restent donc invisibles aux humains. La description de leurs caractéristiques physiques rappelle les dommages qu'elles sont en mesure de provoquer chez les humains. Leurs conditions de déplacement ou de sortie sont liées à la présence d'éléments naturels (lumière, eau, vent, mouvements d'air) qui se combinent pour former certains événements météorologiques, témoins de leur présence.

142. Les symptômes qu'engendre Mareñets s'apparentent à ceux que provoque la leishmaniose, maladie parasitaire endémique à l'Amérique du sud.

Les entités étiologiques qui cheminent sous un temps ensoleillé ou quelque peu pluvieux sont principalement les Divinités *cherepmarnesha'* telles que Ayonap̃norr et Cherop, ainsi que des *mapuenesha'* comme Huacash. Appartenant à la même famille que l'arc-en-ciel, elles entraînent toutes des éruptions cutanées et des prurits. Le pouvoir pathogène de l'arc-en-ciel est mentionné dans plusieurs sociétés amazoniennes. Glenn Shepard fait remarquer que l'apparition de l'arc-en-ciel signe la présence d'entités immatérielles[143]. Dans les temps primordiaux, Ayonap̃norr fut envoyée sur terre par les dieux au moyen d'un arc-en-ciel, afin d'enseigner aux femmes Yanesha à cuisiner et à cultiver. Sa rapidité lui permettait de changer souvent de *cushma*, toutes très colorées et toujours différentes.

> [...] Un jour où sa cousine était particulièrement jalouse, elle déposa sur les tuniques d'Ayonap̃nor de la poudre de *tsespan*, une plante urticante.
>
> Lorsqu'Ayonap̃nor se changea, elle commença aussitôt à se gratter. Peu de temps après, elle eût mal.
>
> Voyant sa cousine entrain de la regarder sans rien dire, elle lui demanda :
>
> « Cousine, pourquoi me fais tu cela ? Que t'ai-je fait ? Tu es bien méchante, Dieu m'a envoyée sur cette terre afin de vous aider à cuisiner vite et bien. Puisqu'il en est ainsi, je préfère m'en aller. »
>
> Ayonap̃nor et son époux saluèrent, et décidèrent ensemble de quitter la terre. Aujourd'hui, il est dit que lorsqu'apparaît l'arc-en-ciel, ils sont en train de manger en nous regardant.
>
> L'ancêtre de l'arc-en-ciel (Annexe 2).
> Nueva Esperanza, 26 mai 2008.

Suite à ces événements, Ayonap̃norr passa dans le monde « non-visible » où elle se promène et mange de temps en temps sur les chemins. Depuis ce jour, il est dit que lorsqu'apparaît un arc-en-ciel, il est dangereux de se trouver sur son chemin car sa *cushma* est toujours irritante.

Vivant à Tsachopen dans le secteur de Gramazú, Huacash s'est établi près d'un rocher en forme de taureau allongé. Selon les récits, sa présence se manifeste par de petits arcs-en-ciel en suspension près des puits d'eaux. Si les éruptions cutanées qu'entraîne une rencontre avec Ayonap̃norr peuvent se soigner, celles qu'engendre Huacash sont dites beaucoup plus graves, voire mortelles. Elles ont entraîné la désertion de lieux. Les maisons bordant le chemin menant à ce rocher ont toutes été abandonnées : « Tous

143. Glenn Shepard compare l'arc-en-ciel à des vapeurs pathogènes, « illness vapors » : Shepard, G. H. (1999). *Pharmacognosy and the Senses in Two Amazonian Societies.* Berkeley : University of California, p.161.

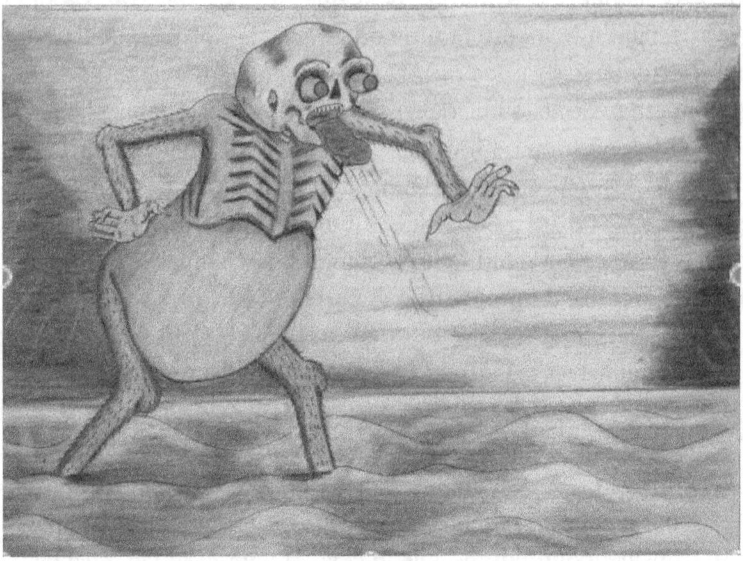

Omarñets (Dessin : Anselmo Cruz Mariño, 21x29)

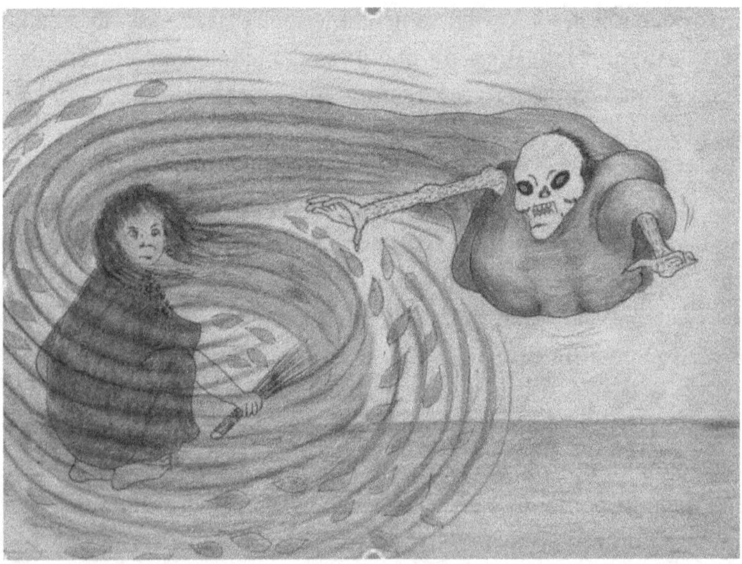

Paryaconch (Dessin : Anselmo Cruz Mariño, 21x29)

ceux qui se sont installés ici, soit moururent, soit s'en allèrent gravement malades ».

Enfin, Cherop, nom désignant à la fois la brume fine dans laquelle se difracte la lumière et une espèce d'insecte des milieux humides appelé *ya'she-nesha'*, est une entité des endroits humides et des sous-bois, qui provoque tout comme Huacash et Ayonap̃nor des *cherpare'teñets*, rashs cutanés recouvrant tout le corps. Elle manifeste sa présence par des phénomènes de diffraction de la lumière.

Les « maladies de l'arc-en-ciel » entraînent toutes en termes de symptomatiques des rashs et des éruptions cutanés parfois accompagnés de fièvres et de grandes fatigues. Dans les Andes équatoriennes, Eduardo Estrella[144] mentionne que l'arc-en-ciel est dit provoquer le même type de symptômes. Chez les Matsigenka, Glenn Shepard cite les nausées comme conséquences du contact avec ce phénomène climatique[145].

Les mouvements d'air brutaux, *m̃orrareñets,* formant des tourbillons soudains, signalent aussi la présence d'entités étiologiques nommées *m̃orranesha'*[146].

Paryacoñch et Aptallesha' sont deux agents pathogènes provoquant lors de leur passage des mouvements d'air évoquant de petits tourbillons soulevant la poussière et les feuilles mortes, *m̃orrareñets*.

Paryacoñch et Aptallesha' sont décrites comme parentes de la Divinité Huomenquësha', envoyée sur terre dans les temps mythiques afin d'engendrer des tempêtes et de troubler incessamment la vie des Yanesha. Paryacoñch est une entité se déplaçant dans les airs, qui se plaît à déambuler près des habitations, cherchant à entrer en contact avec les humains. Aptallesha' est une entité dont l'habitat privilégié se situe sous les *pacay* (*Inga* sp.) qui bordent les plages des rivières. Les mouvements d'air tourbillonnant à l'approche de ces arbres dénotent sa présence, de même que des bruits insolites comme ceux que font les troncs quand ils tombent.

L'action de toutes ces entités provoque un sévère état d'asthénie et des états nauséeux où « la tête tourne ». Cette symptomatique peut précéder des vomissements lorsque l'état déjà dégradé de bonne santé se détériore.

Les abords des rivières sont peu conseillés à partir du moment où le soleil disparaît et qu'il ne frappe plus la surface de l'eau. Les principales enti-

---

144. Estrella, E. (1981). El mal del Arco Iris. *Boletín de informaciones científicas nacionales,* 16 (111), p.54.

145. Shepard, G. H. (2004). A Sensory Ecology of Medicinal Plant Therapy in Two Amazonian Societies. *American Anthropologist,* 106 (2), p.262.

146. Aussi dénommé en espagnol régional par les Yanesha *« mal aire »*.

tés déambulant sur les berges ou présentes dans les trous d'eau se nomment *oñenesha'*, elles sont respectivement Omarñets et Sapeñets.

L'entité étiologique Omarñets (litt. Noyé) ne se montre jamais dans le monde du « visible », mais il est toutefois possible d'entendre le bruit de l'eau qui remplit exagérément son ventre, et qui ressort de sa bouche à chacun de ses pas. Omarñets fait disparaître les enfants sous l'eau, relâchant les corps gonflés et tâchés d'ecchymoses. Une personne adulte contracte généralement des troubles cutanés.

Vivant dans les ruisseaux d'écoulement des eaux vers les rivières, Sapeñets est une entité qui se plaît à consommer les *ancellto* des fœtus *in utero*. Bien que toujours invisible, elle se met à pleurer et à crier comme un nouveau-né après avoir pris son repas. Sapeñets peut être pathogène pour les femmes enceintes. Dès lors, pour celles-ci, une rencontre avec cette entité engendre de fortes douleurs abdominales pouvant conduire à des hémorragies utérines.

Les « maladies de passage »

Les « maladies de passage » sont des entités étiologiques de forme humaine au nombre de quatre qui vagabondent ensemble à travers la vallée. Elles sont regroupées sous le terme d'*atsnañets*. Ce sont des affections qui sont envoyées épisodiquement par Yosoper. Contrairement aux précédentes, elles ne vivent pas tout le temps sur la terre. Une fois leur but destructeur atteint, elles regagnent le royaume de Yosoper.

> [...] Créées par Yosoper dans le but de détruire le peuple Yanesha, Errasañats, Yonnañets, Shorañets, Puertsañats sont respectivement les incarnations de la fièvre hémorragique (fièvre jaune), de forte fièvre (paludisme), de rashs cutanés (variole) et d'affections cutanées formant des plaques rouges indurées (rougeole).
>
> Les maladies arrivèrent ensemble en haut d'un mont dans la région de Cacazú. Ils s'en allèrent descendant la vallée en direction d'Iscozacín.
>
> En chemin, elles tuaient toutes les personnes qu'elles croisaient afin de les manger. Elles se plaisaient à aspirer leur graisse en emportant toujours un petit peu dans leur sac afin de la consommer en chemin.
>
> Une fois en bas de la vallée, elles décidèrent de faire demi-tour, car elles constatèrent qu'il n'y avait plus personne à tuer. [...]
>
> L'origine des plantes errasañatspan (Annexe 3).
> Nueva Esperanza, 25 mai 2008.

Maladies contagieuses et épidémiques apparues à l'époque de la conquête espagnole[147], elles firent beaucoup de victimes parmi la population Yanesha. Reflet de cette époque coloniale, ces entités sont décrites à l'image de grands hommes blancs dont la pilosité est importante. Selon le mythe d'*atsnañets* lors de leur première venue sur terre, elles arrivèrent dans les hauteurs de Cacazú et voyagèrent jusqu'au fond de la vallée de Palcazú[148]. À l'image d'épidémies, elles se déplacèrent de lieu en lieu, d'habitation en habitation, tuant des centaines de personnes sur leur passage. Du point de vue de leur corporéité, chacune d'entre elles possède les caractéristiques physiques des symptômes dont elle est la conséquence. Errasañats possède en guise de *cushma* des ruissellements de sang inépuisables rappelant les hémorragies abondantes. De même, Yonnañets grelotte de froid à l'image des sensations qui peuvent être éprouvées lors des fortes fièvres palustres. Enfin, Shorañets et Puertsañats ont respectivement le corps couvert de boutons ou de pustules rouges rappelant les éruptions et rash cutanés typique de cette « maladie ». Ces quatre voyageurs ont un appétit insatiable qui les pousse à tuer tous les humains qui se trouvent sur leur passage. Afin d'éloigner ces potentiels perturbateurs, différentes sortes de piments secs, *t̃ots* (*Capsicum* sp.), peuvent être brûlés sur du charbon ardent à l'intérieur de la maison[149]. La fumée, extrêmement piquante et irritante pour les muqueuses des humains, a la faculté d'éloigner ces entités pour ces mêmes raisons. Elle est utilisée dès qu'un cas se déclare dans une maison. Seule la présence avérée de la « maladie » signe la présence de ces entités : fabriquées par Yosoper, Père de tous les êtres maléfiques, « elles agissent sournoisement ». Selon les Yanesha, ces « maladies de passage », nettement moins présentes actuellement du fait des campagnes de vaccination et de prévention, vagabondent encore lorsque Yosoper les envoie sur terre.

En conclusion, toutes ces entités étiologiques invisibles trahissent, d'une manière ou d'une autre, leur présence dans le monde « visible ». Les entités nocturnes se matérialisent dans le monde « visible » ou y inscrivent des traces déchiffrables. Les entités diurnes ont une probabilité de présence plus élevée lors de certaines manifestations climatiques. L'action de certaines entités est signée par les marques corporelles qu'elles laissent sur le corps de

147. Fransisco Guerra estime à 1492 les premières réelles perturbations sanitaires au sein des peuples d'Amérique, provoquées par les incursions espagnoles : Guerra, F. (1988). Orígen de las epidemias en la conquista de América. *Quito Centenario*, pp.43-44.

148. Mythe publié en introduction de l'ouvrage : Bourdy, G., Valadeau, C., Alban Castillo, J. (2008). *Yato' Ramuesh : Pare'shemats Yanesha, Yato' Ramuesh : Plantas medicinales Yanesha.* Lima : PRODAPP - IRD, p.25 et 26.

149. Chaque espèce de piment est identifiée pour éloigner une entité en particulier. Par exemple, *puetsarrem̃* est utilisée contre Puertsañats.

leur victime. La connaissance de ces modes d'être dans le monde « visible », ou de ces caractéristiques comportementales, donne autant d'indications qui permettent de se prémunir, et d'anticiper par évitement, toute rencontre déplaisante. Tout contact avec une de ces entités s'accompagne d'une atteinte du *yecamquëm̃* pour la victime, entraînant un état global de santé dégradé dont les symptômes associés sont variables : le cadre sémiologique des « maladies », les symptômes déclarés ne sont en rien spécifiques aux entités. En d'autres termes : à un mal ou à sa causalité ne correspond pas un syndrome ou un symptôme défini. Il existe, à cet égard, une grande variabilité et imprécision descriptive dans les discours. Corollaire de cette affirmation, il est donc impossible en se basant sur les symptômes évoqués, ou ressentis et exprimés comme tels, de connaître avec précision la cause de la « maladie ». Dès lors, les critères de discrimination de ces « maladies » - permettant de comprendre les réflexions individuelles et diagnostiques ainsi que les choix thérapeutiques émanant de ces conclusions - porteront, en partie, sur les représentations de la manière d'être au monde « visible » de ces entités incroyablement similaires dans l'imaginaire collectif de villages parfois très éloignés.

2. *TSAM̃NEÑETS*, LA MAUVAISE PENSÉE FONDAMENTALE EXPRIMÉE

Selon le mythe relatant la formation des terres lors des temps primordiaux, la jalousie de Yosoper envers les créations de son frère fut la principale cause de la création des autres terres et des êtres les peuplant. En conséquence, tous les sentiments qui animent Yosoper et ses créatures dans l'accomplissement de leurs œuvres se basent sur des sentiments égoïstes, où la haine et la frustration ont une grande part.

L'acte de penser - en terme d'intellectualiser une situation -, *cot̃ape'cheñets*, est conféré par le *yecamquëm̃* et ce, dès la construction de l'enfant et le développement de son état de conscience. Les pensées quotidiennes sont nommées *cot̃ap̃ñats*. Idéalement, elles doivent être pleinement adhérentes aux conceptions morales, tout comme les actions qu'elles sont susceptibles d'engendrer. Lorsque ces pensées sont mauvaises, elles évoluent vers des désirs se traduisant par une transgression des normes éthiques.

E'moñe'teñets (lit. Convoitise) est un des désirs issus de mauvaises pensées fondamentales. Il se rapporte à l'envie de choses matérielles possédées par autrui. L'envie est décrite comme la principale perturbation de l'état émotionnel pouvant évoluer vers un sentiment de jalousie, puis vers un sentiment de haine, *tsen'ateñets*. De même, *e'moñe'tateñeme'cheñets,* l'envie d'être « à la place de quelqu'un », en termes de position sociale, résulte de mauvaises pensées fondamentales. Ce sentiment peut évoluer également vers la jalousie, puis en frustration, *ye'chapreteñets*. Tous ces sentiments de haine et de frustration, quelle qu'en soit leur cause, envie ou jalousie, sont en complète inadéquation avec le cadre moral de la vie Yanesha, et ne doivent pas être formulés à autrui. Cependant, si faisant fi de cette règle implicite, ils sont exprimés ouvertement, que ce soit au travers de la parole ou par certains agissements, ils sont appelés *tsamñeñets,* les mauvaises pensées exprimées. Ces paroles, ces actes rendent ces pensées intelligibles à l'entendement d'autrui, ce qui aura des répercussions - en termes d'altération de santé - sur la personne visée.

La mauvaise pensée et le refoulement

A la racine de la haine ou de la frustration, qui sont reconnues comme les principales perturbations émotionnelles, il y a l'envie. Si l'envie est un sentiment communément ressenti qui peut rester contrôlable, il n'en est pas de même pour la haine. C'est pourquoi, afin d'éviter le débordement d'émotions incontrôlables et dangereuses car source de tensions et d'éclatement dans la société, il est nécessaire d'opérer consciemment un refoulement de ces sentiments d'envies et de les confiner dans le *yechoyeshe'm*. Le *yechoyeshe'm* emmagasinera de la sorte toutes les « mauvaises pensées », qui seront libérées quelques jours après la mort quand l'ombre attachée au corps s'en séparera et se nommera alors *choyeshe'mats.* Une fois libérée, douée d'intentionnalité et d'agentivité propre, l'ombre errante peut exprimer par le biais d'agissements préjudiciables aux êtres humains, tous les mauvais sentiments refoulés jusqu'à présent. Ceci explique la crainte qu'ont les vivants que ces ombres errantes restent sur terre et proche des habitations. À ce stade les *choyeshe'mats* sont considérés comme la personnification désincarnée de tous les mauvais sentiments qu'il est possible de ressentir tout au long de la vie et sont, eux aussi, considérés comme de possibles entités étiologiques. Leur pouvoir pathogène s'exprime par les frayeurs qu'ils procurent aux humains, en général. Si elles désirent se venger d'un être humain en particulier, un contact physique rapproché se fera, conduisant à rendre l'humain malade. Dans ce cas la causalité de la « maladie » est l'agissement même du *choyeshe'mats.*

Mise en œuvre du pouvoir pathogène des mauvaises pensées

Un autre sentiment, la convoitise, *e'moñe'teñets,* se décline linguistiquement en *sope'cheñets*, l'envie d'aliments soigneusement gardés par quelqu'un à son unique avantage, et *manoñqueñets*, l'envie d'un objet quelconque appartenant à une autre personne. La notion de *sope'cheñets* me fut exposée lors d'une anecdote relatant l'histoire d'un enfant qui n'avait pas été invité à partager un peu de viande, alors qu'il passait au domicile de son oncle pour l'informer de la venue d'un membre de la famille. Le désir envieux que l'enfant ressentît à l'égard de la nourriture fut ensuite énoncé à ses parents en rentrant chez lui. C'est pourquoi, d'une manière générale, lorsqu'une personne se présente dans un foyer et qu'elle est conviée à y entrer, les comportements d'ordre non conviviaux sont proscrits. Susceptibles d'engendrer ces sentiments négatifs, ils sont considérés comme hors cadre des règles idéologiques à suivre.

> « Nous les Yanesha, nous sommes des gens conviviaux, on partage toujours avec nos invités ce que l'on possède, même si c'est trois fois rien. Les personnes qui ne sont pas comme cela sont de mauvaises personnes... » Tsachopen-Miraflores, 27 octobre 2008.

Ces sentiments d'envie sont dits dangereux car évoluant souvent vers *tsen'ateñets* (lit. Haine portée sur une personne), autre sentiment autrement plus puissant, qui est souvent amené à être formulé à un proche, par le biais de paroles. Énoncer un sentiment de haine se dit *t̃anmareñets* (lit. Médire à l'égard de quelqu'un). La personne qui énonce ce sentiment est nommée *otatsñat̃* (lit. Personne qui parle mal d'une autre). La personne cible de ces médisances se désigne par le terme *parrnoma* (lit. Personne malade pour avoir été calomniée).

Dans tous les cas, l'énonciation de ces sentiments se traduit par la matérialisation d'objets dans le corps de la personne agressée, induisant douleur, « maladie ». Les sentiments d'envie liés à de la nourriture provoquent une matérialisation d'aliments dans le corps de la personne calomniée. Les mets non partagés se retrouvent la plupart du temps dans le ventre de la personne avare de ses aliments, lui provoquant de fortes douleurs abdominales, *rrot̃e'teñets*. L'envie d'objets personnels provoque chez le propriétaire de ces objets des douleurs corporelles dites *e'mueñets,* moins bien localisées, dues à la présence de petits objets, tels que des morceaux de verres, des pierres rondes, ou encore des perles.

> « Lorsqu'il est rentré de Villa Rica, il avait pu acheter des bols en plastique et des gamelles en fer blanc. Il avait gagné beaucoup d'argent par l'intermédiaire de son cousin. Quelques jours plus tard, il est tombé malade. Dans sa poitrine, il y avait des bouts de fer. » Nueva Esperanza, 26 mai 2008.

La localisation corporelle des objets introduits varie. Elle dépend de l'événement formulé : dans le cas de *manoñqueñets,* ceux-ci se trouvent souvent à l'intérieur de la poitrine. Dès lors, on dit des personnes ayant un mauvais caractère, colériques ou haineuses qu'elles sont animées par le *camuecñets aẗparñaẗ* (lit. Souffle vital pouvant porter atteinte à la santé).

Les énonciations des affects individuels impliquent systématiquement une tierce personne : médire (locuteur) d'un autre (sujet atteint) à quelqu'un (interlocuteur). Émotions qualifiées par Vincent Hirtzel[150] de « dérèglement du rapport à soi » lorsque la personne se positionne selon un référentiel sociologique normatif, ces énonciations sont clairement décrites comme la mise en œuvre d'un préjudice envers autrui. Elles se manifestent par une pathologie dont elles sont étiologiquement la cause. Les sentiments refoulés ne peuvent être considérés comme des causalités de « maladie » en soi. Non exprimés, ils ne peuvent être nuisibles. Ce sont les énonciations consécutives à un mauvais sentiment non refoulé qui sont les causalités premières des douleurs corporelles, donc des « maladies » symptomatiquement observées. Bien qu'elles soient jugées généralement injustes, les paroles amères auraient la capacité de matérialiser les dires sous forme d'objets dans le corps de la personne incriminée, créant alors des douleurs très localisées. La parole, considérée comme un souffle, porte une charge de médisance qui peut porter préjudice à une personne en l'atteignant physiquement et en perturbant sa santé.

Parmi les différentes causes de « maladies » citées lors des entretiens, les sorciers dits *amase'ñeẗ,* prennent une place aussi importante, du point de vue des conséquences pathologiques qu'ils peuvent engendrer, que les autres entités étiologiques. Au sujet des instances sorcellaires, Edward Evans-Pritchard fait une distinction entre « *sorcerer* » et « *witch* »[151]. Le premier terme réfère à des actes et des techniques magiques dérivés de ceux de la médecine ; le second définit des capacités héréditaires dont les pouvoirs psycho-physiques permettent à ses détenteurs d'atteindre leurs fins. Tout comme Neil Whitehead et Robin Wrigh le notent, la deuxième notion ne peut guère s'appliquer au monde amazonien. C'est pourquoi le terme de « *dark shamanism* » (chamanisme maléfique) fut proposé, permettant d'associer l'idée de « *assault sorcery* » (sorcellerie d'attaque) à celle de « *malicious witchcraft* » (magie noire), afin de réunir les notions de procédés sorcellaires avec l'idée des pouvoirs particuliers de celui qui les pratique[152].

---

150. Hirtzel, V. (2010). *op. cit.*, p.488.

151. Evans-Pritchard, E. E. (1972). *op. cit.* pp.35-37.

152. Whitehead, N. L., Wright, R. (2004). Introduction: Dark Shamanism. Dans N. L. Whitehead & R. Wright, *In Darkness and Secrecy: The Anthropology of Assault Sorcery and Witchcraft in Amazonia.* Durham : Duke University Press, pp.3-4.

Les paragraphes suivants visent à décrire quels sont, chez les Yanesha, les différents acteurs de sorcellerie reconnus, puis quelles sont les pratiques de sorcellerie auxquelles ils s'adonnent dans le but de porter préjudice à une personne ciblée. Les acteurs de sorcellerie agissent toujours consécutivement à une demande précise, fruit d'un sentiment non refoulé de haine d'une personne qui se manifeste à l'égard d'un sujet particulier. Le rôle des acteurs de sorcellerie est en fait, par le biais de techniques qui lui sont propres, de contribuer à matérialiser dans le monde physique ces violentes émotions, induisant des pathologies bien particulières.

Les deux principaux acteurs connus pour pratiquer des actes de sorcellerie sont les sorciers et certaines plantes. Les sorciers sont des chamans aux intentions malfaisantes ou des enfants ensorcelés par les instances maléfiques de Yosoper. Certaines plantes, à l'identique, peuvent être dotées de l'entendement des énonciations des sentiments de haine, et procéder à l'accomplissement du désir de nuire. Dans ces paragraphes, les données ethnobotaniques tout comme les discours individuels permettent de décrire les différents sorciers du point de vue de leurs composantes de personne, composantes qui définissent leurs particularités en terme d'agissements néfastes.

Amase'ñet, est le nom donné à un chaman mal intentionné. « Ceux qui peuvent soigner peuvent aussi tuer », c'est sous ces termes que Mary Douglas définit l'ambivalence qui caractérise les chamans[153]. Comme dit précédemment, le *pa'llerr* peut être « bon » (il a le pouvoir de soigner) comme « mauvais » (celui de tuer). C'est à travers son isolement initiatique durant l'acquisition de ses pouvoirs qu'il définit son orientation vers le « bien » ou le « mal ».

Les composantes de la personne *pa'llerr* pratiquant la sorcellerie sont identiques à celles de tout *pa'llerr* : un corps/*cushma*, un *yecamquëm* - additionné de principes vitaux végétaux ayant eu pour but de construire sa personnalité -, un *yeshoyeshe'm* et un *chañapchenaya* « principe vital chamanique » apporté par la consommation de tabac. Mais à la différence d'un chaman animé de bonnes intentions, le sorcier acquiert pendant son confinement, soit par volonté propre soit à cause des duperies auxquelles s'adonnent certaines entités maléfiques, des esprits auxiliaires qui ne sont autres que des créatures de Yosoper et qui le mèneront à avoir des agissements malintentionnés. Il devient alors dévot de Yosoper. Si cet apprenti chaman peut acquérir, par définition, les principes vitaux de jaguar *pom'ayrror*, ce sont les principes vitaux auxiliaires des daguets rouges, *poma'ñrorr,* et d'autres animaux à vocation maléfique qui le guideront vers le statut de sorcier. L'accumulation d'esprits auxiliaires maléfiques fera de

153. « *Those who can cure can also kill* » : Douglas, M. (1991). Witchcraft and Leprosy: Two Strategies of Exclusion. *Man,* 26 (4), p.726.

lui un chaman aux intentions et aux pouvoirs d'autant plus malfaisants et dangereux. Finalement, c'est le ratio d'auxiliaires bénéfiques par rapport aux auxiliaires maléfiques qui lui sont associés lors de son confinement qui lui donnent le désir d'agir d'une bonne ou d'une mauvaise manière. En tant que sorcier, il recevra à la fin de son confinement l'oiseau messager *aseñac*, un colibri au bec incurvé qui atteste de sa nouvelle identité de chaman, alors que le chaman dévoué de Yato' Yos sera toujours précédé dans ses déplacements d'un colibri au bec droit appelé *chemot̃*. Les colibris sont considérés, chez les Wayana de Guyane, comme « le présage de la venue de visiteurs » selon Daniel Schoepf[154].

Plus tard, dès lors que sa tendance maléfique s'affirme par l'accomplissement d'actions néfastes envers autrui, il sera reconnu auprès de la communauté comme *amase'ñet̃*, un sorcier.

A l'instar des autres chamans, les sorciers consomment du tabac sous forme de décoction aqueuse évaporée. Néanmoins, ils remplacent lors de la préparation les *piri piri*, produits de Yato' Yos, *camuecñetsp̃ar* (*Cyperus* sp.) ou *yatap̃ar* (*Cyperus* sp.) par du *tohue'* (*Brugmansia suaveolens* (Humb. & Bonpl. ex Willd.) Bercht. & C.)[155] ou ont recours à de *l'ayahuasca, a'p̃* (mélange de *Banisteriopsis caapi* (Spruce ex Griseb.) C. V. Morton et de *Psychotria viridis* Ruiz & Pav.)[156], toutes créations de Yosoper.

L'usage des *piri piri* vise à conférer au tabac – et par extension au *chañapchenaya* - la faculté de restaurer les *yecamquëm̃* dégradés, alors que les plantes maléfiques ont pour vocation d'enlever les principes vitaux[157]. Ainsi, tout comme le mentionne Richard Smith, ces *pa'llerr* mal intentionnés servent les intérêts de Yosoper[158]. Toutefois, leurs pouvoirs maléfiques sont souvent mis au profit d'une personne envieuse, désireuse de porter préjudice à une autre par l'intermédiaire des agissements du sorcier. Les actes de sorcellerie sont, au même titre que les actes de soin, des pratiques intimes visant à engendrer un effet sur l'état de santé d'une personne.

D'autres acteurs, également dénommés sous le terme linguistique d'*amase'ñet̃*, sont décrits comme possédant des dons de sorcellerie. Eux aussi agissent pour le compte de Yosoper, ils sont dits « enfants sorciers » et sont considérés comme encore humainement incomplets. Si dans d'autres sociétés

---

154. Schoepf, D. (1998). Le domaine des colibris : accueil et hospitalité chez les Wayana (Région des Guyanes). *Journal de la Société des Américanistes,* 84 (1), p.109.

155. Les termes vernaculaires connus sont *toé*, *floripodio* ou *borrachero* en espagnol et trompette du jugement dernier ou trompette des anges en français.

156. Au sujet de l'ayahuasca, Richard Smith fait référence à une autre plante apellée Jorohua qui pourrait être *Psychotria viridis* Ruiz & Pav. Smith, R. C. (1984). The Language of Power: Music, Order, and Redemption. *Latin American Music Review / Revista de Música Latinoamericana,* 5 (2), p.145.

157. *Camuecñets-* signifie souffle vital et *-p̃ar*, suffixe désignant les tubercules odorant d'où poussent les feuilles tubulaires des Cyperaceae. De la même manière, *yata-* se définit par « produit divin ».

158. Smith, R. C. (1977). *op. cit.*, p.115 et 116.

arawak, les jeunes filles sont les plus suspectées d'actes de sorcellerie, selon Fernando Santos Granero, au sein des communautés Yanesha, les filles comme les garçons sont susceptibles d'attirer les soupçons[159]. Ces enfants sont souvent des orphelins, de jeunes enfants ayant été abandonnés par leurs mères ou des « enfants donnés » (à d'autres). On leur prête un comportement désobéissant, impertinent, solitaire et entêté. En d'autres termes, ils ont des attitudes jugées hors normes, non conformes. Par exemple, ils jouent dans les cendres, et mangent du charbon ou des aliments calcinés :

> « Il est différent des autres enfants. Il n'aime pas jouer avec les autres, ce qu'il préfère c'est jouer seul dans les cendres des foyers. » Tsachopen-Miraflores, 27 octobre 2008.

Pour ma part, je n'ai rencontré qu'une jeune orpheline de 8 ans : les soupçons de sorcellerie à son égard se basaient sur le fait que son père adoptif avait un comportement qualifié « d'étrange », de « non conforme », ce qui faisait penser que sous son influence, ou de son propre chef, elle aussi agissait mal.

Selon Richard Smith, ces enfants deviennent sorciers dès lors qu'un autre sorcier adulte ou enfant les touche avec une plante spécifique[160]. Les plantes incriminées dans ces cas-là et qui nous ont été désignées sont *a'p̃* (*Banisteriopsis caapi* (Spruce ex Griseb.) C. V. Morton), *puepartayonach* (*Virola* sp.) et *huac̈hne'* (Indet, Rubiaceae). C'est le principe vital de ces végétaux, qui se trouve sous forme de pâte suite à une décoction d'écorce évaporée, qui va s'allier avec celui des enfants encore incomplets et lui conférer des pouvoirs maléfiques. Ces plantes, connues dans de nombreuses sociétés amazoniennes où le chaman est « preneur d'ayahuasca »[161], sont une création de Yosoper. Fernando Santos Granero cite une plante nommée *ranquëch* dont le jus de fleur est utilisé à cet effet. Il explique que ces végétaux pénètreraient le corps jusqu'au cœur afin de lui conférer ses pouvoirs démoniaques[162]. Dès lors, après cette administration de principe vital maléfique, l'enfant agit au titre de sorcier pour les instances occultes.

159. Santos Granero, F. (2002). Saint Christopher in the Amazon: Child Sorcery, Colonialism, and Violence among the Southern Arawak. *Ethnohistory,* 49 (3), p.511.

160. Smith, R. C. (1984). *op. cit.*, p143.

161. Dans les sociétés amazoniennes, les chamans « preneurs d'*ayahuasca* » utilisent le breuvage de l'ayahuasca afin de pouvoir accéder à la pratique du soin.

162. Santos Granero, F. (2004). The enemy Within: Child Sorcery, Revolution, and the Evils of Modernization in Eastern Peru. Dans N. L. Whitehead & R. Wright, *In Darkness and Secrecy, The Anthropology of Assault Sorcery and Witchcraft in Amazonia* (272-305). Durham & London : Duke, p.275.

Cependant, il est dit que rares sont les enfants sorciers qui atteignaient auparavant l'âge adulte. L'infanticide consistait, tout d'abord, en des supplices infligés à l'enfant[163]. Jugé invincible, il était mis à l'écart. Le jeûne drastique dont il était victime visait à savoir dans quelle mesure il était capable de vivre. En effet, en tant que représentant des instances occultes, cela ne devait pas l'affecter. Puis il était généralement brûlé et sa dépouille était jetée au fleuve. L'eau emmenant son *yechoyeshe'm* au loin afin qu'il ne puisse pas rôder dans les villages aux alentours et perturber quiconque.

Longtemps mentionnées à demi-mots, ce ne fut qu'après de nombreuses collectes que ces plantes entrèrent dans la collection d'herbier. Il en existe de deux types : les plantes de mauvaises intentions cultivées, et les sylvestres.

Plantes cultivées, les *macora'* sont des plantes connues de tous sous leur terme nominal, mais peu en connaissent réellement l'apparence. De fait les premiers commentaires recueillis à ce sujet convergeaient tous pour souligner leur absence au sein des communautés. Il était dit que jugées trop dangereuses, elles avaient toutes été arrachées. Les *macora'* sont toujours plantées en couple/genre : *macora' p̃opnor* (Indet. Asteraceae) est l'épouse/femelle de *macora' pasheñorrer* (Indet. Acanthaceae). Les *macora'* réagissent aux énonciations de leur propriétaire. Dès lors, si celui-ci est malintentionné, elles le sont également. Au même titre que le sorcier, elles attaquent les personnes cibles de la haine. Ainsi, c'est l'énonciation qui est causalité en soi des conséquences morbides de l'action de ces plantes. Par ailleurs, *meshellopar* (Indet. Melastomataceae) ou *quetaropar* (*Anthurium* sp.) sont des plantes sylvestres qui agissent de la même manière à l'énonciation de la personne qui les a cueillies, et qui les sollicite.

Les relations - en termes de communication - entre des êtres vivants non nécessairement humains peuvent donc être source de préjudice pour la santé d'autrui. Dans ce modèle animiste, les plantes possèdent, à l'instar des humains, leurs propres *yecamquëm̃*. Elles sont de ce fait douées de volonté propre, d'intentionnalité et d'agentivité. Pour paraphraser Jean Chapuis, les végétaux sont investis d'un pouvoir, et « C'est l'intentionnalité (réelle ou présumée) présidant au passage à l'acte qui détermine, *in fine*, le résultat de l'action entreprise »[164]. À l'image des sorciers, certaines plantes servent les instances maléfiques de Yosoper : elles agissent alors soit pour leur propre compte soit pour « l'intentionnalité humaine qui préside à leur manipulation

163. Santos Granero, F. (2002). *op. cit.*, pp.510-513.

164. Chapuis, J. (2001). Du végétal au politique : étude des plantes à pouvoir chez les Indiens Wayana du Haut-Maroni. *Journal de la société des américanistes,* 87, p.127.

qui va orienter leur effet »[165]. Des plantes sylvestres de mauvaises intentions sont également utilisées à des fins personnelles. Intrinsèquement maléfiques, elles peuvent agir pour le compte d'une personne malintentionnée.

L'énonciation d'émotions négatives auprès d'un acteur en lien avec la pratique de la sorcellerie se concrétise généralement par des interventions sorcellaires. Toutes les pratiques de sorcellerie sont connues et exercées par les chamans mal intentionnés, qu'ils soient Yanesha ou d'autres groupes, les sorciers Ashaninka ou les Shipibo-Conibo étant les plus cités. Certaines pratiques relèvent du seul savoir-faire des enfants sorciers. Les plantes de mauvaises intentions possèdent leur propre manière de faire. Ces paragraphes visent à décrire les activités occultes de ces différents personnages dont les agissements malfaisants à l'égard d'autrui altèrent inévitablement, et de manière sérieuse, son état de santé.

Êtres humains de vocation maléfique, les sorciers connaissent différents procédés permettant de porter préjudice aux autres hommes. Les actes de sorcellerie exercés par les *amase'ñet̃* se déclinent linguistiquement en quatre termes faisant référence à des pratiques distinctes de sorcellerie ordinaire.

La première pratique est désignée par le terme de *sanapecheñets*. Elle consiste à envoyer des auxiliaires maléfiques au contact de la victime, pour la rendre gravement malade ou la tuer. Ces messagers ou *saneñets* (lit. Messager envoyé d'un sorcier), envoyés dans l'intention de nuire, peuvent être de plusieurs natures. Le plus souvent ce sont les serpents qui endossent ce rôle. Il existe certaines plantes globalement dénommées *sheshpepar* qui permettent de se rendre invisibles à ces animaux[166], afin de déjouer les intentions des *amase'ñet̃*. Quelquefois, il est dit que c'est le sorcier lui-même qui est dans ce messager. En effet, possédant un *chañapchenaya*, il a la capacité de lui donner un corps tangible de reptile hors des frontières de son propre corps.

Un autre procédé auquel les chamans ont également recours se dénomme *amencaret̃*. Ce procédé consiste à envoyer de manière immatérielle une sorte de vecteur invisible, ou à s'aider des esprits auxiliaires des abeilles *ca'ca'noll* qui déposent des flèches dans le corps des victimes. Cette pratique se réalise grâce à un objet[167] bien particulier, *pomencar*. La personne visée tombe en général malade très rapidement sans raison apparente, et peut en

165. *Ibidem*

166. Par exemple *shechpepar shechpepar* (*Stizophyllum riparium* (Kunth) Sandwith) : Il suffit d'en manger les fruits pour se rendre invisible aux serpents. De la même manière, la tige de *orroshe'sh* (*Dracontium plowmanii* G. H. & Croat et *Dracontium peruvianum* G. H. & Croat) doit être frappée sur les jambes. Ces mêmes plantes sont aussi utilisées pour soigner les morsures de ces reptiles.

167. Je ne connais que le nom.

mourir[168]. Ce type d'atteinte est quasiment incurable. Dans le corps des victimes des objets se matérialisent, tels que des épines de palmier ou encore des petites flèches.

Ẽtomañp̃señets est le troisième agissement auquel peut avoir recours le sorcier. Il consiste à brûler des objets appartenant à la personne visée, dans le but de lui porter préjudice. La destruction de ces objets imprégnés du *yecamquëm̃* de la personne provoque inévitablement des états pathologiques. Il en est de même pour les productions du corps. Certains insectes auxiliaires de l'*amase'ñet̃* peuvent aussi être mis à contribution. Le plus souvent, ces complices sont des fourmis[169]. Elles se rendent au sein de la maison de la victime, et prélèvent ses productions corporelles, tels la salive restée sur de la nourriture, les cheveux ou squames tombés au sol, dans le but de les brûler. À cet égard, Clyde Kluckhohn parle de l'utilisation des excréments dans les pratiques de sorcellerie[170]. Il existe deux discours à cet égard : il est tantôt mentionné que les insectes eux-mêmes sont chargés de brûler ces éléments ; parfois, il est décrit que c'est le sorcier en personne qui s'en charge. Même si les narrations sont peu claires à cet égard, les résultats sont toutefois identiques, la personne visée par ces actes de sorcellerie tombe gravement malade, souffrant de violentes douleurs et de fièvre.

Pour terminer, *mase'ñe'cheñets* consiste à disposer des objets, *puemase'ñ*, dans le but de porter atteinte à la santé de quelqu'un. Les principaux objets utilisés sont des arêtes de poisson, nommées *cacame'*, qui dans ce cadre, prennent le nom de *mase'ñetsap*. Certaines plantes sont utilisées dans le même but, telle que *aseñacopar mase'ñets* (*Centropogon capitatus* Drake) (lit. Feuille du colibri au bec courbé utilisée pour la sorcellerie). Ces petit os ou ces feuilles fraîches sont disposés par les auxiliaires du sorcier chez la personne visée dans des endroits où elle passe régulièrement, comme par exemple le seuil de la porte d'entrée. L'auxiliaire le plus cité est *añquell*, une petite fourmi spécialement dédiée à cette tâche. Lorsque la personne a un contact physique avec elle, dans cet exemple en marchant dessus, l'os se casse et des morceaux se matérialisent dans son corps. Si c'est une plante qui se trouve sur le perron ou dont la sève a été appliquée sur un objet personnel, c'est le suc de la plante qui se diffusera dans le corps. Les arêtes de poisson

168. Je souhaiterais mentionner ici un fait qui eut lieu au cours des études de terrain survenu du fait même de ma présence, et objectivant évidemment le fait que cette étude ne pouvait pas être exempte de conséquences sur les personnes avec qui je travaillais. La fille d'un de mes informateurs est tombée gravement malade. Après trois jours de lutte incessante pour la maintenir en vie, elle finit par mourir. Dès ce jour, son père eut un comportement très distant à mon égard et ne voulut participer aux entretiens que de manière très épisodique. Sa femme adopta à mon égard un comportement similaire.

169. Par exemple, les auxiliaires portant préjudice sont nommés *e'monetañ*, telles les fourmis *coce* qui prélèvent des cheveux et des ongles et *t̃es* qui emporte des restes de nourriture.

170. Kluckhohn, C. (1944). *Navaho witchcraft.* Cambridge, Mass. : Peabody Museum.

dans le corps entraînent des douleurs corporelles intenses, et les feuilles de *aseñacopar mase'ñets* sont connues pour donner de violentes céphalées, pouvant conduire à des pertes de connaissance.

Dans tous les cas de sorcellerie ce sont les objets présents dans le corps de la victime qui témoignent des activités occultes exercées à son encontre. La différence principale entre toutes ces pratiques réside dans le processus d'introduction de ces objets dans l'enveloppe charnelle. En effet, l'objet est soit injecté (venin ou dents de serpent), soit matérialisé directement dans le corps. Dans tous les cas, les conséquences pathologiques sont des douleurs intenses localisées ou diffusant parfois dans tout le corps. Ces cas sont d'une extrême gravité, et la personne atteinte est souvent condamnée.

Les enfants sorciers, agissant pour leur propre compte ou pour celui d'un sorcier, peuvent procéder à des actes de sorcellerie tel *etomem̃p̃señets*, c'est-à-dire brûler des objets personnels dans le but de nuire à la personne qu'ils jalousent. Pour ce faire, ils se rendent eux-mêmes au sein des habitations, et jettent dans la braise du foyer certains de leurs effets personnels. C'est pourquoi lorsque des enfants sont surpris chez les gens en train de jouer dans la cendre ou avec de la braise, cela porte à suspicion : « Je me souviens que peu de temps après le repas, la fillette jouait plus loin dans la cendre du foyer, elle la regardait très mal. » Miraflores-Tsachopen, 27 octobre 2008.

A l'image des entités étiologiques *tsapo'marnesha'*, ces plantes peuvent se manifester aux humains la nuit en provoquant des bruits sourds identiques à des corps lourds tombant sur des feuilles mortes ou à des troncs s'effondrant sur le sol. Agissant de cette manière, elles provoquent des violentes frayeurs[171], *yoreñets*, chez les personnes passant à leur hauteur. Or, si de par leur nature elles se plaisent à perturber les humains, les hommes peuvent également les solliciter en leur faisant part de leurs sentiments. L'énonciation d'un sentiment de haine à *meshellopar* (Indet. Melastomataceae) ou *quetaropar* (*Anthurium* sp.) la rend agentive. À l'instar des agents du monde « non-visible », elles sont douées de capacités de transformation. Elles peuvent prendre d'autres formes telles que celle du petit oiseau, *meshell*, pour *meshellopar,* ou celle du toucan pour *chancorrpan* (Indet.). Leur présence à la tombée de la nuit est signe de danger et informe des intentions malfaisantes d'une personne. Ces plantes provoquent des affections dues à la matérialisation de substances végétales ou de plumes dans différentes parties du corps. Les symptômes qu'elles engendrent sont de forts maux de tête ou, dans les cas les plus graves, des pertes de contrôle de soi, liés à de la malchance.

171. En espagnol ce terme se définit par *susto*.

Au même titre que *t̃anmareñets* renvoie, en amont, à l'expression d'un sentiment envieux, *ottatse'teñets* se définit par l'expression, en terme d'agissement, d'une frustration dite *ye'chapreteñets. ottatse'teñets,* s'oppose à *otteñets*, littéralement « accomplir quelque chose en accord avec les règles idéologiques ». La frustration dérive du sentiment *e'moñe'tateñeme'cheñets*, « l'envie de se trouver ou d'être à la place de quelqu'un d'autre ». Elle s'exprime toujours par des actes transgressifs, qui immanquablement auront une action sur l'état de santé d'une tierce personne.

La frustration de ne pas être quelqu'un d'autre, *ye'chapreteñets,* peut se manifester dans le cadre des relations amoureuses. Les adultères, *apreteñets*, actes sexuels avec une femme ou un homme marié, ou *ochña'teñets*, adultère avec une autre personne que son conjoint ou sa conjointe, entre dans ce cas. En particulier, il me fut raconté que l'adultère peut engendrer chez le nouveau-né de l'homme engagé dans cette action une matérialisation de sperme, qui provoque de fortes douleurs abdominales associées à des coliques aigües parfois sanguinolentes dénommées *postateñets* (lit. Enfant malade de coliques à cause de relation adultère d'un de ses parents)[172]. Du côté de la femme,

> « Lorsque l'enfant a un bronchite qui l'empêche de respirer à cause du lait de la mère, c'est généralement qu'elle a des rapports sexuels avec un autre homme que son mari. » Lima, 09 juillet 2007.

Les actes transgressifs entraînent donc des troubles de santé se portant sur des proches, et la culpabilité de la personne *pencna'nteñets* (lit. Se sentir coupable d'avoir commis une faute). Au titre d'une régulation sociale normalisant les rapports entre personnes, les troubles de santé qui apparaîssent chez les proches sont en général des affections considérées comme très sérieuses. Elles peuvent se soigner grâce à des traitements végétaux et des évitements comportementaux et alimentaires souvent longs et impliquant tous les membres du noyau familial.

La sorcellerie, qu'elle soit pratiquée par des adultes, des enfants ou des plantes, est toujours particulièrement grave. Elle installe la victime dans un état de santé très dégradé. Le seul acteur alors en charge de la guérison est le *pa'llerr* de bonne intention, car clairement en opposition idéologique avec les actions de type sorcellaires de par sa dévotion à Yato' Yos. Le chaman est ainsi capable de soigner ces douleurs provoquées par la présence de corps étranger dans l'enveloppe charnelle de la personne souffrante. Or, le *pa'llerr* peut

172. *Posteñĩsopar* (Indet. Asteraceae), est la plante utilisée pour soigner ce type de diarrhée.

aussi être amené à venger une personne victime d'actes de sorcellerie, afin de pouvoir espérer sa guérison. Ce but peut être atteint grâce à des actions malfaisantes nommées *chemnateñets* (lit. Se venger) à l'encontre de la personne initialement en charge des douleurs. L'énonciation de mauvais sentiments est la principale et réelle cause des actions pratiquées par les acteurs de sorcellerie.

Dans les expressions individuelles comme dans la mise en œuvre de pratiques de sorcellerie, l'étiologie de la « maladie » est portée par *tsam̃neñets*. Les différents modes d'expression – qu'ils soient oraux ou physiques - des mauvais sentiments évolués d'un désir envieux, tels la haine et la frustration, représentent la causalité en soi de la douleur dont va être atteint un être. Dès lors, la pathogénicité d'un sentiment exprimé semble se définir par l'expression d'une intentionnalité nocive. En effet, l'expression d'un sentiment au travers de la parole, donc du souffle de la personne qui prononce ces mots, traduit une volonté de nuire. Dès lors, l'air expiré au moment de l'énonciation possède une intentionnalité : il est un fluide immatériel devenu agentif, capable de matérialisation au sein du corps de l'être vers lequel il est destiné. La pathogénicité de la parole réside alors dans sa capacité de matérialisation, la présence d'un objet provoque de fortes douleurs. *Tsam̃neñets* est donc l'expression d'un mauvais sentiment comparable à un fluide immatériel agentif doté de la capacité à se matérialiser.

Chapitre III
Organisation des *pare'shemats*

Les plantes apparurent dans les temps primordiaux, lors des évènements de spéciations qui débutèrent avec les colères de la Divinité Yompor Ror (Notre Père le soleil), frère jumeau ontologique de Yachor Arror (Notre Mère la lune) et leur ascension dans le ciel de Patso'.

> […] Sur le chemin de Cheporepen, mont de la vallée de Huancabamba et lieu choisi pour leur ascension dans les cieux, la colère s'empara de Yompor Ror et ne fit que croître tout au long du chemin.
>
> Il se mit alors à transformer des gens en pierre et à créer des accidents géologiques de telle manière que son chemin puisse marquer la frontière du territoire Yanesha. […]
>
> […] De même, il transforma en pierre ses frères qui le devançaient sur le chemin de Cheporepen, et d'autres êtres humains en animaux de passage par exemple.
>
> C'est aussi pour cela que certaines pierres ont des formes équivoques. Son ascension déclencha une série de transformations de la part d'autres Divinités désirant le rejoindre.
>
> C'est au moment de partir que certaines d'entre elles laissèrent les plantes que nous connaissons aujourd'hui.
>
> M3.3 : L'avènement de notre ère, le début de la spéciation et les colères de Yompor Ror (Annexe 1).
> Tsachopen-Miraflores, 24 novembre 2008.

Cette ascension signe le début de l'apparition de toutes les espèces présentes aujourd'hui sur Terre. Cette période de spéciation prit fin lorsque toutes les Divinités eurent rejoint leur lieu de résidence définitif. Depuis ces évènements, les espèces douées de croissance autonome, telles les plantes, ont un corps désigné par le terme *puechor* (lit. Qui possède des branches). Ainsi, à l'instar de tous les êtres vivants, tous les végétaux possèdent un *yechoyeshe'm*, une ombre projetée au sol et un *yecamquëm̃*, un principe vital végétal leur conférant intentionnalité et agentivité.

Pour les Yanesha l'ensemble du règne végétal ne semble pas se définir par un terme exact qui lui serait totalement englobant. On distingue des grandes catégories d'usage de plantes, et par extension, les plantes qui servent à cet usage prennent ce nom générique global, se rapportant à l'usage auquel elles sont destinées. Ainsi, les plantes dites « utiles », *sherbets*, telles que celles qui vont être mises à contribution lors des constructions de maisons ou pour la confection d'objets de la vie quotidienne, se distinguent des plantes alimentaires, *ame'taña*, et des plantes dites « médicinales », ou « magiques » appelées *pare'shemats* (lit. Végétaux qui interagissent avec l'être humain). Ces catégorisations d'usage ne sont pas immuables et excluantes : en effet, étant donné qu'une plante peut être utilisée dans différents buts, plusieurs de ces termes peuvent être indifféremment et successivement utilisés pour parler d'une espèce.

Cette étude s'intéresse donc aux *pare'shemats*. Étymologiquement, *pareteñets* signifie « se soigner avec des végétaux » et *shemateñets* « éclairé par le soleil de Yompor ». Utiliser un *pare'shemats* pourrait donc se définir par l'acte de se soigner avec des végétaux qui ont reçu la lumière/l'énergie/le principe vital de Yompor Ror, Notre Père le soleil.

Les *pare'shemats* sont donc toutes les plantes qui interagissent avec l'humain, autant de manière quantitative que qualitative, dans l'épreuve de la « maladie » et lors des constructions identitaires afin de donner ou d'ôter du principe vital. Le rôle de ces plantes, qui dépasse largement celui des plantes plus communément appelées « médicinales », est d'agir sur le *yecamquëm̃* des humains, de permettre ainsi la reconstruction, le maintien ou la construction d'une personne perçue incomplète à un moment précis de son existence, qu'il soit malade, vieillissant ou encore non totalement humain.

Ce chapitre propose de décrire l'univers des plantes *pare'shemats* à travers leurs bases ontologiques, et en fonction des données fournies par l'étude de la nomenclature Yanesha. Certains mythes relatent l'histoire de différents personnages décrits comme étant à l'origine de l'apparition des plantes sous leur forme actuelle. Ces mythes se déroulent à l'époque de la spéciation, et décrivent les plantes comme ayant deux origines distinctes : celles étant les états transformés de certaines personnes, qui furent des ancêtres ou des Divinités, et celles qui furent objets de don de la part d'une Divinité. États transformés de personnes ou objets de don, les mythes explicitent les circonstances de leur apparition et leurs usages.

En termes d'ordonnement classificatoire, dans la grande majorité des cas, chaque nom de plante est constitué d'un nom composé comprenant entre deux et quatre termes, et ces termes, à leur tour, sont composés d'une unité lexicale suivie d'un suffixe nominal. Considérant alors les deux principales origines des plantes, état transformé ou don divin, des désignations spécifiques font sens et laissent apparaître un système nomenclatural étroitement lié aux origines ontologiques des plantes.

Dans ce chapitre, les plantes sont, tout d'abord, décrites au travers de conceptions citées dans la mythologie et de discours exprimés lors des collectes. À ces considérations se rajoutent certaines clefs que donne l'étude de la nomenclature Yanesha. L'ensemble de ces informations véhiculées autour des plantes seront ensuite utiles à l'explication des choix thérapeutiques, en termes de puissance, d'usage des remèdes et de leur formulation.

1. ORIGINE DES PLANTES *PARE'SHEMATS*

Les plantes apparurent sous leur forme actuelle sur la terre à l'époque de la spéciation. Sous leur forme actuelle, elles sont : soit les états transformés de certaines personnes des temps mythiques, qui furent (1) des Divinités ou (2) des ancêtres, soit des plantes qui furent données directement en l'état par (3) certaines Divinités ou par (4) des entités du monde « non-visible » restées sur la terre.

Dans le cas des Divinités et des ancêtres, leur transformation en être au corps de plante (*puechor*) est soit consécutive à la mort du corps humain de l'ancêtre ou de la Divinité, soit issue d'une de leurs productions corporelles (comme le lait ou le sang) tombée au sol. Le reste de leur corps prend alors une autre apparence, telle celle d'oiseau et autres animaux, ou encore d'étoile. L'apparition d'une plante a toujours lieu à la suite d'évènements généralement dramatiques (trahisons, dangers imminents) ou de découvertes fortuites, et est toujours présentée comme délibérée, intentionnelle ou motivée par un but spécifique, celui d'aider les Yanesha dans la construction et le maintien d'un état de bonne santé.

D'autres plantes furent offertes directement aux humains sous leur forme végétale. Ces dons sont le fait de Divinités éprouvant de la compassion, *amuereñets* (lit. Compassion), pour les Yanesha. Positionnées au sommet de l'arbre généalogique, ces plantes furent données directement ou indirectement à travers des personnages mythologiques élevés au rang de *cornesha'* ou d'entités du monde « non-visible ». La plupart des plantes furent offertes par des *cornesha'* mythiques vouant leur culte à Yato' Yos, par la Divinité Yato' Yos lui-même et d'autres entités du monde « non-visible » tels les *mellañoteñ* et *atsnañets*. Même si l'origine ontologique de ces plantes ne les relie pas à l'humanité, elles sont considérées néanmoins comme imprégnées d'un *yecamquëñ* de l'être qui en fit le don.

Pare'shemats, *les états transformés des ancêtres ou des Divinités de rang généalogique inférieur*

Selon les données recueillies, et les dires de Richard Smith, il existe plusieurs grandes familles de Divinités, qui se positionnent les unes par rapport aux autres selon certains niveaux hiérarchiques. Toutes ces familles sont ordonnées selon le même schéma généalogique, avec le niveau le plus élevé dénommé Yato' (lit. Notre Grand-Père) (rang généalogique G^{+2} de la classification). C'est, par exemple, le rang où se positionne Yato' Yos, Notre Grand-Père Yato' Yos, Yato' Yemats, Notre Grand-Père Tabac, ou encore Yato' Ramuesh, Notre Grand-Père Ramuesh. Au rang généalogique G^{+1}, dans chaque grande famille, se trouvent Yompor (lit. Notre Père) et Yachor (Lit. Notre Mère).

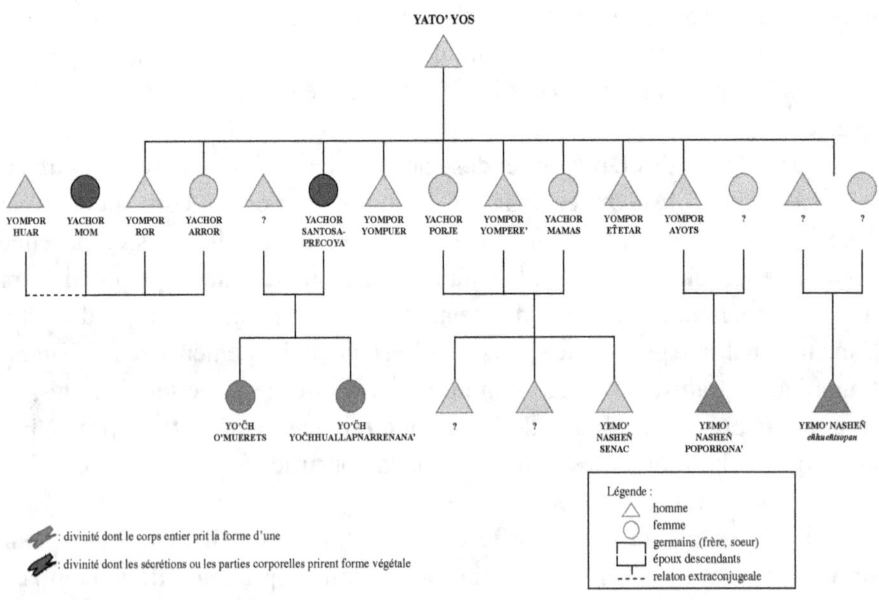

Figure 1 : Exemple classifcatoire de la Divinité Yato' Yos

En descendant ensuite l'arbre généalogique, Yenoma'sheñ (lit. Notre Frère) et Yo'c̈h (Notre Sœur) occupent le rang généalogique G^0 (Figure 1)[173]. Il existe donc des personnages mythiques qui peuvent être considérés comme des Divinités de rang supérieur (Yato' Yos et ses envoyés, Yosoper et ses envoyés), et des Divinités se situant plus bas dans la généalogie, considérées comme étant de rang inférieur.

En se basant sur les mythes recueillis et ceux décrits dans la littérature, il est possible de positionner certaines des Divinités et les plantes qui en sont issues le long de cet arbre généalogique.

C'est ainsi qu'au rang G^{+1}, le lait de Santosaprecoya, fille de Notre Grand-Père Yato' Yos, va donner naissance à une plante, *pomocpar* (*Anthurium croatii* Madison) :

> […] Avant de rejoindre son père, Yato' Yos, dans le ciel, elle fit tomber des gouttes de lait de son sein, et déclara : « Avant de m'en aller, je voudrais vous laisser un présent.
>
> Où tombera une goutte de lait poussera une plante. Sa tige pourra vous servir pour soigner les infections » expliqua Pomoc. […]

L'ancêtre de la plante *pomocpar* (Annexe 2).
Lima, 25 mars 2008.

A ce même rang généalogique, la Divinité Coca, Yachor Mom, se trouve rattachée à cette famille par son union avec un des fils de Yato' Yos dénommé Yompor Ror. La coca porte aujourd'hui le nom de *coc'* (*Erythroxylum coca* Lam.).

> […] Yompor Ror, furieux des infidélités de sa femme et du manque de respect de Huar, démembra sa femme et jeta les morceaux de son corps de tous les côtés. […]
>
> A chaque endroit où tomba une partie de son corps, poussa un plan de coca identique à celui que nous consommons aujourd'hui. […]

L'ancêtre de la coca (Annexe 2).
Yarinacocha-Pucallpa, 23 décembre 2008.

Dans ces deux cas (G^{+1}), la transformation en plante se fait à partir d'une sécrétion du corps de la Divinité ou à partir d'un des morceaux de son corps.

Par contre, dans les plantes issues de Divinités de rang G^0, c'est le corps entier de la Divinité qui se transforme. La petite-fille de Yato' Yos et fille de Notre Mère, Yachor Santosaprecoya, se dénommait Yo'c̈h Huallapnarre-

173. Richard Smith donne un schéma arborescent des egos féminin et masculin du panthéon : Smith, R. C. (1977). *op. cit.*, p.95.

nana'. Elle se transforma toute entière en une plante dénommée aujourd'hui *huallpnarreĉh (Munnozia hastifolia* (Poepp.) H. Rob. & Brettell).

> « La fille de Notre Père Yato' Yos, Notre Mère, Yachor Santosaprecoya, laissa sa petite-fille sur Terre avant de monter au ciel.
>
> Elle s'appelait Yoĉhhuallapnarrenana', et continua de vivre avec les Yanesha pendant quelques temps après l'ascension de sa grand-mère.
>
> À l'époque où toutes les personnes se transformèrent, elle se transforma en plante. Cette plante est connue sous le nom de *huallapnarren.* » Lima, 18 juillet 2007.

De la même manière, « Notre Mère, Yachor Santosaprecoya, eut aussi une autre fille dénommée Yo'ĉh O'muerets, et c'est le corps entier de cette jeune fille qui prit la forme de la plante o'mueretspan (Indet.).

> Elle se convertit en plante afin que les femmes ne souffrent pas de douleurs après l'accouchement. » Lima, 16 juillet 2007.

Petit-fils de Yato' Yos et fils d'Ayots, l'enfant Poporrona' prit, quant à lui, l'apparence d'un parépou appelé aujourd'hui *poporr* (*Bactris gasipaes* Kunth)[174].

> [...] Essayant d'abattre Poporrona', ils n'arrivèrent qu'à s'entretuer. Poporrona' leur suggéra de construire un radeau amarré au milieu de la rivière et de l'attacher dessus assis sur un siège.
>
> Une fois attaché, ils devraient lui enfoncer un pieu dans le crâne et revenir cinq jours plus tard.
>
> Les gens suivirent ses instructions et le laissèrent mort sur le radeau. Le cinquième jour après son exécution avait poussé à la place de sa dépouille un palmier rempli de fruits.
>
> L'ancêtre du parépou (Annexe 2).
>
> San Pedro de Pichanaz-San Francisco de Pichanaz, 12 juin 2009.

Enfin, toujours dans cette famille, un autre des petits-fils connus de Yato' Yos, et de nom inconnu, se transforma en la plante de *eñhueñtsopan* (Indet. Moraceae).

> « On dit que dans les temps anciens, lorsque les plantes vivaient avec les Yanesha, Yato' Yos, Notre Grand-Père tout puissant, avait un petit-fils qui se convertit en plante. » Lima, 18 juillet 2007.

174. Fernando Santos Granero mentionne également ce mythe dans le contexte de description des enfants sorciers. Santos Granero, F. (2002). *op. cit.*, p.516 et 517.

Cette plante est aujourd'hui connue sous le nom de *eñhueñtsopar*.

Les plantes peuvent aussi être issues d'ancêtres transformés. D'un point de vue ethnobotanique ce groupe de plantes représente la majorité des plantes collectées. Ce sont en général des espèces faciles à trouver, sylvestres ou croissant spontanément autour des habitations. Dans ce groupe de plantes une différence est faite entre les plantes issues d'ancêtres ayant eu des rapports étroits avec les Divinités, car ils les avaient épousées ou étaient leurs serviteurs, et les autres, sans relation particulière avec les êtres divins. Ces liens particuliers avec les Divinités (union ou bien service) positionnent de fait la personne dans un niveau social supérieur ou inférieur, et partant de là influencent sur le processus de transformation qui se fera sur la base d'une partie du corps ou de son intégralité, reproduisant le modèle mis en évidence au sein des êtres divins de la grande famille de Yato' Yos : la base de transformation du corps ontologique varie, et cela en fonction du rang social de l'ancêtre ayant donné naissance à la plante.

C'est ainsi qu'est expliquée l'origine de la plante *pa'yon* (*Tetragastris panamensis* (Engl.) Kuntze) qui sert à teindre les *cushma* d'ocre-rouge :

> Dans les temps primordiaux, Yompor Oresem̃ était une Divinité qui vivait sur cette terre, et avait deux épouses qui s'appelaient Hueraresyac et Shopsheresyac.
>
> Un serviteur dénommé Pashtason vivait également avec eux, et les aidait aux tâches quotidiennes. […]
>
> Un jour Pashtason coupa le sexe (clitoris) de Shopsheresyac, une des femmes qu'Oresem̃ lui avait laissé en partant au ciel. Le sang qui tomba sur le sol à cet instant pris la forme d'un arbre, *pa'yon* […]
>
> Les ancêtres de *pa'yon* et de la Ceinture d'Orion (Annexe 2).
> Lima, 18 juillet 2007.

Shopsheresyac elle-même fut ensuite élevée au rang de Divinité. Elle s'éleva dans le ciel avec Huerarescyac, pour former des étoiles, qui vivent dans la Voie lactée.

Parmi les ancêtres Yanesha qui vouaient une immense dévotion aux Divinités et étaient à leur service, il y avait la servante de Santosaprecoya, qui se transforma en une plante connue aujourd'hui sous le nom *añchechpar* (*Ossaea* sp).

« Cette plante était la servante de Notre Mère Santosaprecoya.

Lorsque Santosaprecoya partit rejoindre son père Yato' Yos en laissant une goutte de lait par terre, sa servante ne voulut pas rester seule sur terre, et décida de faire pareil et son corps prit la forme d'une plante. »
Lima, 18 juillet 2007.

D'autres ancêtres se transformèrent en plante sans toutefois qu'il y ait de lien avec de quelconques Divinités. C'est le cas de la grand-mère Orroshe'sh et de ses deux petites-filles qui se transformèrent en plantes de *orroshe'shpar* (*Dracontium peruvianum* G.H. Zhu & Croat, *Dracontium plowmanii* G.H. Zhu & Croat et *Dracontium spruceanum* (Schott) G. H. Zhu.

> [...] Un jour où Orroshe'sh consomma plus de piment qu'à l'ordinaire, ses cheveux commencèrent à tomber. [...]
>
> [...] Ses petites-filles lui répondirent : « Grand-mère, pourquoi as-tu mangé tant de piment ? Cela fait des jours que nous te disons de faire attention. Mais tu as l'air bien triste, viens donc dormir avec nous »
>
> Ainsi, la nuit s'avançant, Orroshe'sh s'en alla dormir avec ses deux petites-filles.
>
> Au petit matin, lorsque sa fille revint à la maison, elle chercha sa mère et ses filles afin de les embrasser et d'annoncer sa venue. « Maman, maman ? Les filles ? Où êtes-vous ? »
>
> Elle avait beau les appeler, personne ne répondait, alors elle se mit à chercher dans toute la maison, elle se rendit au bout d'un moment dans leur chambre.
>
> Là, elle ne vit personne, il y avait dans le lit une plante connue aujourd'hui sous le nom de *orroshe'sh*, *sacha jergón* ou encore *pituquillo del monte* en espagnol.
>
> La grand-mère Orroshe'sh et ses deux petites-filles s'étaient transformées dans la nuit en plantes médicinales. Utilisées en bain de vapeur, elles sont connues pour traiter les piqûres de serpent.
>
> L'ancêtre du *sacha jergón* (Annexe 2).
> Lima, 12 mars 2008.

Au sein de chaque groupe de plantes provenant d'états transformés des ancêtres ou de Divinités de rang G^{+1} ou G^{0}, les classifications ontologiques sont donc organisées selon un schéma reprenant un ordre généalogique ou social. Il s'inscrit dans le corps physique ontologique de la plante en définissant la partie de l'être qui servira de base à la transformation (corps, sécrétion, partie de corps). La position généalogique ou sociale ontologique se projette donc dans ce qui servira de base à la transformation. À cette hiérarchisation se juxtaposent aussi des valeurs de puissance ontologique se traduisant, après la transformation, en notion d'efficacité thérapeutique du remède : les espèces ontologiquement proches des Divinités seront considérées comme plus « puissantes », au contraire d'espèces n'ayant pas de lien particulier avec celles-ci.

Pare'shemats, *dons directs ou indirects des Divinités de rang généalogique supérieur*

Certains *pare'shemats* furent donnés directement par des Divinités de rang G^{+2} aux hommes, ou indirectement au travers des *cornesha'* leur vouant un culte (ex. Poramasa', Rrera, Ransana', Shemoc Huarena'). Parmi les plantes données par les Divinités/*cornesha'* se trouvent des espèces de haute valeur culturelle, souvent cultivées, et de grande importance dans la vie quotidienne : en particulier le tabac ou encore certains souchets *(epe'* en Yanesha), plantes données pour aider dans les tâches quotidiennes, améliorer les capacités intellectuelles et physiques.

> [...] « Je (Poramasa') t'ai ramené des herbes magiques, elles s'appellent *epe'* et t'aideront à chasser, rends-moi mon couteau maintenant. »
> « Tu dois les planter à côté de chez toi, et le dire à ta famille et tes amis. Protège les bien. »
> C'est ainsi que le Père des vautours (Poramasa')[175] enseigna au chasseur comment utiliser les souchets afin de chasser plus facilement. L'homme, convaincu, lui rendit alors son couteau.
>
> L'origine des souchets aidant à la chasse (Annexe 3).
> Loma Linda, 2 juin 2008.

De nombreuses plantes furent également l'objet de don de la part des êtres créés respectivement par Yato' Yos et Yosoper, les *mellañoteñ* et les *atsnañets*, aujourd'hui retranchés dans le monde « non-visible ». Matérialisant toujours un sentiment de compassion, ces dons sont aujourd'hui les plantes les plus communément utilisées. Les *mellañoteñ,* sorte d'esprits protecteurs des lieux qui peuvent aussi châtier les Yanesha non respectueux en leur envoyant des entités étiologiques aux atteintes sévères, ont, pour leur part, donné toutes les plantes connues sous les noms génériques de *campuerpan* et *corarnopan.*

A coté de ces plantes, dons des *mellañoteñ*, se trouvent les dons d'Errasañats et de ses compagnons, entités pathogènes de Yosoper. Malgré son appartenance au monde maléfique Errasañats[176] eut pitié des Yanesha, et avant son départ, il leur indiqua des plantes :

175. Le vautour se dit « *gallinazo* » en espagnol régional (*Cathartes aura*).

176. Les discours à propos de l'origine de ces plantes sont variables. Si tous convergent pour dire qu'Errasañats donna les plantes servant à lutter contre les différentes sortes d'hémorragies, il n'en est pas de même sur l'origine des plantes traitant les affections cutanée (varicelle et rougeole) et les fortes fièvres (paludisme). À ce sujet, certains énoncent que toutes les plantes furent données par Errasañats, et d'autres disent qu'avant de mourir ses trois compagnons laissèrent les plantes à Errasañats afin que celui-ci puisse les offrir.

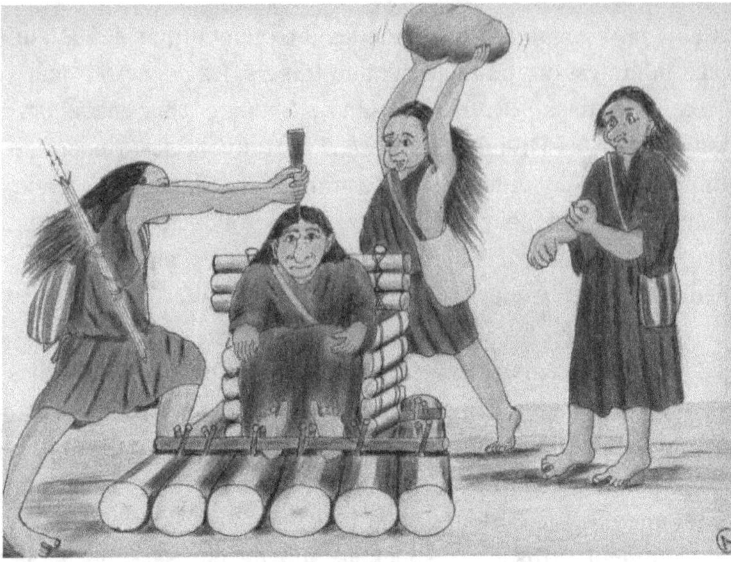

Poporrona' (Dessin : Anselmo Cruz Mariño, 21x29)

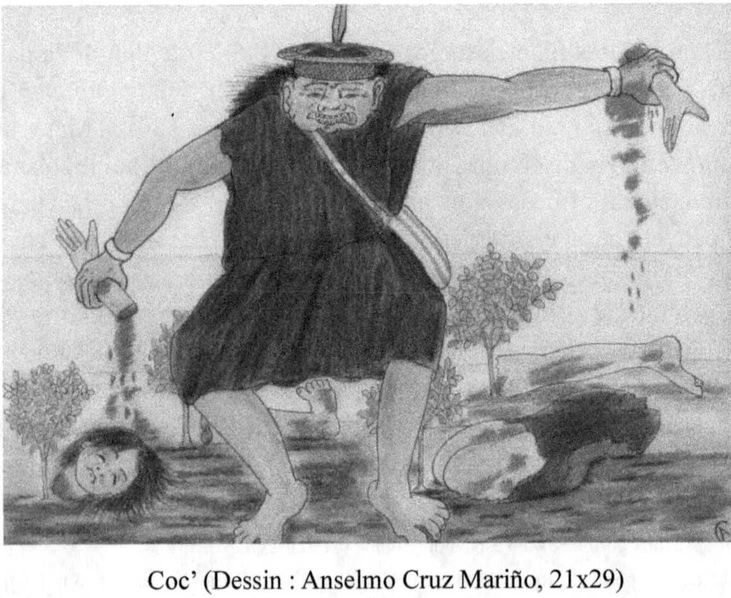

Coc' (Dessin : Anselmo Cruz Mariño, 21x29)

> […] Ils partirent ensemble. En chemin, Errasañats lui dit : « Je vais te donner des plantes qui vous aideront à soigner le mal que je peux faire aux Yanesha, celui de Yonnañets, de Shorañets et de Puertsañats[177]. Écoute-moi avec attention. »
>
> Il lui montra les plantes appelées *yonnañtsopar*, *errasañatspan*, et beaucoup d'autres ; lui expliquant à chaque fois comment les utiliser et quels étaient leurs noms. […]
>
> L'origine des plantes errasañatspan (Annexe 3).
> Loma Linda, 5 juin 2008.

Les plantes « données » ne subissent donc pas de transformation, mais se présentent toujours comme la matérialisation d'une intention/volonté émanée directement de Yato' Yos, de certains *cornesha'* mythiques, ou bien comme la matérialisation d'un sentiment de compassion énoncé à voix haute et motivé par une situation précise. Si certaines sont plus sacrées et valorisées que d'autres (*epe'*, les souchets ou *yemats*, le tabac) c'est parce qu'elles sont l'intention matérialisée de Divinités puissantes elles-mêmes. De ce fait elles peuvent être considérées comme des plantes civilisatrices, à l'origine de la fondation de la culture Yanesha. Les autres, dons des entités du monde « non-visible », apparaîssent comme de simples plantes médicinales capables de remédier aux états dégradés de bonne santé que peuvent causer ces mêmes entités aux Yanesha.

Dans ces deux groupes de plantes (états transformés/dons) il existe une classification hiérarchique qui se base sur un ordre généalogique. Pour les plantes issues d'états transformés, cet ordre hiérarchique conditionnera une base de transformation différente. Pour toutes les plantes, qu'elles soient issues d'états transformés ou objets de dons, il existe une logique hiérarchique verticale ontologique qui les inscrit les unes par rapport aux autres selon une échelle de pouvoir thérapeutique : les plantes les plus puissantes, donc les plus efficaces, sont toujours celles d'un rang généalogique/social ontologique supérieur.

177. Errasañats : fièvres hémorragiques (fièvre jaune), Yonnañets : forte fièvre (paludisme), Shorañets : rashs cutanés (variole) et Puertsañats : affection cutanée sous forme de plaques rouges (rougeole).

Origine de l'intention	Origine de la plante	Exemple de plante
Divinité de rang G^{+2}	don	*epe'*
Divinité de rang G^{+1}	sécrétion ou partie corporelle	*coc', pomocpar*
Divinité de rang G^{0}	corps entier	*poporr*
mellañoteñ, atsnañets	don	*campuerpan, corarnopan, errasañatspan, yonnañtsopar*
ancêtres hiérarchiquement supérieur	sécrétion ou partie corporelle	*pa'yon*
ancêtres hiérarchiquement inférieur	corps entier	*achmosa's, orroshe'chpar, ëho*

Tableau 3 : pouvoir thérapeutique des *pare'shemats* selon leurs différentes origines

Base ontologique de transformation et organe de plante utilisé dans les pare'shemats

A priori, les plantes, telles qu'elles apparaîssent aujourd'hui, sont toutes constituées d'un corps physique, *puechor*, et d'un *yecamquëñ*, principe vital individualisé, qui peut interagir avec celui des humains. Cette interaction se fait grâce au remède, qui est à son tour l'état transformé d'une plante.

Les Divinités de rang G^{+1} et ancêtres de hiérarchie sociale supérieure ont pour base de transformation une partie de leur corps ou une production corporelle. Que cette production corporelle soit urine, sang, ou lait, le remède qui sera préparé avec la plante est en tout point semblable à son origine ontologique.

La plante *pomocpar* (*Anthurium croatii* Madison), par exemple, est l'état transformé d'une goutte de lait d'une Divinité tombée au sol. La racine de cette plante préparée en décoction donne un remède « blanc crémeux semblable à du lait en poudre mélangé à de l'eau ». De même, l'urine de Yompor Cachinear (Divinité marchant courbée) donna naissance à *shollana'panach* (*Commelina robusta* Kunth), dont l'infusion de feuille est d'une couleur jaune comme l'urine. Elle est utilisée pour soigner les infections urinaires avec émission d'urines sombres, et les douleurs arthritiques.

« On dit qu'il existait une personne légendaire dénommée Yompor Cachinear. Il marchait courbé comme s'il avait tout le temps mal au dos et aux articulations.

On dit aussi qu'il donna la plante de *shollana'panach* aux Yanesha en urinant par terre. Chaque fois qu'il urinait il poussait alors cette plante... » Lima, 20 juillet 2007.

Enfin, l'écorce de l'arbre *pa'yon* (*Tetragastris panamensis* (Engl.) Kuntze) longuement bouillie fournit un décocté rouge sang, *tsasasen* (lit. Liquide qui prend une couleur rouge), utilisé dans les cas d'hémorragie féminine, qui s'apparente aux gouttes de sang perlant de la blessure dont fut l'objet l'ancêtre de rang supérieur Shopsheresyac.

En ce qui concerne les plantes issues de Divinités de rang G^0 et les ancêtres « ordinaires », le lien avec leur origine ontologique se joue au niveau de l'aspect physique non transformé du ou d'une partie du végétal, rappelant une caractéristique physique ou comportementale de l'ancêtre. C'est aussi la partie de plante employée dans le remède : épine du parépou, *poporr* (*Bactris gasipaes* Kunth)[178] rappelant les flèches de ce dernier, tubercule en forme de tête de la plante Orroshesh', ou tige résistante de la plante (*Satyria panurensis* (Benth. ex Meisn.) Hook. f. ex Nied., qui souligne la force qui habitait l'ancêtre *po'huamencarëchpar*.

Ainsi, pour les plantes issues des productions corporelles des ancêtres de rang social supérieur ou de Divinité de rang G^{+1}, la théorie des semblables s'utilise en associant les caractéristiques du remède préparé à celles de la sécrétion originelle. Le remède peut donc être considéré comme une production d'un organe du corps actuel de la plante, et la préparation du remède comme une nouvelle transformation permettant de recréer la fonction physiologique ontologique. Dans les autres cas, c'est une des caractéristiques ontologiques (physique et comportementale) de l'être avant la spéciation qui, par analogie, sera un indicateur de la partie de plante à employer lors de l'élaboration du remède. Ainsi, la base de transformation de l'être ontologique est alors analogue à la forme que prend le remède, et la transformation eut lieu lors de l'énonciation de l'intentionnalité des personnages ontologiques ponctuant alors le moment de l'apparition de ces plantes sur terre.

178. Le parépou est appelé *pijuayo* en espagnol régional.

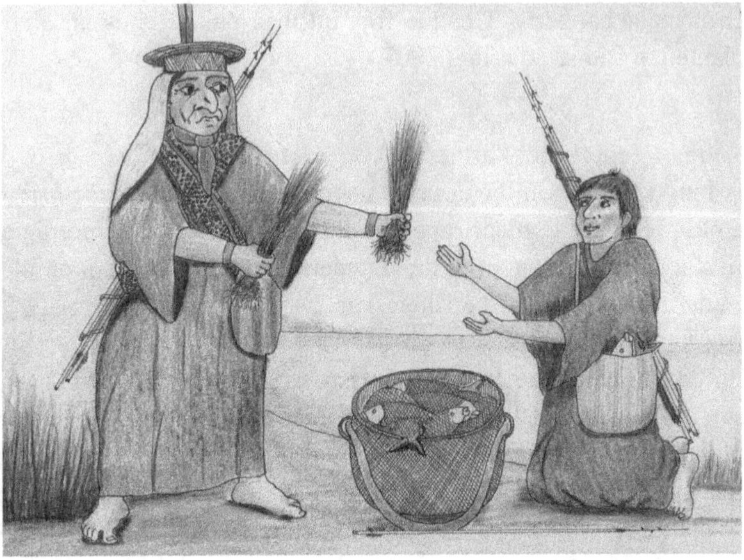

Don des *piri piri* aidant à la pêche
(Dessin : Anselmo Cruz Mariño, 21x29)

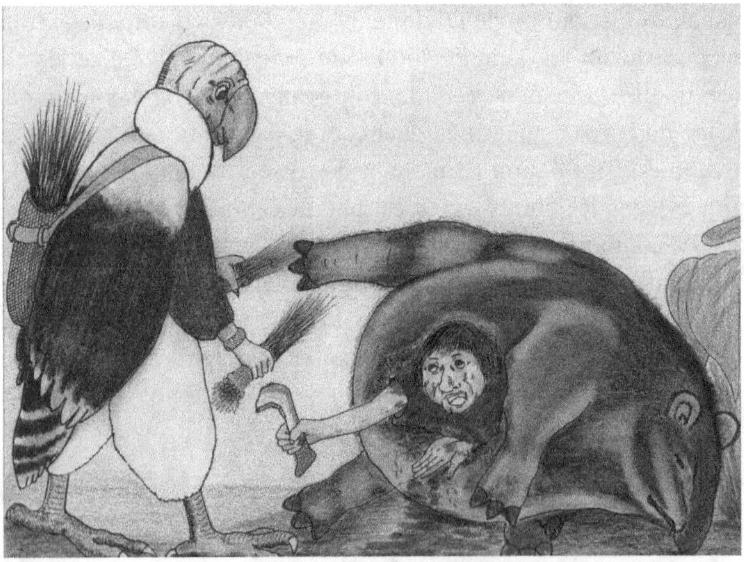

Don des *piri piri* aidant à la chasse
(Dessin : Anselmo Cruz Mariño, 21x29)

Dans les mythes, si les évènements qui entrainèrent l'apparition des plantes *pare'shemats* sont de nature différente, la cause première de la spéciation/transformation semble toujours être une volonté individuelle.

Dans les cas où les plantes sont des états transformés de corps entiers ou de productions corporelles - qu'elles soient issues d'ancêtres ou de Divinités de rang inférieur avant de changer d'apparence -, le personnage mythique énonce toujours à haute voix les raisons de son acte et la destinée de la plante à laquelle il est en train de donner naissance. C'est par ce discours que l'usage de chaque plante *pare'shemats* se définit :

> Dans les temps anciens, une femme donna naissance à un enfant au bout de seulement quatre mois, mais seules la tête et la figure de l'enfant étaient formées, le reste n'était que du sang.
>
> Après l'enterrement, l'enfant mort-né, qui était une petite fille, apparut à sa mère et lui dit : « Maman, je suis ta fille, celle que tu enterras là-bas… Regarde-moi. À la place du sang que je vais perdre sur le sol, il poussera maintenant des plantes de *sapeñtsopar*[179] qui serviront contre les hémorragies des femmes […]
>
> Lima, 18 juillet 2007.

Dans ces cas-là, l'énonciation, prélude de transformation, est donc directe. Elle s'adresse à un être humain, et vise à conférer un usage précis à une plante. Elle peut aussi s'appliquer à un groupe de plusieurs plantes liées par des liens de parenté/relationnels/sociaux ontologiques particuliers. À ce moment, les êtres mythiques liés se transforment simultanément et les plantes qui en sont dérivées possèdent des usages communs.

Tel est le cas d'Orroshesh' et de ses deux petites-filles qui se transformèrent en plantes utilisées pour « soigner les morsures de serpents ». Ces liens ontologiques peuvent aussi se remarquer grâce à des caractéristiques communes que possèdent certains *pare'shemats* : « On dit que lors des temps anciens, les plantes étaient des personnages. *Achmosa's* (*Vismia pozuzoensis* Engl.) vivait sur terre, il était le serviteur de Yompor Pochañechena', le camphre. C'est pour cela qu'ils ont maintenant la même odeur. » Lima, 18 juillet 2007.

179. Le terme *sapeñets* désigne à la fois le fœtus et une entité étiologique provoquant de fortes hémorragies utérines.

Dans d'autres cas, les circonstances de la transformation sont comme une mise en scène :

> Yachor Yaneshallem̃ était une femme qui vivait jadis sur la Terre. Un jour où les Yanesha s'aperçurent de sa réelle identité, elle déclara : « Je ne suis pas humaine, je fus envoyée par Notre Grand-Père afin de vous aider à toujours avoir de quoi manger. »
> Un homme lui demanda alors : « Mais que devons nous faire ? » Yaneshallem̃ répondit : « Maintenant vous devez aller dans vos parcelles, là où les herbes sont hautes. »
> Les gens accompagnèrent Yaneshallem̃, elle se mit au centre de la parcelle et dit : « Vous devez tous faire tomber les arbres des quatre coins du champ sur moi, afin qu'ils me tuent… »
> Des haricots sauvages poussèrent de chaque goutte de son sang tombé à terre.
> Tsachopen-Miraflores, 27 octobre 2008.

Par contre dans les cas ou les *pare'shemats* sont issus de dons provenant de Yato' Yos et/ou Yosoper (ou des êtres qui leur sont affiliés tels que cornesha' mythiques, *mellañoteñ* et *atsnañets*), cette énonciation verbale, ainsi que les circonstances détaillées de la spéciation, ne sont jamais mentionnées dans les mythes. Tout se passe comme si ces plantes étaient des émanations de la volonté supérieure de ces personnages mythiques, ne nécessitant l'apport d'aucun support physique/matériel pour s'incarner.

Quoiqu'il en soit, volonté pure ou circonstances particulières motivant une transformation, cette intentionnalité est à la racine de la création du principe vital, le *yecamquëm̃* de la plante. À ce moment, le *yecamquëm̃* de la plante *pare'shemats* possède une spécificité d'usage qui sera mise à profit pour soigner l'être humain malade. Il existe donc une étroite correspondance entre l'intention d'apparition ontologique du végétal et son principe vital végétal actuel. C'est ce *yecamquëm̃* végétal, sorte de volonté ontologique matérialisée, qui interagit avec l'être humain et est à l'origine de l'usage thérapeutique des *pare'shemats* : autant d'intentions énonçant la volonté de créer une plante sont ainsi à l'origine d'autant de *yecamquëm̃* végétaux.

2. COMMENT NOMMER LES PLANTES ? STRUCTURE GLOBALE DE LA CONSTRUCTION DES NOMS DES PLANTES

Les espèces végétales peuvent être regroupées selon leur écotope. Les plantes cultivées, *narmets*, se trouvent dans les parcelles cultivées, *chets* (lit. Parcelle cultivée de femme), ou *pa'muer* (lit. Parcelle cultivée d'homme) et *pamp* (lit. Les zones entourant les habitations). Les plantes sylvestres sont dites *ta'te*, et viennent de zones de forêt *potsat̃* (lit. Forêt) et *puerm̃arer* (lit. Forêt inaccessible, primaire). Cette distinction entre les plantes cultivées et les plantes sylvestres est également décrite chez les Yagua par Jean-Pierre Chaumeil[180], et semble répandue au regard des études faites en Amazonie[181]. Chez les Yanesha, les plantes, indépendamment de leurs spécificités d'usage, qu'elles appartiennent à la catégorie des *pare'shemats*, des plantes utiles ou alimentaires, peuvent se répartir soit dans le groupe des plantes cultivées soit dans celui des plantes sylvestres selon le schéma suivant :

narmets:	*pareshe'mats* :	*ta'te* :
les plantes cultivées	les plantes de soin	les plantes sylvestres
- aspan	*sherbets* :	- aspa,
- apec̈h	les plantes utiles	- apec̈h
- tsach	*ame'taña* :	- tsach
	les plantes comestibles	

Figure 2 : positionnement des pare'shemats dans l'univers végétal

180. Chez les Yagua : plantes cultivées *hátasara* et plantes sauvages *towačara* Chaumeil, J.-P., Chaumeil, B. (1992). L'oncle et le neveu. *Journal de la Société des Américanistes,* 78 (2), p.27.

181. Vincent Hirtzel note aussi cette distinction entre plantes cultivées et sylvestres chez les Yuracaré : « *Aymashuñe* est donc, sans surprise, le maître des végétaux : il possède des graines de toutes les plantes, aussi bien des plantes "sauvages" qui, en croissant, constituent la forêt, que des plantes cultivées qui deviennent les plantations des humains. » : Hirtzel, V. (2010). *op. cit.,* p.108. Philippe Descola fait état du couple *aramu/ikiama* pour expliquer le contraste entre « les plantes cultivées par les hommes et celles qui le sont par les esprits » : Descola, Ph. (2005). *Par-delà nature et culture.* Paris : Bibliothèque des Sciences Humaines, Gallimard, p.68. Pour les sharanahua, « les plantes [...] qui doivent rester sauvages sont cultivées par les morts », les « plantes cultivées » se nomment *fana* : Déléage, P. (2005). *op. cit.,* p.196. Philippe Erikson note que « de nombreux éléments formellement proches des productions de l'activité humaine, mais sans en avoir l'utilité, sont attribués aux *maru*, en particulier un grand nombre de végétaux sauvages qui évoquent des artefacts ou des plantes cultivées. » : Erikson, Ph. (2004). *op. cit.,* p.127. Marie Fleury décrit sur le plan linguistique que « Les plantes portant le suffixe *"imë"* sont souvent des végétaux sauvages, le plus souvent inutilisés, contrairement à leurs homologues, parfois domestiqués ou du moins employés par l'homme. Citons l'exemple de *napek » :* Fleury, M. (1999). Dénominations et représentations des végétaux en forêt tropicale : étude comparative chez les Amérindiens Wayana et les Noirs marrons Aluku de Guyane française. *L'homme et la forêt tropicale*, p.16.

Objets empiriques, les plantes font partie du règne végétal, mais pour les Yanesha il n'existe pas de terme général pour le mot « plante » au sens général d'organisme végétal. La définition de la plante est nettement plus complexe, elle ne peut en ce sens se résumer à un seul terme.

Ce sous-chapitre examine uniquement l'organisation de l'univers végétal constitué par les *pare'shemats,* dans le cadre d'une nomenclature dont les éléments de base ont été fournis principalement par des collectes ethnobotaniques systématiques, doublées de relevés d'herbier et de déterminations botaniques. Dans le cadre de cette étude, 607 échantillons d'herbier ont été collectés, desquels 249 espèces furent identifiées. Notre analyse porte donc sur ces 249 espèces. Cependant, il est certain que ce relevé de données ne put couvrir à lui seul le champ de toutes les espèces reconnues comme étant des *pare'shemats*, ni recenser toutes leurs désignations : soit que les plantes n'aient pu être récoltées, soit que les données livrées aient été parcellaires. En effet, comme il va être expliqué plus loin, les noms des *pare'shemats* peuvent être constitués par plusieurs termes enchaînés pouvant aller jusqu'à quatre. C'est l'enchainement complet qui seul permet de savoir très précisément de quelle espèce botanique l'on parle. Souvent lors des collectes, et en particulier au début, un seul terme fut donné : soit le plus globalisant, soit le plus signifiant aux yeux de l'informateur, ce qui conduisit quelquefois à une perte de l'information.

La langue Yanesha est polysynthétique de morphologie complexe.[182] Selon Martha Duff-Tripp les composantes de la langue Yanesha sont au nombre de sept : verbe, substantif, adjectif, adverbe, pronom, interjection, et conjonction[183]. La première racine des substantifs composés peut être un adjectif ou un nom, et peut ainsi s'utiliser indifféremment comme adjectif ou substantif. Il existe donc de nombreuses combinaisons de racines adjectives/nominales pouvant former des substantifs/adjectifs composés.

Les mots peuvent donc être des mots simples ou des mots composés :

Exemple de mot Yanesha	**Morphèmes dissociés**	Traduction française
mam	***mam*** : manioc	manioc
mampan	***mam*** manioc + ***pan*** plante	plant de manioc
nomamar	***no*** mon + ***mam*** manioc + ***ar*** dans la maison	mon manioc dans la maison
nomamañ	***no*** mon + ***mam*** manioc + ***añ*** dans la parcelle	mon manioc dans la parcelle

Tableau 4 : exemples d'associations sur un mot simple[184]

182. Aikhenvald, A. Y., Dixon, R. M. (2007). *op. cit.* p.80.

183. Duff-Tripp, M. (1997b). *op. cit.* p.

184. Daigneault, A. L. (2009). *op. cit.*, p59.

Selon nos données, en ce qui concerne les espèces botaniques de l'univers des *pare'shemats*, chaque espèce botanique se désigne par une succession de termes, dont le nombre peut aller jusqu'à quatre. Chacun de ces termes se compose d'une unité lexicale pouvant être associée (ou non) à un suffixe.

Nature et signification des suffixes

Plusieurs types de suffixes utilisés dans les noms des *pare'shemats* ont été répertoriés :

Spécifiant une morphogenèse végétale

Ces suffixes sont *-ech* (ou *-ach* selon le lieu de collecte[185]), *-tall*, *-nech*, *-rech*, et sont des noms. Ces suffixes permettent de décrire le végétal dans sa morphogenèse, c'est-à-dire dans son modèle de croissance et de ramification qui lui donnera une silhouette caractéristique.

Le suffixe *-ech* (ou *-ach*) dérive du mot *tsach*. Il s'applique aux végétaux ayant un tronc lignifié, dont les premières ramifications sont situées dans la partie supérieure, voire à l'extrémité de la personne. Ce suffixe s'applique donc à de nombreux arbres (*yonqüellech, Cecropia* spp. ; *shemaquech*, *Copaifera paupera* (Herzog) Dwyer, également aux palmiers (*sech, Euterpe precatoria* var *longevaginata* (Mart.) A. J. Hend.), et aux fougères arborescentes (*oshech, Sphaeropteris quindiuensis* (H. Karst.) R.M. Tryon).

Le suffixe *-nech (-nach)* caractérise des espèces ayant un axe central non ramifié qui reste vert, et dont les fleurs/fruits se trouvent à cette extrémité : c'est le cas des espèces *charrnech,* certains *Costus* spp., de l'herbe géante qu'est *ch'one'ch* (*Gynerium sagittatum* (Aubl.) P. Beauv.), ou encore *tse'ñach,* (*Vernonia baccharoides* Kunth et *Vernonanthura patens* (Kunth) H. Rob).

Le suffixe *-tall* caractérise les espèces qui, indépendamment de leur taille, ont une tige, lignifiée ou non, qui se ramifie très tôt lors de la croissance de la plante en lui donnant un port arbustif étalé : c'est le cas de *atsnoretstall* (*Begonia* spp.), petite plante ripicole, et *soñtall* (*Heliocarpus americanus* L.), arbre de petite taille.

Enfin, *-rech* désigne invariablement des espèces au port lianescent (*aporech, Clematis guadeloupae* Pers. ; *llochuorech, Smilax poeppigii* Kunth).

185. *-ach* se prononce plus en partie basse.

Spécifiant un organe végétal

Certains suffixes sont des marqueurs d'une partie bien précise de la plante, soit en ce qu'elle a de particulier et qui permet de la distinguer d'une autre espèce proche, soit parce que c'est précisément cette partie de plante qui sera toujours utilisée lorsque l'on parle de cette espèce. On dénombre ainsi la résine (*ese'/-ase')*, le fruit (*-em̃*) : *sherencase'* par exemple est le latex de l'arbre produisant le caoutchouc, *sherencach* (*Ficus* sp.). Le suffixe nominal *-em̃* provient du mot fruit, *chem̃* (lit. Ce que produit la fleur), ainsi *corem̃* désigne le fruit de la Solanaceae *Solanum nemorense* Dunal., et *aneñtsem̃* celui de *Dichorisandra hexandra* (Aubl.) Standl.

Un des suffixes fréquemment employés est le suffixe nominal *–pan*. Il se réfère à *aspan* dont plusieurs sens se complétant mutuellement nous ont été donnés : ce qui est vert, feuille, plante herbacée, petit arbuste, jeune pousse sortant de terre. De fait, ce suffixe s'applique toujours à des espèces de petite taille, telles des petits arbustes du genre *Piper* et *Psychotria*, ou des épiphytes sur les troncs des arbres (*Columnea* spp., *Elaphoglossum* spp.), ou des herbacées érigées (*Costus* spp., *Anthurium* spp.).

Entre tous les suffixes, *-par* est aussi un des plus fréquemment utilisés. Le suffixe *-par est* dérivé du terme *parteñets* (lit. se soigner avec des plantes). Il ne peut être compris que lorsqu'il est accolé à l'unité lexicale : en effet il peut être considéré comme étant un adverbe[186] indiquant que l'on parle d'une plante précisément utilisée dans le but d'un soin destiné à l'humain. C'est le cas, par exemple, de *cochlle-par* (*Paullinia bracteosa* Radlk.) qui signifie littéralement « qui sert à soigner avec une plante la blessure d'un couteau ». Le suffixe *-par* s'applique à de très rares exceptions près (*errasatspar*, *Eleutherine bulbosa* (Mill) Ur ; *pocoyepar, Hedychium coronarium* J. König) aux plantes dont les parties aériennes sont utilisées.

Le suffixe nominal *-p̃ar* s'applique uniquement aux Cyperaceae (toutes faisant partie du groupe des *epe'* ou *piri piri*). Cette désignation réfère à *p̃arteñets*, terme qui signifie « faire en sorte d'avoir, de maitriser ou de posséder ». Il s'agit par exemple de *pochenrrop̃ar* et *cheshap̃ar* qui, comme tous les souchets, sont utiles pour acquérir certaines compétences spécifiques. Étant donné que l'organe de plante utilisé dans les souchets est toujours le tubercule odorant, duquel sont issues les feuilles caractéristiques, le suffixe *-p̃ar* désigne aussi implicitement la partie de plante utilisée.

Enfin, *p̃opnor* et *pasheñorrer*, voulant dire respectivement « de l'homme » et « de la femme ». Ces deux termes sont des substantifs toujours accolés à un autre terme les précédant, ils induisent un degré de classification supplémentaire.

186. Compléments adverbaux non essentiels, ou compléments circonstanciels de but et de manière.

En première lecture, deux grands types de suffixes se distinguent donc : ceux qui rendent compte d'une caractéristique physique du végétal (modèle de croissance, ou forme de vie, caractéristique physique du végétal), et ceux qui peuvent être considérés comme des adverbes. En s'agglutinant aux unités lexicales, ils indiquent le but recherché (soigner/posséder), et sont des indicateurs indirects de la partie de plante qui sera utilisée lors de l'élaboration du remède (partie aérienne/tubercule). À cela se rajoutent deux substantifs classificatoires, *p̃opnor* et *pasheñorrer*, qui complètent et précisent, lorsqu'ils existent, les derniers termes de la classification auxquels ils sont toujours rattachés.

Agencement des suffixes et définition des modes classificatoires

Une des caractéristiques de la dénomination des plantes est d'utiliser un enchaînement ordonné de termes (pouvant aller jusqu'à quatre) pour nommer une espèce végétale, botaniquement identifiée. Un terme peut être construit de deux manières différentes : soit il est constitué selon le modèle unité lexicale - suffixe (**U-suffixe**) ou bien d'une unité lexicale seule **(U).** Selon les espèces le terme de dernier rang peut être complété par l'adjonction de *p̃opnor/ pasheñorrer*. Il est donc possible de répertorier les différents enchainements des suffixes accolés aux unités lexicales selon leur rang d'apparition dans la déclinaison du nom (rang 1, rang 2, rang 3, rang 4). Selon la place des suffixes dans la dénomination, différents modes classificatoires peuvent être mis en évidence (Tableau 5).

Numéro de ligne	Détermination botanique au niveau de l'espèce	Terme de rang 1	Terme de rang 2	Terme de rang 3	Terme de rang 4
1	Oui/Non	U			
2	Oui	U	U		
3	Oui	U-(*-rečh/-ach/-nech/-tall)*			
4	Oui	U-(*-rečh/-ach/-nech/-tall)*	U		
5	Oui	U-(*-rečh/-ach/-nech/-tall)*	U-(*-em̃/-ese'*)		
6	Non	U	U-*p̃ar*		

7	Oui	U-*pan* + (*p̃opnorr/ pasheñorrer*)			
8	Oui	U-*pan*	U-*par* + (*p̃opnorr/ pasheñorrer*)		
9	Oui	U-*pan*	U-*par*	U-(-*ese'/-em̃)* + (*p̃opnorr/ pasheñorrer*)	
10	Oui	U-*pan*	U-*par*	U-*par* + (*p̃opnorr/ pasheñorrer*)	
11	Oui	U-*pan*	U-*par*	U-*par*	U-*par*
12	*puerets-puesen*				

Ligne 1 et 2	mode classificatoire **numéro 1** : sans suffixe
Ligne 3-4-5	mode classificatoire « physique » **numéro 2**
Ligne 6	mode classificatoire **numéro 3 :** *epe'*
Ligne 7	mode classificatoire «pan» **numéro 4**
Ligne 8-9-10-11	mode classificatoire « *pan-par*» **numéro 5**
Ligne 12	*puerets-puesen*

Tableau 5 : mode de classification des *pare'shemats*

Une première lecture de ce tableau permet de constater tout d'abord que les suffixes se répartissent dans des rangs différents selon leur nature. Les suffixes exprimant les modes de croissance des végétaux (*-rec̆h/-ach/-nech/-tall*) ne se retrouvent que dans le rang 1. Il en est de même pour le suffixe *-pan*. Le suffixe *-par* se trouve, lui, toujours placé en rang deux, trois ou quatre. Le suffixe *–p̃ar* quant à lui est toujours en rang deux ou trois, toujours précédé d'un terme sans suffixe. Les suffixes *–ese'* et *–em̃* (résine et fruit) se retrouvent toujours à la fin du nom de la plante, et selon le cas, peuvent donc être positionnés en rang 2, 3 ou 4. Enfin lorsque dans une combinaison le premier terme comprend le suffixe *-pan*, le substantif classificatoire (*p̃opnorr/ pasheñorrer*) complète le dernier terme. L'observation de l'enchainement des suffixes indique que c'est le suffixe de rang 1 qui détermine l'enchainement des suffixes des autres termes. Dans les cas où il n'existe pas de suffixe au rang 1, on verra plus tard que c'est le sens de l'unité lexicale qui commande la nature du suffixe (ou de l'absence de suffixe) à employer au rang 2.

En étudiant les déterminations botaniques, on peut constater qu'il existe en général une très bonne adéquation entre une espèce (au sens d'espèce botaniquement individualisée) et un nom Yanesha, ce nom s'entendant dans l'enchainement intégral des termes classificatoires. Il existe quelques cas particuliers (*epe'*, par exemple) mais qui seront discutés à part. Par ailleurs, il est important de souligner que nos données quelquefois parcellaires sont un obstacle à la généralisation. Leur interprétation peut donc générer certaines inexactitudes.

Une fois ces restrictions faites, en consultant les données botaniques, et en se basant sur les enchainements de suffixe et le sens des unités lexicales associées, différents modèles classificatoires ont été individualisés :

Modèle classificatoire sans suffixe

Modèle numéro 1 - lignes 1 et 2

Dans ce modèle classificatoire, les noms des plantes se déclinent en un seul ou en deux termes, l'un complétant l'autre, et agissant comme classificatoire. Par exemple, *shemot* (rang 1) se décline en *shemot Poramasa'poshemoteñ*, (*shemot* du vautour, *Lycopersicon peruvianum* var. *peruvianum* (L.) Miller), *shemot huare'shemot* (*shemot* de la Divinité Huar, *Physalis pubescens* L.), *sha'rep̃ po'shemoteñ* (*shemot* du lézard, *Physalis* sp.), *tsem po'shemoteñ*, (*shemot* de la poule, *Solanum stramoniifolium* Jacq).

Ce groupe comprend dans sa majorité des espèces cultivées ou domestiquées[187] à des fins alimentaires ou rituelles, même si certaines ont été parfois citées comme utilisées à des fins médicinales (ex. *c̈ho, Dioscorea triphylla* Buch. Ham. ex Wall. ; *c̈hop,* le maïs ; *mats*, *Tephrosia* sp. ; *yetsep*, le roucou, *Bixa orellana* L.). Il faut noter que certains des noms relevés dans cette catégorie sont dérivés du quechua (*patohuare'* (*Tabernaemontana sananho* Ruiz & Pav.), *shemochuarep* (*Tessaria integrifolia* Ruiz & Pav.) *t̃ohuan* (*Bromelia* sp.), *coc'*, la coca, ou encore *chemuer* (*Mussatia hyacintina* (Standl.) Sandwith.). Cela signale peut être un emprunt ou du moins un usage s'étendant au-delà des frontières Yanesha.

Modèle classificatoire avec suffixe « physique »

Modèle numéro 2 - lignes 3-4-5

Dans ce modèle, le terme de rang 1 porte le suffixe (*-rec̈h/-ach/-nech/-tall*). À ce niveau, soit le nom Yanesha ne comprend qu'un terme de rang 1 et correspond à une espèce botanique dûment individualisée et identifiée (Tableau 5, ligne 3), soit le rang 1 inclut plusieurs espèces botaniques. Dans ce cas-là (ligne 5 et 6), la distinction entre les espèces est rendue opérative

187. Dans le cas de plantes cultivées il est certain qu'il existe d'autres termes complémentaires désignant les variétés, mais que nous n'avons pas relevés.

par l'usage du terme de rang 2 qui va à son tour préciser une caractéristique physique du végétal en ce qu'il a de particulier et de différent qui peut être indiqué par l'utilisation d'un suffixe (*-ese', -em̃*), ou bien qui va être un autre substantif sans suffixe. Ces substantifs sans suffixe sont des noms d'animaux, ou bien précisent un usage. Par exemple *topomech* (rang 1) correspond à trois espèces de *Guarea* (*G. guenteri, G. macrophylla, G.* sp.) respectivement identifiées par les termes de rang 2 comme *topomech yanosoten* (de la nivrée nommée *barbasco, Guarea guentheri* Harms), *topome'ch matsemech* (espèce de luciole qui ne vole pas, *Guarea macrophylla* Vahl) et *topome'ch ashateclle'* (colombe à œil rouge, *Guarea* sp.). Il en est de même pour *Vismia baccifera* (L.) Triana & Planch, *Vismia confertiflora* Spruce ex Reichardt, et *Vismia* sp. dont le terme de rang 1 est pour toutes les espèces *sorroyarecḧ*, et qui se distinguent ensuite par les substantifs employés dans les termes de rang 2. La même remarque peut être faite pour les espèces de *Urera* (*U. baccifera* et *Urera* spp.) toutes désignées par le terme de premier rang *sho'recḧ,* et individualisées comme espèces par un terme de deuxième rang sans suffixe.

Le sens des unités lexicales associées aux suffixes *–recḧ/-ach/-nech/-tall* est aussi toujours un descripteur du monde tangible. Ces unités lexicales associées se réfèrent parfois à un animal comme *topom-ech* (la colombe), *sot̃-ech* (espèce de poisson, *carmarcha* en espagnol régional), *shemocua-recḧ* (espèce de martin pêcheur), ou à une caractéristique physique du végétal luimême telle *yonqüell-ech* (cavité creuse), à un critère organoleptique comme *pesher-recḧ* (amer), *charn-ech* (acide), à des symptômes tels *ollo'charets-recḧ* (vers intestinaux), *sho'r-ech* (shorañets : avoir des boutons), *astsornets-all* : aigreur (d'estomac), ou bien encore au nom de personnages mythiques *huallapnarr-ech* (Divinité de rang G^0, Huallapnarrena'), *tse'ñ-ach* (ancêtre de rang hiérarchique inférieur, servant de Yompor Huar*)*.

D'un point de vue botanique, les espèces appartenant à ce groupe constituent un fond hétérogène d'arbres, d'arbustes, de lianes, d'herbacées, poussant au bord de rivières ou formant en partie la végétation secondarisée, assez faciles à trouver et relativement abondantes. Très peu d'espèces de forêt primaire semblent en faire partie. D'un point de vue ontologique, les plantes dont les unités lexicales associées aux suffixes *–recḧ/-ach/-nech/- tall* sont souvent des plantes dont l'origine est une sécrétion de Divinité de rang G^{+1} ou une sécrétion d'ancêtre de rang supérieur. Dans ce cas-là, le suffixe signale la partie de plante à utiliser pour préparer le remède dont la nature est identique à la sécrétion d'origine, ou alors, ce sont des plantes issues d'état transformé d'ancêtres, ou à des Divinités de rang généalogique inférieur.

Ce modèle de classification pourrait être décrit comme un « modèle physique », car c'est un ensemble de caractéristiques du domaine physique, perçu et lié au végétal, qui semble primer et être utilisé comme outil classificatoire, mais cette appréciation physique est sous-tendue par une raison, celle du mode d'apparition du végétal dans le monde « visible ».

Modèle classificatoire *epe'*

Modèle numéro 3 - ligne 6

Dans ce modèle, l'enchaînement des termes est toujours le même : le terme de premier rang est toujours *epe'* suivi par un terme de second rang qui porte le suffixe *-p̃ar*. Toutes les plantes suivant ce mode classificatoire sont des souchets, extrêmement semblables botaniquement (pour le botaniste elles sont quasiment toutes décrites sous le binôme *Cyperus* sp., et il semblerait que ce soit toujours la même espèce qui soit citée). C'est là un cas où les classifications respectives ne sont plus congruentes. Tous les souchets sont des espèces données aux Yanesha par Yato' Yos ou les êtres mythiques (*cornesha'*) qui lui sont associés.

Les plantes données de manière directe ou indirecte par Yato' Yos sont toutes des *piri piri*. Elles sont connues sous le nom d'*epe'* (figure 3). Le mode de combinaison des suffixes nominaux avec les unités lexicales est toujours *absent/-p̃ar* ou *absent/-p̃ar/-p̃ar*. Toutes ces espèces botaniquement semblables sont domestiquées, une seule est sauvage. De manière concrète, les souchets sont des plantes cultivées dont les usages sont tenus secrets par leur propriétaire, mais plantées autour des maisons à la vue de tous, et qui font l'objet d'échanges. Étant donné leur similitude d'aspect, les souchets ne peuvent être différenciés entre eux, sauf par la personne qui en est propriétaire et les connaît individuellement, ce qui permet de conserver le secret sur la variété et la quantité des souchets possédés tout en les exposant au regard d'autrui au titre d'une affirmation sociale.

Donnée dans un but précis, chacune de ces plantes possède un usage défini en lien direct avec son mythe de référence. En règle générale, les unités lexicales des *epe'* donnés directement par Yato' Yos renvoient soit à des qualités individuelles valorisées dans la vie en société, soit à des usages faisant référence aux processus de construction du *yecamquëm̃* d'un individu. Par exemple, *epe' morreñtsop̃ar* (*morreñts-*, lit. Chanter) fut offert par Yato' Yos afin que chaque personne puisse acquérir des facultés d'apprentissage importantes, permettant de retenir facilement chansons et mythes à connaître. De même, *epe' requërcantsp̃ar* (*requërcants-*, lit. Jouer de la flûte) permet d'acquérir la faculté de bien savoir jouer de la flûte (Annexe 7, Table 1).

Dans cette même logique, *epe' cacp̃ar* (*cac*, lit. Poisson) est un don de

Shemoc Huarena', le martin pêcheur : ce dernier fit don de tous les *epe'* servant à la pêche. Rrera, l'épervier harpie, donna les *epe'* utiles pour la chasse des oiseaux et Poramasa', l'oiseau charognard ou vautour, ceux aidant à la chasse des mammifères dont il se nourrit (Annexe 7, Table 2). Enfin, *epe' pochenrropãr* (*cheneñets*, lit. Rompre un long morceau de bois) fut un présent de la part de Ransana', le guerrier, permettant d'être valeureux. Les significations des termes de rangs inférieurs sont regroupées dans les tables 4 et 5 en fonction de leurs origines ontologiques.

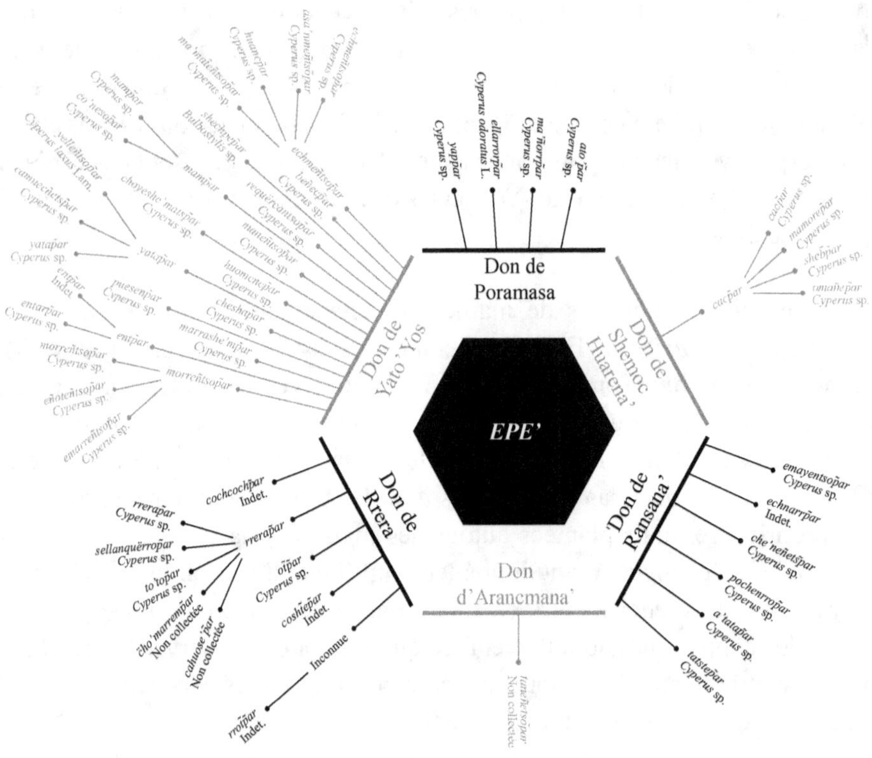

Figure 3 : origine des *epe'*

Modèle classificatoire avec suffixe *-pan* seul

Modèle numéro 4 - ligne 7

Un autre mode de classification peut être individualisé, ayant pour base l'utilisation dans le premier terme du suffixe *-pan* mais ne possédant pas de second terme avec le suffixe *-par* à la différence des lignes suivantes. Dans ce modèle, le nom de la plante ne comprend qu'un seul terme (avec éventuellement la présence du substantif classificatoire *p̃opnorr/pasheñorrer*). Les unités lexicales associées à *-pan* font allusion à une caractéristique de la plante, une symptomatique précise, ou désignent un personnage mythique, par exemple : *arota-pan* (tourterelle), *ollame-pan* (œuf de pou, en rapport avec le bruit de la graine de la plante écrasée), *morocsheñtso-pan* (avoir une éruption cutanée), *omuerets-pan* (petit-fils de Yato' Mopoll, état transformé de Divinité G^0), *añechech-pan* (servante de Yachor Santosapuecoya, état transformé d'ancêtre de rang hiérarchique inférieur). Ce type de classification peut se rapprocher du mode de classification physique (2) décrit précédemment.

Modèle classificatoire avec suffixe *-pan/-par*

Modèle numéro 5 - lignes 8-9-10-11

Commençant aussi par le suffixe *-pan* employé dans le premier terme, un autre type de classification apparaît très nettement dans les lignes 8-9-10-11 du tableau (Tableau 5). Dans ce cas-là, le suffixe classificatoire de rang 1 est toujours *-pan*, et le deuxième terme est toujours le suffixe *-par* (exprimant l'usage que l'on fait de quelque chose). Une variabilité apparaît dans le terme de rang 3 : il peut comprendre à nouveau le suffixe *-par*, ou bien être une unité lexicale simple, ou encore avec un suffixe exprimant une caractéristique physique de la plante (*-ese'/-em̃*). Le dernier terme, classificatoire finalisant la dénomination de la plante peut être *pasheñorrer* et *p̃opnor* (« de l'homme/ époux » / « de la femme/épouse »). Il induit un nouveau degré de classification. On trouve par exemple : *corarnopan challacochnapar o'muerestspar pasheñorrer* (*Piper* sp.) et *corarnopan challacochnapar o'muerestspar p̃opnor* (*Piper umbellatum* L.). Dans ces groupes, il existe une autre particularité de dénomination. En effet, il y a toujours une espèce dont les deux derniers termes sont identiques (par exemple *campuerpan choyeshe'matspar tsapo'marneshapar tsapo'marneshapar* (*Piper* sp.) ou encore *campuerpan choyeshe'matspar choyeshe'matspar* (*Piper augustum* Rudge).

Dans ce cas, c'est le sens des unités lexicales associées aux suffixes *-pan* et *-par* qui permet de comprendre la logique du schéma classificatoire.

Les unités lexicales associées à *-pan* ne sont pas très nombreuses : elles désignent soit un mode thérapeutique *campro-pan/campuerr-pan* (bain de vapeur), soit l'acte de soigner en lui-même utilisant l'unité lexicale *corar-* qui pourrait être un dérivé de « *curar* », « soigner » en espagnol (selon certains informateurs « *corar* » désignerait une petite grenouille), soit sont explicitement les noms de certaines entités étiologiques issues de Yosoper (par exemple *errasañatspan*).

Les unités lexicales associées à *-par* peuvent se référer de manière littérale à une voie d'administration, un symptôme ou un syndrome, un mode d'affectation de la personne (par exemple *gac̈hatentso-par* : s'effrayer de voir quelqu'un qui disparait), ou se réfèrent de manière métaphorique à une « maladie ». Dans ce cas la cause de la « maladie » se confond avec le nom de la « maladie » (par exemple : *ellapa-par,* littéralement « qui sert à soigner les hémorragies provoquées par un fusil (*ellap*) ayant été « soigné » pour retrouver sa fonctionnalité de chasse »), ou la cause de la « maladie » reprend directement le nom d'une entité étiologique et/ou les conséquences symptomatiques du mal que celle-ci provoque (ex. *errasañats-par,* Errasañats : entité du monde « non-visible » et envoyé de Yosoper, veut dire à la fois hémorragie, et représente aussi l'entité étiologique qui provoque des hémorragies).

Mode classificatoire -pan/-par

De fait, en combinant mode classificatoire et sens des unités lexicales, il apparaît que les plantes de mode classificatoire *-pan/-par* partagent toutes la même origine ontologique. Il s'agit de plantes données par des entités du monde « non-visible » tels les *mellañot͡eñ,* les *atopenets* et les entités étiologiques de passage, qui à leur tour serviront à soigner les maux qu'elles occasionnent. Le suffixe *-pan* s'accolant à une unité lexicale est significatif de plantes issues de dons d'entités : *campuer-pan* (*campror-pan*), outre le fait d'avoir la signification de bain de vapeur, signale aussi toutes les espèces données par les *mellañot͡eñ*, qui traiteront les entités étiologiques envoyées par les *mellañot͡eñ* même, et celles du monde « non-visible », celui « de la nuit » ; *corarno-pan* agroupe toutes les espèces données par les *mellañot͡eñ* et qui soignent les entités étiologiques du monde « non-visible » et « qui marchent de jour ». De la même manière *errasañatspan* représente le groupe de plantes données par Errasañats pour soigner les hémorragies, etc. Dans ce mode classificatoire, les termes auxquels est accolé un suffixe exprimant une caractéristique physique de la plante servent à faire une différence permettant de distinguer deux espèces proches, auxquelles l'adjonction de *p̃opnor/pasheñorrer* induit un niveau classificatoire supplémentaire, mais non obligatoire[188].

Il est à noter que d'un point de vue botanique les espèces appartenant au groupe des *campuer-pan* (*campror-pan)* sont toutes des espèces du genre *Piper*, *Psychotria*, *Costus*, ou encore *Elaphoglossum*. Les *corarnopan* sont dans leur plus grande majorité des espèces de *Piper* (90 % des plantes déterminées). Une notable homogénéité botanique se dégage donc de ces 2 groupes de plantes, qui partagent aussi la caractéristique, du moins pour les *Piper* spp., d'être souvent très semblables entre elles d'un point de vue morphologique, et d'être toutes aromatiques. Cette observation est peut être à rapprocher de celle faite pour les *epe'*: des similitudes morphologiques aussi poussées signent les

188. D'autres plantes forment également de petits groupes, mais ils sont en nombre nettement moins important et les précisions à leur égard sont relativement vagues, ces groupes tels *añechechpan*, *chellca'pan* ou encore *puepa'ĩpan*, semblent assez méconnus et n'ont pas été retenus dans notre analyse.

volontés d'une Divinité Suprême ou des êtres qui lui sont directement liés. Cependant cette observation d'uniformité botanique s'appliquant au niveau du genre n'est pas valide pour les autres groupes des plantes données par d'autres entités étiologiques.

DÉNOMINATION DES CAMPUERPAN

Pour les *campuerpan* l'enchaînement classificatoire des termes et la signification des unités lexicales s'organisent de la manière suivante (figure 4) :

Unités lexicales des noms vernaculaires	Significations littérales des unités lexicales	
Rang 1		
campuer-(pan)	inhalation de vapeur	mode d'administration
Rang 2		
atatasñats-	rencontre avec une entité étiologique	mode d'affectation de la personne/ entité étiologique
choyeshe'mats-	ombre errante d'un défunt	
gačha'teñets-	voir une personne qui disparaît instantanément	
Muečho't̃-	Père des singes (Père envoyé des *mellañot̃eñ)*	
Rang 3		
che'llec-	être uni, coller	effet thérapeutique recherché/ causalité du mal/manifestation de l'entité dans le monde « visible »
paryaconch-	entité étiologique diurne provoquant des mouvements d'air brutaux[2]	
tsapo'marnesha'-	entité étiologique qui marche la nuit	
Rang 4		

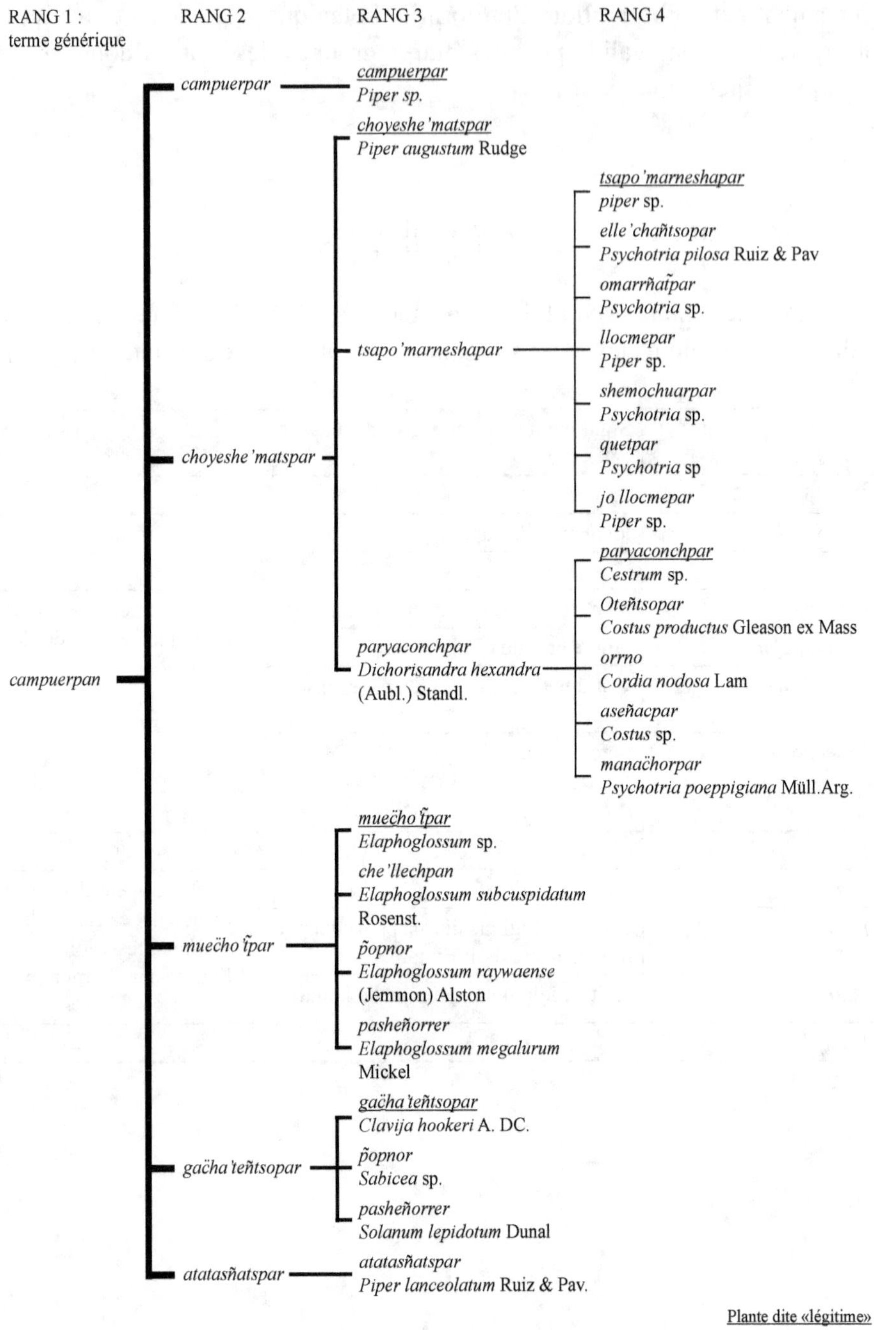

Figure 4 : système nomenclatural des *campuerpan*

aseñac-	colibri devançant un sorcier	manifestation de l'entité dans le monde « visible »/entité étiologique
Elle'chañ-	Père des daguets rouges (Père envoyé des *mellañoteñ)*	
Jo-	entité étiologique nocturne	
llocmets-	articulation (os de fémur transporté par Jo)	
manac̈hor-	murmure des arbres (marqueur de présence de certaines entités étiologiques)	
Omarrñets-	entité étiologique diurne	
orrno-	souffle de vent brutal (marqueur de présence de certaines entités étiologiques)	
oteñts	devancer (le vent)	
Quets-	bras	
shemochuar-	oiseau de mauvais augure	

Tableau 6 : signification et agencement des unités linguistiques - catégorie *campuerpan*

Au sein de la classification, cette plante est dite « légitime »[189] : elle possède un pouvoir thérapeutique supérieur à toutes les autres de même rang, et peut donc soigner toutes les affections susceptibles d'être provoquées par des entités étiologiques. Dès lors, il est possible de définir à l'intérieur de chaque sous-catégorie des plantes dont l'usage est spécifique à un mal précis, et une plante « légitime », sorte de joker connu pour soigner toutes les affections pouvant être soignées par les plantes de cette sous-catégorie.

DÉNOMINATION DES CORARNOPAN

Dans la catégorie *corarnopan*, les unités lexicales des termes de rang 2 font référence aux *cornesha'* mythiques Cachenarena' et Challacochnachena' ayant reçu des plantes afin de soigner les Yanesha. Les significations des unités lexicales des termes de rang 3 renvoient souvent à des entités étiologiques diurnes en lien avec les climats ou les lieux humides. Dans cette catégorie de plantes, les suffixes *popnorr/pashenorrer* semblent presque systématiquement employés et terminent chaque dénomination.

189. Le terme « légitime » est la traduction littérale de *legitimo* employé par les Yanesha pour désigner ces plantes de pouvoir thérapeutique supérieur.

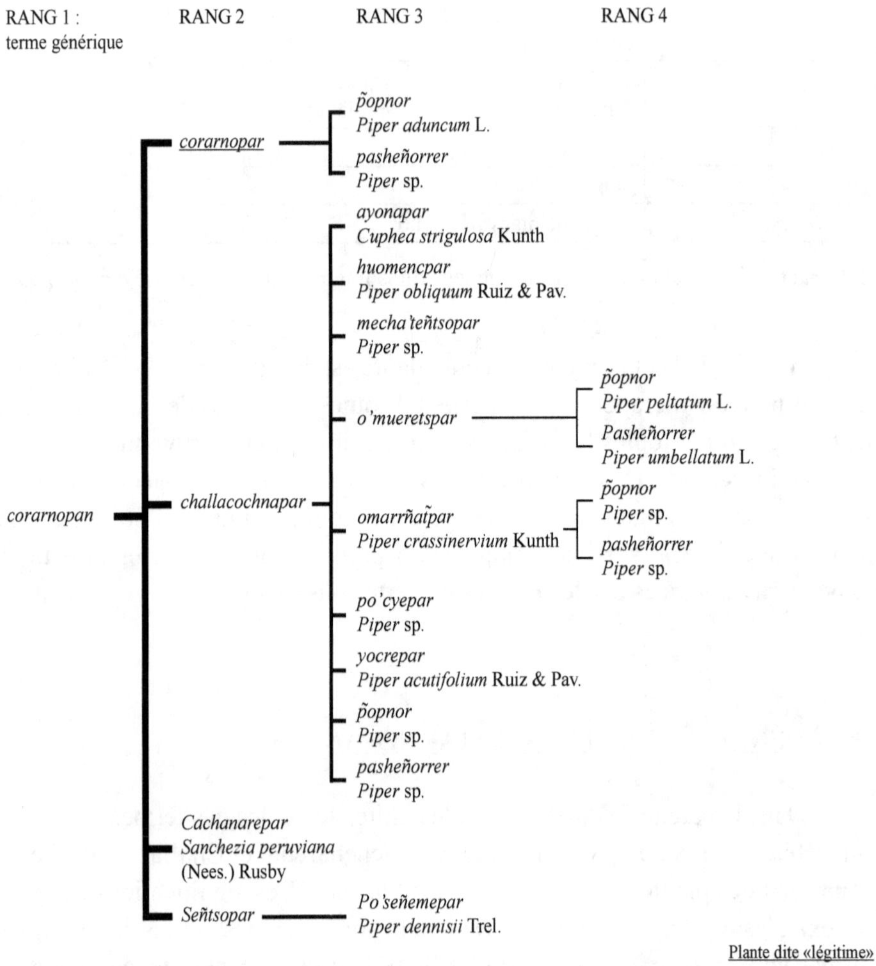

Figure 5 : système nomenclatural des *corarnopan*

Les *corarnopan* s'organisent de la manière suivante (figure 5) :

Unités lexicales des noms vernaculaires	Significations littérales des unités lexicales	
Rang 1		
corar-(pan)	soigner	mode d'administration
Rang 2		
cachenarena'-	*cornesha'* qui reçut le don de soigner	destinataire ontologique du don
challacochnachena-		
señts-	sortir quelque chose de chaud (jus chaud des feuilles bouillies)	mode d'administration
Rang 3		
Ayon-	entité étiologique diurne	causalité du mal
auomenc-	fort, vaillant	effet thérapeutique recherché
mecha'teñets-	avoir peur (manque de courage)	mode d'affectation de la personne
omuerets-	amener d'un endroit à un autre	causalité du mal/entité étiologique diurne
Omarrñat-	entité étiologique diurne	
Po'cye-	entité étiologique diurne des milieux humides (terme générique)	
yocre-	crevette d'eau douce	

Tableau 7 : signification et agencement des unités linguistiques - catégorie *corarnopan*

DÉNOMINATION DES PLANTES ISSUES DE DON D'ENTITÉS ÉTIOLOGIQUES DE PASSAGE

Le mythe relatant les origines de « maladies » pouvant être assimilées à la fièvre hémorragique (Errasañats), les fortes fièvres (Yonnañets), les rashs cutanées (Shornañets) et les affections cutanées formant des plaques rouges (Puertsañats) explique comment les plantes qui servent aujourd'hui à guérir ces affections furent données au peuple Yanesha. Ces plantes portent le nom générique de la personne dont elles proviennent suivi d'un suffixe nominal. Errasañats offrit des plantes toutes appelées *errasañatspan,* et Yonnañets donna celles dénommées *yonnañtsopan*. Si les origines des plantes données par Shornañets et Puertsañats ne sont pas claires, il leur est cependant attribué l'origine des *sorroyarëch*. D'un point de vue nomenclatural, ces plantes possèdent le même mode de combinaison des suffixes nominaux avec les unités lexicales que les catégories *campuerpan* et *corarnopan* : *-pan/-par*. Dans

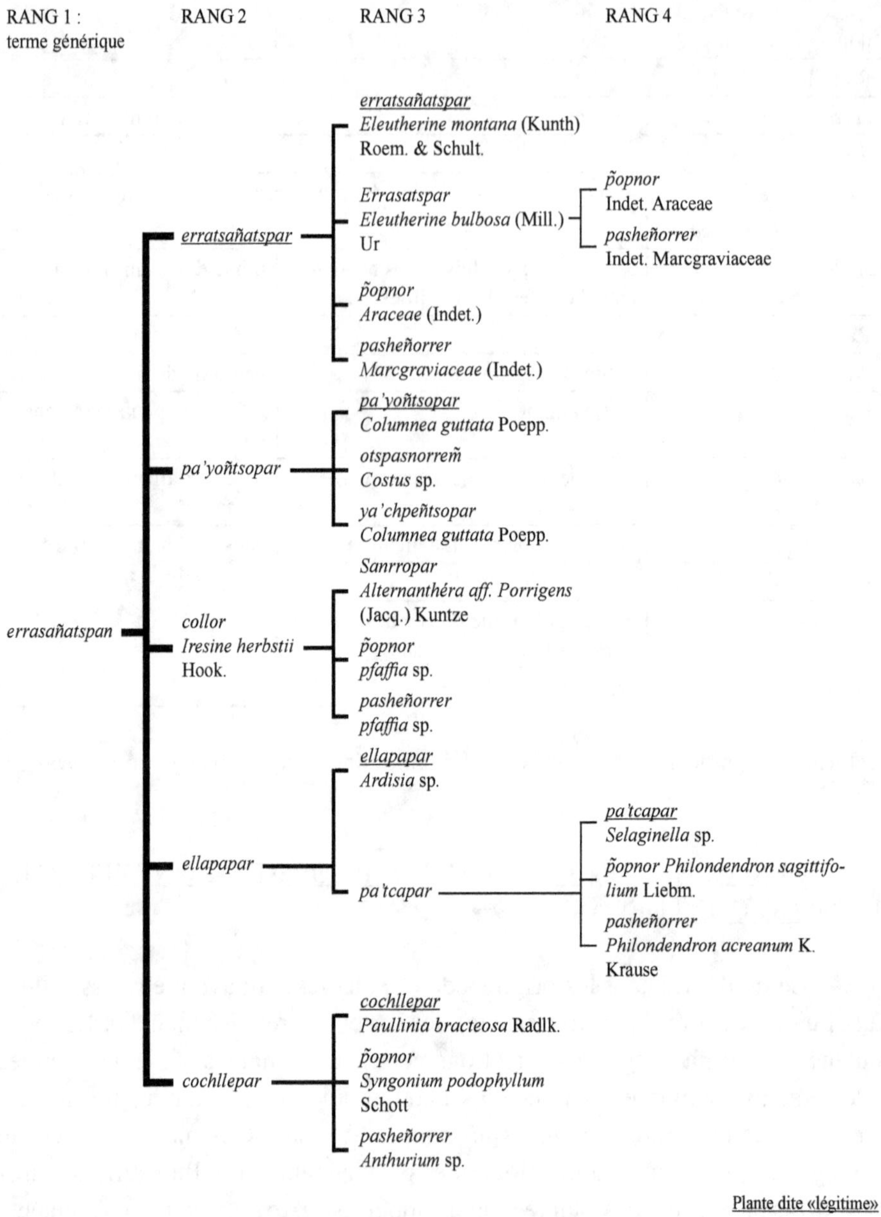

Figure 6 : système nomenclatural de *errasañatspan*

cette catégorie de plantes, les suffixes *p̃opnorr/pasheñorrer* sont utilisés. D'un point de vue botanique, les plantes offertes par Errasañats possèdent souvent des feuilles de couleur rouge, produisant un infusé de couleur sang (espèces regroupées sous le terme de *collor* (*Alternanthera aff. Porrigens* (Jacq.) Kuntze, *Iresine herbstii* Hook ex. Lindl. *Pfaffia* sp.), ou bien la découpe de leur feuille est dite être similaire à l'objet causant l'hémorragie (*Paullinia bracteosa* Radlk., *Philodendron sagittifolium* Liebm., *Philodendron acreanum* K. Krause, *Syngonium podophyllum* Schott.). Les enchainements des unités lexicales sont les suivants (figure 6) :

Unités lexicales des noms vernaculaires des plantes	Significations littérales des unités lexicales	Thérapeutique recherchée
Rang 1		
Errasañats-	entité étiologique de passage	entité étiologique
Rang 2		
cochell-	couteau, machette	mode d'affectation de l'individu
collor	-	-
ellap-	arme	mode d'affectation de l'individu
pa'yoñets-	nausées	symptôme
Rang 3		
errasats-	sang	symptôme
ots-	dire	mode d'affectation de l'individu
pasnorr-	passer par-dessus	-
pa'teñets-	se planter un objet dans la peau/le pied	mode d'affectation de l'individu
Sanerr-	ombre d'un défunt assassiné	entité étiologique
ya'chpeñteñets	avoir une hémorragie permanente	symptôme

Tableau 8 : signification et agencement des unités linguistiques - catégorie *errasañatspan*

De nombreuses plantes données par Yonnañets ont une action contre les fièvres. Certaines unités lexicales de rang 2 font allusion au caractère organoleptique du remède préparé qui serait « amer ». L'ensemble des espèces de cette catégorie sont de fait réputées pour leur amertume dont elles tireraient leur efficacité thérapeutique (figure 7). Apparemment les substantifs *p̃opnor/pasheñorrer* s'utilisent dans cette catégorie.

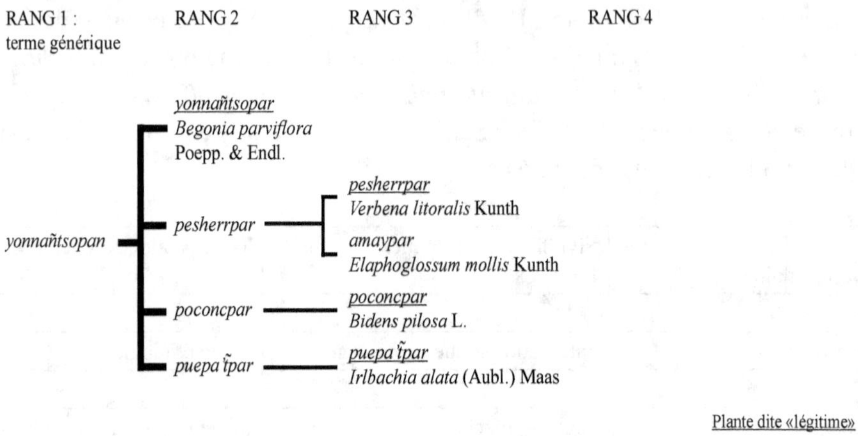

Figure 7 : système nomenclatural de *yonnañtsopan*

Unités lexicales des noms vernaculaires des plantes	Significations littérales des unités lexicales	Thérapeutique recherchée
Rang 1		
Yonnañets-	entité étiologique de passage	entité étiologique
Rang 2		
pesherr-	amer	caractéristique du remède
poconc-	-	-
puepa'ĩ-	la nourriture (principe vital) de Yonnañets	mode d'affectation de la personne
Rang 3		
amay-	région où abondent les végétaux	lieu où se rencontre le végétal

Tableau 9 : signification et agencement des unités linguistiques - catégorie *yonnañtsopan*

Résumé de l'agencement des unités lexicales correspondant aux plantes dons de *mellañot̃eñ* et aux plantes dons d'entités de passage :

Signification de l'unité lexicale			
Rang 1	Rang 2	Rang 3	Rang 4
campuerpan			
mode d'administration	mode d'affectation de la personne	effet thérapeutique recherché/ causalité du mal/manifestation de l'entité dans le monde « visible »	manifestation de l'entité dans le monde « visible »/entité étiologique
corarnopan			
mode d'administration	- *cornesha'* qui reçut le don de soigner - mode d'administration	- entité étiologique diurne - effet thérapeutique recherché - mode d'affectation de la personne	–

Tableau 10 : dénominations des plantes issues de don de *mellañot̃eñ*

Signification de l'unité lexicale		
Rang 1	Rang 2	Rang 3
errasañatspan		
entité étiologique à l'origine du don	- symptôme - causalité du mal	- symptôme - entité étiologique - causalité du mal
yonnañstopan		
entité étiologique à l'origine du don	- causalité du mal - mode d'affectation de la personne	lieu où se rencontre le végétal

Tableau 11 : dénominations des plantes issues de don d'entités étiologiques « de passage »

La signification des unités lexicales varie donc selon la nature de l'entité ayant fait le don et partant de là, selon la nature de l'entité étiologique qui sera traitée avec la plante. Si dans les cas des entités nocturnes (donc invisibles) il est utile de préciser les signes révélateurs de leur présence (murmure du vent dans les arbres, mouvement d'air violent, oiseau de mauvais augure). Cela ne sera plus nécessaire dès lors que l'on parlera d'entités qui marchent de jour que l'on caractérise directement par leur nom, étant donné qu'elles sont généralement trouvées lors de phénomène atmosphérique ou dans des lieux bien particuliers. Les unités lexicales utilisées dans ces deux cas peuvent être compris comme des termes mnémotechniques, aidant à faire le diagnostic de l'entité impliquée, l'effet thérapeutique recherché, et le mode d'administration du remède. L'ordre dans lequel se trouvent les unités lexicales semble variable.

En ce qui concerne les entités étiologiques de passage, le premier terme reprenant le nom de l'entité, donc de la « maladie », il n'est plus nécessaire de le repréciser dans les termes suivants. Les unités lexicales, dans ce cas, s'attacheront à définir plus précisément les circonstances d'apparition de la « maladie » (causes physiques des hémorragies), ou bien à définir la plante dans ses caractéristiques organoleptiques et/ou physiques.

Cas particulier des *puerets* et des *puesen*

Enfin, deux catégories de plantes nommées *puerets* et *puesen* constituent un cas singulier. D'un point de vue thérapeutique, à chaque *puerets* correspond un *puesen*. Étymologiquement *pueretsoteñets* et *pueseñets (poseñets)* signifient « faire un traitement efficace » et « oublier ». Selon les discours, les authentiques *puerets* Yanesha se comptent au nombre de cinq. Il s'agissait de cinq jeunes filles très belles nommées Yerpuen (*yerpueñets*, lit. Se souvenir), Onen (*oneñets*, lit. Être sur le point de pleurer), Epo'puer (*puerreñets*, lit. Revenir), Yahue' (*yahueñets*, lit. Pleurer), Yayoñ (*yoñ*, lit. Tête, Annexe 8). Dans cette famille de plante, *puerets* est donc le terme de rang 1. Sous les termes de rang 2 on trouve les noms des jeunes filles mythiques, donc les indications des plantes. D'autres *puerets*, dits Ashaninka voire Shipibo-Konibo, portent des noms de rang 2 différents tels *casantaperes* (Casanta pep̃, espèce de petit oiseau jaune), Huanqueñets (*huanqüeñets*, lit. Se nouer) ou encore *me'she'llopar* (Meshe'll, espèce de petit oiseau). Les unités lexicales des *puerets* de rang 2 qui portent un suffixe *–par* s'appliquent à des *puerets* d'origine « non-Yanesha ». Celles qui en sont exemptes sont considérées comme de « vrais *puerets* Yanesha ». En ce qui concerne les *puesen*, le terme de rang 2 reprend systématiquement le nom du *puerets* qui lui correspond auquel s'accole le terme *popsener* (du verbe conjugué *poseñets*). Par exemple, *onen popsener* et *epo'puer popsener* correspondent aux *puerets* nommés *onen* et *epo'puer*.

Les noms des plantes en Yanesha comprennent entre un et quatre termes. Chacun des termes est constitué d'une unité lexicale à laquelle un suffixe peut être ou non ajouté. Ces suffixes sont caractéristiques du monde végétal et ne s'appliquent qu'aux plantes. Deux grands types de suffixes ont été recensés : ceux qui décrivent une caractéristique physique liée à la morphogénèse du végétal, et ceux qui peuvent être considérés comme des adverbes précisant le sens de l'unité lexicale qui les accompagne. Les suffixes décrivant les caractéristiques physiques peuvent être quelquefois considérés comme classificatoires, mais dans la plupart des cas, c'est l'ensemble unité lexicale/suffixe qui remplit cette fonction. La manière de combiner une succession de termes composés d'un suffixe et d'une unité lexicale signifiante permet de définir des patrons de dénomination des plantes. Ces modèles de dénominations individualisent de grands groupes de plantes ayant une origine ontologique commune : les plantes issues des dons d'entités étiologiques, les plantes issues des transformations d'ancêtres, et celles émanant de la volonté directe de Yato' Yos et des *cornesha'* mythiques. La classification Yanesha des *pare'shemats* apparaît donc être une classification se basant sur des critères ontologiques, même si dans certains groupes des recoupements peuvent être trouvés avec la classification botanique. La manière de nommer les plantes quant à elle reprend directement le processus d'apparition de la plante dans le monde « visible ». Ce processus peut être lié à une énonciation verbale (groupe des plantes dons des entités), une transformation physique (groupe des plantes états transformés d'ancêtres), ou bien une émanation directe de la volonté de Yato' Yos (catégorie *epe'*). En d'autres termes, nommer une plante c'est répéter le processus ontologique ayant donné lieu à son apparition.

La catégorie des plantes appelées *pare'shemats*, dont l'usage est destiné à restaurer, préserver ou conserver l'état de bonne santé de l'être humain, rapproche déjà intimement la plante de son usage puisqu'elle est reconnue à travers les interactions qu'elle est susceptible d'avoir avec l'humain.

Dans cette catégorie, les mythes explicitent deux origines distinctes : les plantes qui furent des objets de dons directs ou indirects de la part de Yato' Yos, *mellañoteñ* et *atsnañets*, et celles qui sont des états de transformation de Divinités ou d'ancêtres ayant résidé sur terre dans les temps primordiaux. Cette répartition des plantes en fonction de leur origine ontologique laisse apparaître une correspondance entre leur positionnement généalogique ou hiérarchique passé et le pouvoir thérapeutique actuel.

Par ailleurs, le passage entre l'état ontologique de la plante, sa forme et composition actuelles s'explicite grâce aux circonstances dans lesquelles elle est apparue. Il existe ainsi de fortes analogies entre les bases ontologiques de transformation et la partie de plante utilisée dans le remède, voire le remède lui-même. Du point de vue du principe vital des plantes, elles renferment aujourd'hui celui qui leur fut conféré lors de leur apparition sous la forme d'une émanation divine (Yato' Yos) ou d'une énonciation à voix haute de la volonté d'autres personnages ontologiques de créer des végétaux. C'est la caractéristique qualitative de l'intention passée qui constitue aujourd'hui la spécificité du principe vital végétal. Par essence, en tant qu'intention passée, il peut interagir avec celui de l'humain, car ils sont constitués en soi du même substrat. Or, la spécificité de l'usage d'une plante peut être connue ontologiquement, lorsqu'il s'agit de plantes issues des Divinités et des ancêtres, car elles sont, telle la coca, des plantes de grande importance culturelle. Lorsque la plante fut objet de don, son usage est directement explicité à travers son nom : de manière systématique les modes de désignation des plantes sont en corrélation avec leurs origines. Si les plantes issues de personnages ontologiques ne se désignent que par des termes simples, les plantes issues de don possèdent leur propre système de nomenclature où la nature du suffixe est précise selon le rang de l'unité lexicale auquel il s'associe. La nomenclature est alors totalement corrélée aux origines ontologiques de la plante en plus de la définir en terme d'usage, car la désignation renferme tous les éléments nécessaires à la formulation de son remède dans un contexte de soin. Connaître le nom d'une plante, c'est donc déjà savoir l'utiliser partiellement, dire le nom d'une plante c'est répéter le processus de sa création.

Ainsi, dire d'une plante qu'elle appartient au groupe des *pare'shemats* sous-entend déjà un contexte de soin et appose au sein de sa nomenclature des suffixes spécifiques. La spécificité de la nomenclature des plantes de soin, ainsi que l'ensemble des notions véhiculées à travers la signification des unités lexicales, permettent alors d'individualiser un univers végétal précis du reste des plantes utiles et alimentaires. Ces plantes ne se conçoivent donc pas comme faisant partie de l'univers végétal, mais d'un univers plus précis, celui des remèdes.

PARTIE II

LE CHOIX D'UNE THÉRAPEUTIQUE COMME CAUSE DE LA VULNÉRABILITÉ DE L'ÊTRE

Avant l'âge adulte, toute personne se construit, ou est construite, grâce à l'accumulation volontaire de principes vitaux agrégants végétaux soigneusement choisis. En tout premier lieu, il est nécessaire de conférer au *yecamquëm̃* un volume suffisant afin de lui permettre de bonnes capacités de diffusion vers le corps. Cela lui permet d'être alors pleinement adhérant. Cette augmentation quantitative est primordiale, elle conditionne la bonne vitalité du corps. Par ailleurs, d'autres agrégations de principes vitaux végétaux permettent la construction des traits de caractère de la personne. Cette construction de l'être en personne trouve son couronnement lors de la puberté, l'ultime modelage du *yecamquëm̃* faisant naître un adulte totalisé dès lors complètement humain. Après la puberté, il est alors entendu que la personne ainsi façonnée se doit d'entretenir son principe vital, garant de la pérennisation de l'intégrité de son être en tant qu'humain vivant sur cette terre. Aparecida Vilaça, dans un article traitant de la corporéité des wari' du Brésil, décrit l'être comme possédant « un caractère instable et transformationnel », et régi par « des processus et des phénomènes qui conditionnent sa transformation »[190]. Le principe vital se voit donc doté de propriétés modelables expliquant alors les soins qui doivent lui être apportés afin de le conserver.

190. Note : « *processes and phenomena that involve their transformation* » : Vilaça, A. (2005). Chronically unstable Bodies: Reflections on Amazonian Corporalities. *J. Roy. anthrop. Inst. (N.S.),* 11, p.359.

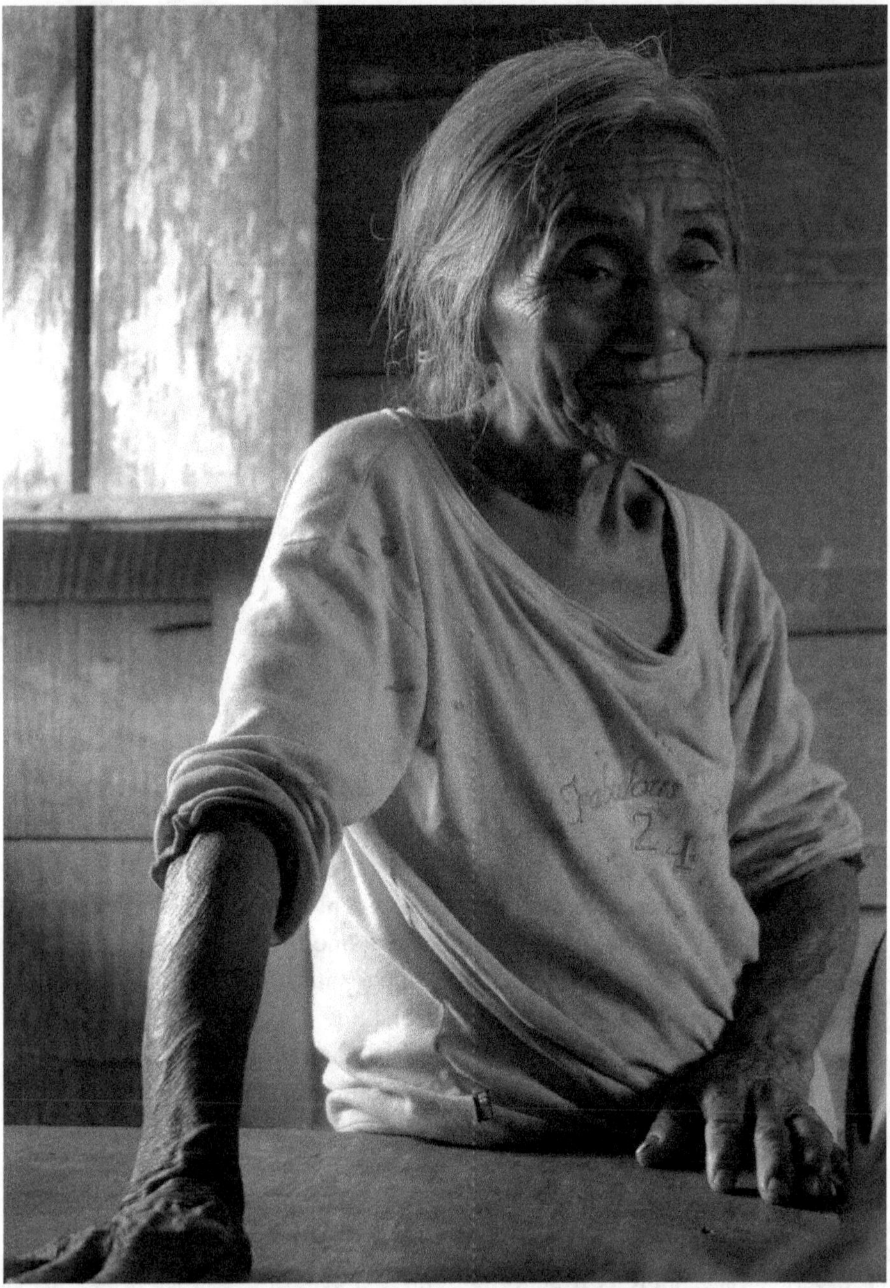

cliché prit à Loma Linda (Photo : C. Valadeau)

Chapitre IV

La bonne santé au quotidien : l'être en tant que totalité modelable

A partir de la puberté, l'être est considéré comme adulte. Ce que les autres ont fait pour lui et sur lui, avant, c'est maintenant à son tour de le faire : prendre la responsabilité de sa propre santé. L'état de bonne santé doit se comprendre comme un état idéal qu'il faut rechercher activement et passe par des pratiques spécifiques. Ce n'est en aucune manière un état acquis, statique et inné, qui perdurerait sans entretien particulier. La personne vivante est un être en mouvement qui est soumis à la base à un phénomène de croissance, donc un état qui se caractérise par des changements et des fluctuations perpétuels. La notion de bonne santé, indissociable de celle de *yecamquëm̃*, est présentée ici à travers les différents processus mis en œuvre, permettant la conservation des pleines capacités fonctionnelles du principe vital humain. Tout d'abord, une des propriétés fondamentales du *yecamquëm̃* en regard de la santé de la personne est son adhésivité au corps, condition *sine qua non* de la bonne animation corporelle. La capacité d'adhésion à son tour est directement dépendante du volume de principe vital que possède la personne. D'autre part, l'adhésivité est d'autant plus forte que le principe vital se trouve proche du corps : tout éloignement est susceptible de baisser l'attraction que le corps exerce sur le principe vital, telle l'attraction entre deux aimants qui fluctue selon la distance. Différents types de procédés sont donc mis en œuvre afin de favoriser l'adhésivité du principe vital : le premier type de procédé vise à confiner le principe vital au plus proche du corps, l'autre à remplacer les pertes quotidiennes de *yecamquëm̃*. Pour ce faire, certains principes vitaux bien définis de plantes sont utilisés.

De plus, un être complet est un être social, en voie d'humanisation constante. Cette « humanisation » de l'être est un processus, une recherche personnelle qui, elle aussi, n'est jamais définitivement atteinte. Des processus bien particuliers doivent être initiés, répétés, renouvelés tant de manière quotidienne qu'évènementielle. Cette quête permanente visant à atteindre un idéal comportemental et social se fait, une fois de plus, grâce à des plantes spécifiques qui constituent les principaux acteurs impliqués dans la construction et la conservation de l'humanité de la personne.

1. LA BONNE SANTÉ ET LA FONCTIONNALITÉ DU CORPS

Une personne adulte active accomplissant correctement ses tâches quotidiennes et ayant de bonnes relations avec les autres est reconnue comme « normale » et « productive ». Cette façon ordinaire d'être au monde est également synonyme de pleine intégration sociale. La personne répondant à ces critères se désigne sous le terme *huom̃chot̃,* c'est-à-dire un être dans un état de bonne santé. Le terme linguistique qui traduit la notion de se trouver en bonne santé est défini par le mot *huom̃chot̃eñets* (lit. Être en bonne santé).

L'époque de la puberté renforce la capacité de diffusion d'un *yecamquëm̃* parachevé dans la matière et par conséquent la capacité de s'y maintenir adhérent. Cependant cette adhésion à la matière *a priori* inanimée reste fragile. La capacité de diffusion et donc d'adhésion du principe vital doit être entretenue par la personne adulte tout au long de sa vie afin de « lui [*yecamquëm̃*] donner envie de rester ». Cette capacité d'adhésion dépend de deux paramètres : le volume global de principe vital et la proximité du principe vital avec le corps. S'il est important que l'enfant ait une quantité croissante de principe vital tout au long de son développement qui soit en rapport avec sa taille afin de permettre une bonne couverture corporelle, l'adulte aussi doit veiller à conserver une bonne quantité de *yecamquëm̃* afin que celui-ci puisse imprégner de manière homogène non seulement son corps, mais aussi tunique et autres objets personnels.

Cela implique également que la fonctionnalité du principe vital est considérée comme faillible. Un dysfonctionnement de ce dernier entraîne une animation défectueuse du corps, premier pas vers un état dégradé de bonne santé. C'est pourquoi, dès l'entrée dans l'âge adulte, chacun se trouve responsable de lui-même et doit veiller individuellement à conserver cet état dans le contexte d'une démarche individuellement active, souvent préventive.

Une des premières mesures prises, visant à empêcher l'éloignement du *yecamquëm̃*, facilitant ainsi son adhésivité, est de le confiner au plus près du corps, grâce au port de la *cushma* et de ses ornements. Cependant, tout au long d'un quotidien rythmé par des actes physiologiques normaux, des pertes plus ou moins importantes de *yecamquëm̃* ont lieu. Il conviendra de les compenser, en utilisant, une fois encore, des principes vitaux de plantes spécifiques.

Les pertes ordinaires et restitutions qualitatives

Le corps animé produit quotidiennement des substances qui se détachent. Avec ces substances, une partie du principe vital de la personne, à son tour, s'en va, conduisant à des pertes répétées presque quantifiables. Valérie Robin note que « tous les déchets corporels (cheveux, ongles, sueur, salive) [...] concentrent une partie de la force vitale des humains »[191]. Toutes ces pertes de substances physiologiques normales seront autant de perte en principe vital qu'il faudra restituer. Dans ce sens, de nombreuses plantes sont utilisées afin de permettre au *yecamquëm̃* de reprendre et de garder un volume convenable (Annexe 9, Table 1).

Les productions corporelles considérées comme fluides sont *errasats*, le sang, *collets*, le sperme, *po'ñorr*, la sueur, *momosats*, le lait, *senmats*, la salive, *tsapañets*, l'urine, *pose'*, les larmes[192] ou encore *shoт̃ets*, les sécrétions nasales.

Une des substances à laquelle il est attaché le plus d'importance, en terme de perte, est *errasats*, le sang, et ce plus particulièrement chez les femmes, soumises à des pertes répétées tout au long de leur vie reproductive[193]. Si les saignements des menstruations sont reconnus comme un signe de bonne santé, entrainant une perte « normale » de *yecamquëm̃*, par contre la durée de celles-ci ne doit pas excéder trois jours ; elles ne doivent pas être trop abondantes, ce qui signerait « une hémorragie de la femme », *sheshteñets*, reconnue comme pathologique et provoquant l'administration immédiate de plantes bien particulières. Cette notion de contrôle du flux de sang afin qu'il

191. Robin, V. (2003). Les chemins de l'autre vie. Les rituels funéraires dans les Andes sud-péruviennes. *Ateliers*, 25, p. 47.

192. *Puese'* est l'orthographe de ce mot en amont du fleuve.

193. Deux étiologies sont apportées à la stérilité de la femme (il n'existe vraisemblablement pas de stérilité masculine) ; une personne malintentionnée lui a fait consommer des plantes malgré elle (*quetarpan*, Indet. Araceae), lorsqu'elle était enfant. Toujours impubère, elle ne peut pas procéder à un confinement, son principe vital reste alors inachevé toute sa vie. Françoise Héritier décrit la « femme stérile est souvent méprisée, car elle est un être inachevé, incomplet, totalement déficient ». Héritier, F. (1994). Stérilité, aridité, sécheresse : quelques invariants de la pensée symbolique. Dans M. Augé & Cl. Herzlich, *Le sens du mal* (123-154). Paris : Edition des Archives Contemporaines, p.129.

ne se prolonge au-delà d'une certaine période[194] se trouve aussi cité par Catherine Alès, en Amazonie, et dans de nombreuses sociétés traditionnelles[195]. De la même manière, d'autres événements de la vie génésique de la femme sont soigneusement contrôlés en terme de volume de sang perdu : c'est le cas des accouchements et des suites de couches. Ils entraînent une perte de principe vital non seulement liée au sang mais aussi liée au fait que le nourrisson lui-même, en naissant, en a emporté avec lui une partie, qui lui servira de protection, en attendant que son propre *ancellto* devienne mature.

Ces pertes de sang féminines sont « normales et espérées » mais néanmoins, certains moyens sont mis en œuvre pour les confiner au strict minimum. La *cushma*, porteuse d'une teinture végétale à base de *pa'yon,* joue ici un grand rôle qui sera détaillé ultérieurement.

Collets, le sperme est, tout comme le décrit Anne-Christine Taylor, « assimilable à du venin par sa « force » excessive »[196]. Le mythe de transformation du pénis de Hua'̃tena' en liane de *barbasco, coñape'* (*Lonchocarpus nicou* (Aubl.) DC.) et de son sperme en poison ichtyotoxique illustre bien cette idée[197] :

> On dit que dans les temps primordiaux, il y avait un homme dénommé Hua'̃tena'.
>
> Lorsqu'il avait envie de manger du poisson, il plongeait son sexe dans la rivière et son sperme se répandait dans l'eau.
>
> Tous les poissons mouraient alors et se mettaient à flotter en surface. Les gens accouraient avec leurs paniers pour ramasser les poissons.
>
> Dès que Hua'̃tena' sortait son sexe de l'eau les poissons se remettaient à vivre.
>
> Un jour, il partit se cacher dans la forêt et son sexe se mit à grandir tant et tant qu'il se transforma en liane de *mats*.
>
> Aujourd'hui les racines broyées de cette liane servent à pêcher les poissons : elles donnent un liquide blanc qui se répand dans l'eau à l'image du sperme de Hua'̃tena'.
>
> L'ancêtre du poison aidant à pêcher (Annexe 2).
> Lima, 18 mars 2008.

Un épuisement excessif et non compensé de l'émission de ce sperme fortement chargé de principe vital conduit à l'impotence : *sholla* (*Maranta*

194. « Ce flux de sang doit être contrôlé pour ne pas se prolonger au délà d'une certaine période » : Alès, C. (1998). Pourquoi les Yanomamɨ ont-ils des filles ? dans M. Godelier & M. Panoff, *La production du corps*. Paris : Editions des Archives Contemporaines, p.282.

195. Cette notion d'hémorragie féminine se retrouve aussi dans les sociétés de Vanuatu par exemple : Bourdy, G. (1989). *Ethnopharmacologie et vie sexuelle à Vanuatu. Etude pharmacochimique de Dysoxylum gaudichaudianum (Juss.) Miq.* Thèse de Doctorat, Montpellier : Université de Montpellier 1.

196. Taylor, A.-C. (1998). *op. cit.*, p.321.

197. Une proche version de ce mythe est également relatée par Stéphanie Borios : Borios, S. (2005). *Atĩo yerrmuen cacäñno. Los Yanesha y la pesca.* Lima : Instituto del Bien Común, p.70.

arundinacea L.) est une des plantes qui, en ce cas, permettra de régénérer le principe vital.

Par ailleurs, le mythe du personnage Pos, le sel, fait état de la sueur, *po'ñorr*, comme une exsudation corporelle fluide salée.

> On dit que Pos fut envoyé par les Divinités, cet homme était gros, avec de longs bras, il suait beaucoup.
> Il transpirait tellement que les mouches et les abeilles l'entouraient sans cesse, ses habits étaient tout le temps trempés de sueur.
> Le seul endroit où Pos pouvait rester sans transpirer était à côté du feu, mais comme personne ne l'aimait, il était rare que ce dernier puisse se trouver un foyer afin d'y sécher un peu.
> Avant de manger, Pos trempait toujours son doigt dans la nourriture, car sa sueur donnait aux aliments une bonne saveur ; c'était son secret. [...]
> L'ancêtre du sel (Annexe 2).
> Loma Linda, 07 juin 2008.

Le myhte de Pos fait état d'une exsudation corporelle salée, et dans un cadre non thérapeutique, la perte de sueur quotidienne doit être compensée. Une des plantes les plus citées à cet effet est *ñorra'tentsopar* (*Selaginella diffusa* (C. Presl) Spring).

Au sujet de l'urine, *tsapañets*, il est raconté que sur la voie d'accès aux basses terres reliant Villa Rica à Iscozacín, se trouve une cascade dont la couleur de l'eau est jaune. La chute d'eau produit une légère écume en tombant :

> « Il est dit que la Divinité Yompor Sar continue à uriner dans cette cascade. Tu dois passer de l'eau sur le visage, les bras et les jambes afin de pouvoir marcher longtemps et de ne pas sentir la fatigue. » Au pied de la montagne Campana, 12 août 2009.

La sécrétion d'urine, qu'elle soit humaine ou divine, est elle aussi chargée de principe vital. Dans le cas d'un être humain, uriner c'est donc aussi perdre un peu quotidiennement de son principe vital. L'eau de cette cascade permet de pallier les états asthéniques, en permettant une « recharge » en principe vital pour la personne qui s'en servira. Mais il existe également d'autres plantes telle *shemochuarečh* (*Tessaria integrifolia* Ruiz & Pav.) qui ont cet effet.

Si *momosats*, le lait, nourrit le nouveau-né puis le nourrisson, son absorption est également considérée comme un transfert de principe vital de la part de la mère à son enfant, qui devient plus fort et mieux protégé :

> « Quand tu lui donnes la tétée, l'enfant est plus fort, moins en proie à être malade. C'est pas comme le « Programme du verre de lait »[198], c'est pas du lait, il n'a pas l'énergie de la femme dedans… » Loma Linda, 16 août 2007.

Nourrir l'enfant demande donc à la mère une nécessité accrue de consommation de certaines plantes afin de reconstruire la quantité de *yecamquëm̃* perdue, telles *momoreñtsopar* (Indet.) et *momosreč̈h* (Indet.) : ces plantes sont spécifiquement indiquées et absorbées pour conférer à la mère une quantité de principe vital suffisant afin de maintenir ses aptitudes à la production de cette sécrétion corporelle.

Par ailleurs, au sujet de *senmats*, la salive, et des larmes, *Pose'*, peu d'informations furent recueillies. *Toroñreč̈h (Uncaria tomentosa* (Willd. ex Shult.) DC.) est une liane bien connue qui permet d'étancher la soif lors de marches en forêt, mais permet aussi d'éviter le manque de production de salive, en étant directement associée au volume de *yecamquëm̃* éventuellement manquant lors de la perte de ce fluide corporel. De la même manière, les sécheresses oculaires dénotent un manque de production de larmes, donc de *yecamquëm̃*. Il est donc nécessaire de pallier le volume manquant de sécrétions lacrymales en instillant directement dans les yeux la sève des plantes *lloqueya'* (*Mussatia hyacinthina* (Standl.) Sandwith), *shemot* (*Solanum stramoniifolium* Jacq.), *yetsep* (*Bixa orellana* L.), ou encore *setareč̈h* (Indet.).

Les productions corporelles de consistance solide sont *echets*, les cheveux, *asots*, les dents, *shechepats,* les ongles, *po'sore'que*, les poils ou encore *chemoñets*, les fèces. À la manière des productions corporelles fluides, leurs pertes entraînent des traitements individuels spécifiques à base de végétaux.

Lors du rituel de puberté, *echets*, les cheveux de la jeune fille sont coupés, soustrayant alors une certaine quantité de principe vital qui ne convient plus au nouvel être en train de devenir une jeune femme. À l'âge adulte, idéalement, les cheveux doivent être noirs, solides, luisants et ne pas tomber excessivement, car en s'éliminant régulièrement ils entraînent avec eux un peu de principe vital. Pour faire en sorte que les cheveux tombent peu et repoussent vite, il est pris grand soin de les laver régulièrement avec le jus exprimé des parties aériennes broyées de certaines plantes telles *echetspan echest'par* (*Stigmaphyllon sinuatum* (DC.) A. Juss.) ou *echtallets* (*Xiphidium caeruleum* Aubl.) et *c̈hap̃* (*Sida rhombifolia* L.), déjà citées ultérieurement.

198. Le « *programa del vaso de leche en el Perú* » (le programme du verre de lait) est une aide qui consiste à apporter des vivres notamment aux enfants afin « d'aider à l'alimentation […] des populations considérées comme vulnérables » *El Programa Del Vaso De Leche En El Perú Lecturas de apoyo.* (s.d.).

Le jus de plante est appliqué sur les cheveux, laissé durant deux jours à leur contact, puis éliminé dans l'eau courante de la rivière le matin très tôt. Ces soins doivent être préférentiellement dispensés la veille d'une nuit de pleine lune.

Asots, les dents de lait de l'enfant, tombent naturellement, et sont preuve d'une perte normale et momentanée de son principe vital : « il est nécessaire pour l'enfant de changer de dent ». Au même titre que la coupe des cheveux lors de la puberté, *caya'neñets*, la perte des dents de lait est une perte de principe vital. Malheureusement, les soins apportés lors de l'enfance afin que les dents restent saines, ne les empêchent pas de tomber lorsque la personne vieillit. Afin d'éviter les fortes douleurs dentaires prémices de la perte de dents, l'adulte se doit de mâcher les fleurs ou les racines de certaines plantes telles que *asotspar* (*Piper chanchamayanum* Trel.), *semam* (*Acmella spilanthoides* Cass.) ou encore *corech* (*Diffenbachia williamsii* Croat.). L'effet quelque peu anesthésiant, donc de bénéfice immédiat, de ces végétaux se constate aisément, mais ne constitue pas en soi la seule motivation de l'administration de ces plantes. Elles ont considérées aussi comme ayant la capacité d'apporter à la personne du principe vital évitant la perte de la dent, ou bien de remplacer celui perdu lorsqu'il est trop tard.

S'il existe beaucoup de soins associés à la pousse et à la vitalité des cheveux, peu de remèdes sont cités pour aider à la conservation de *po'sore'que*, les poils - sachant que la pilosité est en général faible - et de shechepats, les ongles. Il ne fut pas recueilli de discours particulier à l'égard de chemoñets, les fèces.

Ainsi, pour un adulte, se maintenir en bonne santé consiste donc, tout d'abord, à remédier à ces pertes quotidiennes de principe vital dues à des productions corporelles, considérées comme normales, physiologiques. L'usage de certains végétaux pallie le manque, et permet de faire retrouver au principe vital un volume optimum, garantissant la continuité du bon fonctionnement des organes affectés par ces pertes (pénis, yeux, etc.), ou tout simplement, permet de pallier une perte globale considérée comme nuisible mais non directement orientée fonctionnellement parlant (urine, cheveux). Ces végétaux seront utilisés au quotidien ou bien à intervalles réguliers, et se différencient des plantes administrées lorsqu'un état considéré comme pathologique est déclaré. Si un dérèglement se produit, par un flux exagéré de *yecamquëm̃* à l'extérieur du corps (volume d'urine augmenté, menstruations considérées comme trop longues, suites de couches hémorragiques), l'action d'entités étiologiques est suspectée, et l'état de « maladie » se déclare, traité par d'autres espèces végétales.

D'autre part, selon les circonstances, il est parfois nécessaire d'induire la perte de principe vital pour assurer un bon fonctionnement de l'être : cette perte (qu'assurera plus particulièrement la sueur) sera dirigée par le biais de diètes particulières. Ces pertes intentionnelles de principe vital, contrôlées et voulues, sont toujours associées à une idée de régénération de ce dernier.

Adhésion du yecamquëm̃ *et maintien d'une totalité*

A cette nécessité de pallier les pertes de principe vital, donc d'équilibrer quantitativement ses fluctuations, se superpose l'importance d'agir sur une caractéristique qualitative de ce dernier : son adhésivité. En effet l'adhésivité est la condition princeps de la capacité de diffusion et d'imprégnation du *yecamquëm̃* dans le corps, garantissant ainsi une bonne animation de ce dernier. Cependant, au cours de la vie, différents événements, considérés comme naturels et inéluctables, peuvent perturber cette propriété. Certains moyens sont mis en œuvre pour prévenir ce manque d'adhérence ou y remédier.

Conserver le principe vital le plus près possible du corps permet, en quelque sorte, de l'inciter mécaniquement à imprégner ce dernier. En effet, le corps est tel un aimant attirant le *yecamquëm̃* de manière permanente et continue. Cette attraction est d'autant plus forte que le principe vital se trouve proche du corps, en dessous des vêtements, et en particulier sous la *cushma*, à laquelle est attribuée une qualité de protection/barrière physique évidente, mais aussi certaines propriétés intrinsèques qu'elle détient des *yecamquëm̃* végétaux qui ont servi à sa confection.

Aujourd'hui, tout le monde ne sait plus tisser le coton, et seules certaines femmes se dédient à la confection des *cushma*. Il est affirmé à leur égard qu'elles « savent tisser de manière très régulière et très serrée ». Ces qualités de tissage sont reconnues comme particulièrement importantes. En effet, une *cushma* tissée de manière lâche, irrégulière ou bien trouée, abimée, *shetamtsoshe'm*, ne peut pas remplir intégralement ses fonctions de protection et d'accompagnement de l'être. Elle est incomplète du fait des jours qu'il y a entre les fils, et considérée, en quelque sorte, comme perméable. Il est dit que lorsque la *cushma* est trop vieille ou que le tissage est trop irrégulier, il vaut mieux en changer car les personnes qui les portent sont toujours fatiguées.

D'autre part, du moins pour les *cushma* féminines, les végétaux qui servent pour teindre le coton ont des propriétés médicinales intrinsèques. Les matières les plus utilisées en tant que colorant sont tout d'abord l'écorce d'un arbre dénommé *pa'yon* (*Tetragastris panamensis* (Engl.) Kuntze). Selon les mordants utilisés dans le bain de teinture (sulfate de cuivre, alun, morceau de fer rouillé), la couleur obtenue varie du rouge orangé à l'ocre marron en passant par le noir violacé. Entre autres espèces, les plantes herbacées de *collor* (*Alternanthera aff. Porrigens* (Jacq.) Kuntze, *Iresine herbstii* Hook ex Lindl., *Pfaffia* sp.) donnent, une fois bouillies, une belle couleur rouge au coton. Mais toutes ces plantes, en plus de leur pouvoir tinctorial, sont aussi des espèces médicinales utilisées dans les cas de métrorragies, de fausses couches, d'hémorragies *post-partum*, d'épistaxis, ou quand il faut arrêter un flux de sang exagéré, quelle qu'en soit l'origine, traumatique ou non. La préparation du bain de teinture est en tout point semblable à celle du remède réalisé avec ces espèces : une fois teinte, la *cushma* devient donc, à son tour imprégnée du principe vital de ces plantes, c'est-à-dire chargée des propriétés médicinales de ces espèces. Le *yecamquëm̃* de la plante est physiquement ancré dans la tunique qui accompagne le corps en permanence, et se fond dans le principe vital de la femme la revêtant. Une tunique dont le tissu ou le coton n'est pas teint est donc considérée comme bien moins efficiente en terme de conservation et protection du principe vital.

La tunique possède donc, au-delà de l'aspect utilitaire, des propriétés intrinsèques qui contribuent à maintenir l'état de bonne santé de l'être. En prévenant l'éloignement potentiel du *yecamquëm̃* et en le rapprochant du corps, ce dernier n'a pas de peine à exercer sa capacité de diffusion. Par ailleurs, la *cushma* est imprégnée des principes végétaux médicinaux des plantes tinctoriales qui dans un mouvement de diffusion inversé, vont se fondre avec celui de la personne. La *cushma* est donc bien plus qu'un marqueur individuel et social : c'est aussi un objet de soin et de protection de l'être, et non des moindres.

C'est au moment de la puberté que sont administrées pour la première fois des plantes visant à « ne pas vieillir ». Les hommes comme les femmes utiliseront ensuite ces mêmes plantes tout au long de la vie. Ce phénomène naturel et inéluctable qu'est le vieillissement, prélude au départ définitif du principe vital :

> « Il arrive un moment où *yecamquëm̃* veut repartir vers Yompor, il est alors difficile de le garder. Ça c'est quand commencent à apparaître les cheveux blancs, comme les miens… » Loma Linda, 15 août 2007.

L'apparition des cheveux blancs, *llo'teñets* (lit. Avoir des cheveux blanc) et des rides, *sheco'quëñets* (lit. se rider) signe d'une part l'entrée dans la vieillesse, et montre tangiblement d'autre part la preuve d'une adhérence du *yecamquëm̃* plus faible. Dès lors, la personne est considérée comme plus vulnérable, et au même titre que les enfants, plus facilement victime des entités étiologiques. Les manifestations physiques du vieillissement sont des raideurs musculaires et articulaires des membres et du dos, ainsi qu'un manque de souplesse ou de rapidité lors de l'accomplissement de certaines tâches. Il est aussi mentionné de longues fatigues, de petites siestes fréquentes durant la journée, ainsi que des troubles de mémoire épisodiques. Toutes ces manifestations sont dues au manque progressif et cumulé d'adhésivité du principe vital, conduisant à son éloignement progressif :

> « Elle pleure parce qu'elle ne se souvient plus de la strophe, c'est sa mémoire... Elle est très vieille tu sais. » Tsachopen-Gramazú, 01 juillet 2007.

S'il existe des plantes qui permettent de lutter contre les signes extérieurs les plus flagrants du vieillissement physique (telles *tarramest* (Indet.), contre les cheveux blancs), *shellomentsopar* (*Psychotria* sp.) ou encore *huayapar* (*Clusia trochiformis* Vesque), contre les rides), il existe aussi des plantes utilisées préventivement (Annexe 9, Table 1). À l'instar de celles qui sont administrées au nouveau-né afin de permettre l'adhérence d'*ancellto*, ces plantes renforcent la capacité de diffusion du principe vital de la personne âgée, et visent aussi à en augmenter le volume, ce qui est le cas de *yeñech* (Indet.) ou encore de *camañ̃areč̃h* (*Calliandra angustifolia* (Benth.) Spruce) (Annexe 9, Tables 1 et 2).

Les travaux agricoles, les longs déplacements loin de chez soi sur les routes chaotiques ou les très longues marches, en bref l'effort physique intense est reconnu pour entraîner quelquefois un décollement du *yecamquëm̃*, reproduisant là un état pathologique déjà mentionné chez le nourrisson ou le jeune enfant lorsqu'il est trop agité. Ce décollement se traduit par une grande fatigue qui ne disparaît pas et peut se transformer en un état asthénique général et durable. En prévision de ce risque, certains végétaux (*echeporpar* (Indet.) ou encore *muenaroreč̃h* (*Doliocarpus major* J.F. Gmel.), peuvent être utilisés dans un but préventif, avant les déplacements ou les travaux.

Outre les manques d'adhérence liés à une situation normale de vieillissement, et les cas d'effort violent, de nombreuses autres causes peuvent entraîner des perturbations dans l'adhésion du principe vital. Elles se traduisent toujours par un état de fatigue plus ou moins profonde, un manque d'appétit, couplé éventuellement à des somnolences et/ou des pertes de poids. Ces pertes constatées d'adhésivité au corps seront traitées avec certaines espèces. *Pueroreñpar* (*Besleria racemosa* C.V. Morton), *t̃ellmat̃ellma' p̃opnor* (*Phthirusa stelis* (L.) Kuijt) ou encore *cho'ne'ch* (*Gynerium sagittatum* (Aubl.) P. Beauv.) sont celles préférentiellement utilisées. De manière plus spécifique, le manque d'appétit peut être pallié par des végétaux tels que le roucou, *yetsep* (*Bixa orellana* L.), *pateñtsopar* (*Piper* sp.), señtsopar po'señempar (*Piper dennisii* Trel.), *pacheñapar* (*Danaea nodosa* (L.) Sm.) ou encore *puetse'lloñpan* (*Siparuna tomentosa* (Ruiz & Pav.) A. DC.) (Annexe 9, Table 2).

Ainsi, « être en bonne santé » nécessite dans un premier temps de conserver une bonne capacité de diffusion du principe vital lui permettant alors d'être pleinement adhérent. Tout d'abord, la quantité de principe vital doit être suffisante. Pour ce faire, elle doit être entretenue et maintenue tout au long de la vie, afin que le *yecamquëñ* puisse diffuser normalement vers le corps et que ce dernier bénéficie d'une bonne vitalité. Cette démarche doit être sans cesse renouvelée, car ce sont les pertes quotidiennes des différentes productions corporelles qui sont les causes d'un manque quantitatif de principe vital. Dans le souci de maintenir une bonne santé quotidienne, la personne suit une démarche personnelle qui consiste à pallier ces manques quantitatifs grâce à l'ajout de principes vitaux végétaux spécifiques des productions corporelles.

2. LA BONNE SANTÉ ET L'ADÉQUATION IDÉOLOGIQUE

Certains évènements qui se produisent au cours de l'existence placent parfois la personne dans des positions individuelles et sociales qui nécessitent la remise en question des traits qualitatifs du *yecamquëñ*. En effet, dans le référentiel des normes requises ou les attentes personnelles, des traits de caractère ou de personnalité, se traduisant par des pensées et des actes, se révèlent parfois inadéquats et/ou peu efficaces. Selon les tâches qui incombent à chacun, les présupposés sociaux qui se font ressentir de manière conjoncturelle, les désirs personnels, une personne se voit donc dans la nécessité de modeler l'un ou l'autre de ses traits de caractère afin d'acquérir une personnalité relativement modifiée. Ce désir de reconstruction est la plupart du temps intentionnel, et un juste équilibre doit être trouvé entre aspirations personnelles et contraintes sociales.

Ces changements perçus comme nécessaires s'opèrent sur la base du principe vital tel qu'il fut construit jusqu'à l'âge adulte : certaines caractéristiques personnelles déjà présentes, mais partiellement perdues, peuvent être potentialisées, renouvelées, lorsque la personne se trouve, par exemple à un moment donné, dans l'incapacité d'accomplir une tâche précise. D'autre part, des principes vitaux, jusqu'alors non inclus dans le *yecamquëm* de la personne, peuvent aussi être additionnés, pour lui conférer de nouveaux traits de caractère ou de personnalité, ou certaines capacités convoitées. Cette intégration de nouveaux traits de caractère/personnalité se fait le plus souvent dans une démarche volontariste, mais elle peut aussi se faire à l'insu de la personne, la conduisant à ressentir - faire des choses qui la questionnent et l'inquiètent.

Dans une démarche inverse, certains principes vitaux de plantes permettent l'inhibition de traits de personnalité, de comportements devenus dérangeants, ou provoquant une souffrance. Enfin, des soustractions quantitatives de principe vital s'avèrent aussi nécessaires lors d'évènements tels que la mort d'un proche. Dans ce contexte, ce processus de soustraction est le prélude d'un remaniement en profondeur du *yecamquëm̃*, visant à sa régénération.

Maintien des traits de caractère et intégration sociale

Les conjonctures dites de « malchance » reflètent l'incapacité récente d'une personne à accomplir certaines de ses tâches quotidiennes. La perte de ces qualités individuelles initialement acquises signe des états de malheurs temporaires qui peuvent être de deux ordres : soit il s'agit d'une incapacité de mener à bien les activités de ressource, soit il devient difficile d'accomplir différentes activités plus largement sociales. Dans les deux cas, ces évènements sont désignés comme des « malchances » qui ne peuvent pas être imputables à un tiers quel qu'il soit, sinon à des manques quantitatifs de principes vitaux ayant conféré jusqu'à présent ces qualités spécifiques. Par exemple, il peut arriver que de manière répétée, lors d'activités de chasse et de pêche exercées, les hommes rentrent bredouilles, *emoshneñets* (lit. Devenir mauvais à la chasse). Ces échecs, dont la caractéristique est de se répéter, sont illustrés par les mésaventures du personnage mythique d'Oñampuer.

> On dit qu'Oñampuer était un orphelin qui vivait il y a longtemps sur cette terre.
>
> Il avait beau passer son temps au bord de la rivière à pêcher avec des flèches, il n'attrapait jamais aucune prise.
>
> Chaque jour, il revenait à la maison et se faisait griller un peu de manioc sur le feu.
>
> Toute sa famille se moquait de lui : « Bah, tu passes la majeure partie de ton temps à pêcher, mais on se demande bien ce que tu fais ! Tu ne

sais peut être pas pêcher, quelle honte ! »

Un autre rajouta : « Demain, si tu ne ramènes rien, nous ne te donnerons pas à manger, car c'est nous qui allons cultiver. Nous, nous ramenons toujours quelque chose, tu es le seul à ne rien faire » [...][199].

L'origine des souchets aidant à la pêche (Annexe 3).
Loma Linda-Languna, 06 juin 2008.

Revenir plusieurs fois de suite bredouille de ces activités de ressource représente pour les hommes une conjoncture honteuse et déshonorante, non seulement à un niveau individuel mais aussi pour l'impact que cela peut avoir à un niveau social élargi qui fonctionne sur le mode de la réciprocité et des échanges mutuels de nourriture.

Ces « empêchements » sont alors souvent attribués à la perte partielle du principe vital végétal spécifiquement agrégé à cette intention lors de la construction de la personne. Lors de la construction de l'individu, dans l'enfance et autour de la puberté, l'agrégation de certains principes vitaux aide en effet l'homme à devenir un bon chasseur ou pêcheur. Être un bon chasseur (ou pêcheur) doit aussi se comprendre comme avoir des objets personnels de chasse ou de pêche (fusils et filets ou hameçons) performants, c'est-à-dire correctement imprégnés du principe vital de leur propriétaire. Le manque personnel de principe vital se répercute immédiatement sur l'objet, pénalisant son bon fonctionnement. Un manque de principe vital directement lié à ces activités revient donc, aussi, à perdre la faculté de se servir de l'outil utilisé dans ce but. Il est donc nécessaire de raviver ces qualités en rajoutant les principes végétaux adéquats, non seulement à l'individu, mais également à l'outil de prédation, que le chasseur « soigne » en le frottant avec la même plante, comme s'il s'agissait d'une extension corporelle. Les plantes utilisées dans ce but sont généralement des Cyperaceae de la catégorie des *epe'*, de « ceux qui donnent de la chance »[200]. D'autres plantes n'appartenant pas à la catégorie des *epe'* ont les mêmes usages telles *atatcapar* (*Gurania lobata* (L.) Pruski.) et *moshuañtsopar* (Indet.) (Annexe 9, Table 3). D'autres espèces, décrites par Stéphanie Borios dans un ouvrage sur la pêche Yanesha, se nomment *queñquehuesh*. Elles présentent également des spécificités d'usage selon le poisson désiré[201]. Parmi les plantes qui « portent chance » certaines ont d'autres usages, et là encore seront appliquées à la fois sur la personne et les outils utilisés.

199. Mythe également relaté par Stéphanie Borios : Borios, S. (2005). *op. cit.*, p.88.

200. Voir chapitre III concernant les différents usages des *epe'*.

201. Elle cite entre autres *omañe'queñquehuesh* et *meshtaqueñquehuesh* : ce sont deux plantes utilisées pour pêcher le zungaro (Pimelodidae) et le plécos (Loricaridae) : *ibidem*.

Ainsi, les traitements employés pour parer aux « malchances » répétitives ont pour enjeu de potentialiser des qualités individuelles spécifiques déjà acquises, mais affaiblies, en ayant recours à différentes espèces de plantes. Redynamisés, les principes vitaux agrégés antérieurement au *yecamquëm̃* retrouvent leur efficacité. Les objets servant à l'accomplissement des activités de ressource ou de production seront aussi rechargés d'une bonne quantité de principe vital. Désignés comme « agissant » grâce à la volonté et aux intentions de leur propriétaire, ces objets retrouvent leur effectivité. Ils permettent à la personne de redevenir producteur au sein de son groupe, donc de reprendre sa place dans la société et de participer au réseau dense d'échanges qui la caractérise.

Les relations harmonieuses

A l'occasion de certains évènements, une personne peut ressentir le désir de détenir des qualités/capacités ou des traits de caractère quelque peu différents de ceux que tout le monde, y compris elle-même, possède, et ce afin de se sentir en accord avec ses aspirations profondes. Dès lors, elle va faire le choix d'agréger des principes vitaux végétaux différents ou d'en inhiber spécifiquement certains autres. D'autre part, la qualité des relations interpersonnelles que tout un chacun peut avoir au sein de la société définit aussi un état de bonne santé. Plusieurs catégories de plantes peuvent alors être utilisées dans le but d'atteindre un idéal personnel et singulier en terme de manière d'être au monde, et pour avoir de bonnes relations avec les autres membres de la communauté.

Certains principes vitaux végétaux de plantes ont la propriété de modifier le regard que les autres portent sur soi. Ces plantes sont dites « sympathiques » en espagnol régional, car elles permettent de paraître ainsi aux yeux des personnes côtoyées. Ce sont en général des végétaux sylvestres assez rares, ou du moins dont la découverte n'est pas fortuite, qu'il faut rechercher en se basant sur une bonne connaissance de leur biotope et de leur mode de vie, telles des épiphytes connues sous le nom de *añchechpan* (*a'ñchech*, lit. Joli, ce qui est beau) qui ne poussent que sur les troncs de certains arbres tombés au sol, ou d'autres espèces comme *emo'teñtsopar* (Indet.), *entpar* (*Calanthera* sp.) ou encore *entarpar* (Indet.) (Annexe 9, Table 3). Frotter les feuilles de ces espèces sur sa peau, ou plus exactement les parties de peau non recouvertes par la tunique ou les cheveux (visage, avant-bras, chevilles et pieds) entraîne une incorporation du principe vital de ces espèces à celui de la personne qui veut avoir l'air agréable et avenant aux yeux d'autrui. Le résultat recherché peut être perçu comme un atout individuel, mais surtout dans le sens où il favorise les interactions sociales avec les autres et aide donc à l'établissement de relations harmonieuses.

Il est reconnu qu'au sein de la société, certaines personnes ne se satisfont pas de l'idéal proposé. Elles cherchent à développer des qualités personnelles particulières qui vont faire d'elles des êtres un peu à part. Cette démarche, liée à la connaissance de soi-même, vise à acquérir maîtrise de soi et sagesse, ou de manière plus pragmatique capacité de guérison, don musical hors normes, ou toute autre activité artistique ou sociale talentueusement réalisée. Dans ce but, il existe tout un groupe de plantes de nom générique de *puerets*[202] qui possède des principes vitaux permettant de répondre à ces aspirations (Annexe 9, Table 3). Selon les anciens, auparavant, les *puerets* étaient des plantes sacrées, qui servaient pour travailler sur soi-même et s'utilisaient sous un contrôle très strict. Leur connaissance, transmise secrètement au sein d'une famille, se faisait dans le cadre d'une diète sévère (à base de pâte de bière de manioc et de manioc blanc grillé uniquement) et d'un long apprentissage de chansons, lié à l'usage de chaque plante. L'usage des *puerets* était aussi strictement conditionné par un comportement exemplaire, humble et modeste, dépourvu de toute trace de vanité ou d'orgueil, et des motivations très pures, au risque de se voir devenir fou, ou de tomber gravement malade. Si les *puerets* étaient utilisés à des fins de manipulation personnelle sur autrui par exemple ou bien si la personne utilisant les *puerets* ne s'efforçait pas de travailler sur elle-même de manière très sérieuse et approfondie, le risque de folie, ou de vie totalement déréglée menaçait également l'utilisateur.

Les espèces de *puerets* utilisées dans ce contexte sont dites être de deux types : celles qui servent à des fins mauvaises de manipulation d'autres personnes et qui poussent autour des maisons, et les autres, utilisées à des fins de connaissance de soi, décrites comme des plantes extrêmement rares, poussant au sommet des montagnes, dans des endroits bien particuliers, sans présence humaine, où seuls des animaux « sages et amicaux » telle la perdrix résident.

Actuellement, il apparaîtrait que ces usages des *puerets* soient tombés en désuétude, ou du moins ne soient plus si connus et mentionnés, ou alors que leur sens initial s'exprime différemment. Les espèces de *puerets* sont maintenant décrites comme des plantes qui permettent de modifier les *yecamquëñ* afin de transformer les relations affectives entre personnes. En effet, une grande partie de l'idéologie Yanesha prône des relations harmo-

202. De manière assez intéressante, au cours des relevés ethnobotaniques, il nous a été impossible de collecter un seul *puerets*, malgré des recherches spécifiques.

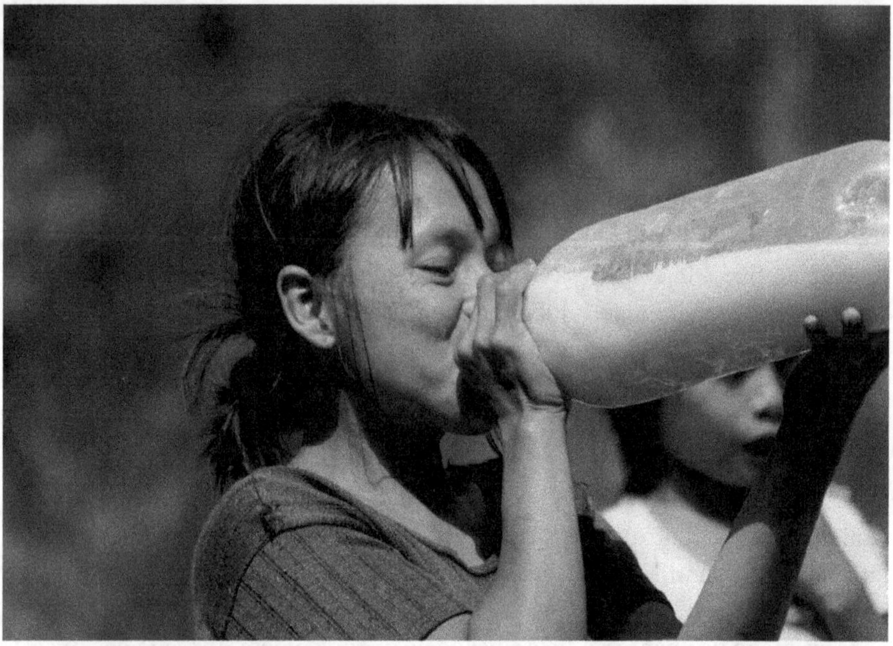

Lors d'une pêche à la nivrée, partage du masato emporté à cette occasion (Photo : V. Jacob)

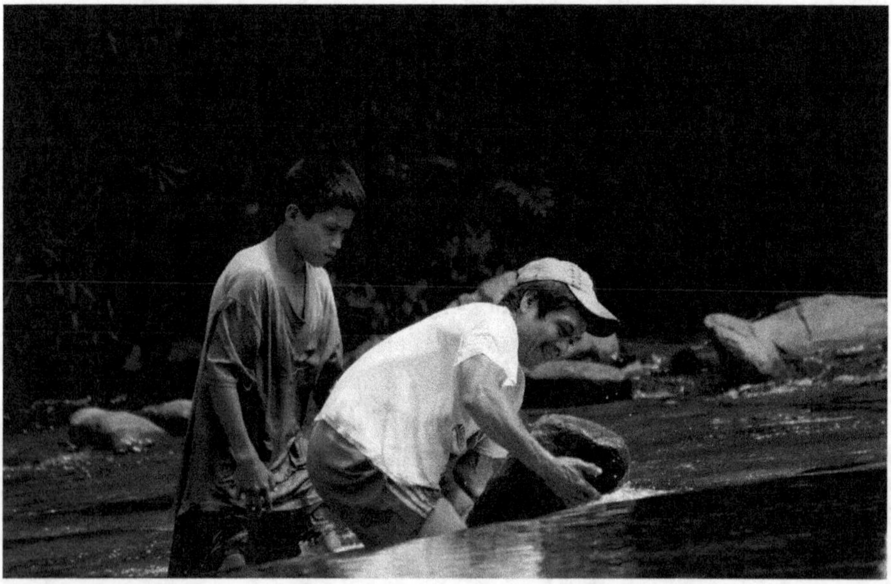

Construction d'un barrage lors d'une pêche à la nivrée (Photo : V. Jacob)

nieuses entre les individus, et plus particulièrement entre les conjoints, ce qui témoigne d'un état de bonne santé, à la fois individuelle et plus largement, de la société elle-même.

Mais ces modifications dans les relations qu'entraîne l'usage des *puerets* sont cependant présentés comme chargées d'une certaine dangerosité : en effet si elles peuvent être perçues comme positives, car voulues et pratiquées sur soi-même ou de manière mutuelle, afin d'améliorer les relations entre conjoints, elles portent aussi le grand risque de servir à des fins de manipulations personnelles.

Dans ce cas, à la différence des plantes dites « sympathiques » où la personne désirant se rendre attirante additionnait, donc transformait son propre *yecamquëm̃* de principes vitaux végétaux choisis, l'usage « malin » des *puerets* se fait en modifiant le *yecamquëm̃* d'une autre personne, c'est-à-dire en lui agrégeant, à son insu, des principes vitaux de *puerets* sélectionnés. De fait, le nom de *puerets* a été, dans ce contexte, souvent traduit par le terme de *pusanga*[203] (en espagnol régional, connu dans toute l'Amazonie), qui correspond à un groupe de plantes souvent définies comme des filtres d'amour « envoûtant » la personne désirée. Celle-ci, initialement indifférente, va devenir soudain déraisonnablement intéressée par un individu, qui le plus souvent ne correspond pas au partenaire idéal, soit par manque de qualités physiques et sociales, soit par son statut d'étranger, son comportement déréglé ou ses motivations perverses.

Cette ambiguïté se traduit aussi dans le mythe de *puerets*. Ontologiquement, les *puerets* étaient connues comme cinq très belles jeunes filles, très agréablement parfumées, et dont la compassion envers les Yanesha était immense. Si leurs motivations étaient pures, et leurs actes visaient à aider les êtres humains, elles usèrent néanmoins de leurs charmes afin de forcer Huana à prêter attention à leur cause :

> On dit que Yerpuen, Onen, Yayon, Yahue et E'popuer étaient cinq jeunes filles très jolies. Vêtues de tuniques colorées de teintures naturelles et peintes de dessins représentant les motifs de *huamprat*, chacune de ces sœurs possédait également de très grands pouvoirs.
>
> Leurs tissages en bandoulière, leurs bracelets et leurs sacs portaient

203. Les *pusanga* se définissent souvent tels des filtres d'amour : « *"pusangas" : charms used to manipulate the perceptions, intentions and behaviors of others.* » Alexiades, M. N. (1999). *Ethnobotany of the Ese Eja: Plants, Health and Change in an Amazonian Society.* Ph. D., New York : City University of New York, p.267 ; « S'utilise comme parfum pour faire "perdre la tête" aux femmes » Déléage, P. (2005). *op. cit.*, p.257 ; « *Pusanga, "love potions"* » Shepard, G. H. (1999). *op. cit.*, p.171 ; « pour séduire leur époux et épouses actuels » Carid Naveira, M., Perez Gil, L. (2002). *Los Yaminawa del rio Mapuya (Alto Ucayali, Perú).* Rapport Scientifique Final du Projet TSEMIM, Commission européenne CCE_DG XII Recherche. Université Libre de Bruxelles, Centre d'Anthropologie Culturelle, p.168.

aussi les motifs de *huamprat*. Un jour où il plut beaucoup, elles se demandèrent :

« Allons voir le puissant Huana afin de lui demander d'arrêter de faire pleuvoir autant. » « Oui, allons-y toutes ensemble ! » répondirent ses autres sœurs.

Yerpuen, Onen, Yayon, Yahue et E'popuer s'en allèrent à la rencontre de Huana. Arrivant à sa maison, les cinq jeunes filles saluèrent Huana, il était en train de confectionner une couronne : « Bonjour Huana, nous venons parler avec toi. »

Huana ne répondit pas aux salutations des jeunes filles, il ne leva même pas les yeux afin de voir qui lui parlait. Les filles insistèrent :

« Huana, puissant Huana, nous aimerions te demander d'arrêter de faire tomber la pluie tous les jours. Les rivières sont pleines, les terres sont détrempées et noient le manioc qui pourrit. S'il te plait, utilise tes pouvoirs, aide nous ! » […]

Les ancêtres des *puerets* (Annexe 2).
Loma Linda-Laguna, 28 août 2007.

Dans ce mythe, chacune de ces sœurs, dotée de ces caractéristiques agréables et quelque peu envoûtantes, laissa aux humains, après s'être transformée en plante, la possibilité de pouvoir acquérir également ses qualités : c'est ainsi que *puerets yayoñ* (Indet.) donne à une personne la possibilité de paraître très belle aux yeux d'une autre de sexe opposé ; de la même manière, *puerets epo'puer* (Indet.) permet de paraître important aux yeux d'une personne indifférente qui cherchera alors ensuite à revenir vers elle, *puerets yerpuen* (Indet.) cherche à ce qu'une personne puisse se souvenir de soi de manière obsessionnelle, *puerets onen* (Indet.) et *puerets yahue'* (*Blechnum cordatum* (Desv. Hieron.) convoitent le fait que la personne désirée pleure ou soit sur le point de pleurer en son absence[204].

Cette « manipulation de l'autre » grâce aux *puerets* peut aussi se transformer en vraie malveillance afin de nuire sévèrement. Des discours mentionnent que des personnes malintentionnées se plaisent parfois à appliquer une poudre fine de *puerets*, mélangée ou non à du roucou[205], sur le corps d'autrui à leur insu[206]. Dès lors, ces personnes implémentées de principes vitaux

204. Yerpuen, Onen, Yayon, Yahue et E'popuer sont les *puerets* les plus connues, car elles sont les plus puissantes. Il en existe d'autre également connue sous le nom de *puerets* et portant les noms suivants : *casentaperes, a'coshañpo'se', huaqueñets, me'shellopar* et *pères* : Bourdy, G., Valadeau, C., Alban Castillo, J. (2008). *op. cit.*, pp.185-190.

205. Le roucou, *achiote* en espagnol régional, issu de la transformation du sang tombé sur le sol de la Divinité Error.

206. Gerhar Baer décrit la même préparation avec les Cyperacae : Baer, G. (1994), *op. cit.*, p.109.

de *puerets* non désirés n'arrivent plus à suivre les règles de bonne conduite sociale. Le plus souvent, ces personnes vont s'enfuir de leur domicile en courant, parfois sans but, parfois afin de rejoindre la personne qu'elles pleurent tout le temps, c'est-à-dire la personne qui leur a administré le *puerets* à leur insu. Mais ne connaissant pas la plupart du temps l'identité de cette personne malveillante, qui ne se dévoile pas, elles deviennent folles et se voient souvent prises « d'attaques répétées et chroniques ». À cet égard, des « attaques » épileptiques, *oẽñets*, dont souffrait une jeune femme à Azulis, furent décrites comme résultantes de ces actes malveillants.

> « Lorsqu'elle était jeune enfant, elle restait souvent à toutes les fêtes avec ses parents. Il est sûr que quelqu'un lui a donné un *puerets*. Elle est comme ça depuis. » San Pedro de Pichanaz-Azulis, 30 mai 2007.

Dans tous les cas d'utilisation malveillante des *puerets*, il est dit que le mal atteint non seulement la « victime » mais aussi la personne coupable de tels agissements. Cela provoquera chez celle-ci aussi folie et comportement déréglé. Cependant, l'action mauvaise des *puerets* peut être annihilée par celle des *puesen.*

Si les *puerets*, dans le cadre des relations affectives interpersonnelles, modifient les *yecamquëm̃* par addition de principes vitaux, la notion de soustraction de certains principes vitaux apparaît lorsque l'on parle des *puesen*, ces plantes qui permettent justement de ne plus être sous leur influence. Un mythe décrit l'action des *puerets*, et explique comment il est possible de s'affranchir de leur effet pervers en utilisant cette catégorie de plantes dites « plantes de l'oubli », car ce sont elles qui permettent d'oublier, *pueseñets*, les événements d'ordre affectif.

> Dans les temps primordiaux, on dit qu'un jour, il y avait une grande fête dans un village Yanesha.
>
> Il avait été invité plusieurs personnes, les uns jouaient des percussions et les autres chantaient et dansaient.
>
> Parmi les personnes invitées à cette fête, il y avait un jeune homme appelé Puesheñ.
>
> Puesheñ aimait parler avec les jeunes filles, mais comme il était vilain elles se moquaient toujours de lui. L'une d'elle appelée Sherora lui demanda :
>
> « Pourquoi viens-tu toujours me voir ? Je ne veux pas de quelqu'un d'aussi vilain, éloigne-toi de moi ! »
>
> Puesheñ ne répondit rien. Il possédait dans un petit tube de bambou un mélange de plante préparé dans du roucou[207].

207. Les graines de roucou sont sortis des cosses et mises à bouillir sur un tison préparé à l'extérieur de la maison. Lorsque le décocté est bien rouge, il est filtré et mélangé à une petite quantité de graisse de poule.

Puesheñ toucha la jeune fille avec un peu de ce mélange. Quelques jours après, Sherora se mit à pleurer sans cesse. Elle ne pouvait penser à quelqu'un d'autre qu'à Puesheñ.

« Mais pourquoi suis-je aussi triste de ne pas être à ses côtés ? Je vais aller le chercher », se dit Sherora. La jeune fille arrivant à la maison de Puesheñ demanda à sa mère où il se trouvait.

Puesheñ était allé dans la parcelle cultivée, Sherora s'en alla donc à sa rencontre. « Puesheñ ! » s'exclama la jeune fille en le voyant.

« Que fais-tu ici Sherora ? » lui demanda Puesheñ d'un ton sec. Il se mit alors à uriner sur la jeune fille qui se mit à pleurer.

« Va-t'en voir ma mère, elle te soignera. Je ne veux pas non plus d'une femme comme toi qui se moque des gens pensant que tu es la plus belle. Je désire quelqu'un de sincère, pas quelqu'un comme toi. Va-t'en je te dis. »

Sherora s'en alla voir la mère de Puesheñ et lui demanda un bain de plantes « pour oublier », c'est-à-dire celles qui lui permettront d'oublier son fils.

L'usage des *puerets* (Annexe 4).
Loma Linda-Laguna, 29 mai 2008.

Les *puesen* sont donc considérées comme des plantes détenant le pouvoir d'enlever certains des principes vitaux agrégés antérieurement au *yecamquëñ*, notamment ceux des *puerets*. Dans le cadre de cette étude, quelques *puesen* ont pu être récoltés. Ce sont dans la grande majorité de petites épiphytes discrètes plaquées sur des troncs d'arbres. L'usage des *puesen* est connu de tout un chacun, mais ce savoir est généralement tenu au secret. Lorsqu'une personne se voit forcée d'y recourir, elle les utilise discrètement. Dans la mesure où la situation le lui permet, elle se rend seule en forêt là où cette plante est susceptible de pousser. Une fois cueillie, la plante est utilisée sur place. Le traitement avec *puesen* consiste ensuite à disposer perpendiculairement chaque feuille l'une sur l'autre, formant alors une croix, puis à en mâcher les quatre pointes et à frotter le centre de cette croix sur sa poitrine pour ensuite la jeter derrière soi, et partir sans se retourner. Le lendemain matin, la personne endeuillée devra se lever tôt et se rendre à la rivière afin de s'y baigner. Ce traitement sera suivi d'évitements alimentaires et comportementaux.

« Quand je frotte son centre, là (zone du plexus solaire), la plante aspire tout ce qui me préoccupe, et j'oublie. » San Pedro de Pichanaz-Azulis, 30 mai 2007.

Si la personne est dans un état de déraisonnement et ne peut se prendre en charge elle-même, il revient à un membre de sa famille d'aller chercher la plante salvatrice, afin de lui faire oublier, *a'psateñets*. D'un point de vue thérapeutique, le *puesen* doit être choisi en fonction du *puerets* antérieurement administré, il est décrit comme « son contre ». En effet, à chaque *puerets* s'associe ontologiquement un *puesen* capable d'annuler les effets du premier. Par exemple, *puesen yayoñ popsener* peut remédier aux effets de *puerets yayoñ*. Un *puesen* n'a aucun effet si la personne n'est pas en possession du principe vital du *puerets* lui correspondant. Le problème reste donc entier si le *puerets* administré est inconnu, car il est impossible de savoir quel *puesen* utiliser.

Les *puesen* possèdent donc la capacité de soustraire les principes vitaux des *puerets* ultérieurement agrégés au *yecamquëm̃* et qui mettent la personne dans un état de souffrance affective. Dès lors, la personne se libère des peines qui le font souffrir, car de même que « les tristesses restent collées au centre de la petite croix végétale que l'on jette derrière soi », le principe vital du *puerets* adhère à celui du *puesen*, et peut être éliminé.

A coté de ces activités nuisibles, les *puerets* peuvent aussi être utilisés dans un but vertueux, c'est-à-dire pour faire en sorte d'établir de bonnes relations mutuelles entre individus, et surtout entre conjoints. En effet, la personne idéale dans la société Yanesha est un être qui, non seulement est productif, mais aussi entretient des relations harmonieuses avec tous les autres membres du groupe, dont son conjoint. Cette harmonie dans les relations interindividuelles au sein du couple et de la société présuppose le confinement des mauvaises pensées qui ne doivent pas s'exprimer ouvertement dans le *yechoyeshe'm*. La bonne entente conjugale se base ainsi sur le fait implicite que chaque conjoint *po'moten* ne peut avoir de mauvaises pensées envers l'autre.

Les personnes mariées sont décrites comme des individus qui partagent partiellement mutuellement une partie de leur principe vital, du fait de leur présence rapprochée. À cette notion de partage se superpose une notion de compatibilité mutuelle des *yecamquëm̃* de l'homme et de la femme. Cela explique pourquoi certaines espèces de *puerets*, telle *puerets echeneñtsopan* (Indet.) ou *puerets huanqueñets* (Indet.), sont utilisées tout au long de la vie conjugale, non pas dans le but de rendre l'autre en adéquation avec soi, mais pour modifier son propre *yecamquëm̃* afin qu'il soit en harmonie et compatible avec l'autre. Lorsque les « *yecamquëm̃* conjoints se partagent » il y a alors naissance d'attachement émotionnel et de sentiments tels que l'amour, *morrenteñets*, ou l'amitié, *yemteñets*, qui se doublent d'une notion d'appartenance individuelle mutuelle. Les *puerets* sont donc des plantes qui, utilisées honnêtement, permettent d'accéder à l'intimité d'une personne, mais dans une dynamique d'échange et de partage, où chacun reçoit autant qu'il donne.

La qualité des relations affectives interpersonnelles est également un marqueur de bonne santé, et les *puerets* sont des plantes qui jouent un rôle central dans ce domaine, en tant qu'espèces permettant des modifications profondes de la personnalité. En effet, utilisées à bon escient, c'est-à-dire de manière réciproque, elles stabilisent les individus et les conjoints dans des relations riches et épanouissantes. Elles peuvent donc être perçues comme des plantes renforçant cet état idéal de bonne santé. Ces modifications de la personnalité qu'induisent les *puerets* peuvent aussi viser à se transformer soi-même, afin d'être en plein accord avec ses désirs intimes. Cependant, le danger de devenir une personne hors normes, manipulatrice, ou bien orgueilleuse et vaniteuse des propriétés acquises est toujours présent, et se sanctionne toujours invariablement par la folie, ou le dérèglement, à la fois pour la « victime » et pour l'acteur. Dans ce contexte, l'action ambiguë des *puerets* procure donc à la personne un sentiment qui dépasse la simple notion de santé mais qui, selon les motivations des personnes les utilisant, peut s'apparenter à un fort sentiment de bien-être personnel, pouvant facilement basculer dans une hypertrophie de l'ego, extrêmement nuisible à la fois pour la personne comme pour les autres membres de la communauté. Pour la personne il s'agit donc de trouver le juste équilibre entre des aspirations égoïstes et un réel désir de s'améliorer afin d'optimiser ses relations avec les autres. Dans ce contexte, la séparation entre un état de « sur-santé », et un état pathologique reste ténue.

L'équilibre affectif

L'équilibre affectif est aussi un composant d'un état général de bonne santé, qui, nous l'avons vu plus haut, est intimement lié au fait d'avoir la capacité d'établir des relations harmonieuses avec les autres membres de la société, voire de vivre des sentiments d'amitié, ou d'amour et d'attachement entre conjoints et au sein de la famille. Cependant, cet équilibre affectif peut se trouver gravement ébranlé par certaines circonstances de la vie, sans qu'il soit nécessaire de rechercher une cause étiologique à leur survenue. Les déséquilibres affectifs entraînant une souffrance surviennent toujours en réponse à un événement clairement identifié : déception d'un sentiment amoureux, perte d'une personne proche tels parent, conjoint, enfant[208] ou un proche ami. Les événements troublant l'affectif engendrent des sentiments de tristesse, *llequëñets* (lit. Être triste). La personne ne communique que très peu avec son entourage, son visage est fermé. Dans d'autres cas, c'est la « folie », *mospa-*

208. Uniquement si l'enfant possède déjà un prénom, sans quoi il n'est pas possible de se souvenir de lui, car il ne peut être nommé.

teñets (lit. Faire des choses non habituelles)[209] qui l'envahit. Elle se met à agir de manière incompréhensiblement déraisonnée.entre conjoints et au sein de la famille. Cependant, cet équilibre affectif peut se trouver gravement ébranlé par certaines circonstances de la vie, sans qu'il soit nécessaire de rechercher une cause étiologique à leur survenue. Les déséquilibres affectifs entraînant une souffrance surviennent toujours en réponse à un événement clairement identifié : déception d'un sentiment amoureux, perte d'une personne proche tels parent, conjoint, enfant[210] ou un proche ami. Les événements troublant l'affectif engendrent des sentiments de tristesse, *llequëñets* (lit. Être triste). La personne ne communique que très peu avec son entourage, son visage est fermé. Dans d'autres cas, c'est la « folie », *mospateñets* (lit. Faire des choses non habituelles)[211] qui l'envahit. Elle se met à agir de manière incompréhensiblement déraisonnée.

Les peines affectives dues au décès d'un proche ou d'un enfant en bas âge nécessitent des actes ritualisés au centre desquels se trouve le *yecamquëm̃*. Le *yecamquëm̃* (ou du moins une partie de celui-ci) des personnes qui sont liées par de forts sentiments d'amour ou d'amitié est partagé. À la mort de l'une d'entre elles, le survivant doit passer par une série d'étapes, afin de se débarrasser du *yecamquëm̃* de l'autre personne qui aurait pu rester encore intégré à son propre *yecamquëm̃*. Il doit se reconstruire en tant que « nouvelle personne ». Les différentes étapes de ce processus sont très similaires à ce qui se passe au moment de la puberté, où la personne doit abandonner l'état d'enfance pour intégrer l'état d'adulte.

Trois jours après l'inhumation du défunt, après avoir brûlé ses effets personnels, la personne doit suivre une période de réclusion au sein de son foyer, pendant plusieurs jours. À la suite de cette réclusion, lorsque le défunt est le conjoint de la personne survivante, le veuf/la veuve, *arratoña*, doit se couper les cheveux (mi-long pour les femmes), puis à l'aube d'une nuit de pleine lune, se baigner dans la rivière où elle enlève sa tunique et la pose à la surface de l'eau. Lorsqu'elle laisse partir cette tunique à la dérive dans les flots, des personnes de sexe opposé jettent des pierres dessus, comme si le but était de la faire couler.

209. Note: la personne peut se mettre à courir hors de la maison, aller se baigner la nuit, ou encore manger du charbon de bois. Elle éprouve ce que Barbara Keifenheim définit comme un « désir de l'au-delà » : Keifenheim, B. (2002,). Suicide « à la kashinawa ». Le désir de l'au-delà ou la séduction olfactive et auditive par les esprits des morts. *Journal de la Société des américanistes*, 88, p. 94 et 98.

210. Uniquement si l'enfant possède déjà un prénom, sans quoi il n'est pas possible de se souvenir de lui, car il ne peut être nommé.

211. La personne peut se mettre à courir hors de la maison, aller se baigner la nuit, ou encore manger du charbon de bois. Elle éprouve ce que Barbara Keifenheim définit comme un « désir de l'au-delà » : Keifenheim, B. (2002,). Suicide « à la kashinawa ». Le désir de l'au-delà ou la séduction olfactive et auditive par les esprits des morts. *Journal de la Société des américanistes*, 88, p. 94 et 98.

« Lorsque s'en sont allés mes habits, des hommes ont jeté des pierres dessus afin que le *yecamquëm̃* n'essaye pas de rester et parte bien avec eux dans l'eau. » San Pedro de Pichanaz-Azulis, 14 mai 2009.

Puis une tunique neuve lui sera donnée par une personne de sexe opposé à sa sortie de l'eau. Il est ainsi dit que « parfois lorsque les peines sont trop grandes, la seule façon de les enlever est de changer de tunique. » Ainsi, la personne se sépare à la fois de sa vieille *cushma* comme marqueur d'une individualité, et aussi chargée d'une partie de principe vital qu'elle recèle encore. Cette pratique a été notée pour les deuils survenant entre conjoints, mais il paraitrait qu'une cérémonie identique se fait pour les enfants décédés. De la même manière lors de la puberté, l'enfant laisse la *cushma* de son enfance, pour en revêtir une nouvelle, plus longue au niveau des jambes et des bras, qui lui est donnée par une femme de sa famille.

Signe de deuil, les cheveux sont aussi coupés lors d'évènements impliquant la mort d'un enfant ou d'un être appartenant au noyau familial strict. Le but exprimé dans ce cas, à l'identique de ce qui a été dit lors de la puberté, est d'enlever du principe vital qui imprègne cette partie du corps, principe vital auparavant partagé entre la mère et son enfant, l'époux et l'épouse. À ce moment de la vie il est jugé nuisible, empêchant la personne d'intégrer un nouvel état détaché du passé.

Ces procédés mis en œuvre lors du confinement visent donc à se séparer d'une quantité de son propre principe vital qui contient aussi un peu du principe vital du défunt. Ainsi, la personne n'est plus rattachée émotionnellement au défunt – elle ne possède plus de son principe vital. De la sorte, le défunt ne cherchera pas à revenir vers cette personne faute de pouvoir la reconnaître comme lui « appartenant en tant que conjoint », limitant alors les nuisances possibles des *choyeshe'mats*. La personne peut donc désormais amorcer la reconstruction de son *yecamquëm̃*.

La personne ayant éloigné d'elle-même une certaine quantité de son principe vital se doit maintenant de le restaurer. Ce processus de reconstruction de l'être possède beaucoup de similarités avec les procédés mis en œuvre lors de la construction du principe vital au moment de la puberté. Pour cela, elle s'administre des plantes qui en priorité peuvent lui permettre de retrouver un volume convenable. Aux vues des données résultant des enquêtes ethnobotaniques, il apparaît que ces plantes sont les mêmes que celles qui sont utilisées afin de favoriser la croissance du principe vital du jeune enfant telles *shemocuarečh* (*Baccharis salicifolia* (Ruiz & Pav.) Pers) ou *epe'yelleñtsopar* (*Cyperus laxus* Lam.). Ces plantes sont différentes de celles qui sont utilisées lorsqu'il s'agit de maintenir un volume correct de principe vital chez l'adulte ou chez la *ponap'nora'*. Il est donc permis de penser que le but voulu par le confinement est de replacer cet adulte à l'aube d'une nouvelle vie, avant même la puberté. D'autre part, les végétaux utilisés lors de la construction de la personnalité de la jeune fille pubère telles *epe' co'nesop̃ar* (*Cyperus* sp.) afin de faire de la bière de manioc savoureuse, *puensenpar* (*Piper sp.)* afin d'être courageuse et de ne pas être paresseuse, ou encore *otanetspar* (*Maxillaria* sp.) dans le but d'acquérir une bonne masse musculaire, permettent de restituer qualitativement le principe vital d'une personne adulte. Enfin, les plantes utilisées dans le but de permettre une bonne adhésion au principe vital de l'enfant ou de la jeune fille pubère semblent pouvoir être administrées aussi à la personne ayant vécu un deuil.

Par ailleurs, d'autres plantes sont également préconisées afin d'éviter à la personne veuve que cet événement ne se reproduise, il s'agit essentiellement de *o'shech* (*Sphaeropteris quindiuensis* (H. Karst.) R.M. Tryon). Du point de vue des évitements alimentaires, il est préconisé de ne consommer ni sel, ni aliments chauds, ni viandes chassées. Les personnes suivant ces évitements ne doivent pas, d'autre part, sortir du domicile plus que de courts moments chaque jour, ou de préférence accompagnées ; elles ne doivent pas regarder autrui dans les yeux ou s'adresser directement à des personnes de sexe opposé ; elles doivent dormir la tête vers le sol afin de ne pas perdre par le souffle les nouveaux principes vitaux agrégants. Ces évitements et traitements végétaux doivent être suivis durant plusieurs mois. Les femmes doivent attendre que leurs cheveux retrouvent une longueur normale pour rompre avec le confinement partiel, les évitements et l'administration de plantes.

Après la mort d'un enfant, les évitements alimentaires sont quelque peu similaires, les évitements comportementaux préconisent une période de confinement à l'intérieur du domicile et d'éviter les rapports sexuels. Par ailleurs, les traitements végétaux associés sont relativement identiques, à l'exception de l'utilisation de certaines plantes dont l'usage est décrit comme spécifique à ces évènements, telles *cheyortsopan* (*Xanthosoma viviparum* Madison), plante utilisée à la fois pour concevoir, mais aussi pour prévenir la mort des futurs enfants, ou *pelltapar* (*Lycopodium glaucescens* (Presl.) B.) qui sert à baigner de manière préventive le nouveau-né :

> « Cette plante se donne à toute la famille dont le nouveau-né est mort avant son premier anniversaire et que ce n'est pas la première fois que cela arrive. Puis lorsque le nouvel enfant naît, il faut le soigner avec des bains de cette plante jusqu'à ce qu'il ait atteint l'âge d'un an et placer une tresse de ses tiges dans son berceau. » Lima, 16 mars 2008.

Ces processus de reconstruction, permettant tout autant la reconstruction du *yecamquëm̃*, que la réintégration de la personne sur le plan social, sont jugés primordiaux, comparables à ceux de la puberté. Un mythe décrit ce qu'il peut se passer si ces règles ne sont pas suivies :

> […] Elle (Huaquechpona) s'éloigna, mais comme elle avait oublié son couteau elle fit demi-tour pour aller le chercher.
>
> Pendant ce temps, Amalles s'ennuyait de l'attendre, et décida de s'en retourner chez elle avant la fin de son isolement.
>
> Un mois passa, elle raconta à tout le monde ce qu'elle avait vu et enseigna les chansons et les danses, mais elle commença à saigner de la bouche et du nez chaque fois qu'elle mangeait quelque chose.
>
> Peu de temps après, ses enfants furent atteints du même mal. […]
>
> M3.1 : Extrait du mythe du monde des assassinés (Annexe 1).
> Yarinacocha-Pucallpa, 27 décembre 2008.

Aujourd'hui, il est également mentionné que « si l'isolement n'est pas bien suivi, tous les maris ou les enfants mourront, aucun ne survivra, car le principe vital est resté de mauvaise composition. » La reconstruction du *yecamquëm̃* permet de soulager la personne de ses peines, elle peut ensuite prétendre à une nouvelle vie. Ainsi, consécutivement à ces évènements, une partie du principe vital se doit d'être soustrait, il s'agit d'une rupture quantitative, puis reconstruit en terme de nouvelle agrégation de principes vitaux végétaux. Ce « nouveau *yecamquëm̃* » permet donc à la personne de poursuivre son existence dégagé de tout affect émotionnel, et de rester conforme aux normes sociales attendues.

Ainsi, les traits de caractère possédés intrinsèquement par le principe vital sont potentialisés par des catégories de plantes telles que les *epe'*. D'autres possèdent des caractéristiques agrégantes comme les *puerets* permettant de modeler le *yecamquëm̃* en fonction des aspirations et nécessités de chacun. Pour finir, d'autres plantes tels les *puesen,* permettant la soustraction de principe vital, vont permettre à la personne de se débarrasser des troubles émotionnels l'ayant envahi et le rendant inapte à la bonne réalisation de ses activités quotidiennes. Ces plantes permettent donc de modeler qualitativement et quantitativement le principe vital : la personne peut alors rester totalisée autant sur le plan individuel que social.

Chapitre V

L'état dégradé de bonne santé : l'être en tant que totalité vulnérable

1. MODÈLE PATHOGÉNIQUE SOUSTRACTIF

L'être humain se considère en bonne santé lorsqu'il ne ressent aucune douleur ou souffrance, dans le silence de son corps. Il est alors pleinement investi dans les tâches quotidiennes qui lui incombent. L'animation de l'être par le *yecamquẽm* est optimale : le principe vital est quantitativement et qualitativement idéal. En effet, une personne en bonne santé, par définition, possède une quantité suffisante de *yecamquẽm* ce qui lui permet de diffuser pleinement vers le corps, et d'y adhérer totalement. C'est cette bonne adhésivité du principe vital au corps qui caractérise un être en bonne santé.

Ces paragraphes proposent d'expliquer quels sont les mécanismes qui peuvent induire des états pathologiques en influençant directement sur le principe vital. Il est considéré que les entités étiologiques ainsi que la perte d'une quantité extrasomatique de principe vital peuvent entraîner des états dégradés de bonne santé. Dans les lignes suivantes, le lien se fait entre les différentes symptomatiques consécutives aux frayeurs subites pouvant être induites par les ombres errantes, les rencontres avec d'autres entités étiologiques et enfin les pertes de quantité extrasomatique de principe vital.

Décollement : les frayeurs subites

De manière générique, les frayeurs subites se dénomment *yoreñets*[212]. Elles peuvent être provoquées par des ombres errantes ou des entités étiologiques diurnes du vent, *m̃orranesha'*. Sous ce terme générique, *gac̈ha'teñets* et *macatsteñe't̃* désignent les frayeurs subites provoquées par une de ces entités étiologiques, *choyeshe'mats* ou *m̃orranesha'*, qui est soit vue, soit entendue. Une frayeur subite imputable à une ombre errante se dénomme *mecharrñats*, celle provoquée par une entité étiologique diurne prend le nom de *em̃cha'teñets*. Les frayeurs subites sont souvent décrites dans de nombreux travaux portant sur l'Amérique du sud, et sont définies de manière variable, mais mettant toujours en cause une émotion, la peur, qui implique des symptômes différents[213]. Chez les Yanesha, quels que soient les symptômes manifestés, la pathogénie des atteintes liées à *yoreñets* se caractérise par un décollement soudain du principe vital, non confiné près du corps. Ce décollement, conduisant à un éloignement du principe vital, se produit suite à une perte d'adhésion due à une disjonction émotionnelle qui positionnera alors la personne dans un état généralisé de souffrance aiguë. La pathogénie des frayeurs subites peut ainsi être considérée comme faisant partie d'un modèle pathogénique soustractif, se basant sur une défaillance dans la fonctionnalité de diffusion intrinsèque du *yecamquëm̃*. Les frayeurs subites sont de deux natures en fonction du mode de perception impliqué dans leur déclenchement. En effet, elles peuvent être consécutives à une apparition (système sensoriel visuel) ou provenir suite à un bruit inattendu, et c'est alors l'ouïe qui est impliquée. Selon la voie perceptive, des termes différents sont employés permettant de caractériser le type de frayeur ressentie.

Gac̈ha'teñets se rapporte ainsi aux frayeurs liées à la vue, qui se produisent par exemple lorsqu'un être de forme humaine, n'appartenant pas ordinairement au monde « visible », est aperçu subitement au crépuscule. Ces êtres sont souvent des ombres errantes, *choyeshe'mats*, qui déambulent près des endroits qu'elles côtoyaient de leur vivant, ou certaines entités étiologiques diurnes. Une personne peut également être prise de frayeur subite lorsqu'elle

---

212. Aussi connues en espagnol régional sous le nom de *susto*, elles sont parfois décrites dans d'autres études comme des stupeurs, des phénomènes d'anxiétés ou de peurs intenses

213. Douglas Uzzell décrit le *susto* comme la conséquence d'une peur intense, « *the illness is supposed to be caused by severe fright* » voir Uzzell, D. (1974). « Susto » Revisited: Illness as Strategic Role. *American Ethnologist*, 1 (2), p.369. Chez de nombreux auteurs comme une maladie liée à la peur, « *fright sickness* » : Baer, R.D., Bustillo, M. (1993). Susto and Mal de Ojo among Florida Farmworkers: Emic and Etic Perspectives. *Medical Anthropology Quarterly*, 7 (1), p.91 ; une peur magique est décrite dans O'Nell, C. W. (1975). An Investigation of Reported « Fright » as a Factor in the « Magical Fright ». *Ethos*, 3 (1), p.42, ou Gillin, J. (1948). Magical fright. *Psychiatry*, 11, pp.387-400 et López-Ibor, J. J. (2003). Cultural adaptations of current psychiatric classifications: are they the solution? *Psychopathology*, 36, pp.114-119, par exemple.

croit entendre une de ces entités étiologiques. Les frayeurs subites provoquées par les ombres errantes vues ou entendues, *mecharrñats*, furent relatées de la façon suivante :

> « Il est raconté qu'après le décès d'un proche, il est parfois possible de l'entendre effectuer les tâches quotidiennes qu'il faisait de son vivant. Les ombres errantes visitent généralement leurs proches de nuit, les sortant alors de leur sommeil en faisant du bruit.
>
> Une fois la nuit, j'ai entendu quelqu'un faire la vaisselle, là, dehors. Je pouvais entendre des bruits d'eau, de fer qui s'entrechoquaient. Nous avions enterré ma cousine quelque temps auparavant… » Tsachopen-Miraflores, 25 novembre 2008.

A la suite de ces bruits provoqués par l'ombre errante du défunt, c'est au petit matin que la fièvre s'empara de l'auteur de cette histoire, fièvre qui dura plusieurs jours. La visite inquiétante de l'ombre errante d'un parent proche ou éloigné entraîne donc des troubles intenses. Il en est de même lorsqu'une personne croit voir ou entendre une entité étiologique. À la suite d'une rencontre avec un *choyeshe'mats* rodant autour de leurs habitations, le *yechoyeshe'm* des personnes y vivant peut aussi être atteint. Il est alors dit que la personne se plaît ensuite à ne consommer que les parties les plus brûlées de la nourriture qui lui est servie.

D'un point de vue symptomatique, ces frayeurs subites se traduisent par des états asthéniques prolongés qui peuvent être apparentés à des états dépressifs dits de « grandes peines », *mueroč̌henñats* (lit. Souffrance ou peine). Selon Serge Genest, en médecine traditionnelle, « les conséquences symptomatiques des frayeurs subites sont principalement « une perte d'appétit, un désintéressement dans l'hygiène corporelle, un état dépressif, un besoin de sommeil continu. »[214] De la même manière, la symptomatique décrite chez les Yanesha fait état de fatigues intenses, *puetsoresha'*, de lassitude se traduisant par un manque d'envie, une apathie, et une perte d'appétit très accentuée. Ces états asthéniques peuvent aussi se renforcer d'une symptomatique spécifique, fièvres et maux de tête violents pouvant survenir en même temps, si l'agent étiologique est vu et entendu, ou bien de manière indépendante. Ainsi, lorsque l'entité étiologique est vue, *gač̌ha'teñets,* l'asthénie se double souvent de fortes céphalées, si elle est entendue, *macatsteñe't̃,* la fièvre s'empare de la personne. Cet état fébrile se dénomme *huorateñets* ; si la fièvre devient excessive, le terme *oseñets* est employé. En fait, il est dit que le corps ne produit

214. Genest, S. (1978). Introduction à l'ethnomédecine. Essai de synthèse. *Anthropologie et Sociétés, Ethnomédecine et ethnobotanique,* 2 (3), p.21.

pas de chaleur par lui-même, ce sont ses vêtements qui la lui confèrent[215], et la fièvre est une manifestation définie par le fait que le corps soit plus chaud qu'à l'ordinaire[216]. En ce qui concerne les céphalées qu'entraînent les frayeurs subites il serait plus exact de les considérer comme de réelles migraines particulièrement invalidantes, pouvant quelquefois prendre l'allure de migraines ophtalmiques *cobñe'cheñets* (lit. Céphalée qui fait perdre la vue). Cette perte des facultés visuelles, généralement consécutive à la vision soudaine d'un agent étiologique, qu'il soit *choyeshe'mats* ou entité étiologique supposée, est décrite comme un état où la personne ne peut ouvrir les yeux à cause du caractère incommodant de la lumière extérieure, l'obligeant à rester alitée dans une semi pénombre.

Ces états de décollement soudain du *yecamquëm̃* peuvent être régularisés grâce à l'usage de plantes, mais ils peuvent cependant s'aggraver, conduisant à un éloignement plus important de ce dernier. Lorsque l'adhésion du *yecamquëm̃* devient très faible, le décollement devient important et finit par aboutir à un éloignement définitif. L'état de la personne se détériore alors dramatiquement, pouvant devenir semi comateux voire mortel, *e'lle'cheñets* (lit. Mort foudroyante à la suite d'une frayeur subite).

Arrachement : les entités étiologiques

Les entités étiologiques possèdent des habitats ainsi que des modes spécifiques de vie : c'est en entrant dans leur espace vital aux moments où elles sont en activité, qu'arrivent des rencontres non désirées.

La perte d'une certaine quantité de principe vital est exprimée par le terme *sachyo'teñets* (lit. Enlever une grande partie de principe vital). Les conséquences de cette perte, généralement décrites comme un « vol », laissent la personne dans un état de choc pouvant être qualifié de post traumatique. En effet, le principe vital, alors éloigné, ne laisse le corps de la personne que partiellement animé. C'est à partir du moment où l'être est privé d'une grande partie de *yecamquëm̃*, que la personne se positionne comme une personne « souffrant d'être désanimé », *paseñets* (lit. Être désanimé, se sentir mal). Les sujets fragiles comme les nourrissons, les nouveau-nés, les jeunes enfants et les personnes âgées sont les plus facilement atteints. Ces modes d'atteinte de la personne définissent des cadres symptomatiques précis.

Il est communément admis que les entités étiologiques se nourrissent du principe vital de leurs proies, « il arrive parfois qu'en marchant dans la forêt, il

215. Cette notion est exprimée par les termes *a'uratañ yeshtam* (lit. Les vêtements sont source de chaleur).

216. Le principal excès fébrile connu est celui entraîné par Yonnañets (apparenté au paludisme).

arrive que je vois un animal mort (dont le corps est intact), laissé là, parfois en plein milieu du chemin ! Oui, les démons chassent la nuit… C'était sûrement son repas de la veille. » Ainsi, si certaines entités étiologiques sortent chasser de nuit, un humain se trouvant sur son passage - en train de chasser lui aussi ou simplement de regagner son domicile - représente une proie potentielle. La soustraction de principe vital se fait alors à des fins alimentaires.

Chez les Yanesha, nombreux sont les mythes et les anecdotes qui relatent cette consommation du principe vital par les entités étiologiques :

> « Po'chel, un *pa'llerr* (qui vécut, dit-on, 130 ans) et sa femme étaient dans leur parcelle, lorsqu'un soir Pante' s'approcha discrètement de leur campement.
>
> Se situant un peu plus loin, il vit (car il consommait de la coca et du tabac) Pante' s'asseoir derrière son enfant alors que sa femme était en train de lui donner à manger.
>
> De manière moqueuse, il reproduisait les gestes de la mère, et donnait à l'enfant de la nourriture.
>
> Le lendemain, le jeune enfant tomba malade de diarrhées et mourût peu de temps après, Pante' l'avait en réalité mangé. » Loma Linda-Laguna, 17 juin 2009.

La rencontre avec les entités étiologiques nocturnes se traduit par la perte d'une quantité plus ou moins importante de *yecamquëñ*. En effet, lorsque ces entités « heurtent » les humains, *pocta'peñets* (lit. Avoir été touché par un être maléfique), les entités étiologiques vont s'emparer d'une quantité plus ou moins importante de principe vital. La victime est alors affaiblie, et la gravité de son état dépend de la quantité de principe vital dérobée. En effet, plus l'entité étiologique s'approche près de la personne, plus elle est en mesure de s'approprier une quantité importante de principe vital. La proximité avec laquelle a eu lieu la rencontre détermine alors l'état de gravité de la « maladie » : « plus le démon s'approche et plus on est malade».

Différents tableaux pathologiques peuvent donc apparaître suite à ces contacts. Ils sont décrits dans un ordre croissant de gravité, directement liée à la quantité de principe vital perdue. Si les nausées et les étourdissements, ainsi que les évanouissements et les pertes de conscience, sont des états pouvant être soignés s'ils sont pris en charge rapidement, les états paralytiques, ou de folie sont considérés comme irrémédiables, pouvant même conduire à la mort.

Les entités nocturnes ont pour caractéristique d'être invisibles pour les humains. Elles laissent cependant des traces de leur présence dans les milieux qu'elles fréquentent : Pante', par exemple, laisse des empruntes de tapir sur les chemins en forêt, Ellechañ dégage une odeur caractéristique de viande en décomposition, ou encore Muentac laisse sur son chemin des empreintes caractéristiques. La personne avertie peut donc se rendre compte de leur présence par ces signes et rebrousser chemin le plus rapidement possible afin d'éviter l'atteinte de ces prédateurs. Cependant le simple repérage de ces traces est déjà porteuse de mal, car dans cette espèce de chasse « c'est le démon qui voit en général le premier », et la personne a tout juste le temps de s'enfuir au loin et de regagner son foyer, en profitant des faiblesses connues des entités : par exemple, Arrot̃ter ne peut pas courir dans les montées. Ces rencontres qualifiés de distantes avec les entités étiologiques entraînent cependant le plus souvent nausées, *ya'peseñets* (lit. Avoir des nausées, envie de vomir) et étourdissements, *pa'yoñets*.

Les pertes de connaissance, *llecateñets*, et les évanouissements, *ot̃ateñets*, plus sévères que de simples nausées ou étourdissements, sont consécutifs à des rencontres dites plus « rapprochées ». En effet certaines entités étiologiques (par exemple Jo' et Ellechañ) sont connues pour « faire dormir les gens ». La personne s'évanouit généralement sur le lieu de rencontre avec l'entité étiologique, et c'est ce que décrit le mythe racontant la venue d'Arrot̃ter dans un village à l'occasion d'une fête.

> […] Pendant la fête, les gens entendirent subitement « couh couh ».
> C'était Arrot̃ter qui arrivait furieux en chantant dans son tibia, il possède peu de cheveux, mais une très grande tête.
> À l'écoute de son chant, les gens commencèrent à courir afin de lui échapper, mais ils tombèrent tous sur le sol, inanimés.
> Personne ne put se sauver. Arrot̃ter, furieux, commença à briser le cou de chaque personne afin de tuer tout le monde. […]
>
> Arrot̃ter, entité « non-visible » des monts San Matías (Annexe 4).
> Loma Linda-Laguna, 09 août 2009.

Lorsque la personne revient à elle, elle se sent en général capable de rentrer chez elle, mais doit être prise en charge immédiatement sous peine de développer une symptomatique entrainant des pertes répétées de principe vital, comme par exemple des vomissements, ou bien voir son état de santé se dégrader vers la folie ou dans le pire des cas, la mort.

Par ailleurs, les crampes *rremueñets* (lit. Crampes ou mort au sens figuré), provoquent un raidissement des membres à l'image des rigidités corporelles des personnes défuntes. C'est pourquoi elles sont décrites comme des symptômes d'importance qui sont autant de « petites morts du corps », préfigurant les états plus graves de paralysie. « Les crampes viennent soudainement et te paralysent, ça fait très mal, il est impossible de bouger comme d'ordinaire ». C'est au lendemain matin d'une longue marche, et à la suite d'une nuit passée à Tsachopen, qu'au petit-déjeuner, j'ai déclaré avoir été réveillée pendant la nuit à cause de crampes dans les mollets. Ces déclarations entraînèrent un long silence, puis il me fut précisé :

> « La nuit, il arrive que certains démons (Jo' entre souvent à reculons dans les maisons) essaye de te tirer par les pieds pour te faire tomber du lit, c'est quand tu te réveilles, en tombant, qu'il te heurte… » Tsachopen-Miraflores, 24 novembre 2008.

Les crampes sont donc considérées comme la résultante de sensations directement perceptibles de l'action d'une entité étiologique sur le corps. Une des atteintes les plus graves des entités se manifeste par de la raideur corporelle permanente telle une paralysie, et se nomme *echarrteñets*. Cette raideur du corps ne cesse jamais et conduit souvent au décès, ne pouvant pas se soigner. Il semblerait que certaines crises d'arthrose ou de rhumatisme inflammatoire chronique qui paralysent la personne de manière évolutive et irrémédiable, entrainant une perte de fonctionnalité et une raideur des articulations, entrent aussi dans cette catégorie : « Cela me fait tout le temps souffrir, et tout mon corps, un jour, sera entièrement mort ».

Selon les entités (Jo' et Co'ch, le Père des singes noirs, sont connus pour cela) les contacts directs peuvent se révéler très graves, entrainant des états paralytiques spastiques intermittents plus ou moins violents souvent nommés « attaques », *oẽñets* durant lesquels « la personne tombe sur le sol, se raidit et bave pendant quelques minutes ». Dans ce cas précis, la perte de salive, comme toute perte de substance corporelle, est perçue comme un élément aggravant, car elle représente, elle aussi, une perte accrue de principe vital.

Enfin un dernier degré de gravité est atteint lorsque la rencontre se fait très proche, entrainant la plupart du temps la mort. Dans ces cas-là, soit par imprudence, soit à cause de circonstances défavorables, la personne surprise n'a généralement pas le temps de s'enfuir. Elle meurt sur le coup, ou quelques instants plus tard, sans qu'aucun soin ne puisse lui être administré étant donné la violence de l'attaque :

> « On raconte qu'un jour où une femme s'en était allée dans sa parcelle avec son enfant, le ciel s'obscurcit d'un coup comme s'il voulait se mettre à pleuvoir.

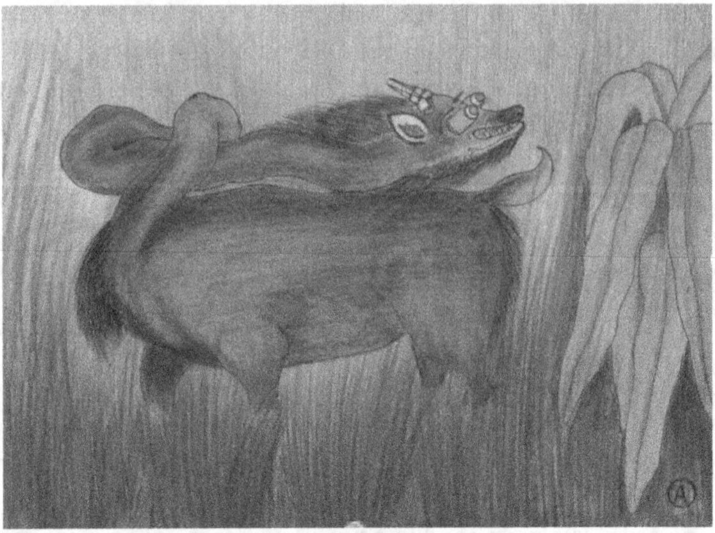

To'ra'm (Dessin : Anselmo Cruz Mariño, 21x29)

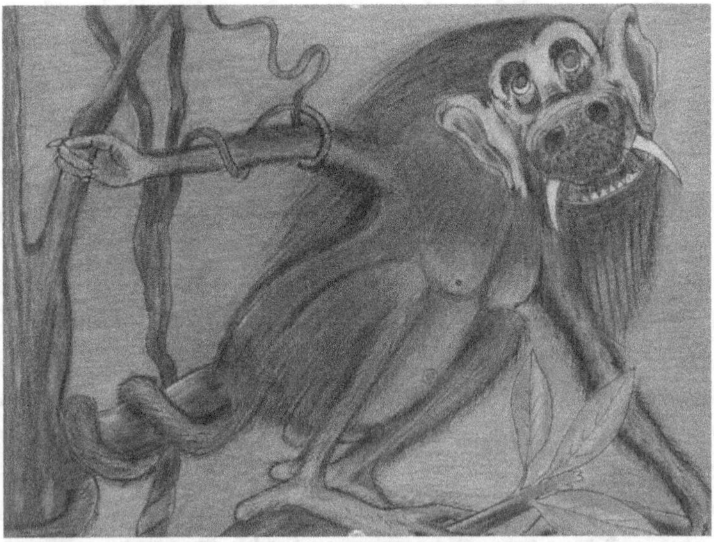

Muečho'ĩ (Dessin : Anselmo Cruz Mariño, 21x29)

Elle se dit alors qu'il était préférable de rentrer chez elle, mais à cet instant elle entendit le cri de Rrotseñ.

Elle chercha alors à s'enfuir en montant vers la cime de la montagne, mais Rrotseñ lui attrapa les jambes et la fit tomber.

Il lui mit de la terre dans la bouche, les yeux, le nez et tous les orifices du corps, et cette femme mourut dans la forêt. » Loma Linda, 16 juin 2009.

Ces faits sont souvent liés aux actions des *ashcatañ*, Pères des animaux envoyés de *mellañoteñ*. En effet, ceux-ci sont connus pour agir par surprise et ne manifestent que rarement des indices permettant d'appréhender leur présence. En général les contacts avec ces entités provoquent chez la personne des états de folie inguérissables (pour Muečho't̃, le Père des singes laineux), ou bien conduisent la victime à agir de manière dangereuse vis-à-vis d'elle-même, *mosqueñets* (lit. se tuer lors d'un moment de folie) :

> « La personne devient folle, comme endiablée, elle cherche sa propre mort, mange de la terre, se mange elle-même, ou fait des choses terribles, comme partir vivre seule dans la forêt… Elle doit se soigner… » Lima, 31 juillet 2007.

Outre les actions de prédation sur le *yecamquëm̃* de la victime, l'action des entités sur la personne peut se traduire aussi dans certains cas par une atteinte physique/comportementale caractéristique sur le corps, qui se répercute sur le *yeshoyeshe'm* de la personne. Dans beaucoup de cas c'est cette modification involontaire du *yeshoyeshe'm* qui conduit la personne à se conduire de manière étrange, reproduisant, par la suite, les traits comportementaux de l'entité, ce qui, en quelque sorte, lui fait perdre ainsi les caractéristiques comportementales d'un être pleinement humain. Certains symptômes physiques sont ainsi vus comme des atteintes directes de certaines classes d'identités étiologiques, car transformant physiquement la personne à leur image. Par exemple, en ce qui concerne les *atsnañets*, Errasañats est un homme dont la *cushma* est représentée par des flux incessants de sang ; il va provoquer chez sa victime des pertes de sang visibles. Yonnañets, personnage toujours représenté comme un homme tremblant de froid, laisse la personne souffrant de tremblements et de sueurs froides dues à la fièvre. Shornañets et Puertsañats vont provoquer des éruptions cutanées tels des boutons et des plaques rouges, la personne affectée leur ressemble alors physiquement. De même, les Pères des animaux envoyés des *mellañoteñ* tel To'ra'm, possèdent un long cou regardant toujours vers l'arrière. Ils vont tuer ou molester les personnes en leur tordant le cou. Rrotseñ provoque chez la personne des hémorragies nasales : les gouttes de sang qui tombent au sol rappellent les traces de sang qu'elle laisse sur ces lieux de passage. Les Arroshena' sont de grands chiens connus pour s'adonner à la consommation excessive de manioc, leur laissant souvent de l'écume à la commissure des lèvres. La personne atteinte par l'un d'eux, va souvent être prise de crise la faisant baver. Enfin Sapeñets, en tant que *yeĩo'marnesha',* provoque des fausses couches, faisant alors naitre des enfants prématurément, qui lui ressemblent.

La suite d'une rencontre avec une entité étiologique peut aussi se manifester par des comportements particuliers, involontaires, signes de l'atteinte du *yeshoyeshe'm* de la personne. C'est ainsi que suite à une rencontre avec des *ashcatañ*, comme Muecho'ĩ et Enasañ, Pères des singes connus pour avoir des comportements assimilés à de la folie, la personne a, à son tour, un comportement inexplicable qui peut la mettre en danger elle-même. Ou elle souffre de troubles de conscience répétés lui faisant perdre l'équilibre. De même, à la suite d'une rencontre avec les *yeĩo'marnesha*, telle Paryaconch ou Aptallesha', entités du vent tournant toujours sur elles même et provoquant des tourbillons d'air violents, la personne est prise de nausées et d'étourdissements, et sa tête tourne. Jo' est une entité se déplaçant toujours à reculons : suite à sa rencontre il est dit que la personne ne peut plus se déplacer normalement. Cette atteinte comportementale se manifeste aussi dans les goûts et dégoûts de la personne. Un désir incessant de manger de la viande, en refusant les autres mets, signe une atteinte de Muentac qui est un très bon chasseur consommant beaucoup de gibier. Certaines entités étiologiques atteignent donc le *yechoyeshe'm* lui-même, lui conférant des caractéristiques comportementales identiques à celles qui lui sont spécifiques : dans tous les cas, la personne se trouve alors ramenée à un état d'humanité partielle, autant du point de vue physique que de ses autres composantes de personne, *yecamquëm̃* et *yechoyeshe'm.*

Perte : les séparations de quantité extrasomatique

A coté de ces cas de perte brutale d'une partie de *yecamquëm̃*, conduisant à des états de santé sérieux, le corps peut être également séparé de quelques-unes de ses extensions extracorporelles, tels que la tunique, l'ornementation ou encore les effets personnels. Cela entraîne l'éloignement de ces objets, donc une perte quantitative du principe vital qui les imprègne, se répercutant sur l'état de santé de la personne.

Cet éloignement peut être volontaire car dû à une action malfaisante de la part d'un sorcier, ou être une simple perte par inadvertance, *sateñets* (lit. Perdre quelque chose sans intention). Ainsi que le note Fernando Santos Granero, parlant des tresses végétales portées en bandoulière « […] Son désespoir n'avait rien à voir avec la perte d'un bel objet, mais la perte de quelque chose de beaucoup plus vital, une partie d'elle-même. »

En général, la perte, en terme de quantité de *yecamquẽm̃* diffusé dans l'objet est moindre lorsqu'on la compare à la quantité de celle qui est éloignée lors des états de choc dus à des entités étiologiques. Si elle provoque toujours, en terme de symptomatique, un affaiblissement de la personne évoquant un état asthénique voire dépressif, la gravité des symptômes est modulée selon les raisons qui sont imputées à l'éloignement de l'objet. En effet, lorsqu'il s'agit d'un vol, celui-ci est bien souvent imputable à l'action d'un sorcier, et l'état souffrant de la personne sera la conséquence des agissements sur ces objets. S'il s'agit d'une perte par inadvertance, la détérioration de l'état de santé peut être consécutive à l'action d'une entité étiologique attirée par la vulnérabilité transitoire de la personne, et le cadre symptomatique sera différent.

La caractéristique de toutes ces atteintes est de provoquer une perte de principe vital, qui se traduit toujours par un ensemble de symptômes qui présente un caractère de soudaineté et de gravité plus ou moins important selon la quantité de principe vital qui a été dérobée par l'entité étiologique ou consécutivement à la perte d'une partie extrasomatique du corps. Dominique Buchillet décrit ces états dégradés de bonne santé comme une « maladie consécutive au vol de l'âme qui commence en général de façon brutale »[217].

La quantité de principe vital dérobée par les entités est dite dépendre du degré de proximité que la personne a eu avec celle-ci. Lorsque l'entité étiologique est sensoriellement perçue, entraînant une forte frayeur, c'est la manière dont a été perçue sa présence (vue/ouïe) qui définit le cadre symptomatique.

Dans le cas où le contact est plus rapproché, - c'est le fait des entités qui agressent leur victime par surprise -, plus grande est la quantité de principe vital enlevée, plus grave est l'atteinte. Le cadre sémiologique évoqué dans ces cas de perte de principe vital retient des symptômes de nature psychique/neurologique qui s'ordonnent donc selon un gradient de gravité croissant, allant de simples nausées à des pertes des conscience répétées et pouvant conduire à la folie avérée.

De plus, outre cet enlèvement de principe vital, les entités étiologiques peuvent aussi toucher directement le corps de leur victime. Ce contact direct se manifeste quant à lui par des symptômes préfigurant la mort dans ce qu'elle confère de rigidité au corps. Ces symptômes, à leur tour, s'ordonnent également selon un degré perçu de gravité croissante : crampes, états paralytiques, crises de tétanie, ou mort brutale, laissant le corps brisé. La gravité de l'atteinte dépend de la proximité à laquelle a eu lieu le contact avec l'en-

217. Buchillet, D. (1983). *op. cit.*, p.170.

tité étiologique. Cette symptomatique est également doublée de symptômes qui sont spécifiques à l'entité étiologique ayant touché la personne. Certains symptômes/traits comportementaux sont caractéristiques de certaines entités sans pour autant en être exclusifs. Marqueurs du corps ou des attitudes de la personne, ce sont aussi des marqueurs occultes du *yeshoyeshe'm*. La personne malade se positionne alors au yeux de la société comme un être « non totalement humain ».

Dans ce contexte, il existe donc une typologie de symptômes, définis par la pathogénie et organisés de manière cohérente selon une échelle de gravité. Il existe également une notion de phase dans le déroulement de la détérioration de l'état de santé. En effet, parallèlement à ces tableaux cliniques décrivant les atteintes du mal en sa phase initiale, d'autres symptômes « secondaires » peuvent arriver par la suite aggravant l'état de la personne, car contribuant à augmenter les pertes répétées de *yecamquëñ*.

Parmi ces symptômes, on trouve les vomissements, les secrétions nasales abondantes, des diarrhées ou encore les glaires pulmonaires expectorées. La fréquence avec laquelle surviennent ces manifestations « secondaires » est souvent un élément permettant de juger l'avancement de l'état dégradé de bonne santé et aussi de juger de la gravité de l'évènement. En effet, une fréquence aiguë provoque une perte plus importante de principe vital à cause de l'expulsion répétée de quantités de *yecamquëñ*. Parfois la présence de sang double la gravité du symptôme dans la mesure où c'est une quantité supplémentaire de principe vital qui est rejetée du corps.

Les vomissements se définissent par des régurgitations compulsives. Lorsque ces régurgitations se composent de nourriture, elles prennent le nom de *a'tatsñats* ; si elles s'accompagnent de sang, elles se dénomment *a'tatstañpeñets* (lit. Vomir du sang) ou *amteñets* (lit. Retenir une remontée de sang dans la bouche). L'expulsion d'aliments associés à des pertes sanguinolentes est considérée comme le symptôme aggravé du simple vomissement de nourriture, au sens où il s'agit de la perte de plusieurs secrétions corporelles en même temps, à savoir la perte de salive, de nourriture et de sang. Si toutefois cette symptomatique apparaît en premier lieu avant même un état qui laisserait soupçonner une entité étiologique nocturne, Errasañats est souvent incriminé.

Les reflux gastrœsophagiens sont également considérés comme des « vomissements acides », et portent le nom de *atsnore'cheñets*. Ils sont généralement considérés de moindre gravité par rapport aux vomissements, car peuvent être ingurgités. Il n'y a donc pas obligatoirement de perte de salive et de sucs gastriques.

L'abondance de sécrétions nasales se constate souvent lors de refroidissements corporels, *sematme'teñets,* lors des rhumes. Il est dit alors que les vêtements abimés ne possèdent plus l'aptitude de conférer de la chaleur au corps. Ces sécrétions nasales peuvent être fluides *shetots* (lit. Sécrétions nasales fluides) ou épaisses *sente'teñets* (lit. Sécrétions nasales épaisses).

D'autre part, il existe plusieurs termes définissant la notion de diarrhée en tant que quantité de selles émises en volume et fréquence plus importante qu'à la normale, *chemotse'teñets*. Les diarrhées hémorragiques se nomment *ečhoteñets,* celles très aqueuses parfois glaireuses se nomment *čhoreteñets.* Toutes deux sont douloureuses, elles sont accompagnées de fortes crampes abdominales. De la même manière, la présence de sang dans les selles signe un état dégradé de bonne santé plus sévère qu'une simple diarrhée, car entraînant autant de principe vital.

Les glaires pulmonaires sont expulsées lors des toux, *ño'señets* (lit. Tousser). Lorsque les glaires sont plus épaisses, il est employé le terme de *ñeñteñets* (lit. Crachats épais). La toux est un symptôme peu décrit comme consécutif à une rencontre avec des entités étiologiques. Elle paraît plus particulièrement liée à Omarñats, qui provoque, lors de rencontres proches, un état semi-comateux dans lequel les personnes se mettent à tousser de l'eau de manière compulsive.

Le modèle pathogénique commun dans lequel se placent ces pathogénies peut être qualifié de soustractif, dans le sens où c'est la perte, ou la soustraction d'une partie du principe vital de la personne, qui est reconnue comme la cause d'un état de santé dégradé de la personne. Cette notion de « soustraction », cependant, est à nuancer, car pouvant être induite par trois causes distinctes : soit par un décollement du *yecamquëm* par manque d'adhésivité du principe vital, « frayeur subite, choc émotionnel », soit par appropriation d'une partie du principe vital par une entité étiologique, soit par perte d'une partie de principe vital attaché à des objets possédés. Chaque cas permet de définir une typologie de symptômes. Dans tous les cas, la personne atteinte se place dans un état généralisé de souffrance. À ces regroupements typologiques de symptômes/syndromes qui sont déjà des aides permettant de présupposer diagnostic et traitement se superpose une notion de phase, ou d'évolution de la « maladie » dans le temps, distinguant l'atteinte symptomatique initiale des atteintes symptomatiques secondaires consécutives.

Dans cette étude, il est donc entendu qu'une symptomatique précise ne peut être mise en rapport avec une étiologie déterminée. Même si certains symptômes/atteintes semblent préférentiellement associés à certaines entités étiologiques (Le Père des pécaris envoyé des *mellañoteñ*, Ellarror, laisse spécifiquement après une rencontre le corps de la personne nettement commotionné, Rrosteñ provoque des saignements de nez, et *errasnats* des pertes de sang), il arrive souvent que la symptomatique se recoupe d'une entité étiologique à une autre. La nature de l'entité étiologique n'entraîne donc pas systématiquement une symptomatique précise, c'est plutôt la quantité de principe vital dérobée définie par la proximité de la rencontre qui entraîne des symptômes spécifiques. Dans la phase initiale, c'est donc la pathogénie, en tant que quantité de principe vital éloignée du corps/perte d'adhésion qui conditionne la symptomatique.

Par contre, les symptômes qui apparaîssent dans les phases suivantes de la « maladie » ne peuvent pas être reliés de manière systématique ni à une pathogénie, ni à une entité étiologique particulière, et ne peuvent être une orientation diagnostique. Leur présence ne fait que signifier un état d'aggravation de l'état de la personne : la fréquence avec laquelle ces pertes somatiques se produisent traduit alors la sévérité de l'événement.

2. MODÈLE PATHOGÉNIQUE ADDITIF, AJOUTER EN VUE DE DÉPOSSÉDER

S'il est possible de soustraire du principe vital, il est également possible d'en ajouter. Les principes vitaux ainsi additionnés provoquent un état dégradé de bonne santé qui est dû à l'intentionnalité commune qu'ont les différents agents étiologiques et qui vise à déclencher le détachement définitif de *yecamquëñ* du corps.

Du point de vue de la symptomatique, ces ajouts se traduisent tous par des douleurs localisées, provoquées par la matérialisation sous une forme tangible du principe vital intentionnellement ajouté dans le corps de la personne. Ces corps étrangers *atserrp̃añ* (lit. Chose qui produit de la douleur) sont des objets plus ou moins solides pouvant parfois être des fluides. Les objets à caractère solide sont dits provoquer des douleurs internes, et les fluides, des douleurs périphériques, ou localisées en surface du corps. Génériquement, ressentir des douleurs corporelles localisées provoquées par un corps étranger se dit *atserrteñets* (lit. Avoir de la douleur).

La douleur constitue un état dégradé de bonne santé, au même titre que les états généralisés de souffrance. Elle est la preuve d'une affection, de la symptomatique d'un mal. Cependant la douleur est une sensation des plus difficiles à définir autant en terme de nature que d'intensité. Selon David Le

Breton, « la douleur est un échec du langage. Enfermée dans l'obscurité de la chair, elle est réservée à la délibération intime de l'individu »[218]. En effet, une douleur peut être vive, aiguë, diffuse, irradiante, profonde, insoutenable, lancinante ou encore pulsatile. Chaque personne étant confrontée à cette expérience l'exprime selon ses propres degrés de variabilité. Il existe cependant deux paramètres qui peuvent être intelligibles par autrui, car pouvant être clairement énoncés par la personne qui la ressent : la localisation corporelle de la douleur d'une part et son ressenti physique.

Dans les lignes suivantes, la pathogénie des états douloureux et le type de douleur ressentie sont explicités en fonction des agents étiologiques que sont les mauvaises pensées fondamentales et les actes de sorcellerie.

Les mauvaises pensées fondamentales

L'expression ouvertement formulée des mauvaises pensées fondamentales, par une personne ou par un sorcier, se concrétise directement sous la forme d'un corps étranger au sein même de la chair, en ne laissant apparaître aucune manifestation de lésion externe, tel un pore de pénétration cutané. La personne visée ressent alors une sensation de douleur et adopte une posture et/ou des discours en ce sens. La douleur se situe toujours là où se trouve le corps étranger : une zone précise définie comme particulièrement sensible qui se nomme *pa'tsrror* (lit. Sa partie du corps la plus douloureuse). Ces douleurs sont internes et localisées, elles se nomment *atserrpeñets* (lit. Douleur). Elles peuvent être qualifiées de vives, répétées et aiguës à la manière d'une aiguille qui pénètre la chair, *eneñets* (lit. Douleur qui pique), ou ressenties comme lancinantes, *erroreñets* (lit. Douleur qui s'enfonce).

Ces paragraphes se proposent de décrire les corps étrangers, matérialisation des mauvaises pensées fondamentales, leur nature et leur localisation au sein de la chair.

La matérialisation d'aliments dans le corps est toujours consécutive à des mauvaises pensées d'autrui appelées *sope'cheñets* qui se définissent par l'envie que provoque la nourriture consommée jalousement par autrui. Marcel Mauss définit la nourriture comme un objet de partage : « Il est de la nature de la nourriture d'être partagée ; ne pas en faire part à autrui c'est « tuer son essence », c'est la détruire pour soi et pour les autres »[219]. Priver quelqu'un de nourriture, c'est s'exposer soi-même à des préjudices et exposer l'autre en

218. Le Breton, D. (2006). *op. cit.*, p.39.

219. Mauss, M. (2007). *Essai sur le don.* Paris : Presses Universitaires de France.

lui refusant une source vitale nécessaire. Ainsi, « refuser de donner, négliger d'inviter, comme refuser de prendre, équivaut à déclarer la guerre, c'est refuser l'alliance et la communion »[220]. La pensée envieuse ouvertement exprimée entraîne une matérialisation d'aliments dans la chair. Ceux-ci, de nature solide ou semi-pâteuse, sont toujours retrouvés au niveau de la zone viscérale de l'abdomen. Les fibres de manioc, *mamtall*, des œufs de poissons (notamment ceux des *carachama*), *cacame'*, ou encore des morceaux ou petits os d'animaux, *ponpa'ts,* sont les principaux aliments ou déchets solides de nourriture retrouvés dans l'abdomen. Généralement situés au niveau du ventre et de l'estomac, ils vont provoquer des douleurs de type *eneñets*, vives, répétées et aiguës. D'autre part, la nourriture de consistance semi-liquide est telle un flegme qui porte le nom générique de *amaresmo* (lit. Mousse douloureuse retrouvée dans le corps), il s'agit de purée de manioc, *mamats* ou encore de l'amidon de manioc, *mamapueñ*. Ces matières se positionnent également au niveau de la zone ventrale de l'abdomen, elles provoquent plus de douleurs vives, mais des douleurs qualifiées de *erroreñets*, lancinantes. L'expression de mauvaises pensées fondamentales ayant trait à la possession d'un objet par autrui se manifeste aussi par la matérialisation d'objets au sein de la chair de la personne jalousée et se nomme *manoñqueñets*. Ces objets sont de deux natures différentes. Ils peuvent être soit des résidus provenant d'oiseaux, de mammifères ou de végétaux, éléments issus du monde vivant doués de croissance intrinsèque tels des graines de manioc, *mamallom̃*, ou encore des plumes, *echets*[221]*,* soit des objets ne pouvant *a priori* pas croître instinctivement, mais non considérés pour autant inanimés, telles de petites pierres, *mapuellem̃*, morceaux de verroterie, *serets* (lit. Perle de verre de couleur). Tous provoquent dans le corps des douleurs osseuses vives, répétées et aiguës au niveau des articulations.

D'autre part, après la mort, les sentiments envieux refoulés d'une personne dans son *yeshoyeshe'm* peuvent s'exprimer dans les actes de son ombre errante lorsqu'elle est libérée, c'est-à-dire détachée du corps. Ces mauvaises pensées fondamentales qui s'expriment alors *post mortem,* se réfèrent elles aussi presque toujours à une envie de nourriture qui fut consommée du vivant de la personne ou à un désir d'objet en particulier. Le *choyeshe'mats* ressent donc les mêmes sentiments que ceux éprouvés de son vivant, mais maintenant désire les exprimer. La différence vient du fait, selon les humains, que ces ombres consomment et apprécient les matières calcinées : « *choyeshe'mats* mange toujours tout brûlé, pour lui, c'est sa nourriture, en Yanesha sa nour-

220. *Ibidem.*

221. *Echets* signifie de la même manière cheveux, fourrure, plumage. Les plumes portent des noms différents en fonction de leurs usages. Les plumes de courronne se nomment *shompots* (terme générique, celles des queues d'haras se nomment *ca'yesme'll*), et les plumes formant l'empennage d'une flèche portent le nom de *po'tell.*

riture est appelée *po'poyer.* » Les *choyeshe'mats* voient eux, de leur point de vue, ces objets et aliments brûlés comme ayant un caractère « normal », c'est-à-dire tels que l'être humain les considérerait pour son propre usage et consommation.

La pensée envieuse d'un *choyeshe'mats* entraîne donc dans le corps de la victime humaine, et plus particulièrement dans les articulations des membres ou du dos la matérialisation de divers objets calcinés, tels que du charbon de bois des tisons, *puecallamshor*, des plastiques ou des métaux noircis. L'envie de nourriture, quant à elle, provoque la présence de fibres de manioc brûlées, d'arêtes de poissons calcinées ou encore des morceaux de viande carbonisés qui prennent place dans l'abdomen de la victime au niveau des viscères. Dans ce contexte, les douleurs localisées au niveau articulaire causées par les objets solides issus de l'intentionnalité des *choyeshe'mats* sont décrites comme vives, répétées et aiguës, *eneñets*, et celles qui sont ressenties au niveau abdominal se caractérisent comme lancinantes, *erroreñets*.

Les actes transgressifs

L'adultère est un acte transgressif qui est décrit comme ayant des conséquences sur les nouveau-nés voire les nourrissons des personnes qui s'y adonnent. Il induit systématiquement la matérialisation de corps étrangers dans la chair de l'enfant. Les corps étrangers retrouvés sont essentiellement des fluides tels le sperme, dans le cas d'un adultère du père, ou le lait si c'est la femme qui est adultère. Le sperme se loge toujours en haut de la partie abdominale, au niveau du plexus solaire. Sa présence est dite provoquer des douleurs de type *erroreñets*. Même si, de fait, le jeune enfant ne peut s'exprimer encore ni désigner l'endroit douloureux, ses parents déclarent : « Comment n'a t-il pas des douleurs dans le ventre, si ensuite il a des diarrhées ? » Le lait, lui, se retrouve au niveau de la gorge de l'enfant. La présence de ces corps étrangers à texture de flemme entraînent des diarrhées associées à des douleurs abdominales, *postateñets*, ou des toux, provoquées par un encombrement de la gorge. Ainsi, tout comme le remarque Donald Pollock chez les kulina, autre groupe Arawak, « epetuka'i (« maladie » dont l'étiologie n'est pas un acte de sorcellerie), est diagnostiqué lorsque les parents de l'enfant malade ont eu des agissements adultères »[222].

222. « *Epetuka'i (is not caused by witches but [...] is provoked by a supernatural) is diagnosed when parents of a sick infant are charged with adultery.* » : Pollock, D. (1996). Personhood and Illness among the Kulina. *Medical Anthropology Quarterly,* 10 (3), p.329.

Les actes de sorcellerie

Les actes de sorcellerie sont toujours motivés par l'intention de nuire. L'auteur peut être soit le sorcier soit une personne engageant ses services. À la base de certains actes de sorcellerie, il y a des procédés spécifiques, *amecareť* et *eťomaňpseňets,* qui permettent la matérialisation d'une mauvaise pensée fondamentale directement au sein de la chair de la victime. Dans d'autres actes de sorcellerie le sorcier a recours à des envoyés tels des serpents venimeux (acte de sorcellerie nommé *sanapecheňets*) ou des objets spécifiques (acte de sorcellerie *mase'ñe'cheňets*) : la pénétration d'objets dans la chair se fait alors avec une marque, témoin de leur pénétration percutanée.

Ces paragraphes visent à décrire comment ces actes de sorcellerie ont une incidence sur l'état de bonne santé d'une personne, et quelles sont les différentes symptomatiques en terme de caractérisation de la douleur selon le corps étranger introduit.

Les actes de sorcellerie de type *amecareť* ou *eťomaňpseňets,* au même titre que *sope'cheňets* et *manoñqueňets*, résultent de mauvaises pensées fondamentales exprimées par une personne, et entraînent la matérialisation de corps étrangers dans la chair de la personne envers qui sont éprouvés des sentiments envieux. Les corps étrangers retrouvés dans la chair sont cependant de natures différentes : solides, lorsqu'ils proviennent de mauvaises pensées motivées par un objet, ou semi-solide lorsque la douleur provient de mauvaises pensées dont l'origine est un aliment. Leur apparence n'est plus analogue à l'étiologie de la mauvaise pensée fondamentale initiale. Provoquées par un acte de sorcellerie de type *amecareť*, les formes solides sont généralement des flèches/épines, *chequë'll*, qui provoquent des douleurs vives, répétées et aiguës, alors que les procédés de sorcellerie nommés *eťomaňpseňets* matérialisent des formes semi-solides telle une boule de décoction de tabac ou de feuilles de coca mâchées, source de douleur lancinante. Du point de vue de la localisation de ces corps étrangers, les flèches/épines se retrouvent préférentiellement au niveau des articulations, alors que les résidus végétaux de coca ou de tabac se logent le plus souvent dans l'abdomen.

D'autres actes de sorcellerie se dénomment *sanapecheňets*. ils se définissent par la venue de serpents à l'encontre de l'homme afin de le mordre et d'injecter dans son corps leur venin mortel, *amtsañ*. Une morsure de serpent, *achateňets*, produit une douleur lancinante, parfois qualifiée de brûlante *achmañ* (lit. Ce qui brûle beaucoup). Cette sensation douloureuse est due non à la morsure en elle-même, mais à l'action du liquide injecté dans la chair.

Ce fluide nocif peut être mortel « lorsqu'une personne se fait mordre par un serpent, et qu'elle se soigne trop tard, elle meurt, son principe vital se détache à cause de l'action du venin. » En effet, le venin est un fluide agentif, qui se déplace plus vite qu'un objet solide. Il possède la capacité de provoquer le détachement du principe vital du corps, en entrainant un perte d'adhésivité du *yecamquëm̃*. De plus, son action est renforcée par le fait qu'au moment de la morsure, la frayeur est telle que le principe vital a tendance à se décoller du corps : cette double action fait que très souvent suite à une morsure, la personne est condamnée.

Le procédé de sorcellerie, *mase'ñe'cheñets,* laisse lui aussi une trace sur la peau de la victime. En effet, l'acte de sorcellerie consiste à faire déposer certains objets (*puemase'ñ,* généralement une arête de poisson ou des broyats de feuilles de plantes spécifiquement utilisées à cet effet) dans des endroits propices par des fourmis, émissaires, ou sorciers, afin qu'ils percent la peau lorsque la victime a un contact involontaire avec eux. À ce moment-là, leur passage transcutané laisse une légère piqûre appréciable au centre d'un œdème. Lorsque ces œdèmes apparaîssent de manière fortuite, c'est-à-dire sans qu'il y ait eu de traumatisme physique, ils sont systématiquement assimilés à l'intrusion d'un objet solide à travers la peau. Ces lésions inflammatoires ou œdémateuses apparues sans raison particulière au niveau de la plante du pied, des genoux ou des fessiers, ont l'aspect de plaque indurée de type inflammatoire, *patapo'cheñets* (lit. Se mettre une chose épineuse dans la peau).

Une fois logé dans le corps, le jus des feuilles broyées va agir en provoquant une douleur superficielle lancinante, et les os des douleurs vives, répétées et aiguës. La douleur est superficielle, du moins au début, car l'objet introduit ne pénètre pas profondément dans la chair : il est d'ailleurs possible d'apprécier la place que prend le *puemase'ñ* dans le corps, par le volume de la forme œdémateuse. Cependant, à la manière de tout objet prenant place au sein de la chair et issu d'une intention malfaisante, il est dit que cet objet se déplace, bouge, et agit dans l'intention de provoquer la perte du principe vital de la personne victime de *mase'ñe'cheñets*.

Les plantes malintentionnées

Les douleurs initiatiques auxquelles se confrontent les jeunes filles lors de la puberté sont provoquées par les irritations cutanées des orties[223]. Elles sont recherchées et considérées comme positives, car elles permettront à la *ponap'nora'* de ne plus être sensible à la douleur physique que peut provoquer le travail des parcelles, et d'être toujours vaillante. Il est dit que ces plantes injectent à la jeune fille pubère « leur salive » grâce à leurs poils sécréteurs, la salive étant considérée comme une sécrétion corporelle, qui peut avoir une intentionnalité propre si elle lui est conférée par celui qui l'utilise. L'intentionnalité matérialisée de la salive est décrite dans le mythe relatant l'apparition de la plante *marra'shemapar* (*Ruellia* sp.).

> « Cette plante fut envoyée par Yato' Payoñp̃, Notre Grand-Père l'épervier. C'était un homme très fort qui mâchait toujours de la coca et là où il la crachait, poussait cette plante de *marra'shemapar* grâce à sa salive. » Lima, 18 juillet 2007.

Au même titre que les orties injectent à une jeune femme des principes vitaux spécifiques lui permettant d'être vaillante, des plantes malintentionnées telle *marra'shemapar,* peuvent introduire dans le corps des principes vitaux non désirés, les faisant ainsi agir comme des entités étiologiques. De même, le *maico* (*Toxicodendron* sp.) possède un suc extrêmement irritant, assimilé à la salive de la plante qui est dit rester sous la peau *epechañ* (lit. Liquide irritant localisé sous la peau à la suite d'une piqûre de plante), et provoque des réactions cutanées violentes (apparition de petites vésicules, *muero'mquëm*). C'est cette addition même de salive en tant que principe vital végétal intentionnellement nuisible qui provoque une douleur qualifiée de brûlante.

Dans tous ces cas, les manifestations des actes de sorcellerie restent physiques, associées à la douleur, et le *yechoyeshe'm* ne semble pas subir de modification. Si la personne éprouve de la douleur, et l'exprime, elle ne voit pas son corps se modifier. Dès lors il ne peut y avoir de répercussions sur l'ombre. Le comportement de la personne reste aussi identique en tout point à ce qu'il fût auparavant, mais l'ombre peut profiter de ces moments de faiblesse pour tenter de s'affirmer davantage. Elle se plait alors à provoquer des déséquilibres en entravant la personne par exemple, afin de lui faire mal. Le *yechoyeshe'm* accumule aussi de la rancœur au sujet de la personne ayant

223. Les orties utilisées lors du rituel de sortie de la pona'pnora' se nomment *sho'rëch* (*Urera baccifera* (L.) Gaudich. ex Wedd.).

éprouvé des mauvaises pensées fondamentales à son égard. Dans l'idée de quitter le corps, il cherche aussi, une fois sous la forme d'un *choyeshe'mats*, à se venger de cette personne.

3. MODÈLE PATHOGÉNIQUE SUBSTITUTIF, LES AFFECTIONS CUTANÉES

De nombreuses entités étiologiques diurnes comme nocturnes sont connues pour provoquer des affections de type cutanées lorsqu'elles entrent en contact avec une personne. Au sein du groupe des entités étiologiques diurnes, ce sont les entités étiologiques de passage telles Shornañets et Puertsañats, et celles de la lumière, également dites de l'arc-en-ciel, qui sont susceptibles de provoquer des affections cutanées. En ce qui concerne les entités étiologiques nocturnes, il s'agit de celles qui marchent à la tombée du jour, telles les entités étiologiques des zones humides (*pocoy*), comme Mareñets, et de l'eau (*oñenesha'*) telle Omarñets. Ces entités étiologiques vont à la rencontre de leur victime, et entrent en contact avec elle lors de situations variées dépendant de leurs habitudes de vie et de leurs habitats respectifs.

Lors du contact, elles emportent une partie du principe vital de la personne et y substituent une partie de leur propre principe vital, matérialisé sous la forme d'un liquide, qui provoquera ultérieurement une affection cutanée. La personne se trouve donc doublement affaiblie, car à la fois dépossédée d'une partie de son propre principe vital, et chargée d'un principe vital étranger pathogène qui favorise le décollement de son *yecamquëm̃* restant. Dans ce cas, le but ultime de ces entités est d'engager *post mortem* une relation conjugale avec le *yechoyeshe'm* de la personne décédée. La séquestration d'une partie du *yecamquëm̃* de la personne sera donc, lors de la mort de la personne, comme un signe « d'appel », attirant irrésistiblement le *yechoyeshe'm* de la personne vers l'entité malfaisante. Une personne présentant ainsi une affection cutanée est dénommée *aptsarñat̃*.

Les troubles cutanés engendrés par ces entités étiologiques sont localisés, très nettement visibles. Ils se présentent sous forme de plaques rouges, *cherpare'teñets* (lit. Avoir des plaques rouges sur le corps), ou de boutons épars, *muero't*, et entraînent des sensations douloureuses voire brûlantes. Ces paragraphes visent à décrire ces affections en fonction de leur origine.

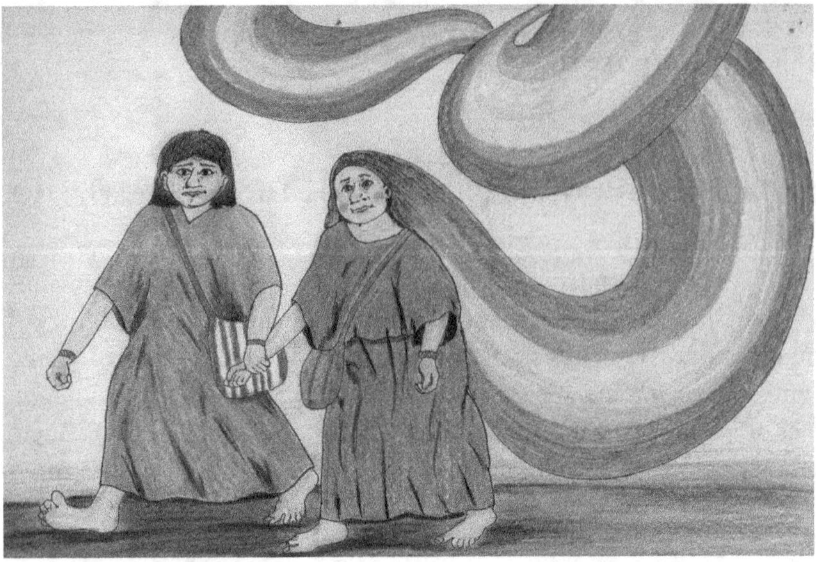

Ayonap̃norr (Dessin : Anselmo Cruz Mariño, 21x29)

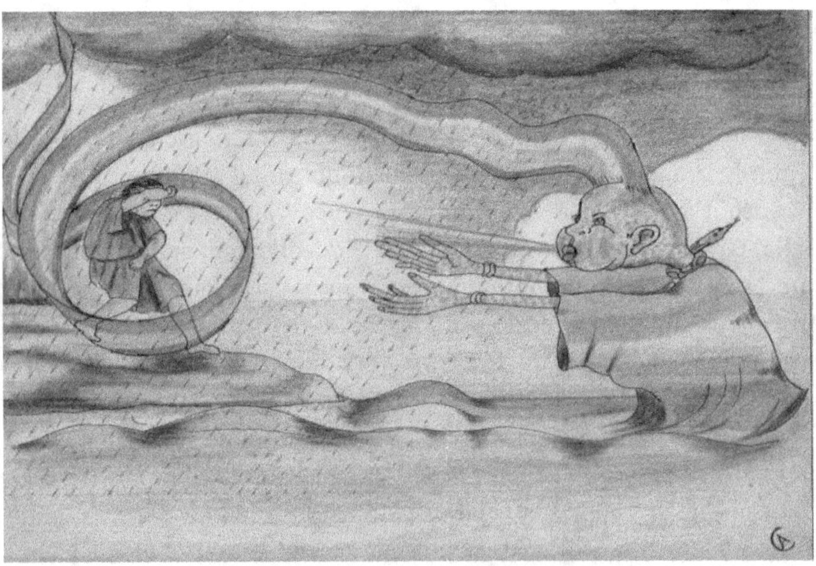

Huacash (Dessin : Anselmo Cruz Mariño, 21x29)

Les entités étiologiques de l'arc-en-ciel

Toutes les entités étiologiques appartenant au groupe des entités étiologiques sortant préférentiellement lorsqu'il y a des diffractions de lumière, tels Ayonap̃nor, Huacash ou encore Cherep, sont susceptibles de produire des atteintes dermatologiques se manifestant dans un premier temps par de fortes démangeaisons, assimilées à des brûlures, car la *cushma* d'Ayonap̃nor est dite irritante, *ahuarreñets* (lit. Produire des démangeaisons) et brûlante *achmañ* (douleur qui brûle).

> « Il est possible de reconnaître un choc d'arc-en-ciel, car les brûlures que tu as sur la peau se trouvent toujours au niveau de l'aine ou sous les bras. Elles veulent en général t'emporter avec elles, mais comme tu leur résistes elles te laissent des marques sur le corps. [...] mais en emportent tout de même une partie, sinon il n'y aurait pas de marque. » Nueva Esperanza, 25 mai 2008.

Les manifestations cutanées dues aux entités de l'arc-en-ciel se produisent toujours dans les grands plis de l'aine ou sous les bras. Ce sont des plaques inflammées, indurées et douloureuses appelées *cherpare'teñets.* Si cette atteinte n'est pas soignée, un liquide translucide finit par exsuder des lésions engendrées par l'acte de s'être gratté à cause des démangeaisons. Cette atteinte finit par provoquer une symptomatique secondaire tels des vomissements, qui entraînera le détachement du principe vital de la personne.

Par ailleurs, certaines entités étiologiques de passage sont également connues pour provoquer des affections cutanées. Des rougeurs recouvrant quasiment l'ensemble du corps, *potsap̃na'teñets*, sont constatées lors des affections provoquées par Puertsañats. À la suite d'une rencontre avec Shorañets, ce sont des pustules assez importantes qui recouvrent alors le corps de manière éparse, *muerocsheteñets*. Des démangeaisons occasionnent également des lésions. Les affections cutanées provoquées par ces entités étiologiques sont dites de douleurs lancinantes voire brûlantes.

Les entités étiologiques des milieux humides

La rencontre avec les entités étiologiques diurnes Omarñets et certains *pocoy*, tel Mareñets, dans les lieux particulièrement humides comme les puits d'eaux, *pocoyma'ts* (lit. Endroit très humide où vivent des entités), peuvent provoquer des affections cutanées.

Mareñets est l'entité étiologique qui provoque des plaies très douloureuses d'évolution rapide[224]. Les plaies qui apparaîssent après une piqûre de Mareñets, *mare'cheñets* (lit. Plaie due à Mareñets), ont tendance à s'étendre rapidement de manière concentrique. Elles se caractérisent par leur suppuration, « le liquide de Mareñets sort tout le temps de la peau, elle ne sèche jamais si elle n'est pas soignée, car la quantité de liquide augmente tout le temps ». Mareñets, sous la forme d'une petite mouche, injecte dans le corps un liquide transparent, *oñsasen*, preuve de son amour pour sa victime. C'est ce liquide qui provoque des douleurs assimilables à des brûlures, et c'est pour cela qu'il est dit parfois que « il vaut mieux des fois brûler la plaie avec de l'acide de batterie, de toutes les façons, la douleur est la même ! »

Par ailleurs, Omarñets est connu pour provoquer d'autres types d'affections cutanées tels les furoncles, *potsanma'teñets*, ou autres troubles cutanés contenant du pus. Ce liquide blanchâtre, *porroñets*, grandit et le bouton grossit. Il est généralement très douloureux, provoquant une douleur lancinante à laquelle s'associent de forts maux de tête si la personne ne soigne pas le trouble cutané qui l'affecte.

Toutes ces affections cutanées, bien que de symptomatiques différentes, sont interprétées comme l'expression d'un désir, celui des entités, de vivre une relation conjugale avec le *yechoyeshe'm* de la personne : c'est la séquestration initiale, ou le rapt de principe vital de la personne qui conduira le *yechoyeshe'm*, une fois détaché du corps, à se diriger vers l'entité étiologique, *ahuanmam̃peñets* (lit. Partir vers qui a emporté une partie de soi) responsable du trouble, afin de vivre auprès d'elle. Le signe physique que porte la peau est un témoin du contact avec une entité et aussi de l'introduction d'un principe vital, qui vient en substitution du *yecamquëm̃* emporté par l'entité. Ce signe physique, reflet du principe vital est caractéristique de l'entité, par sa localisation sur le corps de la victime (grands plis de l'aine et des bras pour l'arc-en-ciel) et par la nature des productions liquides qui exsudent de l'endroit atteint (liquide brulant pour Mareñets et pus épais pour Omarñets). À son tour ce principe vital est doué d'agentivité donc de croissance, favorise le décollement du *yecamquëm̃* de la personne et d'un point de vue symptomatique fait que les sécrétions humides augmentent, causant de plus en plus de douleur, aggravant l'état de santé de la personne. Pour les humains cette atteinte est vue comme une sorte de déclaration, obligeant la personne à faire le choix d'appartenir - ou non – à cette entité, d'accepter - ou non - son amour. En soignant l'affection cutanée, la victime répond de manière négative. Par contre, si elle laisse évoluer le trouble cutané, des symptômes secondaires apparaîssent, qui conduiront à une perte accrue de principe vital.

224. Cette affection cutanée est identifiée comme étant la leishmaniose.

Ainsi, il existe deux grands types de douleurs qui se définissent en fonction tout d'abord de leur localisation corporelle, puis de leur ressenti physique : les douleurs internes et les douleurs externes ou périphériques (cutanées).

Les états douloureux localisés ont tous une pathogénie commune, c'est la présence d'un objet étranger dans la chair (plus ou moins solide, plus ou moins fluide). Les douleurs internes sont dues à des corps étrangers solides, semi-solides voire flegmatiques matérialisés dans le corps, et dont l'expression des mauvaises pensées fondamentales en est l'étiologie principale. Par ailleurs, les douleurs périphériques sont soit dues à l'introduction de liquides (jus de plante) ou de solides envoyés par des messagers de sorcier, de liquides injectés par certaines entités diurnes, ou de venin par des serpents envoyés de sorcier. Ces corps étrangers s'additionnent à la chair, et doués d'agentivité puisque principe vital ou intention matérialisée, ils vont bouger (solide ou semi-solide) ou croitre (liquide). C'est ce qui finalement provoque la douleur, qui sera alors définie comme vive, répétée et aiguë, lancinante ou encore brûlante. L'autre action de ces principes vitaux étrangers est de favoriser le décollement du *yecamquëm̃* de la personne, c'est ce qui les rend dangereux. Si cette expression fondamentale de la douleur comme signe « d'appel » n'est pas prise en charge, s'installent alors des symptômes secondaires, non spécifiques, qui entraînent une perte accrue de principe vital et affaiblissent la personne la mettant en danger, car plus susceptible d'être victime d'attaques d'entités nocturnes.

A la différence des états de souffrance généralisés, la douleur localisée s'exprime selon un référentiel topographique corporel précis et une échelle de ressenti subjective. En l'absence de tout signe physique corporel visible, ce référentiel corporel, couplé au ressenti subjectif, permet déjà d'appréhender la nature de l'objet introduit, donc l'étiologie du mal. Dans le cas d'une atteinte physique patente, toujours cutanée et superficielle, même si un référentiel corporel s'exprime pour les atteintes des entités de l'arc-en-ciel, c'est l'aspect de la lésion et l'observation des sécrétions qui en exsudent qui permettent de suspecter l'action de telle ou telle entité et orientent le diagnostic.

Chapitre VI
Diagnostic et choix du traitement

Toute personne affectée par un mal cherche à en déterminer l'origine afin de pouvoir agir en conséquence. C'est après un raisonnement diagnostique lui permettant d'identifier la cause de son trouble qu'elle se trouve en mesure d'utiliser la thérapeutique adéquate.

Nicole Sindzingre remarque que « dans toute « conception du monde », par définition, un événement requiert une explication. En effet, cet évènement s'insère dans un processus de causalité, où il prend place comme effet de quelque cause : *a fortiori* la maladie »[225]. Cette quête de sens a toujours des conséquences thérapeutiques. Cette volonté de justification se positionne au centre de la logique des modèles explicatifs véhiculés dans le système de représentation. Pour la personne, cette herméneutique prend place à l'apparition de l'événement « maladie ». Lorsque sa formulation devient nécessaire, elle fait participer d'autres personnes, et devient alors un évènement plus largement social, où plusieurs acteurs interviennent, et mènent un raisonnement diagnostique. Pour Gilles Bibeau « il appartient au diagnostic, en tant que lieu de surgissement de la parole, d'établir des liens entre maladies et conceptions fondamentales dans les divers ordres du réel [...] le diagnostic forme le lieu de l'attache de la maladie au monde »[226]. Celui-ci présuppose toujours quatre interrogations majeures : la nature du symptôme, ses conditions d'apparition, l'agent causal, et finalement les raisons de sa survenue à cet instant et sur cette personne en particulier[227].

225. Sindzingre, N. (1994). La nécessité du sens : l'explication de l'infortune chez les Senufo. Dans M. Augé & Cl. Herzlich, *Le sens du mal*. Paris : Edition des Archives Contemporaines, p.94.

226. Bibeau, G. (1978). L'organisation Ngbandi des noms de malades. *Anthropologie et Sociétés,* 9 (3), p.23.

227. « Le diagnostic de maladie comporte au plus quatre opérations et questions correspondantes qui montrent la pluralité des causes : • De quel symptôme ou quelle maladie s'agit-il (dénomination de la mala-

Le système Yanesha de représentation du mal se conçoit aussi selon une logique causale, qui relie les états du corps souffrant à une étiologie : décrypter cette logique à rebours, c'est poser un diagnostic. Dans ce système de soin, les affections dont peut souffrir une personne ont toutes comme point commun d'être la conséquence d'une détérioration du principe vital causée soit par la soustraction de *yecamquëm̃* (détachement partiel ou manque d'adhésion) soit par l'addition d'un autre principe vital, ce qui dans ce cas, implique toujours une perte de diffusion de ce dernier vers le corps. Éventuellement, dans certains cas bien particuliers, à cette atteinte du *yecamquëm̃* peut se superposer une atteinte de l'ombre, *yeshoyeshe'm*. S'il n'existe pas de relation univoque stricte entre symptômes et entités étiologiques, il existe néanmoins, même en l'absence de tout signe physique observable, une relation entre le mode d'atteinte du *yecamquëm̃* de la personne (diminué, détaché ou additionné de principes vitaux étrangers) et un état dégradé de bonne santé qui se définit soit par un état généralisé de souffrance, soit par une douleur caractérisable par sa localisation et son ressenti. Cet état permet à son tour de renvoyer à des catégories étiologiques comme des entités étiologiques ou de certains actes de sorcellerie. À partir d'un état symptomatique général, il est donc possible d'orienter le diagnostic, puis de l'affiner, afin de proposer ensuite la thérapeutique correspondant à l'étiologie supposée. Pour Andréas Zempléni, « il existe deux grands types de causalités, celles définies *a priori* et *a posteriori*[228]. La première est formée par un ensemble d'énoncés *a priori* sur les connexions nécessaires ou possibles entre les divers symptômes et leurs causes, leurs agents et leurs origines. La seconde est constituée d'un ensemble d'élaborations souvent complexes appelées « conjonctures étiologiques », que l'apparition, l'évolution ou la répétition de la maladie suscitent et modifient à des moments donnés et dans des contextes sociaux donnés. »[229]. Si, de la même manière, le raisonnement diagnostique Yanesha aboutit systématiquement à une causalité *a priori*, à l'image d'un diagnostic de « première intention », il s'avère parfois nécessaire de revoir la piste étiologique, ce qui implique quelquefois l'intervention d'autres acteurs de soin qui peuvent alors se charger de reconsidérer le diagnostic, dans le cadre d'une causalité *a posteriori*. En général les échecs thérapeutiques réorientent le diagnostic vers des causalités jugées plus graves et l'acte de sorcellerie, rarement suspecté en diagnostic de première intention *a priori*, devient alors une des étiologies des plus plau-

die) ? • Comment est-elle survenue (cause instrumentale) ? • Qui ou quoi l'a produite (agent) ? • Pourquoi est-elle survenue en ce moment, sous cette forme et chez cet individu (origine) ? » Taïeb, O., Heidenreich, F., Baudet, T., Moro, M. (2005). Donner un sens à la maladie : de l'anthropologie médicale à l'épidémiologie culturelle. *Médecine et maladies infectieuses,* 35, p.177.

228. Zempléni, A. (1985). *op.cit.*, pp.27-34.

229. Taib, O., Heidenreich, F., Baudet, T., Moro, M. (2005). *op. cit.* p.

sibles. Ces reconsidérations diagnostiques orientent à leur tour les réponses thérapeutiques et le choix des plantes de soin.

Les plantes utilisées en réponses thérapeutiques de « première intention » comme réponse à une étiologie proposée comme causalité *a priori,* sont pour la plupart des *pare'shemats,* issus de don d'entité du monde « non-visible », souvent préconisées par des membres de la famille ou le cas échéant par le végétaliste. Par contre, l'acteur de soin privilégié en cas d'aggravation majeure de l'état de santé de la personne sera désormais le *pa'llerr.* Le tabac représentera la principale plante utilisée lors des soins liés à une étiologie proposée en tant que causalité *a posteriori.* Dans ce cas, ainsi que le mentionne Marc Lenaerts « le chaman n'a pas nécessairement besoin d'être un bon botaniste »[230].

1. LES RAISONNEMENTS DIAGNOSTIQUES

Les premiers symptômes vécus comme dérangeants ou douloureux apparaîssant chez une personne sont des indicateurs de la dégradation de son état de bonne santé. Ces symptômes précoces peuvent être définis comme des symptômes « d'appel ». C'est à partir du moment où ils sont formulés - ressenti de mal-être généralisé ou de douleur localisée - ou bien objectivés - hémorragie, affection cutanée, traumatisme - que le raisonnement diagnostique peut débuter. Lorsque le cadre symptomatique « d'appel » exprimé oralement ou physiquement ne permet pas de poser un diagnostic, c'est-à-dire d'identifier la causalité de cet état de santé dégradé, la démarche diagnostique suit le chemin de la mémoire. Elle constitue alors une sorte d'anamnèse dont l'enjeu est d'arriver à se remémorer certains éléments circonstanciels, preuves d'une rencontre avec une entité spécifique. Ces preuves directes et indirectes fournissent des pistes étiologiques, dont certaines seront retenues comme première conclusion diagnostique, *a priori* vraisemblable. Cependant, ces symptômes « d'appel » peuvent parfois devenir plus accentués ou bien se compliquer d'autres symptômes considérés comme « secondaires » qui s'ajoutent à la première symptomatique énoncée. Cette modification/aggravation symptomatique dégrade d'autant l'état de la personne. Dès lors, une reconsidération diagnostique est formulée, conduisant à réorienter le traitement.

---

230. « *A shaman does not necessarily need to be a good botanist.* » Lenaerts, M. (2006). Substances, Relationships and the Omnipresence of the Body: an Overview of Ashéninka Ethnomedicine (Western Amazonia). *Journal of Ethnobiology and Ethnomedicine,* 49 (2), p.2.

L'étiologie a priori

La plupart des troubles dégradant un état de bonne santé surviennent à cause de malchances ou plus précisément par « faute de vigilance » lors de l'accomplissement des tâches quotidiennes ou des déplacements. En l'absence de tout signe visible sur le corps souffrant, il existe deux grandes catégories de causalités qui suivent le mode d'affectation de la personne : soit la personne souffre d'un manque de *yecamquëm̃*, ce qui s'exprime par une souffrance généralisée de l'ensemble de son être, soit elle se plaint de douleurs bien localisées, ce qui correspond à une addition de principes vitaux. D'autre part certains signes/symptômes (pertes de sang, affections cutanées, morsures de serpents, traumatismes, douleur violente soudaine) sont retenus comme des signes d'appels discriminants significatifs à la fois d'un modèle pathogénique et/ou de certains groupes d'entités. L'état de santé global préformule donc une piste étiologique, mais ne constitue pas une étiologie précise. C'est à travers le discours de la personne dont l'état de bonne santé est dégradé qu'il est possible d'affiner le diagnostic. Ces discours individuels sont de nature narrative. Ils relatent toujours les circonstances dans lesquelles est apparu l'événement. Ainsi, c'est à un moment de la journée (quand ?) à l'instant ou à la suite de l'accomplissement d'une tâche (comment ?) que la personne est tombée dans un état dégradé de bonne santé. La localisation de l'évènement (où ?) et les signes inhabituels (lesquels?) interprétés comme des marqueurs d'une présence, révèlent l'identité de l'étiologie. Le diagnostic peut alors être confirmé selon quelques signes symptomatiques caractéristiques. Une fois l'étiologie connue, la plante qui lui est spécifique est préconisée. Le diagnostic cherche donc à répondre à la question « pourquoi ? » en s'appuyant principalement sur les circonstances dans lesquelles a eu lieu l'évènement déclencheur.

Ces paragraphes visent à expliquer les logiques des différents diagnostics de premières intentions qui mènent une personne ou un acteur de soin à identifier avec plus ou moins de certitude à la cause d'un mal et conduisent au choix d'une plante.

L'expression d'un mal-être généralisé, d'une souffrance de tout le corps, sans atteinte physique visible fait immédiatement suspecter une perte de *yecamquëm̃*, possiblement due aux entités étiologiques nocturnes ou aux entités étiologiques diurnes associées aux mouvements d'air, ainsi qu'aux *choyeshe'mats*. Cette perte peut être plus ou moins importante, selon la proximité de l'entité, conduisant la personne à exprimer un ressenti individuel subjectif et/

ou objectivable de différentes manifestations physiques, souvent peu pris en compte dans le raisonnement diagnostique, surtout lorsque ces symptômes sont modérés. Le travail d'anamnèse consiste alors à retracer les activités de la personne souffrante afin de déterminer à quel moment le contact avec l'entité malfaisante a eu lieu. L'heure de la journée, la localisation géographique ou topologique (mont ou vallée particulière, chemin, forêt, rivière), la présence d'éventuelles traces marqueurs d'une présence de ces entités dans le monde « visible », l'existence d'une symptomatique particulière, sont un faisceau d'indices et sont les questions clés, auxquelles une réponse doit être faite pour mettre en place le raisonnement diagnostique.

Principales incriminées, les entités étiologiques sont les causalités *a priori* les plus fréquemment suspectées lorsqu'une personne voit son état de santé se dégrader à la suite d'un déplacement nocturne, car elles ont des sources de ravitaillement (le gibier) identiques à celle des hommes, ce qui rend les rencontres nombreuses. De plus, il est souvent conté que lorsque les denrées se font rares en forêt, elles se rapprochent des habitations et viennent chercher de quoi se nourrir à l'intérieur même des villages : elles arrachent alors des principes vitaux, préférant ceux des enfants ou des personnes âgées ou affaiblies, plus facilement saisissables. Pour toutes ces raisons, il est dangereux de sortir le soir ou d'aller dans les endroits où elles évoluent habituellement. Le fait de rester au village ne garantit pas non plus de ne pas être atteint. Un incident arrivé au crépuscule ou de nuit dans des endroits quelque peu escarpés signe donc indubitablement une rencontre avec les entités du groupe *tsapo'marnesha'* (celles qui marchent de nuit) ou un *ashcatañ* (les Pères des animaux envoyés par des *mellañoteñ)*. Comme, par définition, toutes les entités étiologiques nocturnes possèdent des marqueurs de présence spécifiques dans le monde « visible ». La personne souffrante doit se remémorer visuellement, auditivement, olfactivement, son environnement. Un son suspect ou la présence anormale - compte tenu de l'heure à laquelle il est aperçu - d'un animal signe alors l'état transformé d'une entité étiologique dans le monde « visible ». Par exemple, le chant d'Arrotter ou son apparence sous forme de martin pêcheur, *tarater,* lorsqu'il déambule dans le monde « visible », sont des marqueurs de sa présence. Dans ce cas, l'agent étiologique est considéré connu. Cette affirmation peut être quelquefois être corroborée par certains symptômes, qui lui sont préférentiellement reliés.

Cependant, il arrive parfois qu'une personne ne constate pas la présence d'une entité étiologique : victime d'une perte de conscience brutale, alors qu'elle marchait, elle reprend connaissance dans la forêt. Dans ce cas, c'est la zone géographique, ou la topologie du terrain où a eu lieu l'incident qui est alors le principal indicateur diagnostique. Arrotter est dit, par exemple, être très présent dans la cordillère du San Matías. Les Arroshena' sont connus pour résider dans les montagnes du Yanachaga Chemillén.

Lorsque qu'aucune sortie nocturne n'a eu lieu, il est permis de penser que l'évènement, c'est-à-dire la rencontre avec l'entité, a eu lieu de jour, ce qui indique l'action de certaines *yeño'marnesha'*, entités étiologiques « qui marchent de jour ». La rencontre arrive souvent proche des lieux de vie, des habitations ou des berges des rivières, là où les lessives ou la vaisselle sont faites. Les marqueurs de présence des entités étiologiques diurnes sont respectivement un bruit sourd qui sonne comme la chute d'un tronc ou le soulèvement des feuilles lors d'un mouvement d'air brusque. Les entités étiologiques telles les *ñorranesha'* sont soupçonnées, car Paryaconch et Aptallesha' ont habituellement ce genre de comportement et évoluent préférentiellement en ces lieux.

D'autre part, des grandes fatigues, et surtout, un besoin de sommeil intense, accompagné ou non de maux de tête et de fièvre laissent penser aux frayeurs provoquées par des ombres errantes, ou des entités étiologiques, qui entrevues ou entendues, effrayent et entraînent le décollement brutal du *yecamquëñ*. Si la vision des ombres/entités étiologiques et les bruits entendus sont quelquefois peu signifiant, ou d'interprétation difficile, les malaises ayant lieu après l'inhumation de personnes proches sont toujours assimilés à l'ombre errante du récent défunt qui reste souvent près des habitations et continue ses activités nocturnes. Par contre, lorsque la personne a constaté de forts mouvements d'air suivis de bruits violents jugés effrayants tels la chute brutale d'un arbre à proximité, une ombre errante ne peut être mise en cause. Le raisonnement diagnostique s'oriente alors vers les entités étiologiques Paryaconch ou Aptallesha' : ce sont les plus souvent suspectées d'être à l'origine de ces frayeurs diurnes.

Il existe tout un ensemble de symptômes ou de catégories de symptômes s'inscrivant dans le corps physique, donc visibles et perceptibles pour tout un chacun qui sont autant de « symptômes d'appel » d'indicateurs de grandes catégories étiologiques. Les symptômes « visibles » (affections dermatologiques, pertes sanglantes) sont souvent en effet causés par des entités du monde « visible ». Une fois ces symptômes constatés par la personne souffrante et par ses proches, la recherche diagnostique sera effectuée dans le but de déterminer précisément les circonstances du « contact avec l'entité », évènement primordial qui permet d'en identifier une en particulier. Cette recherche de l'évènement déclencheur passe ici aussi par une anamnèse où certains critères seront retenus comme déterminants. Ici aussi, ce travail d'anamnèse vise à accumuler un faisceau d'indices, qui seront autant de preuves *a posteriori* d'un contact non désiré, qui sur le moment est souvent passé inaperçu.

Les pertes de sang, généralement dénommées « hémorragies » sont de plusieurs sortes : celles où le sang est expulsé du corps par les voies naturelles comme les vomissements sanguinolents, *a'tatstampeñets*, les diarrhées hémorragiques, *echteñets,* les épistaxis, *cholleñets*, les pertes de sang liées aux problèmes gynécologiques féminins, *sheshteñets,* et celles qui résultent de coupures *tsorrapñats* et de blessures. Dans tous les cas, la perte de sang est un symptôme « d'appel » qui donne une orientation immédiate à la recherche diagnostique : en effet, exception faite du cas des blessures, ces « hémorragies » sont toujours consécutives à une rencontre avec une entité étiologique. Si la personne souffre de vomissements sanguinolents ou de toux expulsant des crachats contenant du sang, éventuellement associées à des diarrhées sanguinolentes d'apparition brutale et que ce phénomène touche également d'autres personnes de la communauté ou de villages avoisinants, il est dit qu' « Errasañats marche certainement dans la vallée ». Les saignements de nez, sont eux, le plus souvent associés à d'autres entités étiologiques nocturnes. Ce sont les lieux de déplacement de la personne, et la remémoration de la présence de certains signes qui permettent de présupposer de la rencontre avec l'entité et de l'identifier : Alloch reste en forêt et dégage une forte odeur de viande pourrie, alors que Rrotseñ aime vivre près des rivières et laisse des traces de sang sur les berges.

Les affections gynécologiques féminines liées à des pertes de sang considérées comme non habituelles sont aussi des « hémorragies » de la femme. Elles peuvent survenir dans le cadre des règles *pa'norres* (lit. Les règles), jugées non conformes (règles trop abondantes, trop longues, saignements irréguliers), lors de la grossesse (saignements), ou à la suite de l'accouchement (durée des saignements *post-partum* trop longue excédant les trois jours) : ces « hémorragies » sont nommées *sheshteñets.* Lorsqu'elles surviennent à cause d'un avortement spontané, elles se nomment *sapeseñets*. Les suites de couches peuvent également présenter un caractère hémorragique. Dans tous les cas, ce sont les circonstances d'apparition de ces pertes qui orientent vers une entité : en effet, les fausses couches sont en général imputables à Sapeñets, si la femme ayant vécu cette fausse couche raconte avoir entendu des cris de nourrisson alors qu'elle se promenait. Sapeñets est connu pour arracher le principe vital du fœtus, *ancellto,* pour satisfaire ses besoins alimentaires. Privé de son principe vital primordial, le fœtus « ne peut plus bouger, c'est l'avortement (fausse couche) qui provoque l'hémorragie ». Une fausse couche peut aussi être provoquée par Ayonapnor, entité étiologique de l'arc-en-ciel, qui préfère s'emparer des *ancellto* plutôt que des principes vitaux des personnes adultes, car « ils (les fœtus) meurent plus rapidement, et la rejoignent plus vite que lorsqu'elle s'en prend à nous, les adultes ». Le but d'Ayonap̄nor est de garder l'enfant près d'elle, de le faire grandir, mais également de faire succomber la femme, suite à la fausse couche afin de pouvoir vivre une existence conjugale avec le *yechoyeshe'm* détaché du corps de la femme. Les fausses couches dues à Ayonap̄nor sont suspectées si elles surviennent après une marche, avec un temps propice à la venue d'arc-en-ciel. Un autre des symptômes permettant d'orienter le diagnostic vers l'action d'Ayonap̄nor est la survenue de manifestations cutanées sur la peau de la mère.

Les «hémorragies de la femme » peuvent aussi survenir au moment des règles, lors de l'accouchement ou durant la période de *post-partum*. Ces hémorragies sont généralement provoquées par la consommation ou un simple contact avec la dépouille d'un animal tué par une arme ayant été « soignée ». En effet, les armes, *ellap*, qui servent à tuer les animaux sont souvent « soignées » avec des plantes permettant à son propriétaire d'avoir de la chance lors de la chasse ou de la pêche[231]. Les pertes de sang sont alors dues à la plante utilisée pour « soigner » l'arme, telle *pa'tcapar* (*Philodendron sagittifolium* Liebm.). C'est généralement cette étiologie qui est retenue en ce cas, orientant le traitement en conséquence.

Les blessures engendrent elles aussi des pertes de sang. Elles sont généralement dues à des maladresses, *tsorreñets* (lit. Se couper), considérées comme des actes perturbateurs provoqués par le *yechoyeshe'm* de la personne. Lorsque la plaie est faite lors d'une agression par un tiers, la blessure se nomme *etareĩ* (lit. Plaie d'un tir de flèche). La personne blessée est désignée par le terme *atserrp̄aña*. Différentes sortes des plaies sont donc distinguées, chaque fois relevable d'un traitement différent : celles provoquées par des instruments métalliques tranchants tels couteaux ou machettes, celles causées par l'arme d'une autre personne avec qui les relations sont conflictuelles, et enfin celles qui sont provoquées par des objets quelconques tels des bouts de verre, des pierres pointues ou encore des morceaux de plastique tranchant. Dans un cas de blessure cutanée, la recherche diagnostique portera donc sur la nature de l'objet coupant ayant provoqué la plaie, et l'auteur de la plaie (*yechoyeshe'm* ou personne malintentionnée).

231. Ces plantes sont utilisées fraîches. Les feuilles sont superposées et se froissent. C'est de cette manière que s'exprime le jus qui « soigne » l'arme (s'il s'agit d'un fusil, les cartouches sont également « soignées »). La première proie chassée avec une arme récemment « soignée » ne doit pas être consommée. Elle doit être brûlée. Il est dit à cet égard que « cet animal possède trop de la plante pour être mangé ». La plante touche l'animal par l'intermédiaire de l'arme, il est donc considéré que la plante est en partie désormais sur l'animal, ce dernier devient alors dangereux à la consommation.

Les affections cutanées sont elles aussi directement objectivables. L'observation de leur aspect et de leur localisation sur le corps, ainsi que la présence ou non de prurit, permet déjà d'orienter le diagnostic vers tel ou tel agent étiologique. Après cette première constatation *de visu*, il est aussi nécessaire d'essayer de définir le moment où a pu avoir lieu la rencontre avec l'entité, ce qui permet d'affiner le diagnostic. Par exemple, si des rashs cutanés sont constatés à la suite d'une marche diurne, sous un ciel alternant soleil et pluie, les entités de l'arc-en-ciel sont suspectées. En particulier, une marche en forêt avec vison d'un arc-en-ciel, signe une rencontre avec Ayonap̄nor. Si la personne n'a aperçu que quelques phénomènes de diffraction de la lumière, c'est alors Cherep qui est incriminé. Enfin si ces rashs cutanés sont apparus à la suite d'un passage à côté des pierres de Huacash, ce dernier est alors l'étiologie la plus vraisemblable. Le raisonnement se poursuit ainsi, essayant de déterminer les circonstances précises du contact : le comportement de la personne durant les jours précédents fournit autant d'indices ou de pistes diagnostiques qui, alliés à l'aspect de la peau, permettent de s'orienter vers l'une ou l'autre des entités.

Lors d'une morsure de serpent, le venin est injecté par les crochets et laisse deux petites plaies caractéristiques dans la peau desquelles très peu de sang s'écoule. En règle générale, ce genre d'accident arrive lors d'un déplacement en forêt, sur les chemins de traverse et plutôt vers la fin de la journée. La personne mordue a le temps d'identifier le serpent. Ces morsures sont extrêmement redoutées : en effet, il est dit que lorsqu'un serpent attaque une personne c'est toujours dans le but de tuer. Dans ce cas, l'agent étiologique n'est pas le serpent lui-même, qui est vu comme un messager envoyé, mais une personne malintentionnée qui utilise les services d'un sorcier ou le sorcier lui-même. Les morsures de serpent relèvent donc d'un diagnostic immédiat de sorcellerie.

D'autre part, lors des déplacements en forêt ou lors de l'accomplissement des tâches quotidiennes, des fractures non ouvertes[232], *mota'neñets*, sans pertes de sang, peuvent survenir. Elles sont considérées la plupart du temps comme des actes non contrôlés dont la cause est directement rattachée au caractère perturbateur du *yechoyeshe'm*. Cependant il arrive que le caractère spectaculaire de la survenue de certains accidents contribue à redéfinir l'étiologie :

232. Les fractures sont généralement prises en charge par la pose d'attelles ou de plâtre, confectionnés à partir d'écorces finement broyées de plano, *taseñetspan* (*Persea* sp.) mélangées à de l'eau jusqu'à obtention d'une pâte épaisse relativement collante. Une fois déposée et maintenue contre la peau par une toile, la masse va sécher et se durcir, maintenant le membre en place et réduisant l'inflammation. Il ne semble pas exister de personnes spécialistes dans le traitement des fractures et autres traumatismes, tels les *huesero*.

« Lorsque le pont fut construit, toute la communauté a aidé à l'accomplissement des travaux. Pour cela, il a fallu faire tomber des arbres qui gênaient le passage des machines. Un jour alors que tout avançait bien, un énorme bloc de roche s'est décroché de la montagne, et s'est abattu en plein sur le chantier. C'étaient les *mellañoteñ* de cette montagne qui s'opposaient au pont. Nous avons mâché beaucoup de coca ensuite, mais deux personnes ont été blessées, une avait le bras démis et l'autre, la cheville. » San Pedro de Pichanaz-Azulis, 18 mai 2007.

Enfin, l'apparition de douleurs qui se caractérisent par leur soudaineté et aussi leur intensité fait tout de suite suspecter un acte de sorcellerie, et plus particulièrement si aucun élément particulier n'a pu être remémoré durant les jours précédents. La persistance de la douleur au-delà d'une journée, son évolution, sont également des éléments permettant de confirmer le diagnostic vers une étiologie de type sorcellaire. Par contre si la douleur disparait aussi vite qu'elle est venue, le cas est laissé ainsi, « ce que ça peut être, ça ne se saura jamais. »

Ainsi, ce sont ces symptômes « d'appel » qui vont faire basculer la personne en bonne santé dans un statut différent : celui d'une personne dont l'état de santé est dégradé. Ces symptômes « d'appel » sont de deux types : ceux qui peuvent s'expriment seulement au travers de discours, et ceux qui sont visibles par tous. Les manifestations subjectives, c'est-à-dire non appréciables tangiblement, orientent l'affection vers certaines étiologies, souvent des entités nocturnes ; alors que les symptomatiques objectives, observables concrètement, telles les pertes de sang ou les affections cutanées, aiguillent le diagnostic vers d'autres étiologies, le plus souvent des entités étiologiques diurnes.

Les reconsidérations diagnostiques

Il est parfois nécessaire de reconsidérer le diagnostic, et à partir de là, le traitement posé en première intention. En effet, il peut arriver que malgré les soins dispensés, l'état général de la personne s'aggrave et/ou se complique de pertes fonctionnelles importantes telles diarrhées, vomissements fréquents. La survenue de douleurs vives, quant à elle, oblige à reformuler entièrement le diagnostic, qui s'orientera le plus souvent vers des actes de sorcellerie. À ce moment là, le diagnostic et le traitement appartiennent à un spécialiste de soin, capable d'identifier la cause du mal et d'en donner la preuve *a posteriori* en extrayant le corps étranger qui fait souffrir la personne.

Ces paragraphes visent à expliquer comment à partir des symptomatiques « secondaires », de l'aggravation d'un état général ou de la survenue de douleurs vives, le raisonnement diagnostique est reformulé afin de définir un nouveau traitement.

Reconsidération partielle : apparition ou amplification d'une symptomatique

Les symptomatiques considérées comme aggravant un état déjà dégradé, tels les vomissements, les diarrhées ou encore les toux, contribuent à l'affaiblissement d'une personne déjà fragile, et auxquelles il va falloir pallier. Ces symptômes « secondaires » s'associent toujours aux symptômes « d'appel » tels que définis précédemment : état généralisé de souffrance, pertes hémorragiques, affections cutanées, morsures de serpent ou éventuellement, traumatismes, fractures. Parfois, les symptômes d'appels deviennent plus importants, plus difficiles à supporter, sans qu'il y ait nécessairement apparition de nouveaux symptômes. Que l'aggravation provienne d'une amplification des symptômes « d'appel » ou de la survenue de symptômes « secondaires », elle signifie toujours que, au sein du groupe d'entités étiologiques incriminées (*tsapo'marnesha'*, celles qui marchent de nuit, les *yeto'marnesha'* celles du jour, et les *mellañoteñ,* les pères des animaux) l'agent causal précis n'a pas été correctement identifié. Dans l'incertitude, le diagnostic n'est fondamentalement pas remis en cause. La reconsidération diagnostique sera partielle et se fera sur une base plus globalisante et moins précise ; dès lors, identifier précisément le nom de l'entité étiologique importe peu. Il est alors considéré que la personne a été atteinte par une entité étiologique (inconnue) d'un des grands groupes auquel appartenait l'entité étiologique précédemment citée, qui lui, n'est pas remis en cause lors de cette reconsidération diagnostique. Cette nouvelle proposition diagnostique sera alors assortie d'un nouveau traitement.

L'apparition de symptômes secondaires se décrypte toujours par rapport aux symptômes primaires : c'est ainsi que la survenue de vomissements, souvent accompagnés de douleurs abdominales et de diarrhée, survenant suite à des nausées, des étourdissements voire des pertes de connaissance, continuent à signer une aggravation d'un état généralisé de souffrance provoqué par une entité étiologique. Lorsque ces mêmes symptômes surviennent suite un état asthénique profond, les ombres errantes restent l'étiologie la plus probable.

Les rencontres avec des entités étiologiques nocturnes ou diurnes, provoquent des états généralisés de souffrance dont l'intensité (et la gravité) est variable, selon la nature de l'entité et la proximité du contact. C'est ainsi que les symptomatiques « d'appel » exprimées par la personne peuvent varier d'une asthénie légère, d'un manque de désir plus ou moins prononcé à des états de folie avec perte complète du sens des réalités. Cependant, tout cas, même apparemment bénin au début, est susceptible de s'aggraver : une personne se plaignant initialement d'une lassitude peut être amenée quelques temps plus tard à manifester des nausées avec pertes de connaissance. De même, des crampes tenaces peuvent se transformer en un état paralytique permanent, ou bien peuvent être les prémisses de douleurs chroniques extrêmement invalidantes. L'amplification de ces symptômes ne réoriente pas fondamentalement le diagnostic, mais porte néanmoins le doute sur l'identité de l'entité pathogène initialement suspectée. Dans ce cas-là on considérera tout simplement qu'il y a eu contact avec une entité étiologique inconnue appartenant au groupe précédemment incriminé (*tsapo'marnesha', yet̃o'marnesha'* ou *mellañot̃eñ),* le traitement sera réorienté en conséquence.

Ainsi, du point de vue du raisonnement diagnostique, l'aggravation de l'état déjà dégradé de santé signe l'échec thérapeutique du soin dispensé en première intention. À l'apparition d'une symptomatique « secondaire » ou à l'amplification des symptômes « d'appel », l'état de la personne est alors jugé inquiétant. Les symptômes qui surviennent ne permettent pas d'être plus précis sur l'étiologie du mal, mais permettent d'affirmer que le moyen choisi pour remédier aux conséquences d'un agent étiologique initialement soupçonné est obsolète. La première étiologie est alors écartée. L'entité étiologique reste alors de nature inconnue, bien qu'appartenant sûrement au même grand groupe que l'entité étiologique initialement suspectée. De manière très pragmatique, les préoccupations vont alors se tourner vers le maintien en vie de la personne qui passe par la restitution systématique de principe vital grâce à une administration régulière de plantes spécifiques, conjointement à la mise en place d'un nouveau traitement.

Un état dégradé général initialement imputé à une rencontre éloignée avec une entité étiologique peut s'aggraver brusquement par l'apparition soudaine de douleurs localisées dont l'intensité croît, devient insoutenable, et qui se décrivent comme pulsatiles ou lancinantes. Ces douleurs, d'apparition brutale et de forte intensité, évoquent invariablement l'action malfaisante, la matérialisation de mauvaises pensées fondamentales pouvant provenir d'une personne, d'un sorcier ayant effectué un acte de sorcellerie ou d'une ombre errante. Le diagnostic initial devient alors caduc, et doit être totalement reconsidéré : le mal-être que l'on croyait dû à une entité étiologique de jour ou de nuit, se transformant en une douleur localisable et forte, signe un acte de sorcellerie certain. La survenue de ce type de douleur oriente alors le malade et sa famille vers un *pa'llerr*, car il est la seule personne ayant les capacités de remédier à ces maux, le végétaliste devenant, à ce stade, incompétent. Le chaman procède à une série de questions portant sur les circonstances d'apparition de la douleur et sa localisation précise : en effet, la localisation de la douleur (abdominale, osseuse, cutanée, etc.), est déjà un premier indice permettant d'orienter les soupçons concernant la nature et l'origine de la mauvaise pensée fondamentale qui s'est matérialisée dans le corps. Ces questions se doublent d'une observation soigneuse de tout le corps : en effet certains indices corporels (telle affection dermatologique légère) ou toutes autres traces d'effraction cutanée, signe certain d'une pénétration transcutanée liée à un acte de sorcellerie, peuvent déjà donner au *pa'llerr* des indications sur l'origine du mal. D'autre part, il est certain qu'au cours de la vie quotidienne, les évènements susceptibles de provoquer des mauvaises pensées fondamentales ne passent jamais inaperçus. Les anecdotes se racontent bien vite d'une maison à l'autre voire d'un village à l'autre. Avant même de voir la personne, le chaman possède, déjà, souvent des éléments de réponse sur le mal qui affecte possiblement l'individu.

> « Une fois ma sœur m'a fait cadeau d'un grand nombre de poules qu'elle avait reçues d'une connaissance. Moi, j'avais perdu les miennes à cause d'un *acmue'* (jaguarondi), il me les avait saignées les unes après les autres, même de jour. Ce jour-là, un ami était de passage (il passait juste quelques instants), et quelques jours plus tard, je tombe très malade, impossible de me lever, j'ai failli mourir… il a retrouvé des plumes de poules noires dans les feuilles de *parehuana*... » San Pedro de Pichanaz-Azulis, 12 juin 2009.

C'est au final une synthèse entre ce qui est dit par les uns et les autres, éventuellement par le malade lui-même, ce qui se sait au sujet des relations interindividuelles, et ce qui est exprimé par le corps du malade en terme de symptômes, qui permet au *pa'llerr* de découvrir l'étiologie du mal : c'est-à-dire la nature de la mauvaise pensée fondamentale (envie de nourriture, jalousie pour un objet, etc.) qui s'est matérialisée dans la chair. Le *pa'llerr* une fois convaincu de la sûreté de son diagnostic le rendra plus évident encore aux yeux de tous par l'extraction de l'objet. Le corps étranger renseigne sur la nature de la mauvaise pensée ayant provoqué les douleurs, et donne aussi une indication sur le responsable ayant formulé ces mauvaises pensées fondamentales (*choyeshe'mats* s'il s'agit d'un objet carbonisé, personne normale, s'il s'agit de nourritures, d'objets solides ou fluides, ou autre sorcier, si ce sont des flèches, des petites arêtes de poisson pointues qui sont extraites).

En ce qui concerne les douleurs que peut ressentir un nourrisson (coliques prononcées, accompagnées ou non de diarrhées, les toux incessantes spasmodiques), elles sont en général toujours imputables à des actes transgressifs, accomplis par l'un ou l'autre de ses parents. Le recours à un chaman se révèle là aussi indispensable et l'extraction de l'objet (souvent du lait dans la gorge de l'enfant qui tousse ou une substance matérialisant le sperme issu du ventre pour les diarrhées) permet de confirmer ce diagnostic.

Dans tous les cas, une fois le mal « sorti », c'est-à-dire l'objet représentant la mauvaise pensée fondamentale extraite, la personne ne souffre plus, car il n'y a plus de corps étranger en mouvement dans sa chair. Connaissant dès lors la raison de son mal, le « pourquoi diagnostique », elle peut à son tour entamer un raisonnement diagnostique *a posteriori,* c'est-à-dire faire le cheminement permettant de comprendre qui est à l'origine de son mal, et éventuellement pour quelles raisons cette personne a agi. Les douleurs des actes de sorcellerie sont donc vécues comme des signes évidents de dysfonctionnement dans les relations sociales interindividuelles : celles-ci, soigneusement normées, et idéalement non conflictuelles grâce au refoulement des mauvaises pensées, peuvent devenir éminemment pathogènes pour la personne et affecter gravement sa santé. Le chaman apparaît alors comme un révélateur de cette situation. Il lui incombe la difficile tâche de suggérer ou d'identifier le coupable.

Ainsi, les remaniements diagnostiques importants sont motivés par l'apparition de douleurs internes qui se caractérisent par leur soudaineté et leur force. Les actes de sorcellerie ne sont alors jamais soupçonnés en premières intentions diagnostiques ; ils sont considérés lorsque l'état de santé de la personne s'aggrave. Clyde Kluckhohn démontre, chez les indiens navajo d'Amérique du nord, que le diagnostic orienté vers la sorcellerie n'est accepté que lorsqu'un état dégradé de bonne santé s'aggrave, cet état est alors mystérieux[233]. Ces douleurs sont reconnues comme caractéristiques de mauvaises pensées fondamentales exprimées, et comme telles, vont nécessiter une démarche diagnostique bien particulière dont le chaman sera l'acteur principal, jouant à la fois un rôle de révélateur et de médiateur de l'événement social.

233. Kluckhohn, C. (1944). *op. cit.*

2. DIAGNOSTICS ET CHOIX DES PLANTES

Le choix de la plante utilisée dans le soin est en corrélation directe avec l'étiologie suspectée au terme du raisonnement diagnostique. Le raisonnement diagnostique *a priori* identifie précisément une entité étiologique et conduit à la recommandation d'une espèce. L'administration de cette espèce, à son tour, permet de valider le diagnostic. En effet, si la personne retrouve sa santé, la plante a été efficace et le diagnostic correct. Par contre, si à cet état de santé déjà dégradé s'ajoutent des symptômes « secondaires », ou si les symptômes initiaux dits « d'appel » ayant motivé l'intervention du végétaliste ne cèdent pas et au contraire s'aggravent, le diagnostic n'a pas été juste : l'entité incriminée n'est pas celle qui a provoqué la « maladie ». Une reconsidération diagnostique s'impose, un autre traitement doit être mis en œuvre. Les symptômes « secondaires » pour leur part sont traités de manière indépendante.

L'objectif des paragraphes suivants est de définir les liens de cohérence existant entre les différentes étiologies pouvant être soupçonnées en première intention et les plantes qui leur sont systématiquement associées. Il s'agit également d'expliciter comment se fait le choix des plantes en cas de reconsidération diagnostique partielle ou totale. Enfin, le choix des plantes utilisées pour traiter les symptômes « secondaires » sera détaillé.

Plantes de premières intentions

C'est la nature de l'entité étiologique révélée par le biais du raisonnement diagnostique qui définit le choix de la plante : en effet, comme vu précédemment, nommer l'entité, c'est déjà nommer une plante. À leur tour, les plantes sont réunies dans de grands groupes et chacune des espèces les composant est issue de dons de *mellañoteñ* ou d'*apo'teñets* lors des temps primordiaux. À chaque groupe de plantes donné dans un but précis, correspond donc une catégorie d'usage : les groupes de plantes désignés par le terme de *campuerpan* et *corarnopan,* plantes issues de dons de *mellañoteñ*, sont spécifiquement dédiées aux conséquences des rencontres avec une entité étiologique. D'autres plantes, dont le nom générique est *errasañatspan* sont issues de dons d'Errasañats, et servent toutes à lutter contre les « hémorragies » de diverses origines. De même, les catégories des plantes nommées *sheshpepan* et *orroshe'sh* sont préconisées lors de morsure de serpent.

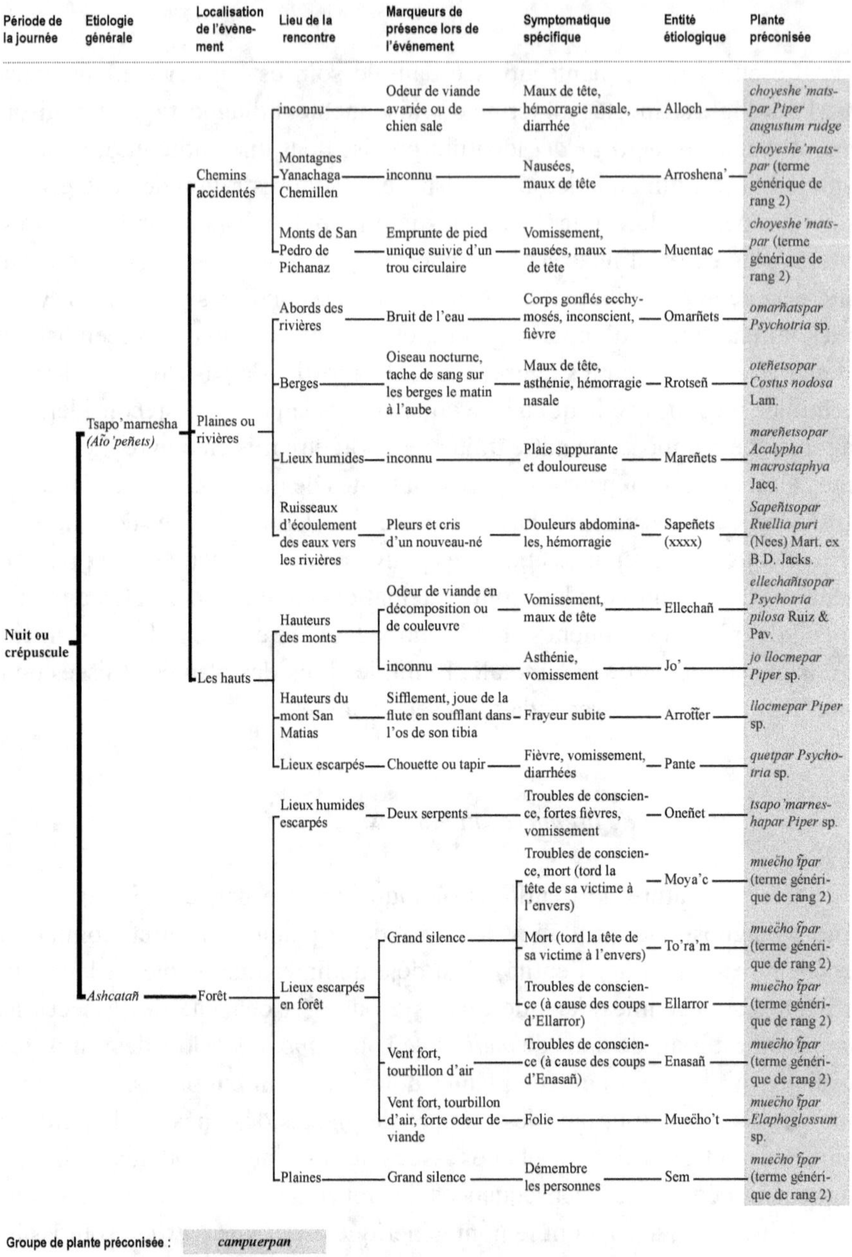

Figure 8 : raisonnement diagnostique et choix de campuerpan

Entités étiologiques et choix des *campuerpan*

Le principe vital arraché à la personne à la suite d'une rencontre avec une entité étiologique (appartenant au groupe des *tsapo'marnesha'*, des *ashcatañ*, les envoyés des *mellañoĩeñ*, ou encore certaines entités étiologiques diurnes, *yeĩo'marnesha)* ou décollé du corps par perte d'adhésivité après une frayeur subite (que provoquent une ombre errante ou certaines entités étiologiques diurnes), positionne la personne dans la nécessité d'un soin. *Campuerpan* est la catégorie de plante systématiquement employée dans ce cadre. L'étymologie du nom de ce groupe de plante se réfère à *campuerr,* procédé thérapeutique qui consiste en l'inhalation de vapeur et qui décrit très exactement la manière dont elles doivent toutes êtres administrées.

Les plantes qui vont donc être utilisées dans les affections induites par des *tsapo'marnesha'* ou des *ashcatañ,* font toutes partie du groupe de plantes de terme générique *campuerpan*. Si l'entité étiologique nocturne est connue d'emblée ou suspectée, le choix de la thérapeutique se porte vers le végétal qui lui correspond. En effet, ainsi que cela a été mis en évidence dans le chapitre III, il existe une correspondance étroite entre l'entité étiologique nocturne et la plante utilisée (Figure 8). Par exemple, à une personne qui aurait été affectée par Jo', il est nécessaire de lui administrer *jo'llocmepar* (*Piper* sp.). De même, lors d'une atteinte portée par Omarñets, le choix thérapeutique se tourne vers *omañatspar* (*Psychotria* sp.) et les affections causées par le Père des singes, Muečho'ĩ, se soignent grâce à *muečho'ĩpar* (*Elaphoglossum* sp.).

Si au contraire, il est impossible de déterminer avec précision l'entité étiologique, il est préférable d'utiliser la plante considérée comme la «légitime» au sein de son groupe, celle dont le terme de rang 4 est *tsapo'marneshapar* (*Piper* sp.). Cette espèce, qui porte elle-même le nom générique globalisant de tout un groupe d'entité est considérée comme extrêmement puissante, d'un point de vue thérapeutique, capable de soigner « n'importe quelle maladie, toutes celles qui sont dues aux démons», soit n'importe quel *tsapo'marnesha'*. C'est aussi à cette plante que l'on pensera lorsque l'état de la personne s'aggrave, soit suite à la survenue de symptômes secondaires qui l'affaiblissent fortement, soit par aggravation de symptômes « d'appel », ce qui porte le doute sur l'identité exacte de l'entité ayant été cause de la « maladie » et demande une reconsidération partielle de diagnostic.

Enfin, dans les cas extrêmement préoccupants, il devient nécessaire de recourir à des plantes telles *choyeshe'matspar* (*Piper augustum* Rudge), pour empêcher le détachement du *yechoyeshe'm*, et, par extension, permettre d'éviter l'éloignement du principe vital.

Les *campuerpan* sont également utilisés lorsque la personne est rentrée en contact avec une ombre errante, afin de pallier un manque d'adhésion du principe vital provoqué par une frayeur subite. Les *campuerpan* utilisés dans ce cas sont nommées *gačha'teñtsopar* (terme de second rang). *Gačha'teñtsopar* (*Clavija hookeri* A. DC.) se choisit suite à l'apparition d'un défunt telle une personne vivant encore. Les *gačha'teñtsopar pasheñorrer* (*Solana lepidotum* Dunal) ou *p̃opnorr* (*Sabicea* sp.) sont préconisés lorsqu'ont été entendus des bruits nocturnes semblables à des tâches quotidiennes, tels des bruits de vaisselle.

Enfin, quand la frayeur subite est imputée à des *yeñ̃o'marnesha'* dites « du vent » telles Paryaconch ou Aptallesah' suite à un mouvement d'air soudain provoquant la chute d'un arbre, par exemple, les plantes préconisées sont également des *campuerpan* telles *paryaconchpar* (*Cestrum* sp.).

Ainsi, les plantes utilisées pour pallier un état généralisé de souffrance provoqué par une entité étiologique, qu'elle soit *tsapo'marnesha', ashcatañ, choyeshe'mats* ou encore entité étiologique diurne, *m̃orranesha'*, sont spécifiques à leurs étiologies respectives, et appartiennent toutes à la catégorie des *campuerpan*. Dès lors que le raisonnement diagnostique permet de découvrir l'agent étiologique, le remède et sa formulation se connaissent spontanément.

Cependant, même s'il existe un lien étroit entre espèce et entité, donc une spécificité d'usage pour chaque plante, une certaine marge est laissée lorsque l'entité n'est pas connue ou que l'on doute du diagnostic. Il est alors fait appel à une plante dite « légitime » qui possède la capacité de soigner indistinctement n'importe quelle atteinte de n'importe quelle entité du groupe auquel elle appartient. La restitution de principe vital à la personne ne dépend alors pas de la quantité de végétal utilisée dans le remède, mais de la puissance intrinsèque de la plante, en d'autres termes de sa position au sein de l'arbre nomenclatural. Dans ce cas, la puissance maximum de la plante est attribuée à celle ayant le spectre d'action thérapeutique plus étendu. Il n'est donc pas toujours nécessaire de connaître avec exactitude l'étiologie pour recommander une plante.

Affections cutanées et choix des *corarnopan*

Tangibles par leurs manifestations visibles sur la peau de la victime, les affections cutanées sont souvent la preuve qu'une rencontre avec une entité étiologique diurne - dont les plus connues sont celles de l'arc-en-ciel et de l'eau - a bien eu lieu. Quelle que soit l'entité, toutes ces affections se soignent avec des plantes appartenant au groupe des *corarnopan*. Les affections de l'arc-en-ciel se soignent donc systématiquement avec des *corarnopan,* et plus précisément des plantes dont le terme de rang 2 est *challacochnapar*. Parmi celles-ci, *ayonapar* (*Cuphea strigulosa* Kunth) et *po'cyepar* (*Piper* sp.) sont utilisées dans les soins respectifs des affections dues à Ayonap̃nor et Cherep. Les troubles cutanés provoqués par Huacash peuvent être traités avec la plante *huomnecpar* (*Piper obliquum* Ruiz & Pav.). Toutes ces plantes sont utilisées dans le but d'extraire les principes vitaux injectés dans la peau par les entités. C'est pourquoi elles sont toutes utilisées en cataplasme. Il en est de même pour les furoncles, souvent engendrés par Omarñets et traités avec des cataplasmes chauds de plantes appartenant au même sous-groupe *challacochnapar*, appellées *omarrñat̃par p̃opnor* et *pasheñorrer* (*Piper crassinervium* Kunth ou *Piper* spp.) ou encore *po'cyepar* (*Piper* sp.). Il est dit que « le liquide qui est dans la tumeur (le furoncle) grandit, il faut le faire sortir. Pour cela, il faut mettre des plantes dessus, car elles savent sucer le mal afin que la tumeur éclate ». Dans ces étiologies il est également possible d'avoir recours à des plantes dites « légitimes », lorsque se formule un doute sur l'origine du mal, ou que la situation s'aggrave. Elles sont au nombre de deux (*corarnopar p̃opnor* et *corarnopar pasheñorrer : Piper aduncum* L. et *Piper* sp.) et décrites comme « épouse/ femelle et époux/mâle ». Elles doivent être utilisées ensemble pour être efficaces.

Les « hémorragies »

A l'époque des temps primordiaux, au moment de son retour vers la terre de Yosoper, Errasañats, entité étiologique « de passage », fit don de plantes afin que le peuple Yanesha puisse soigner les pertes de sang provoquées par certains agents étiologiques. À cette même époque, d'autres plantes apparurent, issues de pertes de sang de certains personnages ontologiques tels Sapeñets et Shepsheresyac, plus spécifiquement utilisées contre les hémorragies féminines.

Les vomissements ou les crachats sanguinolents sont les conséquences d'une action imputable à Errasañats[234], lui-même, lorsqu'il déambule le long de la vallée. D'autre part, certaines entités étiologiques nocturnes telles Alloch et Rrotseñ, sont connues pour provoquer des épistaxis. Cette symptomatique se soigne aussi avec les plantes offertes par Errasañats. Par exemple, *errasañatspar* (*Eutherine Montana* (Kunth) Roem. & Schult.) est la plante systématiquement préconisée lors de vomissements ou de crachats sanguinolents (Figure 9). Lorsque qu'aux émissions de sang (vomissements ou crachats) s'associent des épistaxis, *errasatspar* (*Eutherine bulbosa* (Mill.) Ur) est recommandée. Ces plantes possèdent toutes le point commun de se préparer en décoction. L'eau est bouillie jusqu'à ce que le décocté prenne une couleur rouge sang, ce décocté est administré par voie orale jusqu'à disparition des

234. Entité étiologique qui provoque des fièvres hémorragiques.

Lieu de l'événement	Marqueurs de présence lors de l'événement	Symptomatique	Agent étiologique	Plante préconisée : ***erratsañatspan***
Ruisseaux d'écoulement des eaux vers les rivières	Pleurs d'un nouveau-né	Métrorragie pendant la grossesse	Sapeñets	*sapeñtsopar* - *Geogenanthus rhizanthus* (Ule) G. Brückn. - *Ruellia puri* (Nees) Mart. Ex B.D. Jacks.
Hauteurs de Cacazú jusqu'au bout de la vallée de Palcazu	Les gens meurent de la même chose les uns après les autres	Hémorragies sévères (hémoptysie et/ou hématémèse)	Errasañats	*erratsañatspar* *Eutherine Montana* (Kunth) Roem. & Schult.
		Hémorragie (hémoptysie et/ou hématémèse et/ou epistaxie)	Errasañats	*errasatspar* *Eleutherine bulbosa* (Mill.) Ur
Lors de l'accomplissement des tâches quotidiennes	Dépouille d'animal chassé avec des objets « soignés »	Métrorragies sévères (plus de 5 jours consécutifs de règles)	*Chonepan Gynerium sagitatum* (Aubl.) Beauv.	*ellapapar* *Ardisia* sp.
		Métrorragies sévères (plus de 3 jours consécutifs de règles)	Plante de nom et détermination botanique inconnus servant pour la chasse	*pa'tcapar* *Selaginella* sp. *ellapapar p̃opnor* *Philondendron sagittifolium* Liebm. *ellapapar pasheñorrer* *Philondendron acreanum* K. Krause
	Inconnu	Ménorragie pendant la grossesse ou postpartum	Inconnu	*collor p̃opnor* *Pfaffia* sp. *collor pasheñorrer* *Pfaffia* sp.
	Dépouille de poisson pêché avec des objets « soignés »	Ménorragie	*yorrpan* Indet.	*pa'yoñtsopar* *Columnea guttata Poepp.*
	Coupure avec un instrument quelconque	Plaies très ouvertes	*yechoyeshe'm*	*sorroyarech̃* *Vismia* sp.
		Plaies moins graves	*yechoyeshe'm*	*sorroyarech̃ p̃opnor* *Vismia baccifera* (L.) Triana & Planch *sorroyarech̃ Pasheñorrer* *Vismia confertiflora* Spruce ex Reichardt
	Coupure faite avec un objet tranchant de lame métallique	Plaies très ouvertes	*yechoyeshe'm*	*cochllepar* *Paullinia* sp.
		Plaies moins graves	*yechoyeshe'm*	Inconnu *Pseudolmedia laevis* (Ruiz & Pav.) J.F. Macbr. *cochllepar p̃opnor* *Syngonium podophyllum* Schott *cochllepar Pasheñorrer* *Paullinia bracteosa* Radlk.
N'importe quel lieu	Événement conflictuel entre plusieurs personnes	Plaies ouvertes	Personne mal intentionnée	*sanrropar* *Alternanthéra aff. Porrigens* (Jacq.) Kuntze

Figure 9 : raisonnement diagnostique et choix des errasañatspan symptômes. De la même manière les problèmes gynécologiques féminins, liés à l'ingestion de gibier ayant été tué par une arme « soignée » qui se traduisent par des saignements durant la grossesse, des règles anormalement longues et abondantes sont relevables de plantes du groupe des *errasañatspan*. Ces dernières appartiennent toutes au sous groupe *ellapapar* (« *ellap* », lit. arme), terme de rang 2 regroupant les plantes connues pour « soigner les hémorragies de la femme dues à une proie tuée avec une arme soignée ». Au sein de ce groupe de plantes, il est possible de citer *ellapapar* (*Ardisia* sp.), plante « légitime » souvent proposée contre les fortes métrorragies durant plus de cinq jours, ou encore *tacopar* (*Selaginella* sp.), *pa'tcapar p̃opnor* et *pasheñorrer* (*Philodendron sagittifolium* Liebm. et *Philodendron acreanum* K. Krause), plantes plus souvent préconisées lors des symptomatiques moins sévères. Ces deux dernières doivent être administrées ensemble pour une efficacité maximum[235]. Du point de vue de la formulation, toutes les plantes du groupe des *ellapapar* se préparent en infusés. Les feuilles de cette plante sont cordiformes : elles ont la forme des pointes de flèches servant à chasser voire celles des crosses de fusil.

Enfin, dans le cas « d'hémorragies » *post-partum*, les plantes du groupe des « *ellapapar* » ou du sous-groupe « *collor* » (terme de rang 2) sont mises à contribution. Il est possible, par exemple d'avoir recours à *collor (Alternanthera aff. Porrigens),* à *ronmereč̈h* (*Stigmaphyllon argenteum* C.E. Anderson) ou *tsechnapan* (*Heliocarpus americanus* L.) lorsque la perte de sang est très importante. Dans certains cas, une décoction d'écorce rouge sombre de *pa'yon* (*Tetragastris panamensis* (Engl.) Kuntze), espèce n'appartenant pas au groupe des *errasañatspan* peut également être préconisée. Enfin les saignements suivant une fausse couche sont souvent dus à Sapeñets, et les décoctions rouges de feuilles des plantes *sapeñtsopar (Geogenanthus rhizanthus* Ule G. Brückn. ou *Ruillea puri* (Nees) Mart. ex B.D. Jacks) qui n'appartiennent pas au groupe des *errasañatspan* sont le plus souvent préparées et bues jusqu'à ce que cesse l'hémorragie.

, Par ailleurs, lors de blessures ou de coupures, le choix de la plante se fait en fonction de la nature de l'objet ayant causé la plaie et de l'étendue de cette dernière. Dans tous les cas, les plantes à utiliser sont également des espèces qui ont été données par Errasañats, donc des plantes dont le terme de rang 1 est *errasañatspan*. Ainsi, lorsque la plaie est très ouverte, et provoquée par un objet tranchant ayant une lame métallique, le saignement est important. Afin

235. Il est à noter que la forme de la feuille de chacune de ces espèces (sagittée ou crènelée) ressemble à la forme des flèches de chasse.

d'y remédier, il est utilisé *cochllepar* (*Paullinia* sp.). Dans le cas de pertes de sang moins importantes, *cochllepar p̃opnor* (*Syngonium podophyllum* Schott) ou encore *cochllepar pasheñorrer* (*Anthurium* sp.) sont plus indiquées. Par ailleurs, si lors d'un désaccord, une personne en blesse une autre, que le sang coule, c'est *sanrropar* (*Alternanthera* aff. *Porrigens* (Jacq.) Kuntze) qu'il faut appliquer sur la plaie. Ontologiquement Sanerrona' est l'ombre errante d'un homme dont la mort permît à son épouse d'accéder au monde des assassinés et d'en revenir avec la plante *sanrropar* (de *sanerr* (lit. Mort assassiné) (Annexe 1 : M3.1 Mythe le monde des assassinés).

Morsures de serpent et choix des plantes

Toutes les morsures de serpent se traitent avec des plantes appartenant au grand groupe des *sheshpepar* (terme de rang 2)[236], (Figure 10). Le choix de la plante se fait en fonction de l'espèce du serpent mis en cause lors de l'évènement. Par exemple, *puepepe'shpar* (*Mikania guaco* Bonpl.) soigne les morsures du serpent *tsesmap̃* (*Bothrops atrox,* Viperidae)[237], *c̈ha'rropepar* (*Solanum mite* Ruiz & Pav.) soigne les morsures de *c̈ha'rrop̃* (*Bothriopsis bilineata*, Viperidae)[238]. Lorsque le serpent ne peut pas être identifié à cause de la soudaineté de l'évènement, il est généralement préconisé *sheshpepar* (terme de rang 2) (*Stizophyllum riparium* (Kunth) Sandwith). En position de « légitime », cette plante est considérée comme la plus puissante de toutes. Elle peut donc théoriquement être donnée pour les morsures de n'importe quel serpent. Toutefois, étant donné qu'il est dit que si le serpent ayant mordu est tué sur le coup, cela augmente les chances de guérison, l'identification de l'espèce garde son importance. À coté des plantes du groupe des *sheshpepar*, Il existe une autre catégorie de plantes pouvant aussi être utilisées lors de morsure de serpent : il s'agit de *orroshe'sh* (Figure 10). De toutes les plantes nommées *orroshe'sh, orroshe'shpar* (*Dracontium peruvianum* G.H. Zhu & Croat) est considérée comme la plus puissante. C'est en effet celle qui, durant les temps ontologiques précédant la spéciation, avait un corps d'adulte et était considérée comme la grand-mère des deux autres, ses petites-filles. D'autre part, l'histoire de sa transformation la rapproche du serpent corail, *mat* (*Leptomicrurus* sp., Elapidae), dont les bandes rouges rappellent le piment qu'aimait consommer Orroshe'sh. Dans l'urgence et loin de sa maison, la personne mordue peut appliquer une des plantes citées sur l'endroit lésé. Mais, c'est en rentrant à son domicile que la personne prendra soin d'appliquer un cataplasme chaud d'une plante plus spécifique selon l'espèce venimeuse l'ayant agressée.

236. Les discours restent flous quant à la désignation générique (terme de rang 1) de ce groupe. Il fut cependant mentionné une fois le terme de sheshpepan.

237. Aussi appelé en espagnol régional *jergón.*

238. Nommé en espagnol régional *loro machaco.*

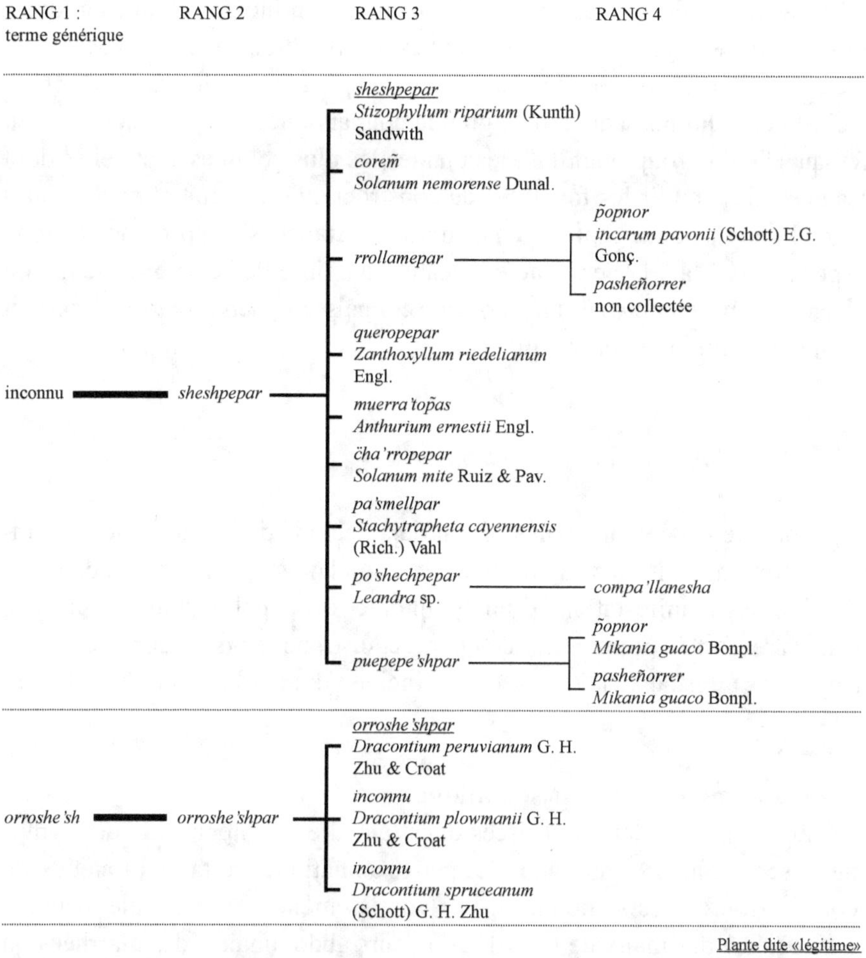

Figure 10 : plantes utilisées contre les morssures de serpents

Dans toutes ces affections, le choix de la plante, donc du remède se trouve tout entier formulé dans la possibilité de connaitre l'identité de l'agent étiologique : connaître l'étiologie d'un mal, c'est déjà connaître son remède. En effet, la désignation du nom de la plante porte, de manière littérale ou métonymique, le nom de l'étiologie qu'elle soigne. Par ailleurs, ayant la même origine (issues de la même intention) chaque plante d'un même groupe générique possède la même formulation. En effet, toutes les plantes appelées *campuerpan* se préparent en bain de vapeur. Celles du groupe *errasañatspar* en décoction, donnant pour la plupart d'entre elles un breuvage de couleur rouge sang. Les plantes appartenant aux groupes *corarnopan* et *sheshpepar,* se préparent quant à elles de manière identique sous forme de cataplasme chaud appliqué sur les parties douloureuses, visant « à sucer » les principes vitaux surnuméraires introduits sous la peau. Pour toutes ces affections, c'est le végétaliste qui est alors l'acteur de soin le plus à même de prendre en charge la personne, car c'est celui qui possède la plus grande connaissance des *pare'shemats*. En effet, au sein du groupe familial, les plantes les plus connues sont celles dont l'usage est de remplir les fonctions de construction ou de maintien de l'intégrité de l'état de bonne santé de chacun. Le végétaliste s'impose donc comme un spécialiste. Mais la personne est néanmoins libre de se soigner seule, ou de prendre conseil auprès d'une personne connaissant bien les *pare'shemats* et pouvant alors lui indiquer une plante.

Plantes de dernière intention

Lorsque la personne voit son état déjà dégradé de bonne santé s'aggraver, soit par l'apparition de symptômes « secondaires », soit à cause de l'amplification des manifestations d'un symptôme « d'appel », d'autres plantes, venant en renfort du premier traitement préconisé sont alors préconisées : elles visent toutes à restaurer la quantité de principe vital perdu lors de ces écoulements.

Les plantes des pertes somatiques

Le choix des plantes utilisées dans le cadre de l'apparition des symptômes « secondaires » entraînant des pertes somatiques se fait en fonction de la conjugaison de ces symptômes. Les vomissements, par exemple, peuvent être associés à des maux de tête, des douleurs abdominales, des diarrhées ou des étourdissements et des nausées. Selon le cas, des plantes différentes sont préconisées. Lorsque les maux de tête associent des vomissements, des plantes de désignation générique *t̃epeshech* sont utilisées, telles *t̃epeshech* (*Cestrum racemosum* Ruiz & Pav.) et *ahuecash* (*Psidium* sp.). Si les vomissements s'accompagnent de douleurs abdominales, la plante la plus souvent utilisée est *rrepnoyapan* (Indet. Asteraceae). Par contre si les vomissements se doublent de diarrhées, c'est *che'llcapan* (*Desmodium adscendens* (Sw.) DC.), qui est considéré comme le *pare'shemats* le plus efficace. Enfin, des vomissements survenant suite à des nausées et des étourdissements, font utiliser *papeñtsopar (Banisteriopsis* sp.). Toutes ces plantes sont préparées de la même façon, en décoction, et le remède est bu.

D'autre part, lorsque des nausées et une fatigue intense précèdent un état de congestion nasale, *achmosa's* (*Vismia pozuzensis* Engl.) est reconnue pour y pallier[239]. De même, *ñeteñtsopar* (*Mollinedia ovata* Ruiz & Pav.) permet de prendre en charge les congestions nasales associées à des fièvres. Ces plantes s'administrent sous forme de bain de vapeur et possèdent toutes deux une odeur caractéristique.

Aux états diarrhéiques peuvent s'associer des douleurs abdominales, traitées avec la goyave, *llo'ñpan* (*Psidium guajava* L.) reconnue comme la plus puissante des antidiarrhéiques mentionnées, ou encore *ahuecash* (*Psidium* sp.). Par ailleurs, *rreyap̃* (*Mansoa alliacea* (Lam.) A. H. Gentry) et *huerrempanech* (*Nectandra cuspidata* Ness. & Mart.) sont utilisées dans le cas de diarrhées associées à des états fébriles. Lorsque la diarrhée est associée à des reflux gastriques acides, le choix se tourne vers *charrnech* (*Costus amazonicus* (Loes.) J. F. Macbr.), *charrnech p̃opnor* (*Costus asplundii* (Maas) Maas) ou *charrnech pasheñorrer* (*Costus* sp.). Les états dysentériques orientent le choix vers *bespan* (*Gossypium barbadense* L.), et si la diarrhée et la toux y sont associées, *sho'rëch* (*Urera baccifera* (L.) Gaudich. ex Wedd.) est préférée. Toutes ces plantes sont utilisées sous forme de décoction, et les décoctés sont absorbés tout au long de la journée jusqu'à disparition complète des symptômes.

Enfin, une personne souffrant de maux de gorge, dont la toux entraîne l'expulsion de glaires pulmonaires épaisses, doit utiliser préférentiellement *patohuare'* (*Tabernaemontana sananho* Ruiz & Pav.). Lorsque la toux devient très forte, il est alors préférable d'utiliser *serach pop'ñer ño'setspar* (*Musa x paradisiaca* L.). Si elle se combine avec des douleurs abdominales, il est préférable de choisir *poconcpan* (*Bidens pilosa* L.) comme remède. Toutes ces plantes possèdent également le même mode de formulation, elles sont préparées en infusion, l'infusé est bu jusqu'à amélioration nette de la personne souffrante.

Dans le cas de la survenue de symptômes secondaires, le choix de la plante se fait alors à travers la symptomatique qui se décline en associant généralement au minimum deux symptômes clairement identifiés. Dans ce cas, les symptômes « d'appel » reconnus comme initiateurs de l'évènement « maladie » ne sont plus pris en compte. Toutes les plantes choisies permettent la reconstruction quantitative et partielle du principe vital de la personne. Elles constituent des réponses additives nécessaires à ces pertes successives. D'autre part, du point de vue du raisonnement diagnostique, l'aggravation de l'état déjà dégradé de bonne santé signe un échec thérapeutique. En effet, un état jugé sévère et défini par une symptomatique secondaire spécifique ne permet pas de connaître l'étiologie du mal. Il permet d'affirmer que l'étiologie initialement soupçonnée, dont le traitement administré est inadéquat, entraîne

239. *Achmos* désigne littéralement le nez.

la nécessité de mettre en place un traitement de deuxième intention, qui passe par l'administration de plantes dites « légitimes ». Il est donc possible de considérer que coexistent deux types de traitements : un traitement « de fond », directement centré sur la cause étiologique et un traitement de « symptomatique multiple », basé sur l'observation de symptômes définissant un cadre sémiologique particulier.

Les plantes aidant l'extraction

Les douleurs importantes doivent être soignées rapidement au titre d'une urgence thérapeutique, car, en général, elle sont considérées comme les conséquences d'un acte de sorcellerie ou d'un acte transgressif mettant la personne dans une situation critique. La personne atteinte de ces maux peut mourir très rapidement dès que la douleur est jugée insoutenable. Même si les atteintes dues à des mauvaises pensées fondamentales n'ayant pas été provoquées par un sorcier sont dites être moins graves, dans tous les cas, la personne doit être prise en charge par un *pa'llerr* qui doit extraire les corps étrangers. Deux plantes sont utilisées principalement, le tabac et la *parehuana* (*Tetrathylacium macrophyllum* Poepp.).

Lors d'une extraction par succion, le tabac devient la plante centrale du soin. Pouvant être absorbé uniquement par le *pa'llerr*, le tabac peut être consommé sous forme de décoction concentrée et également fumé, se présentant alors sous forme de petites cigarettes grossières. C'est le tabac qui confère au *pa'llerr* le pouvoir d'extraire l'objet, *tsotso'teñets* (lit. Extraire par succion). Ces soins interviennent lorsque la personne a été atteinte par des actes de sorcellerie ou que le nourrisson est victime d'actes transgressifs.

Un autre procédé d'extraction consiste en la dispensation de bains de vapeur utilisant la *parehuana.* Cette plante est utilisée pour permettre l'extraction de corps étrangers résultant de la matérialisation directe dans la chair de mauvaises pensées fondamentales exprimées par une personne n'ayant pas eu recours à un acte de sorcellerie ou par un *choyeshe'mats*.

De ce fait, dans le cas de douleurs violentes et au demeurant préoccupantes, peu de plantes sont utilisées. Le tabac et la *parehuana* semblent être les deux seules plantes entrant dans la mise en œuvre du traitement visant à extraire les corps étrangers matérialisés dans la chair. Elles sont toujours utilisées de la même manière. L'essentiel d'un traitement d'un état dégradé de santé dont l'étiologie est liée à des mauvaises pensées fondamentales (acte de sorcellerie ou faits individuels) passe ensuite par un acte de vengeance ou des évitements alimentaires et/ou comportementaux spécifiques conseillés par le chaman.

PARTIE III

LES DÉMARCHES DE RÉ-HUMANISATION DE L'ÊTRE

La personne dont l'état de bonne santé est dégradé doit être prise en charge. Les conclusions diagnostiques permettent de définir l'acte thérapeutique nécessaire. Les végétalistes en tant qu'acteurs de soin sont les premiers consultés, car ils ont une large connaissance des *pare'shemats*. Les *pa'llerr* agissent, eux, généralement lors de situations jugées plus graves, c'est-à-dire lorsqu'il est suspecté des actes de sorcellerie à l'égard de la personne souffrante. Le soin comprend plusieurs étapes. Il est envisagé comme un processus global, un enchainement d'actes thérapeutiques, dont le but ultime est de réhabiliter la personne dans un état de bonne santé, synonyme de pleine humanité : quelqu'un qui manifeste un comportement en accord avec les règles idéologiques yanesha, apte à accomplir, de nouveau, les différentes tâches quotidiennes qui lui incombent et à participer de manière active à la vie sociale selon les normes en vigueur.

Chapitre VII

Le principe vital : restaurer une totalité

L'acte thérapeutique vise à améliorer l'état dégradé de bonne santé d'une personne souffrante, *poctateñets* (lit. Récupérer un état de bonne santé) afin de lui restituer son état de bonne santé, *correñets* (lit. Guérir). La notion de « maladie » est apparue dans les temps primordiaux. À cette époque, les personnes pouvaient être amenées à ressentir des sensations de douleur, mais elles étaient éternelles ; les soins étaient dispensés sous forme de massages, constitués de pressions ou pincements d'un pli cutané[240] :

> « On raconte que dans les temps anciens vivait une femme vêtue d'une tunique de couleur noire, elle était connue sous le nom de Rro'rropena[241].
>
> En ce temps, les enfants ne mourraient pas encore, les gens se faisaient souvent mal en travaillant et souffraient parfois de douleurs.
>
> Rro'rropena apparaîssait alors, et par simples pressions (sur les parties corporelles douloureuses) sur le corps, elle enlevait la douleur et ils se soignaient immédiatement. » Lima, 18 juillet 2007.

C'est ensuite, lorsque les Yanesha perdirent leur immortalité, *mellañoteññats*, (lit. Immortalité) qu'apparurent les « maladies ». Éprouvant de la compassion, de nombreux personnages ontologiques essayèrent d'aider les Yanesha : ainsi, Yato' Ramuesh fut à l'origine des savoir-faire des premiers *pa'llerr*, tandis que d'autres personnages amenèrent, par transformation ou

240. Les pressions appliquées sur les parties douloureuses sont effectuées avec un ou deux doigts. Ils appuient à l'endroit exact où la douleur est ressentie en faisant un léger mouvement circulaire. Pouvant être assimilées à des massages, elles sont encore dispensées aujourd'hui dans le cadre familial, lorsque la personne est affaiblie après de longues marches ou des travaux difficiles. Ils s'effectuent par pincements successifs de la peau en plusieurs endroits du corps afin de faire adhérer mécaniquement le principe vital.

241. Rro'rropena est un scarabée noir (coléoptère) dont les larves retrouvées dans les bois pourris se consomment.

par don, les *pare'shemats* utilisés aujourd'hui. Les Yanesha possédèrent dès lors le potentiel de pouvoir remédier aux différents maux qui les faisaient souffrir.

Le processus thérapeutique permettant de réhabiliter l'état de bonne santé de la personne peut être conçu comme un enchaînement de plusieurs gestes devant être effectués dans un ordre bien particulier. Le soin est toujours initié par des chants, au cours desquels la personne en charge du soin va rassembler et organiser matériel et plantes nécessaires à la préparation du remède. Les plantes sont au centre de l'acte de soin ; leur efficacité dépend de la manière dont elles vont être utilisées : en effet, l'étude ethnobotanique démontre que le mode d'utilisation des plantes (formulation et mode d'administration) est spécifique à chacune d'entre elles. Une plante ne peut donc pas être efficace sur un mal si l'acteur effectuant le soin ne sait pas l'utiliser.

La vapeur, les liquides tels l'eau ou l'alcool, ainsi que la fumée sont les véhicules thérapeutiques utilisés dans la formulation des remèdes des *pare'shemats*. Ils sont presque toujours préparés extemporanément et administrés lorsqu'ils sont chauds voire bouillants, *asterr* (lit. Chaud). Exception faite de plantes préparées sous forme de macérat, ou de plantes utilisées en l'état, fraîchement cueillies, très peu d'espèces sont connues pour être administrées froides. L'administration des remèdes se fait ensuite logiquement selon leur formulation, soit par voie interne (inhalation ou absorption orale), soit par voie cutanée (contact direct avec la peau). La voie d'administration interne est souvent préconisée lors des états généralisés de souffrance imputables à des entités étiologiques ou lors de symptomatiques « secondaires » aggravant l'état déjà dégradé de bonne santé de la personne. Les applications locales topiques sont utilisées lorsqu'un trouble cutané est observable.

Ainsi, l'enchaînement des gestes thérapeutiques définissant un processus thérapeutique, basé sur la spécificité des remèdes (choix de l'espèce, formulation, mode d'administration), est étroitement corrélé aux agents étiologiques tenus pour responsables de l'état dégradé de santé. Dans ce chapitre, l'analyse des processus thérapeutiques permet de comprendre comment les plantes agissent sur le principe vital de la personne lorsqu'elles sont utilisées afin de remédier à un état dégradé de bonne santé.

1. LES GESTES DE SOIN

L'ensemble, choix de la plante, formulation puis mode d'administration, constitue un geste thérapeutique, qui peut se définir par un ensemble de moyens et de pratiques mis en œuvre sur la personne afin d'obtenir une réponse particulière. Un soin complet est constitué d'un enchaînement de gestes thérapeutiques organisés suivant un ordre logique. Chaque geste thérapeutique, donc *a fortiori* une séquence complète, se fait dans un but ou dans un sens précis, qui une fois connu, permet de décoder le type d'action que l'on cherche à provoquer sur la personne souffrante, donc de connaitre le mode d'action de la plante administrée. Dans le contexte des *pare'shemats*, nommer la plante de soin telle qu'elle préconisée suite au raisonnement diagnostique, indique déjà, de manière non équivoque, la façon dont la plante doit être préparée et administrée. En effet, toutes les plantes du groupe *campuerpan* s'utilisent sous forme de bain de vapeur ; il est implicitement évident pour tous que les espèces du groupe *corarnopan* sont à utiliser en application externe sur la peau. Il en est de même pour les espèces soignant les « hémorragies », appartenant au groupe *errasañatspan*, tout un chacun sait les utiliser sous forme de décocté ou d'infusé à boire.

Dans les paragraphes suivants les différents gestes thérapeutiques sont détaillés, permettant d'aborder les logiques impliquant leur mise en œuvre, donc les modes d'action recherchés de la plante sur le principe vital de la personne.

Les chants : rappeler le yecamquëm̃ *au corps*

Le son de la parole, des chants et de la musique (flûtes) naît lors d'une expiration, un souffle d'air, *m̃orrareñets* (lit. Mouvement d'air).

La musique est considérée comme la principale voie de communication avec les Divinités et en particulier avec la Divinité Suprême Yato' Yos. Selon Richard Smith la musique Yanesha se partage en deux groupes : les musiques de célébrations publiques *coshemñats* (instrumentales et vocales) et les musiques privées instrumentales ou vocales. Ces dernières peuvent être soit instrumentales lorsque la mélodie est jouée à la flûte et accompagnée de tambour, *a'choreñets,* soit vocales, *morreñets.* Les chants privés sans accompagnement sont des chants réservés aux soins et qualifiés de curatifs[242]. Ils sont indispen-

242. Richard Smith donne un schéma explicatif de la classification des musiques Yanesha : Smith, R. C. (1984). The Language of Power: Music, Order, and Redemption. *Latin American Music Review / Revista de Música Latinoamericana,* 5 (2), p.131 et 132.

sables à la bonne efficacité de la plante utilisée dans le procédé thérapeutique.

Comme décrit auparavant, lors d'une atteinte par une entité étiologique, une partie du principe vital de la personne souffrante peut être soit consommée, soit séquestrée par une entité étiologique. Dans ces deux cas, en l'absence de traitement, le *yecamquëm̃* restant encore attaché au corps finit par perdre son adhérence par manque de volume, ce qui entraîne son éloignement. D'autre part, lors de l'addition de principes vitaux étrangers non désirés dans le corps, - par matérialisation ou introduction directe - ce sont les mouvements ou la croissance de ces derniers dans le corps, induisant une perte d'adhérence par complications somatiques, qui provoquent le départ du *yecamquëm̃*. Dans tous les cas, quels que soit l'entité et le mode d'atteinte de la personne, il y a toujours une perte de *yecamquëm̃*, qui se trouve dans un lieu inconnu, plus ou moins éloigné du corps. Il est donc nécessaire de le rappeler au corps : ce sont les chants qui vont avoir cette fonction.

Le soin commence donc toujours par des chants sans accompagnements instrumentaux, d'ordre privé, adressés par l'acteur de soin à l'intention de la personne souffrante. Le chant possède la caractéristique de franchir les monts et de se disperser dans l'air, il n'a pas de frontière : « les paroles peuvent aller n'importe où »[243]. En atteignant le *yecamquëm̃* (séquestré ou non), ils lui rappelleront le corps qu'il habitait, provoquant ainsi chez lui le désir de le réintégrer ; ce qui permet alors à la personne souffrante de continuer à vivre.

Les séquestrations de principe vital surviennent souvent lors d'une rencontre avec une entité étiologique diurne. Certains lieux sont plus propices à leur séquestration : selon l'entité les lieux sont différents, lacs, montagnes ou haut plateaux. Il existe des personnages mythiques, capables d'aider à la libération de ces esprits vitaux, auxquels les chants doivent être adressés. Carhuat͡quesh et Entataquesh font partie des interlocuteurs vers lesquels il est possible de se tourner lorsque le principe vital d'une personne souffrante est supposé séquestré dans les eaux du lac, et dans tous les cas où les enlèvements ont été faits par des entités étiologiques vivant dans les milieux humides ou les puits d'eaux.

> Nos frères ancestraux, Carhuat͡quesh et Entataquesh, sont connus pour avoir disparu dans un marécage du nom de Parromno, situé au cœur du corridor ancestral des Amuesha.
>
> Carhuat͡quesh et Entataquesh avaient le pouvoir d'obliger cette étendue d'eau à relâcher les esprits (principes vitaux) séquestrés afin de sauver la vie des personnes les ayant perdus.

243. « Epuena ñoñets erracmañen ».

Ce faisant, ils donnaient l'ordre à Encaronc̈h, la plus grande montagne au-dessus de Tarma, d'envoyer des plantes magiques à cet effet.

Le chant du lac Parromno était le moyen d'accomplir cet échange magique.

Il était chanté par des acteurs de soin considérés comme des spécialistes de ce lac et connaissant bien Carhuat̃quesh et Entataquesh.

Carhuat̃quesh et Entataquesh sont aussi associés aux températures froides, à la glace et à la neige.

Aujourd'hui, on dit qu'ils vivent en haut d'une montagne appelée Sent̃epen ou d'une montagne enneigée qui est surplombée d'un lac.[244]

Le chant (Annexe 5) adressé directement à Carhuat̃quesh et Entataquesh se nomme *camuequeñetsrec̈h*, littéralement « le chant du souffle vital ». Il est traditionnellement chanté par l'acteur de soin et plus spécifiquement le *pa'llerr*.

La sœur de Carhuat̃quesh et Entataquesh, Huacaronc̈h, possède, elle aussi, les mêmes pouvoirs que ses frères, mais elle agit en faveur des principes vitaux séquestrés dans les montagnes et les hauts plateaux :

> Carhuat̃quesh et Entataquesh ont une sœur, Notre Sœur Huacaronc̈h, qui fut envoyée par une Divinité puissante afin de brûler la forêt de Huancabamba.
>
> Après avoir mis le feu, elle se transforma en neige éternelle dans la chaîne de montagnes de Huagurunchu, entre Pumpu et Huancabamba.
>
> Huacaronc̈h, comme son frère, avait également le pouvoir de venir en aide aux esprits des humains séquestrés, mais ceux qui se trouvaient sur les montagnes et les hauts plateaux.
>
> Comme son frère, lorsqu'elle entend le chant magique[245], elle donne l'ordre à Encaronc̈h d'intervenir avec des plantes magiques afin de faire libérer les esprits séquestrés.

Toutefois si les personnages ancestraux sont capables d'entendre la complainte des Yanesha et d'agir pour faire libérer les esprits en captivité, leur action se poursuit par l'intervention d'un autre personnage nommé Encaronc̈h, décrit par certains anciens comme « la Mère de toutes les plantes ; c'est elle qui communique avec les *pare'shemats* qui sont utilisées, afin que celles-ci

---

244. Le mythe de Carhuat̃quesh et Entataquesh est relaté par Richard Smith. Je n'ai, pour ma part, pas relevé ce mythe, car si certains anciens connaissent ces personnages ancestraux, leur description resta très floue. Smith, R. C. (2-3 décembre 2004). *op. cit.*, pp.12-15.

245. Il est dit qu'il existe un chant adressé spécifiquement à Huacaronc̈h, mais « les anciens le connaissaient, maintenant, par notre désintérêt, plus personne ne le sait ».

transmettent leurs principes vitaux végétaux à la personne malade. » L'action des deux frères et de leur sœur peut toutefois rester vaine : en effet,

> « Notre Grand-Père peut alors parfois nous venir en aide en aidant notre principe vital à retrouver son chemin. Le malade va alors mieux, mais il peut retomber malade plusieurs fois de suite, car son principe vital n'a plus l'habitude de lui. » Lima, 25 juillet 2007.

A ce moment là, l'état de la personne, qui semblait avoir recouvré un peu la santé, s'aggrave de nouveau.

Lorsque le principe vital, dont une partie a été consommée par une entité, perd son adhésivité au corps, il part. Il en est de même lorsqu'un corps étranger bouge et/ou grandit dans le corps : le principe vital perd de son adhésivité et s'échappe. Dans ces cas, il est également nécessaire de fredonner des chants afin de rappeler le *yecamquëm̃*. En effet, lorsque la personne est gravement atteinte et qu'une grande quantité de principe vital se détache du corps, il est dit que celui-ci peut se perdre facilement, et ne retrouve pas toujours son chemin. C'est le chant *yerpuenesharečh* (*yerpueñets*, lit. Se souvenir), chanté par les personnes en charge du soin, qui guide alors le principe vital en le dirigeant sur le chemin à prendre pour regagner son corps. L'efficacité de ce chant tient à son exécution impeccable, aucune erreur n'est permise, ni dans les paroles, ni dans les temps et ponctuations, faute d'aggraver l'état de la personne souffrante, ou pire encore de provoquer la perte irrémédiable de son *yecamquëm̃* et la condamner. Le chant porte alors le principe vital de l'acteur de soin sous forme de mots musicaux de lieu en lieu, afin de retrouver le principe vital égaré :

> <u>Couplet 13</u>
>
> Nous traversons, *quenque quenquerramue*
> Nous traversons les monts, je passe
> Nous, *yaquenque*, Nous traversons les monts, *Quequeya, yaquenque* […]
>
> <u>Couplet 14</u>
>
> Huampuer, Huampuer, est humain, *queganqueya*
> Restez, nous passons […]
>
> <u>Couplet 15</u>
>
> Nous traversons maintenant le mont Ẽtechareñepen, maintenant nous le traversons

Nous traversons maintenant le mont Ẽechareñepen, *quequeya* [...]
Les derniers couplets de *yerpueneshareč̃h* (Annexe 5).
Yarinacocha-Pucallpa, 23 décembre 2008.

Lorsque le principe vital entend ce chant, il se souvient alors de son corps. Il suit d'instinct le son, afin de le retrouver, et de s'y réincorporer.

Ces chants, variables selon la nature de l'agent étiologique incriminé, sont relativement longs de par les répétitions des phrases et des interjections au sein de chaque couplet. Les mots sont fredonnés de manière douce au moment où le végétal est ordonné, avant même de procéder à l'acte thérapeutique proprement dit, sinon « la plante ne va pas faire effet, et la personne risque de mourir. » Chanter est donc toujours le premier acte d'un soin qui se déroulera en plusieurs étapes.

Les remèdes

Les remèdes utilisent des plantes ; ces dernières doivent être formulées de manière précise lorsqu'il est recherché un usage spécifique. Or, à travers leur dénomination, beaucoup de plantes ont déjà un usage voire une formulation bien définis. La préparation des plantes indique alors la recherche d'une interaction entre le principe vital végétal et celui de l'humain. Il s'agit donc de préparer la plante afin que cette interaction soit possible. Il existe plusieurs modes de préparation tels les bains de vapeurs, les bains, les décoctions, les infusions, les macérats, les cataplasmes et autres administrations de plantes fraîches.

Le « bain de vapeur »[246], *campueñets* (lit. Faire inhaler de la vapeur de plante chaude) est un procédé thérapeutique qui consiste en l'inhalation de vapeur, *pomre'te'* (Lit. Vapeur), produite par une infusion encore bouillante de parties sélectionnées de plante. Il existe deux types de bains de vapeur : ceux qui se font afin de faire réincorporer du *yecamquëm̃* à la personne en

246. Sur les bains de vapeur : décrits par bien des auteurs dans l'ensemble du monde amazonien à travers des définitions et des buts variables : chez les Araucanians « il se mélange de l'eau et des plantes dans un récipient où se jettent des pierres chaudes, au-dessus duquel le malade est couvert d'une couverture afin de transpirer » : Cooper, J. M. (1947). The Araucanians. Dans *Handbook of South American Indians, Vol. 2: The Andean civilizations.* Smithsonian Institute Éd., Washington : J. Steward Éd. ; chez les Yaminahua, il est parfois nécessaire de « recourir à des techniques exogènes comme 'les bains de vapeur' » (« *recorrer a técnicas exogenas como as 'vaporações'* ») Carid Naveira, M. A. (2007). *Yama Yama: os sons de memória, afectos del paternesco entre os Yaminahua.* Thèse de Doctorat, Florianópolis : Universidade Federal de Santa Catarina, p.255 ; chez les Shipibo, les bains de vapeur sont aussi utilisés : Ministerio de Salud – Perú (2002). Análisis de la situación de salud del pueblo Shipibo-Konibo. Lima : PER/MINSA/OGE-03/005 & Serie Análisis de Situación de Salud y Tendencias.

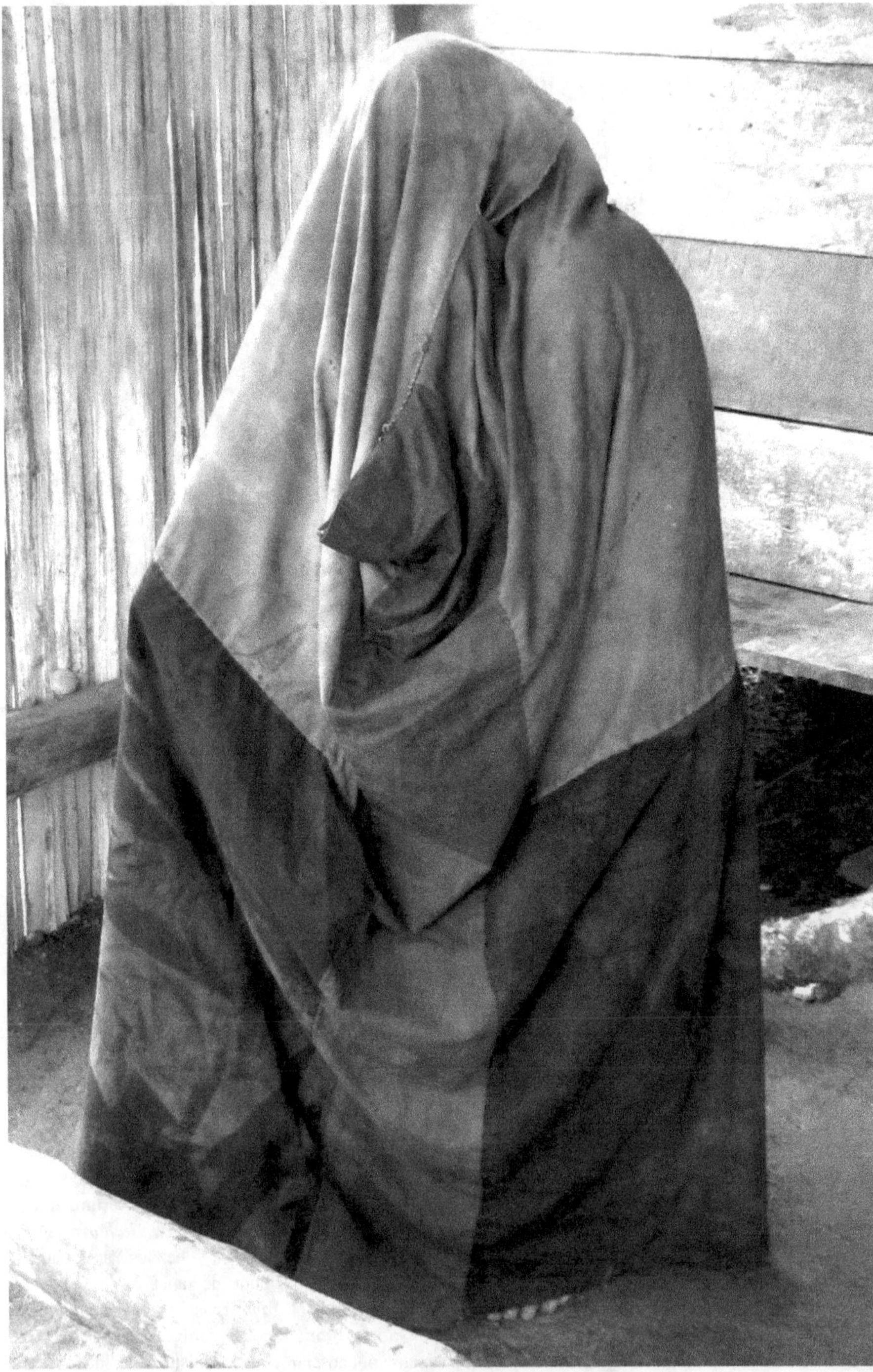

Bian de vapeur (Photo : C. valadeau)

ayant perdu, suite à un contact avec des entités étiologiques nocturnes, *tsapo'marnesha'*, des *ashcatañ*, des envoyés des *mellañoteñ*, ou encore certaines entités étiologiques diurnes, *yeto'marnesha'* telles *Aptallesha',* qui toutes nécessitent l'usage de plantes du groupe des *campuerpan* ou parfois de la catégorie des *corarnopan*, et les bains de vapeur qui permettent l'extraction d'objets matérialisés dans le corps, lors de cas de mauvaises pensées fondamentales exprimées par une personne ou par un *choyeshe'mats*.

L'acte d'être baigné dans cette vapeur chaude, à l'image d'un sauna, s'exprime par le terme *a'pomre'apa'teñets*.

Le bain de vapeur est toujours préparé extemporanément. Il peut être dispensé par une personne du cercle familial ou, plus communément, par un végétaliste. Pour ce faire, l'eau, placée dans un récipient de quelques litres (le plus souvent une marmite en aluminium) est portée à ébullition, *pateñets* (lit. Bouillir) sur un feu de bois préparé à l'extérieur de l'enceinte domestique et à l'abri des regards. En attendant l'ébullition de l'eau, l'acteur de soin fredonne le chant, ne quittant pas des yeux la personne malade, tout en plaçant précautionneusement les feuilles médicinales sélectionnées à côté du feu avec, selon les besoins du soin, quelques pierres, *tsellem,* au centre du foyer. Le soin se déroule donc en extérieur, il a généralement lieu dans le patio se trouvant derrière la maison de la personne souffrante. Dès que l'eau est estimée être à la bonne température, le végétal est placé dans l'eau bouillante. La personne recevant le soin se positionne immédiatement au-dessus du récipient contenant le remède, debout ou assise, selon la gravité de son état de santé, elle se couvre entièrement le corps avec sa *cushma*. Enfermée dans cette petite enceinte close que constitue la tunique, la personne souffrante respire la vapeur chargée de principe vital végétal qui émane du récipient. Étant donné que les *campuerpan* sont pour la plupart des plantes odorantes, lors du bain de vapeur, la vapeur se trouve chargée de l'odeur de la plante et la transporte. L'odeur aromatique qui se dégage de cette préparation est donc preuve de la présence du principe vital végétal dans la vapeur.

Selon l'âge de la personne, son sexe et la gravité de son affection, il est parfois nécessaire de rajouter des pierres préalablement chauffées dans la préparation. Les pierres utilisées lors des bains de vapeur sont spéciales, semblent un agrégat de minéraux divers et doivent être très dures, afin qu'« elles n'éclatent pas dans les flammes ». En effet, si les pierres éclatent ou se fendent dans le feu alors qu'elles sont portées à forte température, « c'est de mauvais augure, la personne ne guérira pas... » Le nombre de pierres utilisées est variable en fonction de l'affection. Il est possible d'employer jusqu'à huit pierres de taille moyenne (10 centimètres de diamètre). La taille des pierres est également importante, car si les grosses pierres provoquent une ébullition trop importante, jugée non soutenable, les pierres de taille trop petite sont inutiles. Une fois les pierres bien chaudes, elles sont sorties du foyer. L'une après l'autre, elles sont introduites dans le récipient contenant la préparation chaude de feuilles, grâce à un bâton fendu en son milieu jusqu'à sa mi-hauteur, servant de pince. Chaque addition de pierre entraîne une forte ébullition, une nouvelle pierre n'est ajoutée que lorsque l'ébullition s'est calmée. Le nom du bain de vapeur change selon le nombre de pierres ajoutées : *campueñets epamapue'*, pour deux pierres et *casneñets*, pour cinq pierres ou plus. L'addition de pierres entraîne une formation de vapeur plus importante, donc une sudation plus intense. L'ajout est inversement proportionnelle à la gravité de l'état de santé de la personne ou de son âge. Les femmes, les personnes dans un état dégradé de santé, très affaiblies, les personnes très âgées, ou très jeunes, les souffrants de fièvre « qui transpirent déjà beaucoup », ne doivent pas utiliser de pierre ; le soin dure alors moins longtemps. Les bains de vapeur se préparant sans pierre sont alors appelés *campueñets camprropano* (lit. Faire une inhalation de vapeur de plantes – *campuerpan* - chaudes seules).

En général, le bain de vapeur dure une dizaine de minutes ou plus. Lorsque la personne ressent trop de chaleur, il lui est permis de sortir la tête de la tunique par le col, exprimant le désir d'arrêter le soin ou de faire une pause. Lors du bain de vapeur deux choses sont importantes, car à la racine de l'effet thérapeutique : l'inhalation consciente, par le nez et la bouche, de la vapeur par la personne malade, et la sudation, contrôlée par l'ajout de pierre. L'inhalation de la vapeur, suivie d'une expiration, permet en effet d'intérioriser et de s'approprier le principe vital de la plante qui vient ainsi suppléer à celui qui manque. En effet il est dit que « l'énergie transportée de la plante (vapeur chargée de principe vital) doit être respirée, car c'est quand je la souffle ensuite, qu'elle m'appartient ». C'est lorsque la personne expire la vapeur inhalée, chargée de principes vitaux végétaux, que ces derniers se fondent avec le principe vital de la personne, lui appartiennent et gagnent ainsi leur capacité d'adhésion. D'autre part la transpiration de tout le corps, c'est-à-dire l'émission de sueur salée, est recherchée, car, à la sueur, est liée le principe vital nouvellement incorporé. La sortie de sueur sur la peau aide le principe vital à diffuser légèrement vers l'extérieur du corps, donc renforce ses capacités d'adhésion. Pour les Yanesha, le sel exogène, consommé, joue un rôle très important dans le bon déroulement de ce cycle, car il a été bien remarqué que trop de sel empêche la sueur (donc le principe vital) de sortir : « Si je ne sale pas la viande de l'animal que je viens de tuer, le principe vital part totalement, la viande pourrit, et je ne peux pas la manger. » Le trajet qu'effectue le sel des aliments absorbés dans le corps est donc décrit comme identique à celui des principes vitaux végétaux inhalés. La sortie de sueur, chargée de sel, est alors considérée comme indispensable afin que les principes vitaux végétaux ne se concentrent pas à l'intérieur de la chair de la personne souffrante. L'effet inhibiteur du sel, interrompant ce cycle, donc l'action du principe vital de la plante est souvent mentionné, c'est pourquoi la personne recevant un bain de vapeur doit s'abstenir d'en consommer. Suite à l'administration du bain de vapeur, afin que le principe vital récemment acquis ne s'en aille « tel de la fumée (en montant dans le ciel) », il est souvent préconisé de dormir la bouche orientée vers le sol pendant quelques jours (trois jours), si l'état de santé n'est pas critique. Enfin la vapeur chargée de principe vital imprègne aussi la *cushma*, lui conférant alors des propriétés protectrices. Les bains de vapeur ne sont généralement dispensés qu'une seule fois. Lorsque l'état de santé ne semble pas s'améliorer, quelques jours plus tard, la personne peut néanmoins réitérer le soin en utilisant la même plante ou une plante jugée plus puissante telle la plante dite « légitime ».

A côté de ces bains de vapeur utilisant les plantes du groupe *campuerpan*, il existe aussi des bains de vapeur qui sont également dispensés pour extraire certains corps étrangers matérialisés dans le corps. Ceux-ci sont particulièrement utilisés lorsque la personne souffre de douleurs vives au niveau des articulations, suite à la matérialisation de corps étrangers issus de mauvaises pensées fondamentales exprimées (*manoñqueñets*, s'il s'agit d'une personne) ou *e'moñe'teñets* (émanant d'un *choyeshe'mats)*. Ce type de bain de vapeur est dispensé par le *pa'llerr*. Il utilise invariablement la même plante *parehuana* (*Tetrathylacium macrophyllum* Poepp.), connue pour son pouvoir soustractif de principes vitaux non désirés matérialisés sous forme d'objets : « elle attire les objets en dehors du corps »[247]. Le processus de soin, assez similaire au précédent, commence par un chant, fredonné tout en superposant des feuilles de *parehuana* perpendiculairement les unes aux autres, afin de former une croix. Cette dernière est déposée dans le récipient servant à la cuisson ; une pierre relativement volumineuse est placée en son centre afin de lester l'ensemble au fond du récipient. De l'eau froide est ensuite rajoutée sur les feuilles. Cette préparation est alors mise à chauffer sur le feu préparé à cet effet, jusqu'à ébullition. Ce procédé de soin nécessite toujours des pierres incandescentes, préalablement placées dans le foyer, qui seront rajoutées dans le récipient contenant le végétal au moment du soin, lorsque la personne souffrante siège au-dessus du récipient[248].

247. Il semble qu'une autre plante possède les mêmes propriétés. Il s'agit de *enternatspan p̃opnorr* (*Sanchezia oblonga* Ruiz & Pav.) et *pasheñorrer* (*Sanchezia ovata* Ruiz & Pav.). Les feuilles de ces plantes sont utilisées en alternant les feuilles femelle/épouse et mâle/époux.

248. Marc Lenaerts décrit le même procédé de soin chez les ashéninka à l'aide d'une plante nommée

Pendant le soin, il est prononcé des phrases à demi-mots, de manière non intelligible, dont le but est d'encourager la plante dans sa tâche. Le chaman ne cesse de remuer le remède en ébullition en faisant tourner la croix horizontalement, il rajoute les pierres incandescentes les unes après les autres. Lorsque toutes les pierres ont été mises dans le récipient, le soin est fini. La personne souffrante doit se reposer. Contrairement à un bain de vapeur utilisant d'autres catégories de plantes, l'eau n'est pas gardée pour laver le corps de la personne. Le récipient est vidé à l'endroit même où fut réalisé le soin ; les feuilles de *parehuana* sont retournées une à une et déposées à côté. Les objets alors « sortis du corps de la personne », caractéristiques de l'origine de la mauvaise pensée fondamentale (charbon ou viande calcinée pour les *choyeshe'mats*, plastique, verre ou encore plumes et bouts de fer pour une personne mal pensante) sont retrouvés emprisonnés entre les feuilles. À la fin du soin, le récipient reste retourné à l'endroit où la préparation a été répandue sur le sol et reste ainsi pendant plusieurs jours. Les feuilles, quant à elles, sont brûlées avec les objets qu'elles contenaient.

Le mode d'action recherché en utilisant la *parehuana* est semblable dans ses grandes lignes au mode d'action des autres plantes *campuerpan* utilisées en bain de vapeur : le principe vital de la plante transporté par la vapeur est inhalé puis expiré, et diffuse alors vers la peau. La transpiration salée qui exsude du corps en est le témoin. Durant ce cheminement, il agit en dématérialisant l'objet encore positionné au sein de la chair, puis en le transportant à l'aide de la vapeur sous l'impulsion de l'expiration et de la sueur : cependant, à la différence du cas précédent, la sueur, chargée de ces objets matérialisés, retombe dans le récipient sous forme de gouttes et délivre alors les corps étrangers : « C'est pour cela que je retrouve les objets coincés entre les feuilles, dans la gamelle, car la plante emprisonne l'objet ». À la suite de l'acte thérapeutique, les feuilles de *parehuana* deviennent de couleur verte, plus sombre qu'à l'origine, mais restent coriaces et dures, signe que « ces feuilles ne sont pas devenues molles comme lorsqu'il est utilisé d'autres plantes, car le principe vital revient vers elles après le bain de vapeur. » Ainsi, le principe vital de la *parehuana* procède à un jeu de dématérialisation et de rematérialisation du corps étranger en passant par les voies pulmonaires et en cheminant dans le corps, vers la peau. Les voies de sortie du principe vital chargé des mauvaises intentions dématérialisées sont l'expiration et la transpiration. Par la suite, les feuilles et les objets sont brûlés dans le feu ayant servi à la préparation du remède.

Ce procédé thérapeutique peut être réitéré quelques jours plus tard si les douleurs se manifestent de nouveau. Il est généralement dit que la personne ne

Pariwana (*Clarisia biflora* R. & P., Moraceae) : Lenaerts, M. (2006). *op. cit.*, p.12.

ressent plus la douleur une fois les corps étrangers sortis, mais parfois, ils sont tellement nombreux qu'un seul bain de vapeur ne suffit pas à les extraire tous.

Les plantes utilisées en bain sont nombreuses, ce sont les plantes de la catégorie *campuerpan* lorsque le bain de vapeur ne peut être dispensé à cause de la gravité de l'état dégradé de bonne santé de la personne, mais elles peuvent également appartenir à d'autres catégories.

Si l'eau courante, *oñ*, ou l'eau de pluie, *huasos*, sont les eaux qui peuvent être utilisées pour la formulation des remèdes, les eaux stagnantes des trous d'eau, *po'ñeñ,* ne s'utilisent jamais. Elles appartiennent, en effet, aux entités étiologiques vivant à leurs abords et sont dès lors considérées comme nocives pour les humains.

Les bains se pratiquent également en extérieur. Ils sont souvent faits à la suite des bains de vapeur, en utilisant le reste de préparation de *campuerpan* non évaporé qui se trouve encore dans la marmite. Comme pour les bains de vapeur, la température du bain dépend de la gravité de l'état dégradé de bonne santé : plus l'état de bonne santé est dégradé et moins le bain sera chaud. Le mode de préparation est identique à celui du bain de vapeur. Une fois que la température souhaitée est atteinte, l'eau dans laquelle a été placée la plante sélectionnée *apateñets* (lit. Faire un bain), est versée petit à petit sur la tête et sur le dos, *she'tana'teñets,* de la personne souffrante. Le glissement de l'eau chargée de principe vital sur tout le corps entraîne le glissement du sel, donc son élimination et permet ainsi au seul principe vital de la plante de rester sur la peau. Quand il n'y a plus d'eau dans la marmite, la personne s'enveloppe dans une couverture propre ou dans sa propre *cushma,* s'isole afin de se reposer à l'écart des autres, car elle est « bien affaiblie par le soin ». Pendant les trois jours suivants, il lui est interdit de se laver à la rivière, afin d'éviter que le principe vital nouvellement appliqué sur la peau, encore peu adhérent, s'en aille avec l'eau de la rivière, ce qui aggraverait très sérieusement son cas. On considère en effet que c'est le contact cutané direct qui permet au principe vital d'exercer ses capacités de diffusion, donc d'adhésion au corps. Lors du bain, l'odeur des plantes *campuerpan* diffuse également et, respirée par le malade, elle renforce l'effet recherché.

Dans certains cas, lorsque la personne est trop faible pour supporter de la vapeur chaude, ou bien lorsqu'il s'agit d'un très jeune enfant, les bains sont administrés comme une alternative au bain de vapeur.

Les plantes utilisées sous forme de breuvages thérapeutiques ou de macérat alcoolisé, administré en friction, servent à pallier les pertes somatiques.

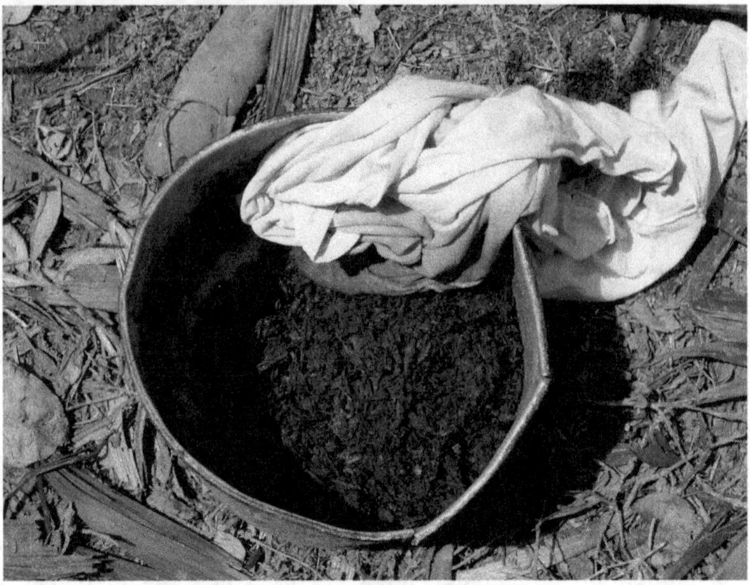

Infusat de *pa'yon* (Photo : C. Valadeau)

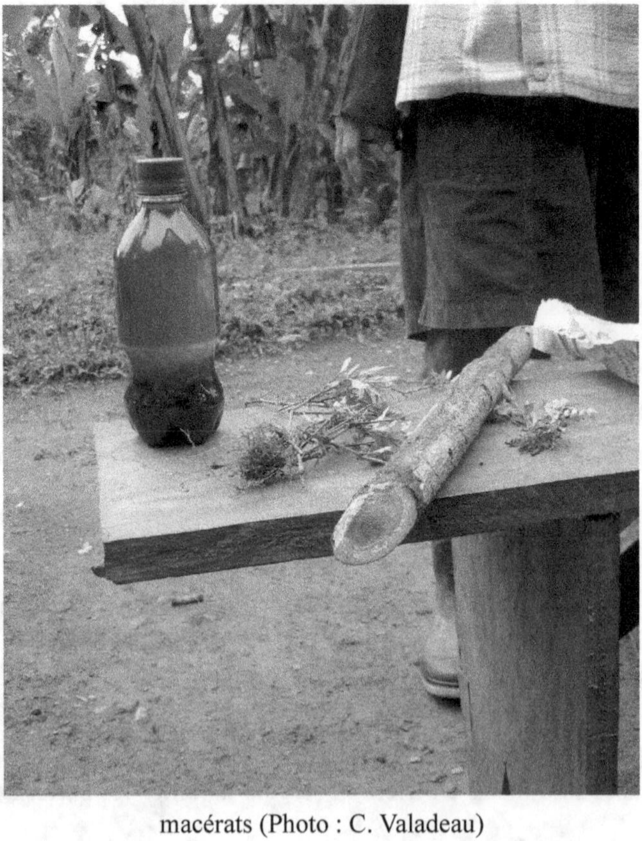

macérats (Photo : C. Valadeau)

Les breuvages thérapeutiques sont généralement des infusés ou des décoctés de plantes utilisés afin de remédier aux symptômes « d'appel » tels les pertes de sang ou à des symptômes « secondaires » aggravants comme les diarrhées, les vomissements, les crachats de glaires, et les mucosités nasales. Ils visent aussi à compenser les pertes excessives de sueur induites lors de fortes fièvres.

Les symptomatiques secondaires qui surviennent suite à l'aggravation d'un état dégradé de souffrance généralisée, sont autant de pertes de principe vital qu'il faut compenser, ce de manière spécifique. Les plantes préconisées dans ces cas-là sont toujours formulées en infusés ou en décoctés. Contrairement aux bains de vapeur, le remède se prépare sur le foyer de l'enceinte domestique par la personne souffrante elle-même ou par une personne du cercle familial. Les décoctés *a'naneñets* (lit. Faire cuire dans l'eau), nécessitent une longue ébullition du végétal. Ils sont utilisés pour les parties coriaces des plantes : écorces de *pa'yon* (*Tetragastris panamensis* (Engl.) Kuntze), de *toroñrech (Uncaria tomentosa* (Willd. ex Shult.) DC.) ou encore d'*acollmechareč̈h (Cissampelos andromorpha* DC.). Pour les décoctions, comme pour les infusions, le remède est prêt lorsque l'eau se colore : « Je sais que le principe vital de la plante est dans l'eau, quand le liquide prend une couleur teintée, ça va plus vite avec des feuilles. Dans ce cas, il n'est pas nécessaire de les cuire autant de temps. » Dans certains cas, c'est la saveur de la préparation, son amertume, *pesherr* (*Verbena litoralis* Kunth), identique à celle de la plante qui indique le transfert du principe vital. Dans ce type de préparation, le principe vital extrait dans l'eau confère à la préparation la propriété de compenser aux pertes symptomatiques. Il est dit, en ce sens, que le remède possède déjà l'aspect de la sécrétion qui doit être remplacée : les feuilles de *ñeteñtsopar* (*Mollinedia ovata* Ruiz & Pav.) donnent un infusé jaunâtre, comme les rhinorrhées qui accompagnent des états fébriles ; le décocté du bulbe d'*errasañatspar* (*Eutherine Montana* (Kunth) Roem. & Schult.) a la couleur du sang.

Dès qu'il y a eu transfert du principe vital dans l'eau, une grande tasse de la préparation est bue, bien chaude, *sholleñets* (lit. Boire un liquide chaud). Le reste du liquide préparé, contenant encore la plante, est ensuite gardé dans la marmite, au chaud sur des braises. Il doit être bu en plusieurs fois tout au long de la journée (jusqu'à cinq fois par jour). Le végétal cuit, vidé de son principe vital, reste quant à lui au fond du récipient. Il ne sera pas consommé et sera placé à hauteur d'homme dans les branches d'un arbuste situé dans le patio derrière la maison. L'administration de ce type de préparation est renouvelée durant plusieurs jours jusqu'à ce que disparaissent les symptômes dont souffre la personne : chaque matin avant que se lève le soleil, le remède est préparé. Chaque soir, une fois le soleil couché, les plantes sont déposées dans un arbuste. Puis, le récipient servant au remède, devenu inutile est laissé retourné à même le sol : « comme cela, il ne rentre rien (la rosée) à l'intérieur pendant la nuit ». En effet, certains discours mentionnent que la rosée du petit matin est déposée dans la nuit par certaines entités étiologiques. Lorsqu'elles passent dans les villages, elles perdent leur transpiration qui se dépose alors dans les récipients[249].

Ingérer ces préparations se fait donc dans un but double. Boire permet tout d'abord de remplacer la sécrétion corporelle perdue, puisque le remède en possède les caractéristiques en terme de volume et d'aspect. Par ailleurs, la restauration du principe vital est possible grâce à la transpiration induite par le fait de boire le remède très chaud. C'est la quantité ainsi extériorisée de *yecamquëm̃* de la plante dont est témoin la sueur qui s'agrégera au corps et participera à la restauration du principe vital malmené par l'agent étiologique. L'administration orale d'une préparation de plante chaude vise donc à rétablir le volume de substance corporelle perdue et compense aussi un peu les pertes de *yecamquëm̃*.

Par ailleurs, les macérations à base de plantes sont rares. Outre les tiges ligneuses de *chochohuase'* (Indet.) les écorces *toroñrečh (Uncaria tomentosa* (Willd. ex Shult.) DC.) et celles de *patohuare'* (*Bonafousia* sp.), les racines de *peshrrop̃* (*Strychnos* spp.), peu de végétaux sont utilisés de la sorte. Peu de plantes sont utilisées de la sorte : en fait ce mode de préparation concerne des substances d'origine animale, tels les serpents[250]. Le mode de préparation est identique pour toutes : les parties végétales denses, découpées, sont mises à macérer pendant plusieurs mois, dans de l'alcool de canne à sucre. Le remède est considéré comme prêt lorsque l'alcool change de teinte et prend la plupart du temps une teinte marron due aux tanins des parties végétales ligneuses, « plus la plante reste dans l'alcool, plus c'est efficace, car la plante donne tout ce qu'elle a à l'alcool. » Ainsi, la plante « se vide » de son principe vital qui se retrouve dans l'alcool comme le confirme le changement de couleur du liquide. Ces macérats sont utilisés sous forme de friction au niveau de la cage thoracique[251] lors d'affection pulmonaire d'une personne manifestant de sévères quintes de toux. Les frictions sont vigoureuses, la personne en charge

249. Au sujet de la rosée, Vincent Hitzel explique qu' « il est impératif non seulement de mettre à l'abri les sièges individuels, de sorte que la rosée ne se dépose pas sur le placet, mais encore de les renverser, de les mettre sur le côté, afin que de nuit, aucun esprit ne puisse s'en servir discrètement et opérer un contact qui, par la suite, rendrait malades ceux qui les utiliseraient. » : Hirtzel, V. (2010). *op. cit.*, p.644.

250. Les macérats de serpents sont préparés avec le serpent entier. La graisse des serpents ou des poules est aussi gardée pour être utilisée en friction.

251. Par ailleurs, d'autres produits sont également utilisés de la sorte, il s'agit de baumes camphrés achetés dans les boutiques des villes les plus proches.

du soin procède à des gestes circulaires entrecoupés de pincement de grands plis de peau, afin de contribuer à faire adhérer le principe vital végétal maintenant dans l'alcool de manière mécanique à celui de la personne souffrante. Ce geste de soin s'accompagne de la consommation de l'équivalent d'une petite cuillère de macérat filtré après chaque friction.

Les *corarnopan* et les *sheshpepar* sont des plantes qui vont toutes être appliquées sur la peau, tels des cataplasmes, de façon systématique en cas de morsure de serpent ou d'affections cutanées liées à une entité étiologique diurne. Ces cataplasmes de feuilles chaudes, *a'shostap̃na'teñets* (lit. Appliquer des feuilles bouillantes sur le corps) s'utilisent donc lors d'atteintes cutanées (rashs ou éruptions cutanées dues à la présence d'un liquide injecté lors de la rencontre avec une entité étiologique diurne de l'arc-en-ciel), ou lors de morsures de serpents envoyés par un sorcier, qui injectent sous la peau un principe vital non désiré, le venin. Ces deux types d'affections se caractérisent toutes deux par la présence d'un principe vital non désiré et agentif dont l'action provoque des douleurs plus ou moins marquées. En général, ces problèmes de santé sont traités à la maison, par le végétaliste ou par la personne elle-même si elle connait les *pare'shemats* qu'il faut utiliser. Dans le cas de morsures de serpents, l'urgence impose souvent de commencer à se soigner sur place, à l'endroit de l'incident.

La préparation des cataplasmes cherchant à pallier les affections cutanées provoquées par des entités étiologiques se fait extemporanément sur le foyer de la cuisine et commence par la collecte de végétal fraîchement cueilli dans cette intention. Puis les feuilles ou les parties aériennes de la plante sont placées parallèlement les unes aux autres et mises dans une feuille de *chellochell* (*Cyclanthus bipartitus* Poit. ex A. Rich.), repliée de manière à confectionner un petit paquet nommé *shemall*. Plusieurs petits paquets (souvent deux à cinq selon la surface corporelle à soigner) sont ainsi mis à cuire sur la braise. Lorsque la feuille de *chellochell* est légèrement brûlée, ils sont sortis du feu et ouverts au fur et à mesure de leur utilisation. Le jus de la plante, *po'ñer*, est alors exprimé directement sur l'affection en pressant les feuilles encore chaudes dans les mains, *a'pecho'teñets* (lit. Exprimer le jus d'une plante). Il ne doit pas être appliqué sur le corps avec les mains : il doit ruisseler. Les feuilles broyées, ainsi privées de leur jus, sont ensuite appliquées en cataplasme, *a'peteñets* (lit. Couvrir une plaie), sur les parties atteintes du corps. Il est expliqué à ce sujet que « quand les feuilles n'ont plus de jus, elles n'ont plus de principe vital, elles sont vides. C'est pour cela qu'elles aspirent celui des boutons ». Ainsi, le jus de la plante, qui est avant tout principe vital de la plante en s'écoulant sur la peau, la pénètre et permet dans un premier temps

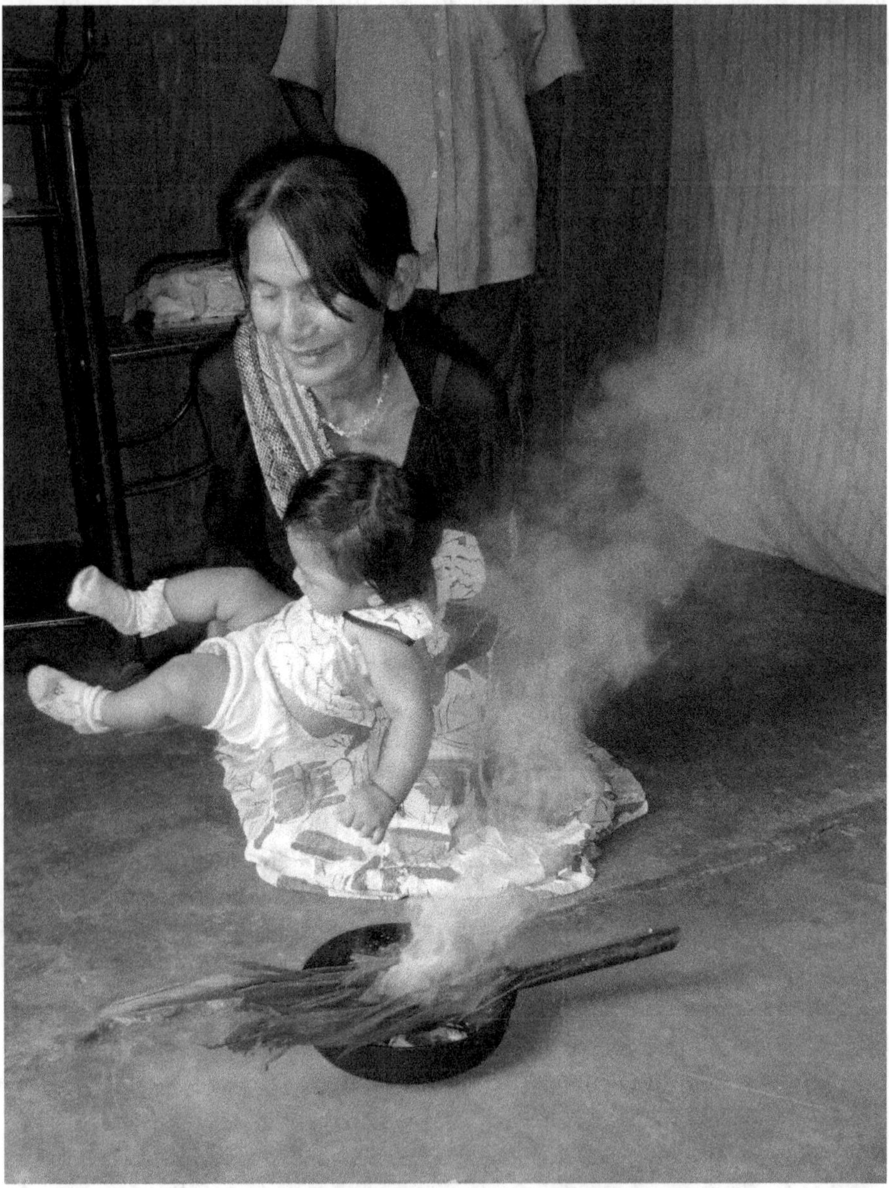

Bain de fumée (Photo : C. Valadeau)

d'en faire sortir le principe vital pathogène. Ce procédé est dit *a'pomellateñets* (lit. Sortir l'humidité d'un bouton). Dans un deuxième temps, la feuille, rendue avide car privée de son principe vital, appliquée contre la peau, se le réapproprie, chargée alors du principe vital non désiré. Les plantes ainsi gorgées de ces mauvais principes vitaux sont ensuite jetées dans les flots de la rivière pour que le principe vital de l'entité étiologique diurne s'éloigne le plus loin possible et ne revienne jamais. L'affection est guérie lorsque son aspect est sec, *matslle'cheñets* (lit. Sécher une affection ressemblant à une brûlure).

Par ailleurs, les morsures de serpent sont également traitées avec des cataplasmes, préparés de manière légèrement différente mais de mode d'administration similaire. Dans l'enceinte domestique, le plus rapidement possible, car souvent les morsures ont lieu en forêt et sont considérées comme des urgences, le végétal - souvent des feuilles de *sheshpepar* ou le tubercule d'*orroshe'shpar*[252] - est jeté dans l'eau bouillante. La plaie est tout d'abord lavée avec l'infusé chaud, puis les feuilles, dont le jus est exprimé sur la plaie, sont ensuite appliquées en cataplasme à même la morsure, très chaudes encore, changées dès qu'elles se refroidissent. En effet, « le venin est froid, il faut donc appliquer un remède chaud sur la morsure ». Pour cela, il suffit de prendre une autre feuille chaude dans le récipient contenant l'infusé, d'en exprimer le jus et de l'appliquer sur la morsure. Cette procédure se réitère autant de fois que nécessaire, quelquefois plusieurs jours, « jusqu'à ce que diminue l'inflammation et la douleur ». À la manière des cataplasmes utilisés lors des affections cutanées provoquées par les entités étiologiques diurnes, ces plantes privées de leur principe vital végétal que représente le jus, ont la faculté d'extraire le venin logé dans le corps de la personne victime de la morsure de serpent. Puis, au contact de la plaie, les feuilles se gorgent de leur propre principe vital ayant emprisonné le venin. Devenues toxiques à leur tour elles seront ensuite brûlées sur un feu préparé en extérieur ou plus rarement dans le tison de la maison. Par ailleurs, les gestes thérapeutiques lors des morsures d'araignée sont identiques à ceux employés lors des morsures de serpent. Les plantes seules sont différentes : *Ashapellpar* (*Biophytum soukupii* Lourteig) est l'espèce utilisée lors de morsures de tarentules, *ashapell.*

Les plantes préparées sous forme de fumées sont diverses. Les fumées peuvent soit émaner de la combustion d'une cigarette, soit d'un végétal sec, qui se consume sur des charbons ardents. La fumée, *amos*, est un véhicule qui peut transporter des principes vitaux végétaux au même titre que la vapeur

252. Des plantes d'autres catégories peuvent également être utilisées en cataplasme, tels les tubercules de *epe'sheshpepar* (Bulbostylis sp.). Le tubercule cuit est appliqué sur la morsure comme un cataplasme.

d'eau. Elle naît grâce à l'incandescence du feu, *tso'*. Ontologiquement, seule Comón, le crapaud, possédait le feu. Le peuple Yanesha apprit, grâce un écureuil de pelage rouge nommé Posho'll, à faire son propre feu en utilisant du coton.

Très bien connue et d'usage très bien documenté, la plante utilisée pour l'extraction de corps étrangers matérialisés suite à des actes de sorcellerie est le tabac[253]. Chez les Yanesha, le tabac est consommé uniquement par l'acteur de soin, *pa'llerr*, car, en consommer pour une personne souffrant de douleurs localisées, lui est forcément fatale : « si elle en mange, elle mourra ». L'acte thérapeutique utilisant le tabac est simple. Il consiste à extraire les corps étrangers en aspirant par succion les mauvaises pensées fondamentales matérialisées dans le corps de la personne. Dans un premier temps, le tabac est utilisé sous forme de fumée, puis sous sa forme solide, en décoction évaporée.

Après une série de questions diagnostiques, le *pa'llerr* procède aux gestes thérapeutiques en prenant soin de réciter à demi-mots les phrases demandant au tabac de lui être utile, *ma'yocheñets* (lit. Oraison). Le tabac se présente sous forme de cigarettes de feuilles hachées sèches. La fumée de tabac est utilisée soit soufflée par le *pa'llerr* à partir de cigarettes, soit répandue en fumigation *poyapto'teñets* (lit. bain de fumée), lorsque les douleurs touchent plusieurs parties du corps.

Le *pa'llerr* aspire et souffle, à plusieurs reprises, la fumée sur la partie douloureuse du corps de la personne, *pa'tsrror.* La fumée est importante dans l'acte de soin, car elle « permet de ne pas avoir mal quand le *pa'llerr* aspire l'objet ». Soufflée en direction de l'affection douloureuse, elle précède toute extraction de corps étrangers logés dans la chair d'une personne souffrante. Un autre mode d'administration a été relevé lors des enquêtes lorsque la douleur se situe au niveau de l'oreille. À ce moment là, un cône fait de feuilles sèches de tabac est placé dans le conduit auditif douloureux. Le cône est ensuite allumé : « la fumée entre dans l'oreille, ensuite on n'a plus mal, c'est le chaman qui enlève l'objet. » Les bains de fumée sont, eux, plus rares. Ils se font lors d'état dégradé de bonne santé extrêmement grave où la personne souffrante est atteinte d'acte de sorcellerie et quasiment condamnée.

Souffler ou utiliser la fumée de tabac est un geste thérapeutique qui

253. Chez les jivaro « sous l'influence de narcotiques, le chaman Jivaro extrait, par succion, des « objets » pathogènes du corps du patient » Peters, L. G., Price-Williams, D. (1980). Towards an Experiential Analysis of Shamanism. *American Ethnologist, 7* (3), p.400 ; chez les Ashéninka « le tabac est soufflé et craché : une épine ou un petit morceau de charbon de bois peut être extrait du corps du patient, il est présenté comme l'étiologie du mal » : Lenaerts, M. (2006). *op. cit.*, p.2 ; chez les Kulina « un rituel appellé *tokorime*, durant lequel les chamans, qui apparaîssent tels des esprits *tokorime*, aspirent par succion le *dori* du corps du patient » : Pollock, D. (1996). *op. cit.,* p. ; chez les Yagua, il existe une technique de guérison exercée uniquement par le chaman, par échauffement des mains et succion : Chaumeil, J.-P. (1983). *Voir, savoir, pouvoir - Le chamanisme chez les Yagua de l'Amazonie péruvienne.* Paris : Éd. des Ecoles des Hautes Etudes en Sciences Sociales, p.137.

requiert une certaine adresse et une bonne connaissance du soin. Le tabac, plante puissante, ne nécessite pas de brèche cutanée pour passer dans la chair, quelle que soit la profondeur. La fumée aspirée, puis soufflée en la dirigeant, n'est plus une simple fumée de tabac, elle est également chargée de l'intention du chaman de sortir le corps étranger de la chair de la personne souffrante. Ainsi, en soufflant le tabac sur la partie douloureuse, le chaman envoie le principe vital du tabac, auquel s'est mélangé son intentionnalité, dans le corps de la personne souffrante. La fumée se fait donc véhicule du principe vital du tabac et de l'intentionnalité du *pa'llerr*, le tout permettant au même titre que la *parehuana*, la dématérialisation de l'objet puis sa matérialisation. Cependant, pour faire sortir l'objet, faute de brèche cutanée initiale, il faut l'aider activement à sortir : la succion représente donc le deuxième temps de cet acte thérapeutique, une extraction active. Le chaman applique sa bouche telle une ventouse sur la peau, et effectue la succion, *chetam̃peñets* (lit. Faire sortir quelque chose du corps de quelqu'un). Le suçon se fait là où la douleur est ressentie, au même endroit où fut précédemment soufflée la fumée : le corps étranger se place dans la bouche voire la gorge du *pa'llerr* et ce dernier le recrache alors dans ses mains après un long raclement de gorge. Cet acte d'extraction peut être répété autant de fois que nécessaire et en autant de lieux corporels douloureux. Une fois délivrée de ces objets, *enternats* (lit. Enlever la douleur provoquée par sorcellerie), la personne souffrante ne ressent plus aucune douleur. Seule la marque du suçon est dite gênante, « on voit la marque de l'objet, là où c'est irrité. » Suite à cette extraction, si la douleur est calmée, la personne n'est pas guérie pour autant : elle rentre dans une longue période de convalescence, durant laquelle des actes de vengeance peuvent être réalisés, eux aussi aux vertus thérapeutiques.

Le tabac est ainsi au cœur de ce geste thérapeutique permettant au chaman d'extraire les corps étrangers issus de sorcellerie. Le tabac inspiré et expiré sous forme de fumée est devenu principe actif et intention du *pa'llerr* : sa puissance est double car il passe tout d'abord dans le corps du chaman avant d'atteindre celui de la personne manifestant la douleur.

D'autre part, les bains de fumée, consistent en l'inhalation de la fumée d'un végétal sec posé sur du charbon ardent. Contrairement au bain de vapeur, la fumée n'est pas mise en contact avec le principe vital de la personne par une administration qui se ferait entre le corps et la tunique, elle est simplement diffusée en sa direction. La personne ne la respire donc que très peu. Parmi toutes les plantes utilisées de la sorte, *shollmecheñets* (lit. Faire griller, carboniser)[254], le piment, *t̃ot* (*Capsicum* sp.) occupe une place à part.

254. La fumée de plante, lorsqu'elle est produite dans le but d'éloigner des entités étiologiques comme

Ontologiquement les fumées de piment proviennent des flatulences de Yompor Huat̃ :

> […] Les deux orphelines, Yapetch et Llollop, partirent chez Aranc-mana' (Notre Mère l'Araignée) qui accepta de les cacher.
>
> Hua't̃ena' dont l'œil le faisait beaucoup souffrir se dit : « Elles m'ont endommagé mon œil, elles doivent me le payer ».
>
> Hua't̃ena' s'en alla trouver une autre graine afin de remplacer son œil et pouvoir voir à nouveau.
>
> Il commença alors à chercher les jeunes filles en disant : « où-ch elles-ch sont ? ».
>
> Il cherchait dans tous les endroits, et semait sur son passage des gaz qui sentaient le piment et qui faisaient tousser très fort. […]
>
> Extrait du mythe de l'histoire de Hua't̃ena'.
> Yarinacocha-Pucallpa, 23 décembre 2008.

Le piment est utilisé sec, *chemuellerrem̃* (lit. Fruit de petit piment sec). Il se prépare lorsque la personne ne manifeste plus de signe de vie. Elle ne doit pas être inhalée, *camoseñets*, par aucun être humain, quel qu'il soit. En effet, respirée, la fumée du piment sec provoque inévitablement des quintes de toux sèches, irritantes et douloureuses : si la personne ne tousse pas au contact de la fumée de piment, cela implique que son principe vital l'a déjà totalement quittée.

> « Lorsque ma petit sœur était encore bébé, un jour elle ne bougeait plus. Ma mère lui tapait dans le dos, mais elle ne réagissait pas. Elle mit alors du piment sur les braises du foyer et passa son corps dans la fumée. De suite, elle se mit à tousser, elle était vivante. » San Pedro de Pichanaz-Azulis, 14 mai 2009.

La fumée de piment, par ailleurs considérée aussi comme toxique pour le principe vital, s'utilise dans le but de faire adhérer de nouveau de manière violente ce même principe vital lorsqu'il est en train de se détacher totalement. Elle est donc « dangereuse, si on l'utilise mal, elle peut tuer. » Elle doit être manipulée avec le plus grand discernement. Étant donné que « la fumée, c'est comme la vapeur pour un *choyeshe'mats* », il semblerait donc que cette dangerosité soit liée au fait que la fumée chargée du principe vital végétal du piment est très appréciée du *yechoyeshe'm*. Celui-ci, étant fortifié, se détachera du corps, entrainant une mort brutale.

---

les entités de passage, se dénomme *a'coshpo'teñets*, ou *amosoñe'cheñets* lorsqu'il s'agit d'autres feuilles sèches telles celles de *muecho't̃par* (*Elaphoglossum* sp.). L'acte de faire une fumigation pour dégager la maison de leur éventuelle présence se désigne par le terme *amospo'tateñets*.

Les tubercules des plantes de la catégorie des *epe'* s'administrent principalement sous forme de jus soufflé, *a'coshmare'teñets* (lit. Faire de la rosée en soufflant). Ce mode d'utilisation des tubercules des *piri piri* est souvent mentionné dans le monde amazonien[255]. Les *epe'* utilisés de cette manière sont tous des dons de Yato' Yos. Il s'agit de *yelleñtsop̃ar* (*Cyperus laxus* Lam.), *yatap̃ar* (*Cyperus* sp.) ou encore *camuecñetsp̃ar* (*Cyperus* sp.). Les *epe'* soufflés sont dits très efficaces, ce sont les plantes les plus puissantes ayant été données par Yato' Yos.

Le recours à ces plantes se fait généralement lors de la veille d'une personne dont l'état de bonne santé est très dégradé, et que celle-ci est très fiévreuse, et peut se fait éventuellement suite à des bains de vapeur (administrés lorsque la fièvre était plus basse), ou après avoir consommé des infusés ou décoctions d'autres plantes, dans le but de pallier les pertes symptomatiques. Les *epe'* ne peuvent pas être consommés directement par la personne souffrante, et à l'identique du tabac, leur administration nécessite un intermédiaire, l'acteur de soin. Comme en général, lorsqu'il est nécessaire de procéder à ce soin, la personne souffrante est alitée, le soin se fait donc à l'intérieur de la maison. Pour cela, après avoir chanté le chant adéquat, appelant le principe vital de la personne souffrante, le végétaliste procède à l'administration des *epe'*. Les tubercules étant préalablement mâchés, c'est grâce à la salive et à la mastication que le jus – principe vital végétal – est extrait, puis crachoté sur la tête de la personne souffrante et s'agrège au *yecamquëm̃* du malade par simple contact : « lorsque je souffle le jus du *piri piri* sur le malade, je lui donne son pouvoir ». De plus, ces tubercules étant très odorants, il suffit de respirer leur odeur pour faire absorber également une partie de leur principe vital par les poumons. Ce dernier suivra, à son tour, le même cheminement que ceux administrés par bain de vapeur. Cette façon de procéder, chez une personne déjà fiévreuse, évite donc une sudation excessive telle que celle que provoque la vapeur. Glenn Shepard décrit l'odeur caractéristique des *epe'* émanée dans l'air comme suit : « l'odeur aromatique, unique, des tubercules de *Cyperus* est décrite comme *ivenkikienka*, « odeur de *Cyperus* », et est connue pour éloigner les fantômes et les esprits d'odeur fétide »[256]. Preuve de son activité, l'odeur des tubercules des *epe'* est également connue pour éloigner les *choyeshe'mats* et les entités étiologiques préférant les principes vitaux de personnes déjà affaiblies.

255. Par exemple, chez les Ashéninka, « le jus de tubercule *piri piri* spécifique est administré sur leur propre pied » : Lenaets, M. (2006). *op. cit.*, p.17.

256. Shepard, G. (2004). A Sensory Ecology of Medicinal Plant Therapy in Two Amazonian Societies. *American Anthropologist*, 106 (2), p.261.

Les sèves de certaines plantes sont utilisées extemporanément en instillation oculaire, lors de céphalées ou d'affections de l'œil.

Ces instillations oculaires se pratiquent de manière individuelle ou assistée, lors d'un soin, et sont préconisées lorsque la personne souffre de légers maux de tête : on utilisera alors la sève fraîche des plantes telles *acollmerečh* (Indet. Convolvulaceae), *quëlloyentsopar* (Indet.) ou encore *onestpar* (Indet.) Lorsque les maux de tête sont plus intenses, provoqués par des plantes envoyées de personne désirant nuire à autrui, les plantes *meshellopar* (Indet. Melastomataceae) ou *quetaropar* (*Anthurium* sp.) sont privilégiées. Les feuilles ou les tiges de ces plantes sont cueillies lorsque la sève goutte, *saspereñets*, elle est instillée au coin de l'œil. Dans un premier temps, une forte douleur au niveau de l'œil est ressentie, elle provoque des écoulements lacrymaux intenses mais « quelques minutes après, les maux de tête passent ». Au même titre que la sueur, les larmes sont salées. Elles permettent de faire sortir le sel localisé au niveau de la tête : le principe vital végétal agit alors en évacuant à travers les larmes le corps étranger (jus – principe vital chargé de mauvaise intention - de la plante) pouvant provoquer cette douleur.

Il existe d'autres plantes telles *colloyentsopar* (Indet. Gentianaceae) et *charrtapan* (Indet.), dont le mode d'administration est identique ; elles sont utilisées dans le cadre de défaillances liées au fonctionnement même de l'œil, comme les conjonctivites, *collo'yeñets*. Par exemple, lorsqu'un enfant assiste à un acte adultère d'un de ses parents, « ses yeux ne veulent plus voir, ils se collent », l'enfant manifeste parfois des conjonctivites, *puellesheteñets* (lit. conjonctivites rendant aveugles des enfants dont les parents ont eu des actes d'adultère). La sève instillée dans l'œil emprisonne alors la « substance collante » qui suinte des yeux et s'écoule emportée par les larmes.

Enfin, le latex ou la résine de certaines plantes utilisés frais, collants, servent à soigner des affections cutanées par application directe.

Lors de coupures très largement ouvertes, dues à un instrument quelconque, il est systématiquement utilisé le latex collant des *sorroyarečh* (*Vismia* sp.), afin de refermer les berges de la plaie, *mareteñets* (lit. Cicatriser). Les autres plaies se soignent préférentiellement avec les latex de *sorroyarečh pasheñorrer* (*Vismia confertiflora* Spruce ex Reichardt) ou encore de *sorroyarečh p̃opnor* (*Vismia baccifera* (L.) Triana & Planch), ou bien par des décoctions concentrées de plantes. Utilisées sous forme de pâtes collantes, elles sont appliquées directement sur les plaies en guise de cataplasmes, puis recouvertes par une feuille fraîche déposée sur la plaie tel un pansement.

Le mode de formulation et d'administration des *pare'shemats* est donc étroitement lié au sens que l'on veut donner à la réponse thérapeutique, passant par un mode d'action bien particulier de ces mêmes principes vitaux végétaux sur la personne souffrante. Si tous ces gestes de soins visent à restaurer le *yecamquëm̃* de la personne souffrante dans un état optimum de fonctionnement, soit par le biais d'une reconstitution quantitative garante d'une bonne adhésivité, soit par celui d'une soustraction de principes vitaux étrangers pathogènes, si l'ensemble de ces gestes de soins s'appuie sur les propriétés thérapeutiques des principes vitaux végétaux, les modes de formulation et d'administration, propres à chaque *pare'shemats*, sont significatifs d'un mode d'interaction entre principe vital végétal et principe vital humain et d'une dynamique du principe vital lui-même au sein du corps, c'est-à-dire du fonctionnement physiologique de ce dernier. Deux grands types de réponses thérapeutiques sont recherchés, l'une visant à une intégration du principe vital des *pare'shemats*, et l'autre permettant l'extraction de principe vital exogène. Dans le premier cas, l'intégration de principe vital peut se faire par le biais de l'inhalation, puis le passage de ce dernier des poumons vers la peau, la sueur ou l'apparition de sel au niveau cutanée et les témoins de cette bonne diffusion[257]. Une alternative à ce mode d'intégration consiste en une application directe sur la peau, par le biais de bain ou de frictions du principe vital, qui agira de manière à recharger le principe vital manquant. Dans ces deux cas, les caractéristiques organoleptiques du remède (odeur, couleur, saveur) jouent un rôle prépondérant à la fois comme témoin de la présence du principe vital végétal et comme garant d'une efficacité thérapeutique. Le sel, considéré comme marqueur de la présence du principe vital, est également un élément très important dans cette dynamique. Il agit comme un régulateur. Le remède en appelle donc à l'ensemble des sens (ouïe pour les chants, goût, odorat, vue et toucher), à la fois lors de sa formulation et lors de son administration.

Dans le second cas, les principes vitaux végétaux choisis pour remédier à des affections provoquées par certaines entités étiologiques, des morsures de serpents, des piqûres d'araignées, certains maux de tête ou encore des conjonctivites, possèdent la faculté d'entrer dans le corps par les lésions ou les brèches du corps afin d'emprisonner le principe vital étranger, sous forme de liquide, le capturer, puis en ressortir par les exsudations naturelles (sang, liquide exsudant d'une plaie, larme), et éventuellement être à nouveau

257. Cette théorie de mécanisme circulatoire du principe vital du poumon vers la peau est également à la base de la théorie du pranayama : Van Lysebeth, A. (1993). *Pranayama, la dynamique du souffle*. Paris : Flammarion.

ré-incorporé dans le *pare'shemats*. La circulation du principe vital végétal se fait ici telle une boucle fermée, de la plante vers la plante, cette dernière étant ultimement éliminée. Enfin, dans le cas de sorcellerie, utilisant le tabac ou dans les cas graves de fièvre nécessitant l'usage de plantes très puissantes telles les *epe'*, le procédé visant à renforcer encore l'efficacité thérapeutique est autre. Il se base sur une appropriation du principe vital de la plante par l'acteur de soin, soit par inhalation ou insalivation puis par une restitution et l'administration de ce dernier à la personne souffrante, mélangé à sa propre intention de soin.

2. ENCHAÎNEMENT DES GESTES DE SOIN : LE PROCESSUS THÉRAPEUTIQUE

Chaque geste thérapeutique utilisant des plantes peut être administré indépendamment ou bien faire partie d'un enchaînement de gestes de soins visant à fournir une réponse thérapeutique adéquate, un traitement selon l'étiologie du mal identifiée lors du raisonnement diagnostique. Prélude au traitement, un chant ou une oraison initie toujours le processus thérapeutique, en général énoncé pendant la préparation du remède.

Le processus thérapeutique commence alors toujours par les gestes de soin préconisés lors du diagnostic. Il peut ensuite évoluer si l'étiologie soupçonnée au départ devient caduque. L'administration de nouveaux remèdes devient alors nécessaire. Les réorientations diagnostiques basées sur les symptomatiques aggravées ou « secondaires » conditionnent alors l'administration de nouveaux remèdes. L'objectif de ces paragraphes est de décrire quels sont les différents enchaînements de gestes de soin susceptibles d'être effectués, constituant un traitement complet en considérant les différents modes d'action des principes vitaux végétaux sur le *yecamquëm̃*.

Les états généralisés de souffrance et leur traitement

La plante préconisée, dans le cas d'un état généralisé de souffrance, fait toujours partie de la catégorie des *campuerpan*. Administrée pour pallier les arrachements de *yecamquëm̃* provoqués par une entité étiologique nocturne, une entité étiologique diurne associée aux mouvements d'air ou un *choyeshe'mats,* sa formulation est celle d'un bain de vapeur. Pendant la préparation du remède, l'acteur de soin, généralement le végétaliste ou une personne de la famille, chante *yerpuenesharëc̈h* afin d'aider la personne à retrouver son principe vital susceptible de vagabonder à travers les monts. La longueur du chant permet à l'acteur de soin de procéder à l'entière formulation du remède. La plante *campuerpan* utilisée est intimement liée à l'étiologie mise en cause, donc dite très efficace et le bain de vapeur est administré en une seule fois. Cependant, le lendemain, si l'état dégradé de santé ne s'est pas amélioré, le même geste de soin est effectué de nouveau. Il ne sera généralement pas reconduit plus de trois jours, à la suite desquels le diagnostic est alors reconsidéré. La plante préconisée change. Le remède se prépare désormais avec une plante considérée comme plus efficace, la plante dite « légitime ». Faisant également partie de la catégorie des *campuerpan*, elle est aussi administrée en bain de vapeur. Le geste de soin impliquant une plante « légitime » peut aussi être répété trois jours. Les bains de vapeur sont généralement suivis de bains avec le restant tiède de liquide dans le récipient. La personne souffrante reçoit alors un soin « complet », en ce sens que le principe vital végétal est administré de deux manières : par voie de circulation respirée/transpirée et par agrégation au *yecamquëm̃* lors d'un contact direct à la peau et aux cheveux. Si le bain de vapeur est considéré comme le remède le plus efficace, parfois la gravité de l'état de la personne ne permet pas de procéder à son administration. Dès lors, seul le bain sera administré, et, de la même manière, si l'état de la personne ne s'améliore pas, le remède nécessaire au bain sera préparé avec la plante « légitime ».

Parfois, la symptomatique se double de symptômes « secondaires ». Les bains de vapeur et autres bains, en tant que remèdes « efficaces », sont désormais écartés. Seules des plantes utilisées pour pallier les pertes symptomatiques seront administrées sous forme de breuvages thérapeutiques. Il s'agit de remplacer systématiquement, grâce au remède, la production corporelle perdue. La fréquence d'administration est plus élevée, puisque le remède est bu plusieurs fois par jours. La durée de cette administration n'est pas fixe, elle peut se prolonger jusqu'à la disparition totale de la symptomatique.

Dans le cas où l'état de la personne se détériore encore, si elle est alitée et ne peut plus se mouvoir, plus aucun breuvage ne lui sera administré. Aidés du même chant *yerpueneshareč̈h*, des tubercules d'*epe'* seront soufflés sur son corps : ces plantes, issues de Yato' Yos, ont la propriété de pouvoir recréer un grand volume de principe vital, lorsque celui-ci ne semble pas vouloir revenir. L'administration de tubercules soufflés ne se fait qu'une seule fois. Plus aucun soin ne sera ensuite administré sauf la fumée de piment en ultime recours : si la personne tousse, il est alors encore possible d'espérer une potentielle guérison, dans le cas contraire, cela signifie qu'elle a quitté le monde des « humains ».

Symptômes signifiants et évolution du soin

Les plantes préconisées en réponse à des symptômes signifiants tels les hémorragies, les affections cutanées, les morsures de serpents ou encore les douleurs soudaines sont formulées dans un premier temps afin de répondre au trouble immédiat tangible constaté, mais peuvent changer et s'adapter à l'évolution de la « maladie ».

Un breuvage thérapeutique, consommé plusieurs fois par jour, préparé à partir de plante de la catégorie *errasañatspan* définie en fonction de l'étiologie suspectée, est toujours administré lors d'hémorragies impliquant une expulsion de sang, par les orifices naturels (hémorragies gynécologiques, vomissements, diarrhées, saignements de nez), ou lors de pertes de sang liées à des coupures/ blessures. L'état hémorragique ne devra pas excéder trois jours. Au-delà un autre remède sera administré, préparé avec la plante « légitime » de sa catégorie, bu plusieurs fois par jour pendant plusieurs jours. Si l'étiologie soupçonne une entité étiologique nocturne comme Rrotseñ ou Alloch, un bain de vapeur de plante de la catégorie des *campuerpan* peut se faire, parallèlement à l'administration du breuvage thérapeutique.

Dans le cas où la perte de sang est liée à une coupure ou une blessure, le *yechoyeshe'm* est souvent mis en cause. Il peut arriver que cette dernière s'infecte. À ce moment là, l'action d'une entité étiologique profitant de cette opportunité est suspectée. Des cataplasmes chauds de plantes de la catégorie *corarnopan* sont utilisés. Si la fièvre ou un état généralisé de souffrance s'ensuit, il sera fait usage de *campuerpan* « légitime » sous forme de bain de vapeur, ou encore si l'état hémorragique se double de symptômes « secondaires », d'autres breuvages seront alors préconisés dans le but de pallier ces nouvelles pertes jusqu'à leur disparition définitive. Selon les indications, les remèdes sont préparés de manière séparée, les plantes ne sont jamais mélangées et selon les associations de symptômes on utilisera des remèdes spécialement formulés ainsi que cela a été décrit précédemment. Ces remèdes sont alors préférés à l'administration de plusieurs remèdes différents. Enfin si l'état de la personne se dégrade encore, les tubercules d'*epe'* peuvent être soufflés et comme précédemment en dernière instance du piment sera brûlé sur le charbon ardent.

Les affections cutanées laissant soupçonner des entités étiologiques diurnes telles celles de l'arc-en-ciel, se soignent à l'aide de cataplasme de plante de la catégorie des *corarnopan*, et préalable au traitement, le chant *camuequeñetsreč̈h* est tout d'abord fredonné lors de la préparation du remède afin de ramener à la personne la quantité de principe vital séquestrée. L'extraction des principes vitaux non désirés, provoquant la douleur, se fait lors d'un processus thérapeutique pouvant impliquer de réitérer le cataplasme plusieurs fois, pendant plusieurs jours jusqu'à la disparition de la douleur. Les symptomatiques secondaires sont traitées avec des breuvages thérapeutiques. Si l'état de la personne s'aggrave, que l'affection cutanée s'amplifie, le liquide exsudé augmente et la douleur devient plus forte. Les cataplasmes se doivent alors d'être continués, accompagnés des bains de vapeur ou des bains utilisant un *corarnopan* « légitime ».

Lors de morsures de serpent, une plante fraîche de la catégorie *sheshpepar* ou *orroshe'shpar*, trouvée sur place, est tout d'abord appliquée en cataplasme froid afin de limiter l'effet toxique du venin. Un traitement complet, sous forme de cataplasmes chauds de plante, sera administré durant plusieurs jours au domicile du patient ou au domicile le plus proche. Cependant si les douleurs sont violentes, il semble alors très probable que le sorcier ayant envoyé le serpent, ait également effectué d'autres actes de sorcellerie à l'égard de cette personne. Dès lors, l'urgence réside en l'extraction des objets matérialisés dans le corps et les éventuelles symptomatiques secondaires traitées avec des breuvages thérapeutiques.

Les douleurs soudaines, nécessairement causées par de mauvaises pensées fondamentales, sont toujours traitées selon l'étiologie retenue, soit par les bains de vapeur formulés avec des feuilles de *parehuana* une fois par jour pendant trois jours jusqu'à disparition de la douleur, soit par la fumée du tabac, permettant la succion et l'extraction de corps étrangers. L'aggravation de ces états se définit par l'apparition de symptômes « secondaires », soignés par le biais de breuvage thérapeutique, ou par l'intensification des douleurs devenues alors plus violentes, orientant nettement le cas vers l'intervention d'un sorcier. En ce qui concerne les actes transgressifs portant atteinte au nourrisson après l'extraction de la substance matérialisée, ce dernier ne doit plus ressentir de douleur. Si tel n'est pas le cas, le nourrisson peut développer des symptômes « secondaires » associés et ses parents devront lui administrer des plantes sous forme de breuvages thérapeutiques ou de bains. Par ailleurs, il lui sera également donné les plantes préconisées pour la bonne adhésion de son principe vital (Annexe 6), encore non totalement achevé, de manière plus soutenue que d'ordinaire.

L'ensemble des gestes de soin constitue donc un acte thérapeutique complet. Si celui-ci commence et éventuellement se termine toujours de la même manière, par des chants - et par l'administration d'*epe'* soufflé et de piment grillé, la séquence thérapeutique en elle-même ne semble pas obéir à un ordre précis, mais vise plutôt à répondre au coup par coup à la survenue de nouveaux évènements apparaîssant aux détours de la « maladie ». Chaque nouveau geste thérapeutique est alors introduit sur la base de nouveaux symptômes, décryptés selon le modèle étiologique additif / substitutif / soustractif des entités étiologiques ou des actes liés aux mauvaises pensées. Si, après avoir tenté tout ce qui était possible de faire, une amélioration ne se laisse pas pressentir, la personne ne reçoit plus de soin et entame une autre étape de son évolution. À l'inverse, lorsque des signes d'amélioration sont constatés, que la fumée de piment provoque une toux témoin de l'adhésion encore manifeste du *yecamquëm̃*, la reprise des gestes thérapeutiques tels l'administration de breuvages thérapeutiques ou de bains de vapeur s'intensifie.

Chapitre VIII

Les recherches identitaires de l'ombre

Après l'acte thérapeutique s'apparentant à un rituel de soin du *yecamquëm̃*, la personne n'est toutefois pas considérée comme totalement guérie. Elle est encore affaiblie et rentre dans une période de convalescence, un état intermédiaire plus ou moins long au terme duquel elle sera de nouveau considérée comme un être pleinement humain, productive et parfaitement intégrée à son groupe. L'acte thérapeutique initial est primordial car il rétablit une quantité suffisante de principe vital, ou en soustrait un autre, non désiré : l'intégrité et l'adhésion du *yecamquëm̃* après le soin, sont considérés comme alors rétablis. Cependant l'ombre, qui, en tant que miroir en négatif du corps, a également été affectée par le contact avec l'entité étiologique, porte en elle, de manière plus ou moins occulte, des traces de cette rencontre. Un deuxième type de traitement est alors mis en place, visant plus spécifiquement à soigner *yeshoyeshe'm*, c'est-à-dire à inhiber les caractéristiques que l'entité lui a communiqué, faute de quoi il est impossible à la personne de prétendre redevenir complètement « humaine ». Dans le même ordre d'idée, suite à des actes de sorcellerie, il est nécessaire de pratiquer ou de faire pratiquer des « actes de vengeance », permettant l'apaisement de l'ombre. Cela fait partie intégrante du traitement qui permet de s'assurer du bon rétablissement de la personne.

Enfin, parallèlement à ces deux types de traitements orientés sur la restauration des composantes de personne que sont *yecamquëm̃* et *yeshoyeshe'm*, durant cette fragile période de restauration de santé, il est nécessaire de neutraliser les actions de l'ombre, décrite comme possédant une volonté propre souvent malfaisante qui se plait à perturber la personne à laquelle elle est aliénée en provoquant des perturbations involontaires désagréables, voire dangereuses, de l'activité consciente. En effet, l'ombre accumule tout au long de la vie des sentiments malsains de jalousie, de haine et de frustration refoulés par la personne. Dans les moments de faiblesse, surtout lorsque cette dernière se trouve dans un état dégradé de bonne santé, l'ombre profite de cette conjoncture pour s'exprimer davantage, afin de pouvoir gagner son indépendance, c'est-à-dire se séparer de la personne, acte nécessairement accompli *post mortem.* Pour contrer ces manifestations particulièrement nuisibles lorsque la personne est toute affaiblie et convalescente, des soins bien particuliers, qui s'apparentent à des règles de conduite, des « diètes » strictes doivent être suivies.

Cette période de convalescence se définit donc, après l'acte thérapeutique initial, comme une phase durant laquelle la personne doit suivre des évitements alimentaires et/ou comportementaux, en général regroupés sous le terme de « diète » (*dieta* en espagnol régional), parfois associés à l'administration de plantes dispensées dans le but de remédier aux pertes symptomatiques de principe vital. Dans les cas de sorcellerie déclarée, ce sont des « actes de vengeance » qui sont effectués. Par conséquent, tous ces évitements (comportementaux et alimentaires) et agissements (actes de vengeance) préconisés pendant cette période cherchent à contrer les troubles, présents ou futurs, induits par le *yechoysehse'm.*

Les « diètes » doivent être suivies de manière totalement personnelle, sans l'intervention d'un acteur de soin. Cette autonomie devant les impératifs liés à la convalescence positionne alors la personne devant son désir et sa responsabilité de retrouver son état de bonne santé, et de redevenir humaine : si la personne n'est pas rigoureuse, elle se met donc obligatoirement en danger de rechute, voire de mort. Dans ce contexte, il s'agit de favoriser l'issue d'une lutte entre la vie (adhésion du principe vital nouvellement acquis au corps) et la mort, soit le désir d'indépendance du *yechoyeshe'm.* Une issue positive se traduit par une réhabilitation de la personne dans son intégrité. Par contre, une issue défavorable signe une transformation nouvelle de la personne : la vie se prolonge au travers des divers états que peut prendre le *yechoyeshe'm,* qui dépendent très exactement et directement de l'agent étiologique ayant entraîné la mort de la personne.

Dans ce chapitre, la démarche thérapeutique volontariste engagée par la personne, aidée ou non du sorcier, selon le cas, afin de contrer l'action du *yeshoyeshem* est décrite. Enfin, les différents destins *post mortem* de ce qui reste de la personne, c'est-à-dire son ombre, *yechoyeshe'm,* sont évoqués.

1. LES SOINS APPORTÉS À L'OMBRE

C'est au regard des enquêtes ethnobotaniques que des évitements de natures très diverses s'individualisèrent. L'usage thérapeutique d'une plante est également associé à des évitements précis. Au même titre que la plante, les évitements sont spécifiques à l'étiologie mise en cause dans l'état dégradé de bonne santé et visent à contrer les identifications comportementales de l'ombre.

Lors des soins apportés à la personne affectée par des actes de sorcellerie, peu de plantes sont utilisées, mais des actes de vengeance à l'égard de la personne à l'origine de l'évènement peuvent en revanche être souhaités. Ces gestes font partie de l'ensemble du processus de soin, car ils conditionnent le bon rétablissement de la personne ayant éprouvé la douleur. Lorsque l'acte de vengeance n'est pas souhaité, aucun évitement spécifique n'est à suivre impérativement. Le *yechoyeshe'm* est une entité empreinte des rancœurs de la personne. C'est par la vengeance ou par des évitements spécifiques qu'il est possible de l'en débarrasser, faisant alors en sorte que l'ombre soit moins rancunière.

Ces paragraphes sont consacrés, tout d'abord, aux évitements comportementaux et alimentaires à suivre après le soin dispensé suite à une rencontre avec une entité étiologique. Dans un deuxième temps, il est présenté quels sont les potentiels actes de vengeance à effectuer lorsque la personne a été victime de mauvaises pensées fondamentales ou d'actes transgressifs. Il est ainsi mis en perspective les différents évitements ou actes de vengeance avec les potentielles influences du *yechoyeshe'm* sur le comportement de la personne dans le but de comprendre quels sont les soins apportés à l'ombre.

Identification et désidentification de l'ombre

Ainsi que cela a été vu précédemment, la rencontre avec une entité étiologique se manifeste chez la personne par un ensemble de symptômes visibles ou non apparents. Ces derniers dressent un cadre sémiologique subjectivement décrit comme un état de souffrance généralisé ou de douleur violente localisée. C'est à ce moment-là que la personne est dite dans un état dégradé de santé, donc plus tout à fait humaine. Si le corps de la personne est marqué de traces signifiantes (affections cutanées ou autre), ou si ce même corps porte/ressent les signes caractéristiques d'une rencontre avec une entité étiologique, il en est de même pour le *yechoyeshe'm*, ombre, miroir en négatif du corps, et lieu de refoulement des mauvaises pensées, qui se trouve à son tour modelé et transformé par ce contact, acquérant alors certaines caractéristiques propres à l'entité ayant affecté la personne.

Les entités étiologiques atteignant les êtres humains sont celles qui marchent « de nuit » ou « de jour », ainsi que celles envoyées des *mellañoteñ*, dont l'aspect est précisément détaillé dans les discours : ils possédent des traits physiques et comportementaux singuliers, qui sont à divers degrés ceux qui vont comme s'imprimer sur le corps de la personne donc sur son *yechoyeshe'm,* soit son double immatériel. À ce stade, l'ombre apparaît alors dans le monde « non-visible » comme identique à cette même entité étiologique. Témoin irréfutable de ce processus d'identification, le comportement conscient de la personne (ses goûts alimentaires, lieux de déplacement et autres habitudes) change. Non prises en considération lorsque la personne est en pleine santé, ces modifications comportementales deviennent dans ce contexte autant de marqueurs d'un changement subi et inconscient du *yechoyeshe'm* en entité étiologique. Les soins pratiqués sur le corps en vue de lui restituer une apparence normale permettent donc aussi de commencer à dégager le *yechoyeshe'm* de cette identification subie, mais ils ne sont pas suffisants.

Il est nécessaire alors de procéder à une désidentification totale avec l'entité étiologique. Celle-ci passe par des évitements comportementaux, visant à s'écarter de tout ce qui pourrait accentuer l'analogie comportementale du *yechoyeshe'm* avec l'entité étiologique incriminée.

De fait, les enquêtes ethnobotaniques permettent de mettre en évidence qu'à chaque plante utilisée lors du soin du *yecamquëm̃*, il est associé « une diète » se présentant comme un ensemble de règles de conduite. Une fois la plante de soin administrée, la « diète » est énoncée et le malade est confiné chez lui. Ce confinement est indispensable, il se fait quelle que soit l'entité étiologique incriminée. Il diffère de celui de la puberté car partiel : durant cette période d'inactivité et de repos la personne est en droit de sortir pendant de courts instants en tenant compte des évitements comportementaux préconisés. Cette période transitoire de repos physique, émotionnel, permet tout d'abord de favoriser l'ancrage du *yecamquëm̃* nouvellement constitué au corps de la personne, et ensuite de ne pas exposer la personne encore affaiblie, donc au *yecamquëm̃* facilement détachable, aux appétits des entités étiologiques potentiellement présentes. Parallèlement à ce confinement, vécu comme une période de repos transitoire, s'ajoutent certains évitements comportementaux spécifiques du mal pour lequel la personne a été prise en charge.

C'est ainsi que parmi ces évitements, « ne pas sortir la nuit » est une règle à suivre impérativement lorsque l'affection est imputée à une entité étiologique nocturne. En général, hormis les chasseurs et certaines entités étiologiques, peu d'êtres sortent de nuit. S'exposer ainsi pour une personne convalescente[258], outre les risques que cela comporte d'agression renouvelée avec une entité étiologique, est aussi considéré comme le signe sûr de reproduction du comportement de ces entités étiologiques nocturnes. Par exemple, lorsque la personne a été soignée par l'espèce Muetchopar afin de soigner les atteintes de Muecho't̃, envoyé d'un *mellañoteñ,* ou encore par *jo'llocmepar* (*Piper* sp.) ou *tsapo'marneshapar* (*Piper* sp.), espèces connues pour soigner les affections provoquées par Jo' ou plus largement n'importe quel *tsapo'marnesha'*. Dans le même ordre d'idée, les bains à la rivière, généralement pris avant que le soleil ne se lève ou ne se couche, sont proscrits lorsque l'entité suspectée ayant dégradé l'état de bonne santé de la personne est Omarñets ou encore Rrotseñ connus pour aimer marcher près des berges à l'aube et au crépuscule, dans une atmosphère à demi-obscure. C'est pourquoi le traitement initial préconisé à la suite d'une rencontre avec Omarñets consiste en des cataplasmes chauds renouvelés de feuilles de *omarrñat̃par* (*Piper crassinervium* Kunth) et se double systématiquement de cet évitement comportemental. Lorsque des entités de l'arc-en-ciel telles Cherop ou Ayonap̃nor sont tenues pour responsables de l'état de la personne, ne pas reproduire leur comportement, c'est naturellement éviter de sortir lorsqu'il y a un temps incertain, alternant soleil et pluies éparses.

Si les entités ont des habitudes de fréquentation de certains lieux, qui sont aussi leur terrain de chasse de prédilection, elles ont aussi des goûts et des dégoûts alimentaires particuliers : manifester certaines préférences alimentaires marquées sera donc vu comme un signe d'identification avec l'entité étiologique et sera réprimé. Par exemple, au sein des entités étiologiques nocturnes, Muentac est dit être avide de gibier. La personne atteinte par Muentac alors décrite comme *oseñat̃* (lit. Personne désireuse de manger de la viande sans arrêt), devra refréner son goût immodéré pour la viande sauvage. D'une manière plus générale, toutes les entités étiologiques nocturnes sont de grandes chasseresses. Leurs gibiers de prédilection tels que les daguets rouges, pécaris, agoutis, sont prohibés durant cette période de convalescence, pour les personnes souffrant de leurs atteintes. Ce même type d'analogie est à l'œuvre lorsque en cas d'atteinte des Pères des animaux envoyés de *mellañoteñ*, tels Muecho't̃, le Père des singes, Enasañ, le Père des singes laineux ou encore Ellarror, le Père des pécaris, il est interdit à la personne malade de consommer la viande des animaux « qui mordent », car les Pères de ces animaux possèdent aussi cette tendance comportementale. Ces évitements peuvent se rapporter au poisson, lorsque le mal est dû à Arrot̃er. En effet, ce dernier prend la forme d'un martin pêcheur lorsqu'il se trouve dans le monde du « visible ». Son mode

258. Les personnes convalescentes qui doivent sortir de leur domicile de nuit, par exemple pour uriner, doivent être accompagnées par quelqu'un d'autre. L'accompagnateur les protège.

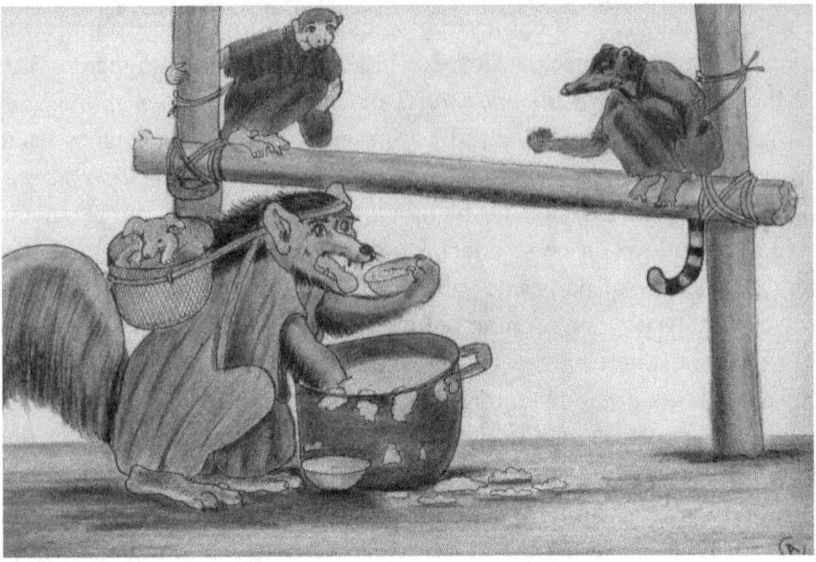

Arroshena' (Dessin : Anselmo Cruz Mariño, 21x29)

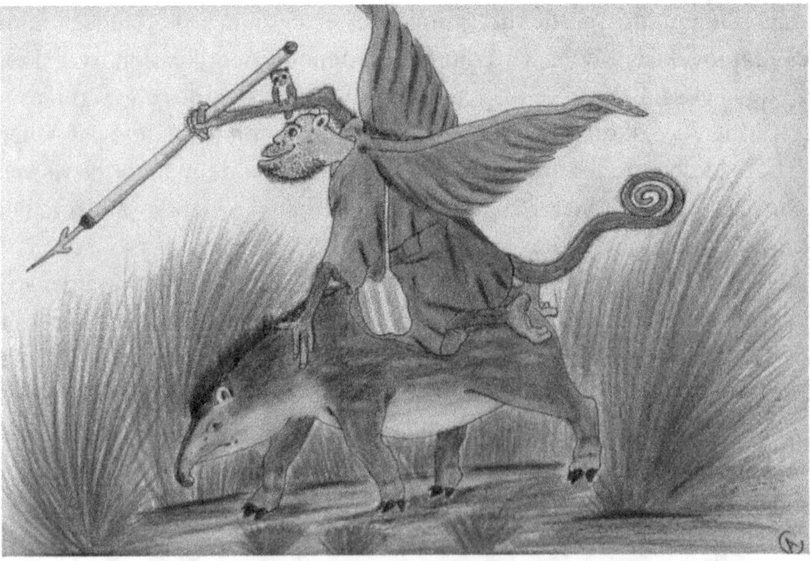

Pante (Dessin : Anselmo Cruz Mariño, 21x29)

d'alimentation se base alors essentiellement sur les produits de sa pêche. Si, chez les Shipibo, Frédérique Rama Leclerc explique au sujet des évitements alimentaires que certains poissons « sont impropres à la consommation en période de « diète » pour leur caractéristiques particulières : ils ont trop de graisse, leur mâchoire est proéminente et leurs dents effilées, etc. »[259], ici, la nature du poisson à ne pas consommer se définit en fonction des habitudes alimentaires de l'entité étiologique incriminée. Arrot̃t̃er consomme préférentiellement des poissons tels *sheb̃* (Scianidae) ou *mamore'* (Characidae), ces espèces sont donc celles à proscrire de l'alimentation en cas d'atteinte imputée à cette entité étiologique. Enfin, pour certaines entités, c'est leur attirance bien marquée vers certaines saveurs qui entraîne des évitements en conséquence : les boissons fermentées[260] sont donc souvent citées comme évitement à respecter lorsque Arroshena' est responsable du mal, car elles sont connues dans les temps primordiaux pour s'adonner à la consommation excessive de bière de manioc. De plus, les résidus de la fermentation, pâte dont est extraite la boisson, généralement laissée en décomposition à l'air libre en contrebas de l'habitation, ont des odeurs âcres et piquantes, fétides, jugées non agréables, qui rappellent les odeurs que possèdent certaines entités étiologiques telles Ellechañ (odeur de viande en décomposition) et Alloch (odeur d'aliments avariés) : cela entraîne une interdiction de préparation et de consommation de ces boissons, et dans ce cas-là, il s'agit d'éliminer de l'entourage du malade tout signe pouvant faire penser, par analogie, à l'entité responsable.

Outre ces évitements identitaires basés sur le comportement de la personne malade, miroir de celui de l'entité, il existe d'autres évitements qui se basent directement sur des ressemblances physiques, et qui sont préconisés afin d'éviter la complète métamorphose du *yechoyeshe'm* en entité étiologique. C'est ainsi qu'une rencontre avec Pante, entité à queue de singe, impose de ne pas manger de singe, à cette interdiction s'ajoute la viande de pécari si la rencontre a eu lieu avec Ellechañ, possédant des mains de singe et des pieds de pécari. Dans l'interprétation de ces évitements alimentaires, il est alors possible de se demander si le fait de consommer de ces animaux ne rend pas la personne à l'image de l'animal qu'elle consomme, ainsi que Greg Urban le laisse penser chez les indiens Shokleng : « Manger de la viande d'agouti peut entraîner une croissance trop rapide des dents des jeunes personnes, leur provoquant ainsi des douleurs. »[261] Manger un animal qui rappelle

259. Rama-Leclerc, F. (2003). *op. cit.*, p.133-134.

260. Hormis la bière de manioc, il existe d'autres types de boissons fermentées, *chase'*, comme la bière de maïs, *puetserr* (lit. Bière faite à partir du maïs) ou la bière de taro, *berroque'* (*Colocasia* sp.). Par extension, l'alcool issu de la distillation de sucre de canne éventuellement importé dans les communautés fait également partie des évitements alimentaires à suivre.

261. Urban, G. (1981). The Semiotic of Food Tabooed: Shokleng (Gê). Dans K. M. Kensinger & W. H.

analogiquement une partie ou l'intégralité de l'entité pourrait alors favoriser une transformation en une entité étiologique identique à celle qui fut à l'origine de la dégradation de l'état de bonne santé.

Les évitements décrits ici se trouvent en étroite corrélation avec les odeurs que possèdent les entités étiologiques, leurs habitudes alimentaires et plus largement comportementales. S'abstenir de « faire » comme elles, de sentir les odeurs qui leur sont familières ou qui sont similaires aux odeurs qu'elles dégagent elles-mêmes, c'est éviter de leur ressembler, « ne pas être elles » en évitant plus précisément au *yechoyeshe'm* de leur être analogue. Une mauvaise observance de ces évitements conduirait le *yechoyeshe'm* à s'identifier totalement à l'entité étiologique. Cela entraînerait une perte d'humanité complète de la personne qui se verrait transformée, après son décès, en cette même entité étiologique.

Ces évitements analogiques sont donc autant de repères mis en place permettant de démarquer nettement « l'humain » du « non-humain » qu'est l'entité et d'installer la personne encore convalescente dans cet état d'humanité.

Rancœurs et vengeance

Lors de cas de sorcellerie, le traitement commence par l'extraction de l'objet ayant causé la douleur au sein du corps. Selon la nature de l'objet que trouve le chaman, l'étiologie du mal est connue. Il revient alors au chaman de déterminer les responsabilités de chacun, donc de juger du traitement à poursuivre. Souvent, ce sera la vengeance *chemnateñets* ou plus précisément les actes de vengeance, qui conditionneront la guérison. L'acte de vengeance, s'il est décidé, précède toujours la période de convalescence, durant laquelle certains évitements sont aussi préconisés, et relève du savoir-faire du chaman. Si ce dernier ne juge pas nécessaire d'entreprendre un acte de vengeance, la personne souffrante devra suivre certains évitements liés à l'étiologie de l'évènement. Elle est considérée comme coupable, *pencna'nteñets* (lit. Se sentir coupable d'avoir commis un faute) de ne pas avoir suivi les règles de bienséances préconisées.

Dans ces paragraphes, il est tout d'abord considéré les actes de vengeance, quelquefois jugés indispensables conjointement aux évitements comportementaux et alimentaires à suivre, qui sont fonction de la nature du corps étranger retrouvé au sein de la chair de la personne.

Kracke, *Food Taboos in Lowland South America* (Vol. 3, 76-90). Vermont : Bennington College, p.86.

Les actes de vengeance, « les retours de sort », sont toujours pratiqués par le chaman. En effet, étant le seul capable de pouvoir extraire les corps étrangers de la chair d'une personne, il possède les mêmes capacités qu'un « mauvais » chaman dévoué à la pratique de la sorcellerie. Il peut donc à son tour envoyer un sort, lorsque la personne à l'origine de la matérialisation de la mauvaise pensée fondamentale est identifiée. L'acte de vengeance s'adresse alors à l'être ayant voulu la matérialisation du corps étranger, personne ou sorcier ayant fait l'intermédiaire, il sert à renvoyer le préjudice à celui qui l'a causé. Il s'agit donc bien d'une vengeance.

D'autre part, après un soin ayant utilisé un bain de vapeur et des feuilles de *parehuana*, les corps étrangers retrouvés au sein des feuilles par le chaman sont soigneusement placés dans une petite calebasse coupée horizontalement en son milieu, *tse'ret*, avec les feuilles, maintenant rechargées de leurs propres principes vitaux ayant emprisonné les objets extraits. Le tout est brûlé à l'extérieur de la maison. Brûler ces objets, matérialisation des mauvaises pensées fondamentales d'une personne, c'est brûler des objets qui sont imprégnés du principe vital de cette personne, c'est donc l'atteindre directement. Il est donc dit qu'agir sur ces corps étrangers en les brûlant, *chare'tna'teñets* (lit. Brûler pour porter préjudice à quelqu'un), revient à agir directement sur cette personne afin de la punir, *a'coñchataret̃* (lit. Personne qui souffre à cause de la punition d'une autre) :

> « Après avoir sorti les objets, le *pall'err* les met dans une calebasse creuse, et les brûlera plus tard dans le foyer en prononçant des paroles. » Tsachopen- Miraflores, 22 novembre 2008.

Tout est brûlé jusqu'à ce qu'il ne reste que des cendres, *tsapñere'teñets* (lit. Se transformer en cendre) ou, le cas échéant, des restes d'objets carbonisés recouverts de suie (verroterie, morceaux de verre, métaux), *quellueteñets* (lit. Devenir noir en brûlant). Cette manière de se venger revient à accomplir un acte de sorcellerie de type *et̃omam̃p̃señets*. Elle va entraîner chez la personne visée, la matérialisation de flèches au sein de sa chair, lui provoquant des douleurs violentes. L'issue de cet acte de vengeance est souvent fatal, bien plus nocif que l'acte initial lui-même : « Quand tu lui renvoies son mal, il faut bien réfléchir, car si moi j'ai failli mourir, c'est très probable que lui ne se rétablira jamais. » Cette manière de faire souffrir quelqu'un volontairement et par vengeance s'appelle *muerocḧtateñets* (lit. Faire souffrir volontairement). Elle permet d'apaiser la rancœur que la personne éprouve envers celle ayant eu des mauvaises pensées à son égard et permet de tranquilliser ou de libérer son *yechoyeshe'm* de ces forts sentiments nocifs.

Parfois, la personne décide de ne pas renvoyer le sort, ne désirant pas provoquer la mort ou la souffrance de quelqu'un auquel elle est liée affectivement, ou bien c'est le *pa'llerr* lui-même qui décide bien souvent de s'abstenir, car la personne ne peut être jugée coupable d'avoir ressenti ces mauvaises pensées fondamentales, même s'il serait en fait possible de « corriger (la personne) afin qu'elle ne recommence plus jamais », *a'p̃lo'teñets* (lit. Frapper une personne ayant fait de la sorcellerie sur une autre).

Par la suite, en phase de convalescence, la personne atteinte se soignera avec les plantes préconisées. Elle devra s'astreindre à bien suivre les règles idéologiques, *a'poctateñets* (lit. Se conformer aux règles idéologiques), en particulier celles ayant trait à la générosité, remède à l'avarice et à l'avidité, source d'envie ou de jalousie. La douleur qu'a subie la personne est en effet présentée comme une leçon, un régulateur de bonne manière de se comporter : voilà pourquoi elle n'entraîne pas toujours d'actes de vengeance. Dans ce contexte, le chaman possède alors un rôle de médiateur et de juge en ce qui concerne la culpabilité réciproque des personnes. Les évitements alimentaires qui sont préconisés se déterminent en fonction de la nature de la mauvaise pensée matérialisée dans le corps de la personne malade. De manière logique, l'extraction de corps étrangers tels des fibres de manioc, de petits os d'animaux ou de poissons, des œufs de poissons, ou encore de la chair de fruits, ou même de biscuits, signent une envie de nourriture non partagée et entraînera un interdit de consommation de ces mets ou de mets qui sont rares ou prisés, tels « ne pas manger de graisse », car les huiles sont rares, elles sont en général achetées à l'extérieur de la communauté ; « ne pas manger de viandes dures » (viandes séchées fumées) ; « ne pas manger de fruits durs comme les fruits de palmiers » ; « ne pas manger des animaux trop jeunes ou des œufs ». Ces évitements vont être étendus à toute la famille. Si les proches refusent de s'y soumettre, la convalescence de la personne est compromise et les membres même de la famille risquent, à leur tour, de voir leur santé se détériorer.

Parallèlement à ces évitements alimentaires, le chaman peut aussi prescrire des évitements comportementaux, qui consistent la plupart du temps en un confinement partiel au sein du domicile, qui doivent être suivis par la personne en convalescence et par les membres de sa famille. C'est ainsi que lors de comportements transgressifs, comme un acte d'adultère mettant en jeu la santé de l'enfant, c'est la nature du fluide qui permet de connaître l'auteur de l'adultère, mari ou femme. Dès lors, un confinement partiel est imposé aux deux parents : il pourra durer jusqu'à trois semaines pendant lesquelles des plantes seront également administrées quotidiennement à l'enfant sous forme de bain et aux parents sous forme de décoctés. L'enfant doit reconstituer la quantité de principe vital qu'il a perdu lors de diarrhées, *postateñets,* de toux productives ou de sécrétions oculaires, si l'acte n'est pas encore accompli. Les parents quant à eux ont consigne de « ne pas aller aux fêtes », de « ne pas danser » ou encore de « ne pas regarder les personnes de sexe opposé dans les yeux ».

A la suite d'une morsure de serpent, acte toujours assimilé à une action de sorcellerie, la personne doit rester chez elle, pendant quelques jours, jusqu'à ce que la douleur liée à la morsure s'estompe. Il en est de même pour tous les membres de sa famille. Les trajets en forêt sont à éviter le plus possible, sauf s'ils sont absolument nécessaires. Il faut alors ruser, afin de devenir invisible aux yeux des serpents, et certaines des plantes utilisées pour traiter leurs morsures sont mises à contribution :

> « Tu peux y aller mais il faut connaître les secrets qui font que les serpents ne puissent pas te voir. Tu prends la tige de la plante, celle-ci (*orroshe'sh, Dracontium* sp.), et tu te tapes les jambes avec. Regarde, la tige ressemble à celle d'une peau de serpent, après, tu peux marcher, le serpent ne pourra pas te voir. » San Pedro de Pichanaz-Azulis, 10 avril 2007.

Utiliser les « *cushma* abandonnées des serpents », permet aussi de se rendre invisible à leurs yeux :

> « Avant de partir en forêt, je regarde le soleil à travers une peau de serpent (mue). Il faut arrêter lorsque le soleil est trop fort, et que tu ne voies plus. Le serpent, lui, ne te verra pas, il est comme ébloui. » Loma Linda, 13 aout 2008.

De plus, durant ce temps de confinement, la consommation de toute viande « d'animaux qui mordent » ou de poissons est impérativement proscrite, faute de quoi la plaie ne cicatrisera pas. La personne devra aussi soigneusement éviter de croiser une femme enceinte, sous peine de voir sa morsure se mettre à saigner de manière hémorragique et devenir particulièrement douloureuse.

C'est l'ensemble de ces pratiques, de ces interdits, du confinement, et de l'administration de plantes palliant aux pertes symptomatiques, qui sera garant de la guérison intégrale de la personne. Faute de quoi, ainsi que le remarque Clifford Behrens chez les Shipibo, « si ces restrictions ne sont pas suivies, la personne sera à nouveau victime de morsure »[262].

Enfin, lorsque le corps étranger extrait de la chair de la personne provient d'un *choyeshe'mats,* ombre errante d'une personne morte ayant ainsi

262. Behrens, C. A. (1986). Shipibo Food Categorization and Preference: Relationships between Indigenous and Western Dietary Concepts. *American Anthropologist,* 88 (3), pp.647-658.

exprimé sa rancœur, la personne souffrante est coupable de n'avoir pas eu une attitude correcte envers cette personne de son vivant. La réparation de ces actes passe alors par des offrandes faites par le *pa'llerr,* de coca, de nourritures diverses ou d'habits, qui sont brûlés à l'intention du *choyeshe'mats*, et qui s'accompagnent de chants, destinés à le guider vers le monde où il doit résider. Ainsi, apaisé et guidé, il n'aura plus envie de revenir perturber les vivants.

Lorsque la nature des objets extraits signe un acte de sorcellerie, un acte de vengeance est décidé à l'encontre du sorcier, *mamareñets* (lit. Faire porter la faute à quelqu'un), ayant agi. À ce moment là, la tâche pour le *pa'llerr* est plus délicate. Il s'agit tout d'abord d'identifier le sorcier, cause du mal et « aujourd'hui les gens vont voir des sorciers Shipibo ou Ashaninka, ils vont loin, alors c'est dur de savoir. » Le *pa'llerr* doit donc s'isoler afin de se concentrer, *apčheñets,* en consommant du tabac et en mâchant de la coca mélangée avec du *chamaïro Mussatia hyacinthina* (Standl.) Sandwith et de la chaux, *tso'pueñets* (lit. Mâcher de la coca adoucie). Cette période de concentration peut durer quelques jours. Il s'agit d'un moment pendant lequel le chaman est dans un état de veille. La consommation d'aliments autre que de faibles quantités de manioc bouilli n'est, par ailleurs, pas conseillée. Grâce à son principe vital chamanique, *chañapchenaya*, le chaman peut déambuler à travers les forêts et les monts sous la forme d'un jaguar, car « les chamans peuvent disposer de la capacité magique de tuer leurs adversaires. Dans de nombreux peuples amazoniens, il est difficile de distinguer le chaman du sorcier »[263]. Dans cette quête, ses auxiliaires, considérés comme de « bons conseillers », le guident et l'orientent. Une fois le sorcier-ennemi trouvé, le *pa'llerr*-jaguar peut dévorer le sorcier en plein sommeil, si celui-ci n'est pas attentif ou alors en pleine forêt, s'il est en train de chasser par exemple. Parfois, ils peuvent se livrer à des combats entre jaguars. Le survivant sera le seul à pouvoir regagner son corps, l'autre, ayant perdu la lutte, ne pourra pas rejoindre son corps, et perdra alors la vie.

Lorsque le chaman décide, en accord avec la personne ayant reçu le soin, de se venger du sorcier se plaisant à faire le mal, il se met automatiquement dans une situation périlleuse qui le met en danger de mort. Il doit alors affaiblir le sorcier ennemi, se protéger : une des mesures prises à cet égard consiste à jeter de l'eau sur des braises, brûler des plantes, *chareso'teñets* (lit. Brûler de l'eau pour se venger) ou en l'usage d'un objet nommé *achemnaten*[264]. Le sorcier, de son côté, appréhendant la venue du chaman, mâche des

263. Fausto, C. (2004). A blend of blood and Tobacco: Shamans and jaguars among the Parakana of Eastern Amazonia. Dans N. L. Whitehead & R. Wright, *In Darkness and Secrecy: the Anthropology of Assault Sorcery and Witchcraft in Amazonia.* Durham & London : Duke University Press, p.158.

264. L'usage de cet objet fut énoncé, mais sa nature même et son utilisation restent floues. Certaines per-

feuilles broyées d'une plante nommée *bero'tapar* (Indet.) avec sa boule de coca. En théorie, la personne « victime » ne participe pas à cette lutte, mais il peut arriver, si le chaman échoue, que le sorcier puisse la tenir pour responsable des attaques qu'il vient de subir. Dans ce cas, il frappera cette personne d'un coup mortel, en invoquant tous les pouvoirs qui sont en sa possession. Ainsi, le rétablissement total de la personne dépend grandement de la réussite du chaman lors de sa lutte contre le sorcier. Quelquefois, il est impossible de retrouver le sorcier, « il sait qu'il est recherché, alors il se cache, et parfois il n'est pas possible de le trouver », mais la personne qui est à l'origine de l'acte de sorcellerie, c'est-à-dire la personne ayant loué les services du sorcier, est toujours identifiée par le *pa'llerr*. Une fois cette dernière connue, un sort lui sera renvoyé, « et souvent la personne tombe gravement malade et finit par mourir, c'est pour cela qu'il ne faut pas aller voir le sorcier, c'est très dangereux. » L'acte de vengeance ne peut pas toujours se faire, néanmoins quelquefois les personnes atteintes arrivent à se rétablir totalement sans que le chaman n'ait réussi à trouver le sorcier.

Ainsi, les actes de vengeance se traduisent la plupart du temps par le décès de l'un des protagonistes. Lorsque c'est la personne victime de l'acte de sorcellerie qui décède, le chaman arrête sa quête, à moins qu'une personne de la famille du défunt ne lui demande de poursuivre l'acte de vengeance. En effet, comme le notent Catherine Ales et Jean Chippino chez les Yanomami : « C'est en cela que la maladie, qui peut entraîner la mort, n'est jamais pensée elle-même comme naturelle, mais comme résultant d'une agression qui vise à détruire un membre de la communauté, membre qu'on se doit de venger »[265]. De vengeance en vengeance, les actes de sorcellerie et les retours de sorts sont les plus redoutés, car ils ont en général une issue funeste.

Ainsi, le chaman possède « l'avantage de fournir une réponse à la nocivité : la colère peut s'exprimer et le désir de vengeance être satisfait »[266], et le fait « d'imposer une souffrance à celui par qui nous avons souffert est toujours alliée soit au besoin de vaincre après avoir été vaincu, soit même à l'idée d'un équilibre rétabli et d'une justice satisfaite. »[267] La vengeance souvent souhaitée, difficile à mettre en œuvre car « ici, c'est difficile de trouver des personnes qui savent faire, il faut aller plus loin dans la vallée (vers les villages Ashaninka de Puerto Bermúdes) pour trouver, et c'est souvent très cher... »,

sonnes expliquèrent que cet objet doit être rompu, *chenampeñets* (lit. Rompre pour se venger).

265. Alès, C., Chiappino, J. (1981-1982). Approche de la maladie et de la thérapie chamanique chez les yanomamɨ (Vénézuela). *Série Sciences Humaines,* XVIII (4), p.537.

266. Clement, F. (2003). L'esprit ensorcelé. Les racines cognitives de la sorcellerie. *Terrain, 41*, p.128.

267. Lavelle, L. (1940). *Le mal et la souffrance.* Paris : Plon, p.21.

permet un bien meilleur rétablissement de la personne et constitue en cela un geste thérapeutique total, car ayant aussi un impact sur le *yechoyeshe'm*. En effet, l'acte de vengeance permet d'atténuer voire de se libérer de la rancœur violemment ressentie que le *yechoyeshe'm* n'a alors plus à emmagasiner, ce qui le rendra moins dangereux à l'encontre du corps auquel il est aliéné, et donc se révèle être aussi bénéfique pour la personne.

2. FORCE DE VIE, FORCE DE MORT : CONFLITS ENTRE *YECHOYESHE'M* ET *YECAMQUËM̃*

La réintégration d'un état de pleine humanité se fait au terme d'un long processus durant lequel les plantes administrées sont considérées comme efficaces, *pueretsoteñets* (lit. Être efficace, en parlant d'un remède) uniquement si la personne se prend en charge individuellement, et suit les évitements qui lui sont imposés, car comme le soulignent Miguel Carid Naveira et Laura Perez Gil, « si la personne malade ne suit pas la « diète » prescrite, non seulement le traitement n'aura aucun effet, mais la personne va également gravement rechuter »[268]. C'est l'observance de ces « diètes » qui permet de retrouver un état de bonne santé, *pocta'teñets* (lit. Récupérer un état de bonne santé), et de reprendre place au sein du groupe.

Suite à l'acte thérapeutique initial, et éventuellement suite à l'administration de plantes permettant de compenser les pertes accrues de principe vital, il est considéré que le *yecamquëm̃* a retrouvé un volume suffisant, donc, une bonne adhésivité, garant de son bon fonctionnement, c'est-à-dire lui permettant d'animer correctement tout le corps de la personne. D'autre part, un processus visant à désidentifier l'ombre de certaines entités étiologiques ou bien à l'apaiser suite à des cas de sorcellerie est en cours : le soin est global. Il s'adresse donc aux deux composantes principales de la personne, *yecamquëm̃* et *yechoyeshe'm*. Cependant, il est de la nature de l'ombre même de chercher à gagner son indépendance, voulant ainsi se libérer du joug qui lui est imposé, par le biais du lien qu'elle a avec le corps animé. L'ombre va donc profiter de ce moment de faiblesse pour intensifier ses agissements et se montrer très perturbatrice, contrariant alors la bonne adhésivité du principe vital nouvellement acquis. Afin de pouvoir contrer ces actes, il est nécessaire que la personne suive, une fois de plus, certaines règles, décrites comme des « diètes » qui visent toutes à favoriser l'adhésivité du *yecamquëm̃* ou bien d'en empêcher le décollement que l'ombre recherche.

268. Carid Naveira, M., Pérez Gil, L. (2002). *op. cit.*, p.166 et 167.

Faire une bonne « diète », c'est donc d'une certaine manière, s'assurer d'une victoire sur les agissements de l'ombre. Dans le cas contraire « ne pas faire une bonne diète, c'est manger comme j'en ai envie, faire ce qui me plait... Mais on ne guérit jamais comme cela… Et, tu vois, il y a des gens qui sont devenus fous et qui ont fini par mourir à cause d'une diète mal faite… », la personne tombe alors dans un état critique où elle est considérée comme mourante. Elle bascule alors dans la « non-humanité ». N'appartenant plus, dès lors, à l'humanité, elle est prise en charge de manière différente : c'est alors que s'entame une communication avec son ombre. Les « diètes » à suivre pour contrer les agissements de l'ombre dans sa lutte avec le *yecamquëm̃* font l'objet du paragraphe suivant, puis il est décrit les états de la personne mourante, lorsque l'ombre a finalement eu raison de l'adhésion du principe vital et qu'elle est en phase de gagner son indépendance.

Les « diètes », antidotes aux agissements de l'ombre

La plupart des « diètes[269] » préconisées regroupent des paramètres alimentaires ou plus largement comportementaux et visent à encourager une bonne adhésion du *yecamquëm̃* au corps, ce qui est perçu comme un remède contre les agissement nocifs du *yechoyeshe'm*. Dans leur ensemble, ces « diètes » doivent toutes être suivies quelque soit l'étiologie ayant provoqué l'état dégradé de bonne santé, mais certaines sont plus particulièrement indiquées lors d'atteintes précises en particulier en ce qui concerne les hémorragies féminines consécutives à l'ingestion de viande ayant été tuée par une arme « soignée ».

Une des recommandations principales qui est faite lors de cette période de convalescence est de *« ne pas manger chaud »*. Le manioc[270] et autres produits végétaux cultivés dans les parcelles doivent être préparés bouillis, *t̃eñets* (lit. Faire bouillir les plantes cultivées des parcelles), mais consommés une fois qu'ils ont refroidi. Cependant, si les aliments sont consommés froids, ils sont toujours préalablement cuits, et ne se mangent jamais crus, *ñasa* (lit. Sans cuire), et les fruits sylvestres, souvent consommés en l'état en forêt, ne sont jamais consommés lors d'une période de convalescence. Ici, la nature de l'aliment ou de la boisson importe peu, c'est la température de ce qui est absorbé qui est importante. Si la chaleur aide à la diffusion du principe vital inhalé vers l'extérieur, ce qui est recherché lors d'un bain de vapeur, elle ne

269. « *Dieta* », en espagnol régional, est le terme utilisé pour parler de ces pratiques.

270. Le manioc reste l'aliment le plus conseillé pendant une période de guérison, mais surtout pour une question d'approvisionnement.

ferait ici que favoriser la sudation c'est-à-dire la perte de principe vital. Afin d'éviter des pertes de sueurs, il est aussi interdit de consommer du piment, qui fait abondamment transpirer et, pour les hommes, de participer aux gros travaux communautaires généralement effectués lorsque le soleil bat son plein. En effet, ils nécessitent des efforts intenses qui provoquent de fortes sudations, et l'agitation de la personne peut entraîner un décollement du principe vital encore peu adhérent. L'interdiction de sortir au soleil se fait absolue pour la personne souffrant de fièvre : en effet la fièvre provoque elle-même une forte sudation déjà néfaste en terme de perte de principe vital et le soleil ne ferait qu'aggraver son cas. Dans les cas de fièvre il est d'ailleurs recommandé l'usage de remèdes « froids » tels ceux à base de *achmosa's* (*Vismia pozuzoensis* Engl.), qui possède avec le camphre, *pocharñech* (Indet.) la propriété de donner une sensation de fraîcheur lorsqu'il est appliqué sur la peau[271].

Durant cette période de convalescence, le sel doit aussi être banni : « il ne faut pas manger de sel ». Chez les Yanesha, le sel est un condiment qui est utilisé quotidiennement à diverses fins alimentaires[272]. Il peut être utilisé en salaison entrant alors dans la conservation des aliments comme les viandes, *muet* (lit. Viande découpée salée) et les poissons, *postallme'cheñets* (lit. Saler les petits poissons). Ces aliments sont ainsi conservés afin d'être ensuite partiellement dessalés et préparés sous forme de soupes. Le sel peut également être consommé directement en le saupoudrant sur le manioc bouilli par exemple. Lors de la période de convalescence, cette interdiction de manger salé ou de consommer des aliments conservés salés, mentionnée antérieurement lors de l'administration de bain de vapeur, perdure : le sel est dit retenir le principe vital nouvellement incorporé à l'intérieur et empêcher sa diffusion à l'extérieur.

Avec le sel, le sucre est également un interdit alimentaire. La canne à sucre mastiquée fraîche et les aliments sucrés tels sodas, gâteaux secs et bonbons, denrées très largement importées au sein des communautés, sont donc aussi à éviter, mais les raisons de cet interdit restent floues. Il semble cependant important d'en tenir compte, car cet évitement est systématique-

271. Cette apparente opposition chaud/froid qui reste anecdotique n'est donc pas reliée à une classification dichotomique des maladies telles celles décrite en Mésoamérique ou en Europe par Georges Foster : Foster, G. M. (1953). Relationships between Spanish and Spanish-American Folk Medicine. *The Journal of American Folklore,* 66 (261), pp.204-206, et Adolfo López Austin : López Austin, A. (1988). *The Human Body and Ideology Concepts of the Ancient Nahuas ; Translated by Thelma Ortiz de Montellano and Bernard Ortiz de Montellano.* Salt Lake City : University of Utah Press.

272. Aujourd'hui, le sel s'achète, mais nombreuses sont les personnes qui relatent comment leurs parents et leurs grands-parents partaient pendant plusieurs semaines vers la montagne de sel, *el cerro de la sal.* Ces excursions avaient en général lieu trois à quatre fois par an, une dizaine d'hommes ou plus partaient environ trois semaines (en fonction de leur lieu de résidence), et revenaient chargés de pains de sel assurant la subsistance pour quelques mois.

ment mentionné dans toutes les administrations de plantes servant à pallier une perte symptomatique.

Les interdits concernent aussi les bains de rivière trop précoces après le traitement initial visant à reconstituer le *yecamquëm̃*. En effet, l'eau a la faculté d'entraîner les principes vitaux avec elle, *e'yamachyo'teñets* (lit. Laisser son principe vital partir avec l'eau de la rivière). Il faut donc laisser le temps au nouveau principe vital végétal de s'agréger à celui de la personne.

Les évitements concernent aussi certains actes, qui risquent d'affaiblir la personne déjà fragilisée. C'est le cas de l'acte sexuel, interdit durant les périodes de guérison, car il entraîne alors un affaiblissement des deux partenaires. En effet, le sperme très puissant est considéré comme un venin pour la femme et son émission représente une perte de principe vital du point de vue de l'homme. D'autre part, il est recommandé aux personnes malades parlant avec d'autres de garder la tête basse afin de ne pas regarder leur interlocuteur dans les yeux, car :

> « il arrive parfois que le principe vital ne se reflète pas bien dans les pupilles (de celui qui est regardé). Si on ne se voit pas, cela fait peur. Et la peur (apparentée ici à une frayeur subite) aggrave la maladie. » San Pedro de Pichanaz-Azulis, 09 avril 2007.

Le fait de ne pas voir son principe vital dans les pupilles d'autrui peut conduire la personne souffrante à penser que ce dernier est déjà parti, donc, qu'elle n'est déjà plus de ce monde. Cette peur s'apparente alors à une frayeur subite, à l'origine du décollement du principe vital encore fragile.

Enfin, le dernier évitement concerne plus particulièrement les femmes souffrant « d'hémorragie », ou quelquefois ceux, hommes et femmes, qui souffrent de saignements de nez. L'étiologie de ce mal est la plupart du temps imputable aux armes « soignées ». En règle générale, la première proie ayant été tuée avec une arme récemment soignée est impropre à la consommation, tout particulièrement pour les femmes. Il est préconisé de ne pas la ramener chez soi, elle doit, en effet, être laissée à l'endroit où elle a été tuée. La viande des proies suivantes est moins dangereuse, mais peut tout de même provoquer des hémorragies (« de la femme » notamment). C'est pourquoi il est totalement prohibé lorsque l'on souffre déjà de saignements de continuer à manger du gibier, sous peine de contribuer à une perte accrue de principe vital.

Toutes ces recommandations sont donc autant d'interdits qui visent à favoriser l'ancrage et la fonctionnalité d'un principe vital nouvellement restauré de la personne à l'état de santé dégradé. Ces « diètes », qui trouvent leur place dans un confinement domestique, ont donc pour but d'éviter les pertes malvenues de principe vital par le biais de la sueur ou par l'eau de la rivière, d'éviter les émotions et les frayeurs pouvant entraîner un décollement de ce dernier ou de favoriser sa diffusion, son adhésion. De fait si tous ces évitements sont centrés sur le principe vital, ils sont aussi autant de mesures prises pour contrer les agissements de l'ombre, car elle profite de cet état de faiblesse dans lequel se trouve la personne convalescente pour agir sur le principe vital. Il est dit que lorsque ces évitements ne sont pas bien suivis le *yechoyeshe'm* profite de la conjoncture, et provoque des perturbations comportementales : « Parfois la personne, *amospaña* (lit. Personne ayant perdu le sens des réalités) sort de chez elle et perd tout sens du jugement, elle court vers la forêt. » La lutte entre *yecamquëm̃* et *yechoyeshe'm* a été perdue aux dépens du *yecamquëm̃*, la personne est alors gouvernée par son ombre.

Victoire du yechoyeshe'm*, l'état de mourant et la mort*

Il arrive parfois que, malgré tous les efforts effectués pour maintenir l'adhésion du principe vital de la personne, son état se dégrade trop. Elle est alors nommée *pa'naĩ* (lit. Personne dont l'état dégradé de bonne santé empire). Lorsqu'une personne se trouve dans un état jugé trop grave pour envisager une quelconque rémission, la personne est considérée comme condamnée et plus aucun soin ne lui est donné. Elle va alors s'en aller petit à petit, plus ou moins rapidement, *colleñets* (lit. Périr graduellement). Elle présente des signes d'agonie, *pa'naĩteñets* (lit. Agoniser) et laisse entendre des soupirs, *enare'teñets* (lit. Soupirer) et des gémissements, *gogatsteñets* (lit. Gémir). Le *yechoyeshe'm* finit par prendre totalement le contrôle de l'état de conscience de la personne. Elle ne réagit plus de manière intelligible, elle délire, *čhopapueñe'cheñets* (lit. Délirer en mourant) : « Parfois, elle attrapait mes vêtements en me disant des paroles insensées, ou voulait se lever pour sortir à la rivière laver du linge. » Ces états comateux ou délirants sont la preuve que la personne n'agit plus que sous la volonté de son ombre.

Cependant, même si aucun soin ne lui est plus dispensé, elle doit être accompagnée. Ce sont généralement les femmes et les enfants qui assistent le mourant. Les hommes passent de longs moments à son chevet, mais de manière moins assidue que les femmes. L'accompagnement se prolonge ensuite quelques jours après la mort, jusqu'à ce que le *yechoyeshe'm* quitte le corps. Pendant ces veilles, des chants sont chantés pour que le principe vital s'en aille, que le *yechoyeshe'm* se détache du corps, qu'il soit guidé vers son nouveau lieu de résidence, qu'il ne reste pas parmi les habitations : « Si je ne chante pas, son ombre ne va pas savoir quoi faire. Si elle reste là, elle risque de rendre malade tous ses proches. » La personne mourante n'est déjà plus considérée comme humaine. Etant sous l'emprise de son *yechoyeshe'm,* elle représente donc déjà un futur danger. Les chants sont donc préventifs, et visent à protéger les humains.

Elle'cheñets (lit. Être en train de mourir), le dernier râle de la personne, correspond à la sortie définitive du principe vital, *arromuenteñets* (lit. Dernier râle). À cet instant, la personne meurt, *rromueñets* (lit. Mourir). Le corps sans vie prend le nom de *rromue'* (lit. Chair sans vie toujours accompagnée du *yechoyeshe'm*). Le principe vital est définitivement parti lorsque les yeux du défunt ne reflètent plus l'image d'autrui : « quand l'œil devient opaque, c'est là que l'on sait que la personne n'est plus animée ». Entre trois et cinq jours plus tard, l'ombre se détache du corps de la personne, la dépouille mortuaire prend alors le nom de *arromñat̃*. Puis le corps est enveloppé dans sa *cushma* avant d'être inhumé ou brûlé[273]. L'ombre devenue maintenant indépendante continue ensuite son existence sous plusieurs formes possibles, selon la cause de la mort. Elle peut devenir alors *choyeshe'mats*, *sanerr,* ou encore entité étiologique.

Le principe vital rejoint le monde de Yompor Yos, telle une substance immatérielle neutre réutilisable. Il est dit qu'il existe alors comme un « recyclage » des principes vitaux, Yompor Yos pouvant donner la vie avec des principes vitaux de personnes ayant parfois déjà vécu.

La mort d'un chaman, son agonie, reste un évènement très préoccupant car il possède une ombre « puissante » très souvent empreinte de grandes rancœurs et un principe vital chamanique. Le devenir du corps du chaman sera alors décidé selon sa tendance connue de pratiquer - ou non - des actes de sorcellerie. S'il est connu comme « bon », le corps du chaman sera enroulé dans sa *cushma* et enterré, couché la bouche vers le sol, *arromret̃* (lit. Couché la bouche vers le sol). Sa sépulture sera ensuite surveillée, et désherbée pendant plusieurs mois suivant sa mort. Il y pousse, en effet, des plants de tabac et « si tu ne les enlèves pas, il reste là pour les consommer comme il le faisait avant ». Enlever le tabac permet ainsi de ne pas attirer l'ombre maintenant errante du chaman vers les vivants. Après la mort du « bon » chaman, son *chañapchenaya* se transforme en jaguar, son *choyeshe'mats* suit le chemin du monde des morts[274], et son principe vital rejoint Yompor Yos. Il semblerait que

273. La crémation est aujourd'hui peu pratiquée, et peu d'informations furent livrées sur le traitement des cendres. Les cimetières se situent sur des promontoires à l'extérieur du centre du village. Dans certains villages, l'aire où se situent les sépultures n'est pas marquée de signes visibles, dans d'autres villages, chaque tombe est surmontée d'une croix de bois.

274. Selon les discours, il est rare qu'un chaman meure à cause d'une entité étiologique, « lui, il peut les voir, donc il les évite et les connaît bien ». La mort d'un chaman résulte la plupart du temps de combat entre chamans ou lorsqu'une personne tue un jaguar dans la forêt, car inévitablement il tue aussi le chaman auquel appartenait le *chañapchenaya* transformé en jaguar.

contrairement aux personnes n'ayant pas ce statut, les chamans ne furent jamais l'objet d'incinération[275]. En ce qui concerne le corps d'un chaman connu pour avoir effectué de nombreux actes de sorcellerie, son sort est différent : le défunt n'est pas forcement veillé, et l'on cherchera à se débarrasser au plus vite de lui : après avoir enroulé son corps dans sa *cushma*, puis l'avoir parfois partiellement brûlé, il est ensuite vite jeté dans le fleuve le plus proche, ce qui empêche définitivement l'ombre à jamais perdue de revenir vers le fleuve[276]. Dès lors, son *choyeshe'mats* suivra le chemin des morts, son *chañapchenaya* prendra plus probablement la forme d'un serpent ou d'un tapir. Son principe vital, lui, regagnera Yompor Yos.

Les mourants sont donc considérés comme potentiellement pathogènes pour l'être humain : ils sont déjà « non-humains ». Les chants cherchent à guider les ombres en les éloignant. Le traitement du corps vise à faire disparaître la personne, sans désir de mémoire, afin de ne pas attirer l'ombre, toujours dangereuse, maintenant libre, parmi les humains.

3. LA PERTE DE L'HUMANITÉ ET LES DESTINS DE L'OMBRE

La mort n'est jamais naturelle, elle est toujours provoquée par un agent étiologique extérieur. Le destin du *yechoyeshe'm,* après sa séparation du corps, diffère selon l'étiologie ayant conduit au décès. Le destin *post mortem* d'une ombre ayant appartenu à une personne morte suite à la rencontre avec une entité étiologique, n'est donc, par exemple, pas le même que celui d'une ombre dont la personne a succombé à un acte de sorcellerie.

Si la mort est imputable à une mauvaise pensée fondamentale, à un acte transgressif ou à une frayeur subite, le *yechoyeshe'm* reste physiquement identique à la personne. L'ombre prend le nom de *choyeshe'mats,* « l'ombre errante du défunt », décrite telle une image, une photographie identique à la personne de son « vivant », mais au comportement maintenant différent, car reflet de toutes les rancœurs et autres sentiments négatifs accumulés par le passé. L'ombre des personnes ayant subi une mort violente (assassinat) est différente d'un *choyeshe'mats*, elle se dénomme *sanerr*, et porte les marques physiques causées par l'agent ayant provoqué sa mort. Enfin, lorsque la mort fut engendrée par une entité étiologique, le *yechoyeshe'm* devient l'entité étiologique à l'origine de son décès

275. Dans d'autres groupes Arawak, « la crémation simple était surtout pratiquée au nord de l'Amazone, chez les carib des Guyanes en particulier. Procédé funéraire devenu exceptionnel de nos jours, Il était autrefois courant chez les Wayana, sauf pour les chamans que l'on enterrait. » : Chaumeil, J.-P. (1997). Les os, les flûtes, les morts. Mémoire et traitement funéraire en Amazonie. *Journal de la Société des Américanistes,* 83, p.91.

276. Un traitement similaire est parfois réservé aux voleurs et aux criminels.

Les *choyeshe'mats, sanerr* ou les « nouvelles » entités étiologiques vont alors se diriger vers leurs nouveaux lieux de résidence, vers d'autres mondes. Ce nouveau destin dépend directement de la forme qu'a maintenant le *yechoyeshe'm post mortem*. En effet, les *choyeshe'mats* rejoindront le monde des morts situé au-dessous de la terre, les *sanerr* se dirigeront préférentiellement vers le « monde des assassinés », monde situé au-dessus de la terre et les « nouvelles » entités étiologiques adopteront les us et coutumes de leurs semblables dans le monde « non-visible » de la terre.

Dans ces paragraphes, il est décrit, à travers les récits mythiques, les différents voyages des ombres détachées du corps inerte sur la terre ou vers d'autres mondes. Le monde Yanesha n'est ni rond ni plat, mais constitué d'un ensemble d'univers superposés communiquant tous entre eux. Cette introduction à la notion d'autres terres permet de comprendre que les ombres de personnes défuntes peuvent avoir des destins différents en fonction de leurs états de transformation au moment de la mort : en effet, sur terre dans le monde « non-visible » de la terre ou dans d'autres mondes, le chemin qu'elles suivront dépend des conditions du décès.

L'accès au monde « non-visible »

Les *yechoyeshe'm* transformés en entités étiologiques vivent comme leurs semblables. Elles appartiennent désormais à leurs clans et règnent dans le monde « non-visible » sur la terre. Nouvelle entité étiologique, le *yechoyeshe'm* libéré va alors instinctivement se diriger vers ses semblables, son identité définira son nouveau lieu de résidence.

Devenu entité étiologique diurne, appartenant aux entités de l'arc-en-ciel par exemple, il va s'orienter vers le principe vital séquestré anciennement, propriété de la personne à laquelle il était attaché, *ahuanmampeñets*, (lit. partir vers qui a emporté une partie de soi dans le but de vivre avec l'entité qui la désire). Cette quantité de principe vital séquestrée sert ainsi de guide à la « nouvelle » entité étiologique. Au sujet des ombres rejoignant respectivement les clans d'Errasañats, de Yonnañets, de Shornañets ou de Puertsañats, il est expliqué que la plupart du temps elles « n'arrivent pas à rejoindre le monde de Yosoper[277], elles restent sur terre, et elles agissent comme les autres démons. » Par ailleurs, le nombre croissant de morts qu'elles entraînent, engendre une

277. Cela fait référence aux difficultés qu'eut Errasañats à retrouver son chemin dans les temps primordiaux.

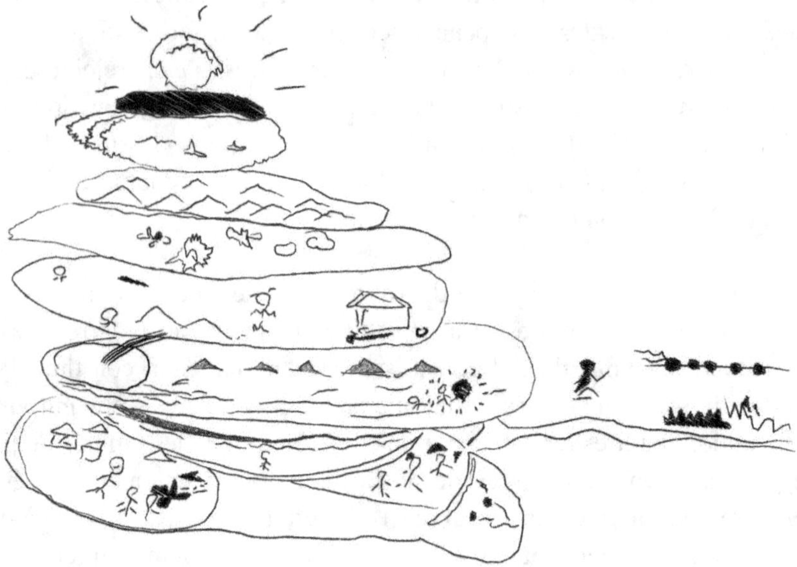

les différents mondes (Dessin : Dora Espiritu Lopez, 21x29)

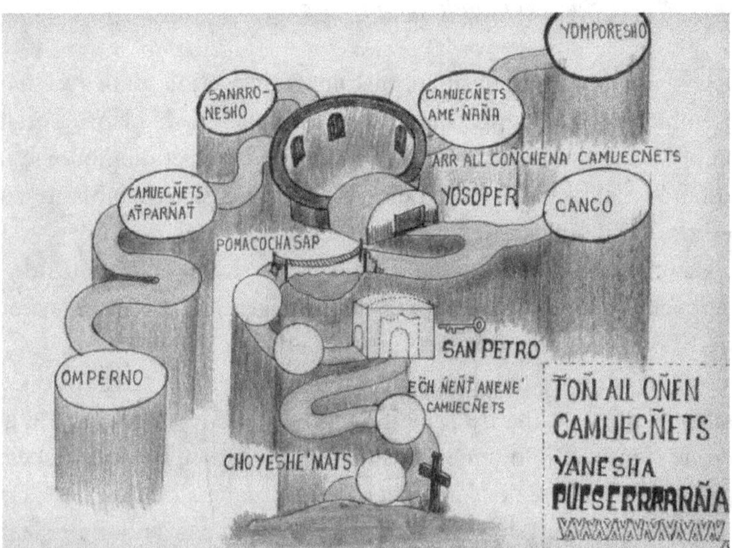

le monde des morts (Dessin : Anselmo Cruz Mariño, 21x29)

augmentation des ombres errantes rejoignant ces entités étiologiques. Ainsi assimilées à un clan, ces entités étiologiques de passage se multiplient et agissent de toutes parts, ce qui permet de comprendre leur mode de diffusion transcutanée.

Lorsque l'entité étiologique est nocturne ou qu'elle est une de celles envoyées des *mellañoteñ*, elle quitte le corps avec le désir de manger de la viande, *señets*, c'est-à-dire le désir de consommer des principes vitaux humains ou animaux et elle rejoint, comme les autres, le clan des entités étiologiques auquel elle appartient nouvellement.

Les traversées des mondes

Les *choyeshe'mats* restent parfois un temps parmi les vivants, temps pendant lequel ils sont susceptibles de leur porter préjudice, puis ils se dirigent ensuite dans l'ailleurs afin d'y établir leur lieu de résidence, *ahuaneñets* (lit. Partir vers le monde des morts). Création de Yosoper, dotées d'une vie éternelle et d'une intentionnalité propre, la présence des ombres parmi les humains, potentiellement source de danger, ne doit être que transitoire. En effet, elles doivent rejoindre leur nouveau territoire de résidence, la terre des morts, où se trouvent déjà certains de leurs ancêtres décédés.

L'univers Yanesha se conçoit de manière cylindrique, il est composé d'un nombre impair de mondes plans disposés verticalement. Cette représentation des mondes est également rencontrée dans de nombreux peuples des basses terres[278]. Le mythe retraçant le premier épisode de l'histoire de l'humanité mentionne que les trois premières terres furent érigées par Yato' Yos et Yosoper. Les mondes varient en nombre, allant de trois – la terre, le paradis et l'enfer - reflétant certainement les discours transmis par les institutions missionnaires - à cinq mondes différents, voire plus dans certains cas. Dans sa thèse doctorale, Richard Smith fait état de cinq mondes superposés[279]. Dans ce contexte descriptif et afin de comprendre les différents voyages que l'être défunt peut emprunter une fois qu'il est séparé de son support charnel, je m'appuierai sur les dessins de Dora Espiritú López et Catalina López. Cette représentation, faisant état de cinq étages terrestres compartimentés, est celle qui se rapproche le plus de toutes les descriptions recueillies.

278. À cet égard, Jean-Pierre Chaumeil mentionne la disposition verticale et horizontale des mondes Yagua. Chaumeil, J.-P. (1983). *op. cit.,* pp.160-163 ; « Pour la plupart des Matsigenka, l'univers consiste en un nombre impair de mondes, qu'ils soient trois ou cinq » Rosengren, D. (2004). Matsigenka. Dans Santos Granero & F. Barclay Rey de Castro Éd.,*Guía Ethnográfica de la Alta Amazonía, Volumen 4.* Lima : IFEA - Smithsonian Tropical Research Institute, pp.32-35.

279. Richard Smith donne une représentation verticale de la représentation des mondes, chacun éclairé par une Divinité/soleil différent : Smith, R. C. (1977). op.cit., p.92.

Après sa dissociation du corps, une fois éloigné des vivants, le *choyeshe'mats* entame une vie autonome et se dirige vers son lieu de résidence éternelle. Les passages vers la terre « d'en bas » ou « monde des morts » sont situés à la cime de monts dénommés Choyeshe'matsopen, au travers des brèches ouvertes dans le sol reconnaissables aux éboulements visibles sur ces sommets. À la venue de chaque *choyeshe'mats*, la terre s'entre-ouvre, un petit tunnel se forme et une petite hirondelle guide l'ombre vers la terre la plus basse dans un lieu où se trouve San Petro[280]. En arrivant devant la porte de San Petro, *choyeshe'mats* doit chanter *Atto̅ resateñet arromña̅t* :

> *« Queshpenepa' camuecnetsya, Queshpenepa' camuecnetsya, Ahuañchoquelloya, poqueya'ya, Petorampsapuenen nata', Santa Petro, aret mellañoteñ̅, Pepa̅'nerrya, Ahuo't alla netsotampershe rrpa̅, Allña pepartsoten, nomporecha' »*
>
> « Que ton principe vital s'en retourne, que ton principe vital s'en retourne, avant de m'en aller, nous allons te demander d'ouvrir les portes pour que je puisse passer, San Petro, là où se trouve *mellañoteñ̅*, toi mon frère, qui était ici avant, je suis en train de me rapprocher de là où tu résides, mon Père Suprême » San Pedro de Pichanaz-Azulis, 13 juin 2009.

San Petro ouvre alors la porte. Sur le chemin qui mène au pont appelé *Pomacocha sap*, les ombres auront à accomplir des tâches de difficultés variées, imposées par San Petro, par exemple acheminer des lourds fardeaux de coton. Les ombres devront ensuite traverser ce pont suspendu qui en conduira certaines au royaume *coñcheñetso*, de Yosoper, monde où souffrent les morts, et où elles purgeront leur peine, étant en cela semblable au purgatoire de la religion catholique. À cet endroit, Yosoper décide de la direction que devront prendre les *choyeshe'mats* qui s'y présentent.

> [...] En chemin, ils arrivèrent à un croisement. Pa̅bchar lui expliqua qu'il devait suivre le chemin de droite vers la maison de Ya'pech « mais dans un premier temps, nous allons aller à gauche, je vais te montrer ce qu'endurent les morts quand ils arrivent ici »
>
> Arrivé au bout du chemin, Pa̅bchar lui dit : « Ici vit Yosoper, il détient un livre, mais tu dois te cacher, il pourrait te faire du mal. »
>
> Il obéit, et de sa cachette il vit Yosoper noter les fautes de chaque personne qui se présentait à lui.

280. Ce personnage porte le nom de San Petro qu'il est possible d'extrapoler à celui de San Pedro ou de Saint Pierre. Il s'agit donc probablement d'un emprunt missionnaire.

A chacune d'elle il disait : « Tu as pêché plusieurs fois dans ta vie, c'est pour cela que je vais embrocher ton corps sur un morceau de bois, et te mettrai dans le feu. Je retournerai ton corps autant de fois que de faute commise. »

A cet endroit, il y avait un grand feu et au-dessus se trouvaient plusieurs personnes attachées sur des pics horizontaux. [...]

Extrait du mythe : Le monde des morts.
Yarinacocha-Pucallpa, 26 décembre 2008.

Seules les ombres errantes de défunts ayant été veufs ne passent pas cette étape. Elles rejoignent directement leur lieu de résidence, un espace composé de plusieurs aires comparables à différents villages. Pour les autres, il est raconté qu'ils sont attachés sur une sorte de broche au-dessus d'un feu nommé *jeretso'*. Yosoper leur fera faire un tour pour chaque péché accompli.

Les voyages des ombres errantes permettent de comprendre comment s'organisent les différents univers de la cosmologie Yanesha. La destination des *choyeshe'mats* est conditionnée par leurs aptitudes passées à suivre l'idéologie prônée par les Divinités durant la vie mortelle. Ces philosophies individuelles font référence à l'aptitude de chacun d'avoir su suivre les bonnes règles de conduite, et en ce sens, d'avoir été une personne totalement Yanesha. Ainsi, le but ultime de tout être est de se construire tout au long de son existence, afin d'affirmer son humanité, et de pouvoir être orienté ensuite par les instances du monde des morts, là où la vie est éternelle.

Dans ces voyages dans les mondes des ombres errantes, il existe ensuite trois chemins possibles : deux d'entre eux mènent à des villages qui sont situés sur cette même terre, c'est le chemin des ombres errantes de « morts communes » et le troisième dirige les ombres errantes vers une autre terre située au-dessus de Patser, il s'agit de la terre où vivent les assassinés, Sanrronesho[281]. Les deux premiers chemins sont destinés aux ombres dont les personnes ont eu de leur vivant des qualités de convivialité, générosité, démontrant par là leur bonne adhésion aux idéaux sociaux Yanesha. Ils se dirigent, d'un côté, vers les lieux où résident les « bonnes *choyeshe'mats* » des personnes qui ont eu un *camuercñets ame'ñaña* (lit. souffle vital obéissant), lieux considérés comme le royaume Yompornesho sous la protection de Yompor Yos. L'endroit où vivent les « mauvaises *choyeshe'mats* » des personnes ayant eu un *camuercñets at̃parñats* (lit. souffle vital désobéissant) où sont confinées les ténèbres, Omperno, se situe de l'autre côté.

281. Les cinq différentes terres de la plus basse vers la plus haute : Concheñtso, la « terre des morts » où se trouve omperno, l'enfer, puis se trouve Patser, la « terre des vivants » ou « superficie terrestre », Yompornesho, « terre des Divinités», Sanrronesho, la « terre des assassinés » et, tout en haut, Huorrenesho, le « royaume de Yato' Yos ».

Par ailleurs, les *choyeshe'mats* des personnes veuves se dirigent vers un lieu nommé Canconesho'. Dans les cas de mort violente, tels les assassinats et les noyades, les *sanerr*, sont aussi décrites comme portant encore les traces de l'agression physique dont elles furent victimes. Ainsi, lorsque *sanerr* apparaît aux vivants, il est reconnu comme l'entité vivante d'un être défunt assassiné, *sanrroteñets* (lit. Assassiner) comme ses blessures l'attestent.

Les goûts alimentaires de *sanerr* sont aussi décrits comme étranges, voire inquiétants, et non conformes à ceux des « vivants » :

> Dans les temps primordiaux, Huayull et son épouse Amalles vivaient dans un village Yanesha. Un jour, Huayull partit chasser dans la forêt.
>
> Il rencontra des Ashaninka qui le tuèrent à coup de flèches.
>
> Amalles était très triste de la mort de son mari et demanda au petit épervier To'to : « Aide-moi à trouver mon mari, il a été assassiné, j'aimerais le voir »
>
> A cette époque, To'to était un homme portant une tunique et un foulard noir noué autour du cou. Il lui répondit : « Viens avec moi, je vais t'aider. Nous allons aller là où vit ton époux à l'heure actuelle »
>
> Amalles rangea ses affaires et prenant ses trois enfants, ils suivirent To'to.
>
> Ce dernier leur ordonna : « Fermez les yeux ! » Ils passèrent les marécages, les monts et arrivèrent sur la terre des assassinés.
>
> Une fois arrivé sur cette terre, To'to dit à Amalles : « Ton époux va vouloir que tu lui cherches les poux, mais tu vas vite te rendre compte que ce sont en réalité des vers ».
>
> S'il te propose de la bière de manioc, tu verras que c'est en fait de la bière de sang ou de cœur broyé. » [...]
>
> M3.1 : L'avènement de notre ère, le mythe du monde des assassinés (Annexe 1).
>
> Yarinacocha-Pucallpa, 27 décembre 2008.

Après leur séparation du corps, les *choyeshe'mats* et les *sanerr* peuvent rester un temps sur terre ; temps pendant lequel ils vagabondent, cherchant à se venger des personnes leur ayant porté préjudice dans le passé. Ces ombres errantes sont potentiellement dangereuses pour les humains et sont assimilées à des entités étiologiques pouvant provoquer des dégradations sérieuses de l'état de bonne santé d'une personne. Lors d'une rencontre avec l'une d'elles, c'est donc grâce à leurs comportements inhabituels qu'il est possible de percer leur réelle identité.

Ainsi, quel que soit le destin de l'ombre, les personnes doivent être oubliées. Toute trace de leur souvenir est gommée. Désormais, il ne sera plus jamais fait mention de leur prénom par les proches de leur famille, seules des allusions indirectes telles « lorsque nous vivions là-haut (dans les hauteurs du centre du village) » sont parfois faites. Devenues d'autres êtres, les personnes n'appartenant plus à « l'humanité » sont dangereuses pour les êtres humains. Par ailleurs, biens personnels, maison, et tout objet ayant appartenu à la personne doivent lui être restitués dans le monde dans lequel elle réside, c'est pourquoi tous les biens d'une personne vivant aujourd'hui une existence de *choyeshe'mats* ou d'un *sanerr* seront brûlées. Ceux d'une personne maintenant « nouvelle » entité étiologique seront jetés au fleuve, les maisons démolies et laissées se décomposer. Ainsi, d'une personne, rien n'est gardé, ni souvenir ni trace de sa présence. Au sujet de la mémoire des morts, Anne-Christine Taylor écrit chez les Jivaro qu' « A l'issue de cette *mimesis* verbale de la désagrégation physique, le mort est sommé de se transformer en l'une, ou l'autre des apparitions effrayantes [...], transformation qui est la culmination de l'entreprise d'oubli volontaire du défunt et la condition du recyclage de son nom propre et de son apparence »[282]. Dans ces actes visant à l'oubli, il s'agit également de protéger les humains, en évitant le séjour d'une ombre nouvellement libre, susceptible d'évoluer parmi eux.

282. Taylor, A. C. (1997). L'oubli des morts et la mémoire des meurtres. Expériences de l'histoire chez les Jivaro. *Terrain,* 29, p.91.

CONCLUSION

Les études réalisées en anthropologie de la maladie traitant des systèmes de soin ou de certaines de leurs composantes, à travers l'objet « plante », sont à ma connaissance peu fréquentes : la plupart des travaux faisant apparaître les plantes comme une partie du système de soin où la maladie est le principal objet d'étude[283]. Par ailleurs, si les études centrées sur les rapports entre animaux et humains ont été largement développées en anthropologie[284], elles le sont moins en ce qui concerne les relations plante/humain[285]. Dans ce travail, j'ai donc essayé de montrer que la plante pouvait être utilisée comme un outil dans un contexte de recherche en anthropologie de la maladie, et par extension, en anthropologie sociale, conduisant à certaines conclusions dans ces domaines.

D'autre part, l'utilisation de la plante comme outil de recherche permet de redéfinir, peut être de mieux cerner, la société Yanesha. En effet, si tout au long de ces lignes, la société Yanesha a été décrite comme un groupe animiste[286], Jacques Barrau emploie les termes « végétaliste » et « animaliste »

283. Buchillet, D. (1983). *op. cit.* ; Lenaerts, M. (2006). *op. cit.*

284. Par exemple : Descola, Ph. (1986). La nature domestique, symbolisme et praxis dans l'écologie des Achuar. Paris : Ed. de la Maison des sciences de l'homme ; Digard, J.-P. (1990). L'homme et les animaux domestiques. Anthropologie d'une passion. Paris: Fayard ; Erikson, Ph. (1987). De l'apprivoisement à l'approvisionnement : chasse, alliance et familiarisation en Amazonie indigène. Techniques & Culture, 9, 105-140 ; Hirtzel, V. (2010). *op. cit.* ; Menget, P. (1996). De l'usage des trophées en Amérique du Sud. Esquisse d'une comparaison entre les pratiques nivacle (Paraguay) et mundurucu (Brésil). *Système de Pensée en Afrique Noire, 14*, 127-143 ; Viveiros de Castro, E. (1992). From the Enemy's Point of View, Humanity and Divinity in an Amazonian Society. Chicago : The University of Chicago Press.

285. Lenaerts, M. (2004). *Anthropologie des Indiens Ashéninka d'Amazonie.* Paris: L'Harmattan. ; Rama-Leclerc, F. (2003). *op. cit.*

286. Descola, Ph., (2005), *op. cit.*

pour désigner les sociétés qui affichent une proximité soit avec les végétaux soit avec les animaux[287]. Il reprend par là les termes de l'orientaliste spécialiste de l'Inde Jean Przyluski[288]. Selon ces auteurs, la notion de « société végétaliste » caractérise les sociétés dans lesquelles il existe des relations de proximité entretenues entre l'homme et la plante sur le plan de l'identité et dans lesquelles les mythes d'origine sont centrés sur les interactions fortes qui existent entre les hommes et certains végétaux. En effet, « lorsqu'on aborde l'étude des relations entre une société « traditionnelle » et son environnement végétal, on est toujours conduit à pénétrer dans une cosmologie locale, un mode de pensée embrassant l'ensemble de l'environnement naturel et de ses composantes dans ses rapports à l'humain et expliquant de façon à la fois imaginaire et réelle le fonctionnement de ce système, justifiant aussi le comportement des hommes au sein de ce dernier »[289]. C'est pourquoi la société Yanesha peut donc, en ce sens, être aussi décrite comme une société « végétaliste ».

L'étude ethnobotanique a tout d'abord conduit à considérer les notions qui se rapportent aux conceptions de la personne. En effet, au centre de la construction et de l'humanisation le principe vital, *yecamquëm̃*, est façonné à l'aide de principes vitaux végétaux additionnels. Grâce à ces diverses agrégations, la personne en bonne santé s'affirme alors au monde autant sur le plan individuel que social. Toutefois, le caractère modelable du principe vital justifie un usage soutenu des plantes étant donné les variations quantitatives et qualitatives auquel il est soumis quotidiennement. La notion de bonne santé se définit donc principalement dans le maintien et l'entretien de l'intégrité du principe vital : c'est-à-dire la conservation du caractère pleinement humain de l'être. Lorsque l'état de bonne santé se dégrade, la plante à administrer est choisie en fonction de l'étiologie pathogénique, c'est-à-dire de l'agent étiologique auquel est associée une pathogénie spécifique. Or, un état dégradé de bonne santé se caractérise aussi par des modifications comportementales de l'ombre, *yechoyeshe'm* : la personne manifeste alors des comportements inhabituels. La notion d'état dégradé de bonne santé renvoie à l'intégrité du principe vital, d'une part, et aux modifications par mimétisme étiologique de l'ombre, d'autre part. Elle renvoie, en somme, à une perte d'humanité affirmée.

Le raisonnement diagnostique est basé sur le discours de la personne

---

287. Barrau J., 1991, « Les hommes dans la nature » et « L'homme et le végétal ». Dans J. Poirier, *Histoire des moeurs*, La Pléiade, Paris : Gallimard, pp.1293-1296.

288. Przyluski J., (1927). Totémisme et végétalisme dans l'Inde. *Annales du Musée Guimet : Revue d'histoire des religions*, XCVI, 6, 347-364.

289. Barrau J., *op. cit.*, p.1296.

souffrante considérant à la fois la symptomatique et l'anamnèse de son état. Il aboutit au choix de la plante. Un remède et/ou des actes ou évitements spécifiques doivent être dispensés en fonction de la nature de l'étiologie. Lorsque l'état déjà dégradé de bonne santé de la personne s'aggrave, le diagnostic est reconsidéré et le raisonnement s'oriente alors en fonction des « symptômes secondaires ». Une autre plante est préconisée. Les principes vitaux des plantes possèdent des modes d'action définis en fonction de la nature de la plante et libérés par les processus de formulation et d'administration. Les plantes agissent alors principalement sur le principe vital, elles visent à restaurer son intégrité. Paramètre indispensable car primordial, le soin de *yecamquëm̃* est toujours fait en première instance ; l'attention se porte ensuite vers le *yechoyeshe'm.* Cette période succédant à l'acte thérapeutique proprement dit s'inscrit aussi totalement dans le soin, car visant à réhabiliter l'être parmi les humains. À travers des évitements adéquats ou des actes de vengeance, le *yechoyeshe'm* se voit contraint de retrouver une attitude discrète, ne cherchant alors plus à perturber le comportement de la personne. Ramener l'ombre à son plus faible état d'expression, revient alors à rapprocher l'être de son humanité initiale.

Chaque personne possède donc un potentiel de non-humanité représentée par les expressions éventuelles et latentes du *yechoyeshe'm.* Lorsque le caractère non-humain gagne sur ce qu'il reste d'humanité à la personne souffrante, la transformation de l'ombre est en train de se parachever, rapprochant petit à petit la personne de la mort. La mort ne ponctue donc pas l'existence, car l'existence *post mortem* est autre, elle se déroule sous d'autres formes et dans d'autres lieux. L'humain, même le plus abouti, est donc intrinsèquement porteur d'un germe non-humain, il lui donnera inéluctablement naissance. Les états dégradés de bonne santé représentent donc un glissement de la personne vers une existence dans les mondes « non-visible » et sous forme non-humaine.

Ainsi, l'étude ethnobotanique permet de comprendre quels sont les éléments mis en jeu et qui sont pris en considération lors de l'évènement « maladie ». Au travers des processus de construction de la personne et des moyens mis en œuvre afin de conserver un état de bonne santé, qui est l'état d'humanité, se manifeste la problématique « d'être humain ». Appartenir à l'humanité passe par des étapes de modifications et de transformations du principe vital de la personne grâce aux plantes. Au même titre que l'anthropophagie des Tupi, décrite par Carlos Fausto comme des processus d'assimilation des capacités de leurs victimes[290], les principes vitaux des plantes nommées

290. « *Like Parakana opetymo, Tupi ritual anthropophagy was not permeated by a symbolism of fertility, but was instead related to processes in the transformation-maturation of personal capacities.* » (« Comme l'opetymo Parakana, le rituel anthropophagique Tupi n'était pas teinté de symbolisme de fertilité, mais

pare'shemats, assimilés, deviennent des éléments constitutifs de la personne, lui faisant acquérir ou retrouver les qualités nécessaires à la vie individuelle et sociale : lui permettant d'être humain et de le rester. L'adhésion des principes vitaux végétaux au *yecamquëm̃* induit l'acquisition des savoir-faire, tels des « dons », et le bon suivi des règles de bienséance. Dès lors, une « personne non-Yanesha », métisse, *ocanesha'*, quechua, *eshpuecḧ*, ou encore « celles qui vivent là-bas, et qui viennent chez nous », *ahua'ñareñesha'*, est construite différemment. C'est pour cela qu'elle peut avoir des comportements jugés hors règles sociales. C'est sur l'intégration ou la non intégration des principes vitaux des *pare'shemats* que se joue la différence entre humain - non-humain, Yanesha - non-Yanesha. Même si des populations très voisines utilisent aussi des plantes peu ou prou dans le même but, ainsi que le font les *compa'll* (Ashaninka), il diront d'eux ; « Ce sont des gens qui ne font pas comme nous, ils ne sont pas comme nous non plus. Regarde, ils ont fait tant de guerres », et cela car « ils connaissent d'autres plantes ».

Chez les Yanesha, être humain est une aspiration constante, cet état d'humanité est à l'instar de tous les autres phénomènes du monde environnant, perçu comme un état fluctuant, mouvant, trouvant ses limites entre un état d'hyper-individualisation, à la limite de la folie, qu'induisent les *puerets*, et un état de non-humanité provoqué par les entités, dont la mort est une étape. Entre ces deux extrêmes, l'humanité pourrait se définir comme un « état de santé suspendu »[291] où les *pare'shemats* sont la principale et indispensable force agissante permettant de ramener l'être vers un état humain.

L'état d'humanité se définit alors comme un « état toujours en devenir », car soumis à d'incessantes influences, sources de transformations entraînant éloignement d'un positionnement idéal. En effet, si la personne « construit toujours son humanité par l'absorption de végétaux »[292], différents agents étiologiques « mettent en péril les constituants spirituels de la personne »[293]. Le glissement vers la non-humanité complète que marque la mort est progressif, les forces transformatrices à l'œuvre agissent par mimétisme inconscient de l'ombre. Dans cette approche du corps souffrant considéré à travers l'étude de la plante, se profile l'idée d'un repositionnement de la personne selon les bases ontologiques de ses représentations. Ici, il n'existe pas

était plutôt relié aux processus de transformation-maturation des capacités personnelles. ») : Fausto, C., Rodgers, D. (1999). Of Enemies and Pets: Warfare and Shamanism in Amazonia. *American Ethnologist,* 26 (4), 933-956.

291. Rama-Leclerc, F. (2003). *op. cit.*

292. Pollock, D. (1996). *op. cit.*

293. Albert, B. (1985). *op. cit.*

de maladie proprement dite, mais comme le mentionne Anne-Christine Taylor au sujet des jivaro, « la maladie est conçue essentiellement sous les espèces d'une expérience de la métamorphose »[294]. Provoquée par un élément extérieur à la personne, cette transformation la positionne dans un état transitoire entre l'humain et le non-humain, où deux issues sont possibles : l'humanité ou la non-humanité. Lors de cet évènement, la plante joue un rôle de maintien et de restauration de l'humanité perdue. Principaux outils utilisés dans le maintien de l'être en bonne santé et dans les constructions individuelles rendant possible la socialisation de la personne, les principes vitaux végétaux sont les régulateurs de cette balance humain - non-humain en l'orientant vers un « plus d'humanité ». À l'un de ces extrêmes, lorsque la personne se dirige de plus en plus vers une non-humanité, la positionnant dans un état de mourant, l'évènement « mort » ainsi que Robert Hertz le mentionne n'est nullement un évènement ponctuel, mais un processus faisant partie intégrante d'une longue évolution[295]. La plante, en tant que « remède », est donc indissociable de la notion d'humanité : elle est la base, sur laquelle cette humanité, au sens plein du terme, se construit et la garante du maintien de cet état. Le terme *pare'shemats* peut donc être redéfini comme celui de « plante humanisante », c'est-à-dire un ensemble de plantes dont les spécificités de formulations et de dispensations cherchent à individualiser et conférer à un être le statut d'humain.

Les *pare'shemats*, « plantes humanisantes » ne sont donc utiles qu'aux humains puisqu'elles permettent l'humanisation de l'être. Toutefois, certaines données issues des enquêtes ethnobotaniques, certes fragmentaires, ont permis de mettre en évidence que certaines plantes, telles le piment, sous forme de fumée, sont appréciées des êtres « non-visibles » et qu'elles possèdent une action sur ces mêmes êtres, accélérant leur transformation donc facilitant leur installation dans leur nouvel état *post mortem*. Il serait intéressant de se demander, dans une orientation perspectiviste[296], quelles sont les plantes alors utilisées par ces « êtres » et sous quelle forme ? Et quel est le mode d'action des principes vitaux végétaux dans le monde « non-visible » sur ces êtres non-visibles ? Les réponses apportées à ce questionnement permettraient peut être alors une éventuelle redéfinition du rôle joué par la plante, qui d'humanisante, deviendrait ce qui permet et détermine le mode « d'être » au monde, que celui-ci soit visible ou non-visible.

---

294. Taylor, A. C. (1997). L'oubli des morts et la mémoire des meurtres. Expériences de l'histoire chez les Jivaro. *Terrain , 29*, 83-96.

295. Hertz, R. (1960). *Death and the right hand.* Aberdeen : Anthropology and Ethnography, Routledge Library Editions.

296. Viveiros de Castro, E., (1996). Images of nature and society in Amazonian ethnology, *Annual Review of Anthropology*, 25, 179-200.

ANNEXES

Annexe 1 : l'histoire de l'humanité[297]

M1 : la création du cosmos et de l'humanité

Dans les temps anciens, toutes les Divinités vivaient ensemble en paix et en harmonie.

Un jour, Yato' Yos, Notre Grand-Père et Divinité Suprême, créa une terre plate en dessous de celle où vivaient jusqu'alors toutes les Divinités. Yosoper, son frère par alliance, jaloux de cette création en prit possession. Yato' Yos lui demanda alors un peu de terre afin de pouvoir en créer une troisième entre celle de son frère et la terre originelle des Divinités. Yosoper la lui concéda. Puis, Yato' Yos façonna un personnage en argile auquel il insuffla la vie. Yosoper désirant s'affirmer davantage, créa alors dix personnages identiques. Son frère continua son œuvre en donnant vie aux animaux, aux oiseaux, aux insectes et aux plantes. Mais pour chacune de ces créations, Yosoper fit de même. Voyant cela Yato' Yos changea la forme de chacune d'entre elles et les maudit. Ainsi, aujourd'hui les créatures de Yato' Yos sont connues comme bienfaisantes, comestibles et sacrées, tandis que celles de Yosoper sont considérées comme maléfiques, de mauvais augure et démoniaques, dont le seul but est de déranger les humains.

Cette ère prit fin lors de l'avènement dans le ciel de la Divinité solaire Yompor Rret̃ qu'ordonna Yato' Yos afin que la terre de ses créatures, les Yanesha, soit éclairée.

M2 : l'ère cataclysmique du règne de Yompor Rret̃

Yompor Rret̃ était une Divinité maléfique, sans compassion, ni générosité ni amour, qui prenait plaisir à faire souffrir le peuple Yanesha. Parfois il cessait d'éclairer la terre et leur imposait des ténèbres sans fin. D'autres fois, il leur jetait des pierres du ciel dans le but de les écraser et produisait des catastrophes naturelles tels que des tremblements de terre, des tornades ou encore des inondations. Cette ère de chaos, de mort et de destruction est considérée comme l'ère des temps dangereux. Ce chaos s'exprima par des incestes, des

297. J'ai combiné dans ce mythe mes données de terrain avec celles qu'énoncent Richard Smith (Smith, R. C. (1977). *op. cit.*), et Fernando Santos Granero (Santos Granero, F. (2005). *op. cit.*), dans leurs écrits afin de pouvoir présenter une version aussi complète que faire se peut.

conflits, des assassinats et aussi par des stérilités tous dus à l'ombre que leur imposait Yompor Ret̃.

M3 : l'avènement de notre ère

M3.1 : le mythe du monde des assassinés

Dans les temps primordiaux, Huayull et son épouse Amalles vivaient dans un village Yanesha. Un jour, Huayull partit chasser dans la forêt. Il rencontra des Ashaninka qui le tuèrent à coup de flèches. Amalles était très triste de la mort de son mari et demanda au petit épervier To'to : « Aide-moi à trouver mon mari, il a été assassiné, j'aimerais le voir. » À cette époque, To'to était un homme portant une tunique et un foulard noir noué autour du cou. Il lui répondit : « Viens avec moi, je vais t'aider. Nous allons aller là où vit ton époux à l'heure actuelle. » Amalles rangea ses affaires et prenant ses trois enfants, ils suivirent To'to. Ce dernier leur ordonna : « Fermez les yeux ! » Ils passèrent les marécages, les monts et arrivèrent sur la terre des assassinés. Une fois arrivés sur cette terre, To'to dit à Amalles : « Ton époux va vouloir que tu lui cherches les poux, mais tu vas vite te rendre compte que ce sont en réalité des vers. S'il te propose de la bière de manioc, tu verras que c'est en fait de la bière de sang ou de cœur broyé. »

Une fois arrivée, elle fut prise de stupeur et courut se cacher avec ses enfants dans la forêt. Cette nuit là, la femme et ses enfants virent comment les assassinés demeurent entre eux, boivent du sang fermenté, jouent de la musique et dansent. Les femmes chantèrent et les hommes jouèrent de la flûte de pan. La femme et ses enfants apprirent les chansons sacrées, *coshamñats*, par cœur et mesurèrent les tubes des flûtes de pan. Elle demanda alors à l'oiseau de *to'to* de la redescendre sur sa terre. Une fois revenue parmi les siens, elle se mit à faire une boisson fermentée de manioc appelée *masato*, fabriqua des flûtes de pan et se mit à danser. En entendant la musique, les membres de son groupe ainsi que les assassins de son mari vinrent voir. Elle les invita tous à sa fête et commença ainsi des relations sociales harmonieuses entre les Yanesha au même titre qu'une grande famille.

M3.2 : l'avènement de l'ordre biologique

Afin de s'élever contre la situation de chaos provoquée par le règne de Yompor Ret̃, un leader sacerdotal enseigna à ses frères que pour donner la vie, les femmes devaient être isolées et gardées sous haute protection rituelle. Pendant cette période, une femme tomba enceinte en ramassant deux magnifiques fleurs envoyées par Yato'Yos, sans avoir auparavant eu de quelconque rapport sexuel. Un jour, faute de protection, cette vierge enceinte fut frappée à mort par Patonell, l'ancienne Mère des jaguars. De son corps déchiré sortirent les jumeaux Yompor Ror, Notre Père le soleil et Yachor Arror, Notre Mère la lune. Après bien des efforts, les humains réussirent à sauver les deux jumeaux mais ils ne grandissaient pas. Ils décidèrent alors de les amener à Patonell afin qu'elle les élève, mais l'alimentation en viande aussi riche soit elle ne les fit pas grandir davantage.

Après quelques jours de mauvaise chasse, les jaguars ordonnèrent à leur mère de manger les jumeaux. Les jumeaux les induisirent alors en erreur ; pensant les cuisiner, les jaguars cuisinèrent en réalité leur propre mère. Quand ils s'aperçurent de la supercherie, les jaguars voulurent venger la mort de leur mère, mais ils furent pratiquement tous éliminés par les jumeaux extraordinaires. Depuis la naissance de Yompor Ror et Yachor Arror, s'instaura l'ordre biologique : les femmes commencèrent à donner naissance à des enfants normaux.

M3.3 : début de la spéciation

M3.3 : les colères de Yompor Ror

Après bien des péripéties sur cette terre, Yompor Ror et sa sœur/épouse Yachor Arror se devaient de monter dans le ciel accompagnés de leurs autres frères et sœurs majeurs Yompor Yompere et son épouse/sœur Yachor Mamas, Yompor Yompuer et son épouse /sœur Yachor Capac-huan. Sur le chemin de Cheporepen, mont de la vallée de Huancabamba et lieu choisi pour leur ascension dans les cieux, la colère s'empara de Yompor Ror et ne fit que croître tout au long du chemin. Il se mit alors à transformer des gens en pierre et à créer des accidents géologiques de manière qu'un tel chemin puisse marquer la frontière du territoire Yanesha. […]

De même, il transforma en pierre ses frères qui le devançaient sur le chemin de Cheporepen et d'autres êtres humains en animaux de passage par exemple. Irrité par les mesquineries des deux voyageurs Matar et Huacanquiú qui ne voulaient pas partager ni leurs poissons ni les perroquets qu'ils portaient avec eux, Yompor Ror les transforma en rochers. C'est aussi pour cela que certaines pierres ont des formes équivoques. Son ascension déclencha une série de transformations de la part d'autres Divinités désirant le rejoindre. C'est au moment de partir que certaines d'entre elles laissèrent les plantes que nous connaissons aujourd'hui.

M3.4 : l'ascension de Yompor Ror

Afin de pouvoir monter au ciel, il demanda de l'aide. Pentellac, un colibri d'apparence humaine, lui offrit son aide sous les sarcasmes des autres gens lui disant que jamais il ne pourrait l'aider seul. Vexé, Pentellac s'en alla loin, les humains tentèrent alors en vain d'aider Yompor Ror. Après de longues discussions les humains réussirent à convaincre Pentellac de revenir les aider.

Il éleva donc la Divinité dans le ciel et en guise de vengeance à l'encontre des humains qui l'avaient offensé, il l'emmena beaucoup plus loin que prévu de sorte que les humains ne puissent pas l'entendre. Yompor Ror aurait voulu rester proche de la terre afin que les humains puissent écouter ses paroles : aujourd'hui ce sont les leaders sacerdotaux qui servent d'intermédiaires.

M3.5 : la perte de l'immortalité

En l'honneur de leur ascension, les Divinités organisèrent une grande fête réunissant tous les habitants de cette terre. Yompor A'penerr, Notre Père de la Voie Lactée, informa les humains que s'ils voulaient acquérir l'immortalité, ils devaient se réunir, chanter, danser au rythme de la musique *etseñets* (une des quatre musiques masculines sacrées). Ainsi, ils auraient l'opportunité d'accéder à la sphère des Divinités et au monde de l'immortalité, Yomporesho. Afin que les Yanesha lui prouvent leur foi et leur dévotion, Notre Père A'penerr, provoqua une nuit très froide. Mais, à la suite de cette nuit les Yanesha refusèrent de l'écouter. À trois reprises il essaya de les convaincre de le suivre lors de son ascension dans le ciel, mais personne n'en fit cas. Il s'éleva, furieux, et déclara que jamais ils ne pourraient retrouver l'immortalité tant que son amour et sa compassion à leur égard ne seraient pas revenus.

Cependant, quelques-uns l'ont suivi chantant et dansant en file indienne les bras entrelacés. Aujourd'hui, il est possible de les voir sous forme d'étoile dans la Voie lactée.

M3.6 : l'avènement de notre ère, la fragmentation du monde terrestre et fin de la spéciation

Avant cette ascension (celle de Yompor Ror et Yachor Arror), les animaux, les plantes, les minéraux, les esprits *mellañoteñ*, les démons, les hommes et les Divinités avaient tous forme humaine et vivaient ensemble. Il n'existait alors ni la maladie ni la mort. À l'époque de cette ascension, ils (certains êtres) perdirent leur forme humaine et se distinguèrent physiquement des humains. De même, le territoire jusqu'alors commun se divisa. Les esprits mineurs *mellañoteñ* et les démons, tel que Jo', partirent vivre dans les lacs, les grottes et les rivières. [...]

Annexe 2 : mythes et métamorphoses

L'ancêtre de l'oiseau Mascore' et des arbres de la forêt

Mascore' était un homme venant d'un village lointain. Voyageant sans cesse, il atteignit une communauté et tomba amoureux d'une jeune fille appelée Shemashere'. Mascore' s'adressa à la famille de la jeune fille : « Je suis orphelin, mais j'aimerais rester parmi vous, je pourrais vous aider dans tout ce que vous me demanderez, je suis très vaillant et dévoué ». Les parents de la jeune fille acceptèrent la proposition de Mascore'. Sa mère, Mashencañe, lui dit alors d'aller dans les parcelles cultivées dans le but de semer les graines qu'elle devait planter. Le lendemain, Mascore' partit tôt. Mais, plus tard, il revint en pleurant, et dit : « Mes yeux me font mal, regardez mes yeux ! J'ai mal ! Je ne peux pas aller travailler comme ça ! Moi qui voulais tant vous aider… » En réalité, Mascore' s'était mis le jus d'une plante irritante dans les yeux, *amach*, et prétextait pour ne pas travailler. Chaque fois qu'il allait vers les parcelles, il faisait la même chose. Ses beaux parents étaient tristes de se rendre compte qu'en fait ce jeune homme ne les aidait en rien.

Chaque été, à l'époque où il se doit de cultiver, ce fut la même chose et en hiver les douleurs lui passaient. Il restait alors à la maison et demandait à sa femme Shemashere' de lui faire à manger, car il avait toujours faim. Elle ramenait du maïs, du manioc, et faisait la cuisine à son mari. Chaque fois, il lui disait : « L'été prochain, je vous aiderai, je vais te faire une belle parcelle, il ne manquera jamais de maïs. »

Passèrent les années et le frère de Shemashere' devint suffisamment grand et se dit : « Je vais suivre mon beau frère vers les parcelles cultivées, car je ne comprends pas pourquoi il refuse toujours ma compagnie. Il me dit toujours que je suis trop petit pour l'accompagner à la parcelle. Et lorsqu'il rentre, il a toujours mal aux yeux et n'a pas pu travailler ! »

Le lendemain, l'enfant suivit Mascore' en se cachant. Sur le chemin Mascore' trouva la plante nommée Amach, en coupa une feuille et déposa sa sève dans ses yeux. L'enfant sortit alors des fourrés où il se cachait et déclara : « Tu vois ! C'est donc pour cela que tu ne peux pas travailler ! » Mascore' surpris se retourna brutalement et lui dit : « Je ne suis pas humain, je suis Mascore' ». Au même moment, il pris la forme d'un oiseau et s'envola dans le ciel. De retour à la maison, le frère cadet de Shemashere' dit à sa mère : « Mascore' n'était pas humain, c'est pour cela qu'il ne travaillait pas ». Shemashere' entendit cette conversation et déclara : « Je me transforme en arbre, un très bel arbre de fleurs jaunes, comme cela je serai son foyer ». Son frère, triste, se convertit alors en un arbre de fleur orange et leur mère Mashencañe en un arbre de fleur rouge. Avant de se transformer il dit : « Je fleurirai tous les ans, chaque année, de cette manière je rendrai la forêt agréable. »

L'ancêtre de l'étoile filante

Dans les temps primordiaux, une famille avait huit enfants, sept garçons et une fille nommée Sheprama. L'ainé était un chaman et s'appelait Tahuenshe'.

Un jour, arriva un homme nommé O'ya. Il tomba amoureux de l'unique jeune fille de cette famille. Sheprama appréciait aussi beaucoup O'ya. Les deux jeunes gens vivaient ensemble, mais la jeune fille n'était pas encore une femme (elle n'avait pas fait son rituel de transformation). Lorsqu'ils mirent la jeune fille dans une hutte, O'ya se mit à aller pêcher au filet avec un de ses beaux-frères. Chaque fois qu'il revenait, il arrivait tout seul en pleurant : « Mon beau-frère fut mangé par un tigre, je me suis échappé de justesse... » La famille dut faire une diète pour la disparition de cet enfant. La situation se reproduisit chaque fois qu'O'ya allait pêcher, tous les dix jours. Il ne restait alors que trois des enfants de la famille.

En réalité, c'est O'ya qui les mangeait. Il mentait à tout le monde afin qu'ils ne se doutent de rien. Le père de famille, Sasanto', lui dit, un jour qu'il s'apprêtait à partir : « Mais tu ne peux pas les défendre au lieu de fuir devant le tigre ? » O'ya répondit qu'il partait pêcher. Le plus Jeune de la famille voulut l'accompagner. Pour le rassurer, O'ya lui dit : « Mais non, ne t'inquiètes pas, tu ne vas pas te faire manger par un tigre ! » Mais, O'ya revint seul, sans le jeune homme en disant : « Le tigre nous a surpris comme la dernière fois ! »

Tout en mangeant du tabac, l'ainé de tous les frères dit à sa mère, Chosem : « Lorsqu'il emmènera le dernier de nos frères pour pêcher, je le suivrai ; c'est tout de même étrange qu'il revienne à chaque fois seul. » Ce même jour, O'ya demanda à l'ainé des frères de la famille de l'accompagner. Une fois à côté de l'eau, O'ya se mit à pêcher, il ramenait beaucoup de poissons disant à son beau-frère : « Mange, mange ! Mange du poisson, je vais en ramener plus ! Ensuite, si tu veux dormir un peu, moi je continuerai à pêcher. » Le chaman était en diète, et se demanda : « Pourquoi veut il que je mange et que je dorme si cet endroit est dangereux et que viennent des tigres ? » Il ne pouvait pas manger et se contentait de regarder O'ya ramener du poisson. Tahuenshe' se coucha sur une pierre pour se reposer en écoutant O'ya au loin. O'ya se disait : « Il ne va pas dormir, j'ai faim... »

D'un coup, Tahuenshe' se leva alors qu'il faisait semblant de dormir.

Là, il vit O'ya avec tous ses os apparents. Il mit sa tunique sur un rocher et partit se cacher dans la végétation un peu plus loin. De là, il le regardait. En revenant, O'ya se dit : « Ah, il est en train de dormir. » Il appela : « Tu dors ? Tu dors ? » En s'approchant, il vit que sous la tunique siégeait une pierre et un bout de bois pourri. Il s'énerva : « Mais j'ai faim ! Où est-il allé ! Pourquoi ne l'ai je pas mangé avant ! » Apprêtant sa flèche, O'ya dit : « Bon, si c'est comme ça, je vais le tuer avec une flèche. » Il était désespéré, car il avait très faim. Il mangea alors un peu de poisson avant d'aller à la recherche de son beau-frère. Mais, il n'aimait pas le poisson et il dit : « Peut être ce serait meilleur si je me mangeais moi-même. » Il se coupa un pied et le fit griller ; il le mangea et s'exclama : « Que c'est bon ! »

Au matin, Tahuenshe' alla prévenir le village accusant O'ya d'être le coupable de la mort de ses frères. Il dit à ses parents : « Mes frères furent mangés par O'ya, ce n'était pas un tigre, O'ya n'est pas humain ! » Tous les gens du village dirent : « Il faut faire sortir la jeune fille de sa hutte, il risque d'aller la manger… »

En arrivant à la hutte de la jeune fille, ils virent O'ya et sa fiancée. O'ya déclara : « Je vais maintenant me transformer car je ne suis pas humain, je suis O'ya. Chaque personne qui m'apercevra dans le ciel verra mourir son père ou sa mère peu de temps après. » La jeune fille déclara la même chose et ils s'en allèrent ensemble vers le ciel. À cet instant, un trait lumineux jaillit. La jeune fille avait moins de pouvoir, O'ya dut lui attraper le sein afin qu'elle puisse l'accompagner.

Aujourd'hui, O'ya se manifeste sous la forme d'une étoile filante. La trainée de lumière sont les fils de coton de la fiancée d'Oya.

L'ancêtre de l'arc-en-ciel

Ayonap̃nor était la fille d'un Saint vivant sur le mont Mellañoteñpen qui fut envoyé par les dieux lors des temps primordiaux. Elle avait le pouvoir de cuisiner de très bons plats avec une rapidité incontestable. Cela lui laissait le temps de pouvoir faire d'autres choses. Sa cousine la voyait tout le temps se promener vêtue de tuniques à chaque fois différentes. Elle en possédait effectivement plusieurs, mais comme elle faisait son travail avec une rapidité sans égale, elle avait le temps de se changer. Son vêtement de jour était rouge et celui qu'elle portait le soir était de couleur bleue.

Un jour où sa cousine était particulièrement jalouse, elle déposa sur les tuniques d'Ayonap̃nor de la poudre de *tsespan*, une plante urticante. Lorsqu' Ayonap̃nor se changea, elle commença aussitôt à se gratter. Peu de temps après, elle eût mal. Voyant sa cousine en train de la regarder sans rien dire, elle lui demanda : « Cousine, pourquoi me fais tu cela ? Que t'ai-je fait ? Tu es bien méchante, Dieu m'a envoyée sur cette terre afin de vous aider à cuisiner vite et bien. Puisqu'il en est ainsi, je préfère m'en aller. » Ayonap̃nor et son époux saluèrent et décidèrent ensemble de quitter la terre. Aujourd'hui, il est dit que lorsqu'apparaît l'arc-en-ciel, ils sont en train de manger en nous regardant.

L'ancêtre de la plante *pomocpar*

Santosapuecoya décida un jour de quitter cette terre. Avant de rejoindre son père, Yato' Yos, dans le ciel, elle fit tomber des gouttes de lait de son sein, et déclara : « Avant de m'en aller, je voudrais vous laisser un présent. Où tombera une goutte de lait poussera une plante. Sa tige pourra vous servir pour soigner les infections », expliqua Pomoc.

Aujourd'hui cette plante sert à soigner, c'est le lait de Santosapuecoya.

L'ancêtre de la coca

Lorsque Yachor Mom vivait sur cette terre, c'était une très belle femme. Chaque fois qu'elle faisait l'amour avec Yompor Ror, son mari, il apparaîssait autour d'eux plein de feuilles de coca. En réalité, il apparaîssait juste la quantité de feuilles dont ils avaient besoin.

Un jour où Yompor Ror revenait de la vallée de Palcazú, après avoir marché à côté de la rivière Cacazú, il arriva enfin à la maison pour voir sa femme. Mais, en son absence, Yompor Huar s'en était allé voir Yachor Mom et l'avait conquise. Les deux amants avaient eu des relations, et comme Yompor Huar l'avait tant aimé, il s'était accumulé beaucoup trop de feuilles de coca.

Yachor Mom avait essayé de la manger puis de la cacher avant la venue de son mari. t̃erareto' se rendit compte de ce qui s'était passé chez Yompor Ror et s'empressa d'aller lui raconter : « J'ai quelque chose à te dire, ton épouse est en train de te trahir avec mon frère. » Yompor Ror, furieux des infidélités de sa femme et du manque de respect de Huar, démembra sa femme et jeta les morceaux de son corps de tous les côtés. À chaque endroit où tomba une partie de son corps, poussa un plan de coca identique à celui que nous consommons aujourd'hui.

Il s'en alla ensuite chez Yompor Huar vêtu d'une belle tunique avec la figure joliment peinte. Il s'était déguisé tout comme son épouse. Il s'installa dans la maison de Huar et l'attendit. Quand ce dernier arriva, il mit, comme à son habitude, sa tête sur les genoux de son épouse afin de se reposer tout en buvant de la bière de manioc. Yompor Ror commença à imiter l'épouse de Huar en le caressant avec sa jambe. Huar était savant et il lui parut étrange de voir son épouse aussi jolie. Il se leva d'un coup mais ce qu'en fait Yompor Ror faisait à la place de le caresser avec sa jambe était en fait d'aplatir sa tunique dans le sol afin qu'elle y prenne racine.

Ainsi, Huar ne put pas bouger, il était pris au piège dans le sol par sa propre tunique. À cet instant, le vent se leva et Yompor Ror lui dit : « Tu m'as trompé alors que je t'ai fait grandir, tu resteras ici pour toujours, là, au-dessous dans la terre. » On dit que lorsque la terre tremble, c'est Yompor Huar qui la fait bouger en essayant de s'échapper.

L'ancêtre du parépou

Ayots était le fils du dieu créateur. Ayots était un grand homme très puissant et quelque peu malveillant qui utilisait ses pouvoirs pour transformer les personnes en choses : abeilles, pierres et autres animaux. Ayots avait un fils du nom de Poporrona'. C'était en réalité un adulte sous la forme d'un enfant.

Trop petit pour marcher, Ayots le portait sur ses épaules. Dès qu'ils voyaient quelque chose, Poporrona' demandait tout le temps à son père : « Papa, qu'y-a-t-il là-bas ? Dis-moi, dis-moi ? » Fatigué de toujours répondre à ces questions, Ayots était très nerveux et lui répondait ce qui lui passait par la tête : « C'est une pierre, Poporrona', maintenant tiens toi tranquille. » Sur ces mots, la personne se transformait en pierre. Il transforma comme cela de multiples personnes. Ayots avait une sœur qui était mariée au Tapir, Pahuena'. Un jour, elle envoya ses deux enfants les voir, elle avait un fils et une fille. À peine Poporrona' les vit au loin qu'il demanda : « Papa, qu'y-a-t-il là-bas ? Dis-moi, dis-moi ? » Ayots répondit : « Ce sont des singes, tiens-toi tranquille maintenant. » Quand elle apprit la nouvelle, elle demanda à son mari de punir Ayots. Ils invitèrent Ayots à une fête, et le firent boire beaucoup. Après cinq jours de fête, Ayots avait dansé et bu de manière excessive, il était très fatigué.

Le Tapir lui proposa de se reposer dans la partie basse de la maison, un endroit souterrain. Quand Ayots se mit à dormir, il ferma la porte. En se réveillant, Ayots essaya de sortir, il poussa la porte, mais ne put pas l'ouvrir et resta enfermé là pour toujours. Chaque fois que nous entendons un tremblement de terre, c'est Ayots qui essaye d'ouvrir la porte.

Poporrona' resta alors avec sa tante et ses enfants. Il avait les mêmes pouvoirs que son père, il pouvait aussi transformer les gens. Un jour que sa tante n'était pas là, il transforma l'un de ses cousins en morceau de bois et s'échappa de la maison. Les gens découvrirent les faits, et partirent à sa recherche. Ils le trouvèrent en train de se reposer au bord d'une rivière, là où son père l'amenait pour pêcher. Poporrona' était en train de jouer avec des larmes de libellule, les faisant parler comme si elles étaient de vraies personnes.

Les habitants du village se jetèrent sur lui essayant de le capturer. Au début, ils voulurent le tuer avec des flèches, mais les flèches se retournaient toujours contre eux. Alors ils essayèrent de le frapper avec des pierres, mais de la même manière, les pierres changeaient de direction. Essayant d'abattre Poporrona', ils n'arrivèrent qu'à s'entretuer. Poporrona' leur suggéra de construire un radeau amarré au milieu de la rivière et de l'attacher dessus assis sur un siège. Une fois attaché, ils devraient lui enfoncer un pieu dans le crâne et revenir cinq jours plus tard. Les gens suivirent ses instructions et le laissèrent mort sur le radeau. Le cinquième jour après son exécution avait poussé à la place de sa dépouille un palmier rempli de fruits.

Les ancêtres de *pa'yon* et de la Ceinture d'Orion

Dans les temps primordiaux, Yompor Oresem̃ était une Divinité qui vivait sur cette terre et avait deux épouses qui s'appelaient Hueraresyac et Shopsheresyac. Elles étaient très belles. Un serviteur dénommé Pashtason vivait également avec eux et les aidait aux tâches quotidiennes. Mais lui, était très laid.

Dans ce village tous les gens vivaient très heureux. Un jour, Oresem̃ pensa : « J'aimerais rejoindre le ciel, mais que vont faire les autres sur cette terre ? J'aimerais que les hommes et les femmes puissent se marier entre eux, même si les femmes belles épousent des hommes laids… » Il dit alors à Pashtason : « Je pense m'en aller dans le ciel et rejoindre les étoiles, je te confie mes épouses ». Pashtason lui répondit : « Mais, regarde, je suis si laid, je suis ton serviteur et tes femmes sont si belles ! » Pashtason accepta enfin. Il revêtit la tunique d'Oresem̃ afin que les jeunes femmes ne se rendent compte de rien.

En redescendant de la parcelle, Hueraresyac dit à sa sœur : « Regarde notre époux, il ressemble à notre serviteur ! » Elle lui répondit : « Mais comment peux tu comparer notre époux au serviteur ! » Oresem̃ avait entendu la conversation des deux femmes et dit à Pashtason : « Tu dois dormir dans ma maison avec elles. »

Oresem̃ dormait toujours au milieu des deux femmes. Au coucher, il fait l'amour à Shopsheresyac et le matin à Hueraresyac. Il expliqua cela à Pashtason. Pashtason fit de la sorte. Les femmes avaient un parfum très agréable, elles ne se rendirent compte de rien. Mais, un matin, alors que Oresem̃ s'apprêtait à partir, il était possible de l'entendre jouer de la flûte. Elles comprirent alors que leur mari n'était pas celui qu'elles pensaient. Lorsqu'elles s'aperçurent de la supercherie, elles ne voulurent plus le voir et encore moins lui parler. Mais Pashtason était amoureux, il s'en alla alors demander conseil à Oresem̃. Et Oresem̃ lui dit : « Le matin, elles vont toujours uriner là où se lève le soleil, et le soir, là où il se couche. » Essayant alors de les voir, il se rendit sur les lieux, mais Pashtason allait toujours à l'inverse, il ne les voyait donc jamais. Un jour, s'étant encore trompé, il fit demi-tour, s'en alla de l'autre côté. Il courait se dépêchant dans l'espoir de voir ses bien-aimées. L'une d'elles était là. Arrivant à la hauteur de Shopsheresyac, il trébucha. En tombant, il coupa le sexe (on supposera le clitoris) de Shopsheresyac. Le sang tomba sur le sol et à cet instant Shopsheresyac dit : « Je désire laisser mon sang pour les problèmes des femmes ». Du sang tombé sur le sol est né un arbre, le *pa'yon* [...] et Shopsheresyac se transforma en étoile. Pashtason revint voir Oresem̃ affolé : « J'ai coupé le sexe de Shopsheresyac en tombant, regarde ! Que dois-je en faire ? » Oresem̃ voyant le morceau de chair que la main ouverte de Pashtason lui présentait donna une tape verticale dans sa main. Le morceau de chair vola en l'air et se colla sur le nez de Pashtason. Il se transforma en chauve-souris. Il est dit que c'est pour cela que la chauve-souris possède un nez en forme de sexe de femme.

L'ancêtre du *sacha jergón*

Orroshe'sh était une grand-mère dont les cheveux était très longs et roux et qui portait une tunique de couleur grise avec des rayures blanches verticales. À ses deux chevilles elle portait des bracelets en forme de tissage blanc avec des rayures marron ainsi qu'un tissage en bandoulière rayé de blanc et de gris.

A l'époque où Orroshe'sh vivait parmi nous sur cette terre, elle aimait manger beaucoup de piment tous les jours. Un jour Orroshe'sh consomma plus de piment qu'à l'ordinaire. Ses cheveux commencèrent à tomber. Orroshe'sh prise de panique se demanda : « Mais qu'est-il en train de m'arriver ? Mes cheveux ? » Elle criait de peur. Mais pour avoir tant mangé de piment, ses cheveux étaient en train de tomber. Rapidement la grand-mère Orroshe'sh se retrouva sans cheveux. Lorsque vint la nuit, elle alla au chevet de ses petites-filles et leur demanda tristement : « Je suis bien triste, regardez-moi, à quoi est-ce que je ressemble, sans cheveux... Puis-je dormir avec vous cette nuit ? »

Ses petites-filles lui répondirent : « Grand-mère, pourquoi as-tu mangé tant de piment ? Cela fait des jours que nous te disons de faire attention. Mais tu as l'air bien triste, viens donc dormir avec nous » Ainsi, la nuit s'avançant, Orroshe'sh s'en alla dormir avec ses deux petites-filles.

Au petit matin, lorsque sa fille revint à la maison, elle chercha sa mère et ses filles afin de les embrasser et d'annoncer sa venue. « Maman, maman ? Les filles ? Où êtes-vous ? » Elle avait beau les appeler, personne ne répondait. Alors elle se mit à chercher dans toute la maison. Elle se rendit au bout d'un moment dans leur chambre. Là, elle ne vit personne, il y avait dans le lit une plante connue aujourd'hui sous le nom de *orroshe'sh*, *Sacha Jergón* ou encore *Pituquillo del monte* en espagnol. La grand-mère Orroshe'sh et ses deux petites-filles s'étaient transformées dans la nuit en plantes médicinales. Utilisées en bain de vapeur, elles sont connues pour traiter les morsures de serpent.

L'ancêtre du sel

On dit que Pos fut envoyé par les Divinités. Cet homme était gros, avec de longs bras, il suait beaucoup. Il transpirait tellement que les mouches et les abeilles l'entouraient sans cesse. Ses habits étaient tout le temps trempés de sueur. Le seul endroit où Pos pouvait rester sans transpirer était à côté du feu, mais comme personne ne l'aimait, il était rare que ce dernier puisse trouver un foyer afin d'y sécher un peu. Avant de manger, Pos trempait toujours son doigt dans la nourriture, car sa sueur donnait aux aliments une bonne saveur : c'était son secret.

Un jour, Pos passa à côté du mont de sel et resta à Cacazú. Un homme l'invita alors à manger. Jusqu'à ce jour, Pos n'avait jamais dit son secret à personne. Lors d'un repas, il mit le doigt dans le plat de cet homme qui le nourrissait gentiment. Il lui montra alors le vrai goût de la nourriture. L'homme s'esclaffa : « Ah, comme c'est bon ce plat ! Maman, viens goûter ! Comme c'est bon ! »

Tous les gens du village entrèrent alors pour goûter la nourriture salée. De ce jour, ils purent conserver de la viande. Pos était alors très sollicité. Il était devenu une personne très importante dans le village. Le chef du village vient un jour voir Pos et lui demanda : « Comment fais-tu cela ? Lave tes mains et montre moi. » Pos lui dit : « Mais, je ne suis pas humain, je suis envoyé d'en haut, je ne puis pas te l'enseigner. »

Depuis que Pos habitait dans le village, tous les gens des alentours amenaient de la viande à saler. Un jour Pos déclara : « Je ne peux continuer à travailler comme cela, je dois partir, mais je vais vous laisser du sel qui vous permettra de toujours pouvoir saler la nourriture. Vous devez me tuer avec un bout de bois, un bout de bois souple, pour que je devienne mou. » Pos s'assied et les gens commencèrent à le frapper à la tête pour le tuer avec des bouts de bois flexibles.

Un homme arriva soudain : « Mais que se passe t-il ici ? Vous ne pouvez pas frapper cet homme comme cela, le faire souffrir ainsi ? » Il prit une pierre et l'acheva d'un coup. Depuis ce jour, Pos est une pierre de sel.

Les ancêtres des *puerets*

Huana était un homme qui avait le pouvoir de faire tomber la pluie là où il regardait. C'est pour cela qu'il se concentrait à faire du travail d'artisanat : il fabriquait des couronnes et des flèches. Son nom provenait du mot « Huata » qui veut dire en terme Yanesha « la pluie ». Il arriva une époque où la pluie ne s'arrêtait pas, il pleuvait pendant des jours et des jours sans s'arrêter.

On dit que Yerpuen, Onen, Yayon, Yahue et E'popuer étaient cinq jeunes filles très jolies. Vêtues de tuniques colorées aux teintures naturelles et peintes de dessins représentant les motifs de *huamprat*, chacune de ces sœurs possédait également de très grands pouvoirs. Leurs tissages en bandoulière, leurs bracelets et leurs sacs portaient aussi les motifs de *huamprat*. Un jour où il plut beaucoup, elles se demandèrent : « Allons voir le puissant Huana afin de lui demander d'arrêter de faire pleuvoir autant. » « Oui, allons-y toutes ensemble ! » répondirent ses autres sœurs. Yerpuen, Onen, Yayon, Yahue et E'popuer s'en allèrent à la rencontre de Huana. Arrivant à sa maison, les cinq jeunes filles saluèrent Huana, il était en train de confectionner une couronne. « Bonjour Huana, nous venons parler avec toi. » Huana ne répondit pas aux salutations des jeunes filles, il ne leva même pas les yeux afin de voir qui lui parlait. Les filles insistèrent : « Huana, puissant Huana, nous aimerions te demander d'arrêter de faire tomber la pluie tous les jours. Les rivières sont pleines, les terres sont détrempées et noient le manioc qui pourrit. S'il te plait, utilise tes pouvoirs, aide nous ! »

Huana ne les écouta pas. Elles se vexèrent et décidèrent de partir. Lorsqu'elles firent demi-tour, Huana les regarda du coin de l'œil, mais les laissa partir. Quelques temps plus tard, Huana ressentit quelques remords et se demanda : « Pourquoi ne leur ai-je pas parlé ? Elles étaient si belles. Ah ! Je ne suis pas une bonne personne. Je vais partir les chercher ! Elles ne doivent pas être bien loin ! » Huana réunit ses affaires et partit en courant dans le seul but de retrouver ces jeunes filles. Mais elles ne l'avaient pas attendu, elles étaient parties en direction de Huanuco afin de poursuivre leur vie. Huana chercha et cria leurs noms de tous les côtés : « Les filles, les filles ? Où êtes-vous parties ? Je suis désolé, parlons maintenant, je vais arrêter la pluie ! Répondez-moi ! » Seul et fatigué, Huana ne put les retrouver et se lassa de les chercher.

Lorsque les pères tout puissants s'en allèrent au ciel, les jeunes filles se convertirent en plantes qui sont connues aujourd'hui sous le nom de Yerpuen, Onen, Yayon, Yahue et E'popuer. Elles se cachent en général dans la forêt. Chacune de ces plantes a beaucoup de pouvoir.

L'ancêtre du poison aidant à pêcher

On dit que dans les temps primordiaux, il y avait un homme dénommé Hua'tena'. Lorsqu'il avait envie de manger du poisson, il plongeait son sexe dans la rivière et son sperme se répandait dans l'eau. Tous les poissons mouraient alors et se mettaient à flotter en surface. Les gens accouraient avec leurs paniers pour ramasser les poissons. Dès que Hua'tena' sortait son sexe de l'eau les poissons se remettaient à vivre. Un jour, il partit se cacher dans la forêt et son sexe se mit à grandir tant et tant qu'il se transforma en liane de *mats*.

Aujourd'hui les racines broyées de cette liane servent à pêcher les poissons : elles donnent un liquide blanc qui se répand dans l'eau à l'image du sperme de Hua'tena'.

Variante : Dans les temps anciens, il arriva une tragédie dans une famille. Le père de deux jeunes filles mourut, une semaine après la mort de sa femme. La grand-mère Torem̃ décida alors de prendre avec elle les deux jeunes filles, Ya'pech et Llollop. Ses deux filles, Cahuose' et Huaca', ainsi que ses deux petites-filles, Mamallom et Mue'llose', vivaient également dans la maison de Torem̃. Toutes ces jeunes filles étaient méchantes et n'arrêtaient pas d'embêter Yapetch y Llollop.

Les deux orphelines faisaient tout pour aider dans la maison : elles cultivaient les parcelles, elles cuisinaient tôt du manioc et elles en faisaient de la bière. Lors d'une belle journée, les belles-sœurs demandèrent à Torem̃ et Cahuose' : « Pourquoi n'allons-nous pas pêcher en faisant un barrage ? » Yapetch et Llollop furent les premières à s'en aller pêcher. Pendant ce temps Mamallom et Mue'llose étaient dans les champs ; elles devaient arriver dans peu de temps. À un moment les filles se dirent : « Allons vite en haut, sinon lorsqu'elles vont arriver, elles vont, comme d'habitude, nous prendre tous les poissons. »

Hua'tena' était un homme qui avait le pouvoir de dissocier ses yeux de sa tête. Ses yeux étaient des « yeux de lamas ». Hua't̃ena' avait aussi un très grand sexe qu'il entourait autour de lui comme une ceinture et dont l'extrémité lui reposait sur l'épaule. Hua't̃ena' vit de loin les jeunes filles et se rendit compte qu'elles souffraient beaucoup. Hua't̃ena' les aima comme des épouses dès ce jour. Il fit une nasse identique à celle qu'elles avaient confectionnée pour pêcher. Ainsi, les filles à la place de se diriger vers la nasse, s'arrêtèrent au niveau de celui qu'avait fabriqué Hua't̃ena'.

Dernière la nasse, là où il se forme un tourbillon, Hua't̃ena' avait placé un de ses yeux afin de voir comment se déroulait la scène. L'ainée des deux sœurs voyant la graine dans l'eau, voulut l'attraper et dit : « Ma sœur, regarde ce que je viens de trouver dans l'eau ! Je vais la casser avec une pierre ! » Lorsqu'elle cassa la graine, c'est Hua't̃ena' qui cria de douleur. Le hurlement de douleur de Hua't̃ena' fit peur aux jeunes filles, elles s'échappèrent.

Les deux orphelines, Yapetch et Llollop, partirent chez Arancmana' (Notre Mère l'Araignée) qui accepta de les cacher. Hua't̃ena' dont l'œil le faisait beaucoup souffrir se dit : « Elles m'ont endommagé mon œil, elles doivent me le payer ». Hua't̃ena' s'en alla trouver une autre graine afin de remplacer son œil et pouvoir voir à nouveau. Il commença alors à chercher les jeunes filles en disant : « où-ch elles-ch sont ? ». Il cherchait dans tous les endroits, et semait sur son passage des gaz qui sentaient le piment et qui faisaient tousser très fort. [...]

Annexe 3 : mythes et origines

L'origine des premiers chamans

Dans les temps anciens, les Yanesha vivaient dans un monde plein de dangers. Afin de les protéger Notre Grand-Père Yos envoya Yato' Ramuesh et Yato' Yemats sur la terre. Ils avaient la mission de protéger les Yanesha de toutes les instances maléfiques et aussi des guerriers d'autres peuples susceptibles de les tuer. Pour cela ils arrivèrent sur la cime du mont Flor Rorepen situé à Cacazú. Là, ils érigèrent un temple afin d'y vivre.

Lorsque les Yanesha commencèrent à tomber malade en masse, Yato' Ramuesh dit à Yato' Yemats : « Yato' Yemats, donne leur du tabac. Donne à Chom̃ notre serviteur le pouvoir de soigner ces gens. » Ce même jour, Yato' Yemats se rendit chez Chom̃ et lui demanda : « Notre Grand-Père Ramuesh m'a envoyé vers toi afin que je te donne des pouvoirs qui te serviront à soigner les Yanesha. De cette manière tu deviendras chaman. » Chom̃ accepta et commença, dès lors, sa mission en soignant les gens. Après quelques temps, il forma de jeunes enfants à la consommation de jus de tabac afin qu'ils grandissent et deviennent eux aussi des chamans.

C'est ainsi que les chamans s'installèrent dans chaque communauté, ils soignaient les gens en aspirant les maladies de leurs corps et en leur donnant des plantes médicinales.

L'origine des plantes *errasañatspan*

Fut un temps où beaucoup de gens vivaient dans la vallée de Palcazú. La mauvaise Divinité vivant sous terre envoya quatre maladies dans le but de tuer tous les Yanesha. À cette époque les maladies étaient des hommes. Créées par Yosoper dans le but de détruire le peuple Yanesha, Errasañats, Yonnañets, Shorañets, Puertsañats sont respectivement les incarnations de la fièvre hémorragique, de forte fièvre, de rashs cutanés et d'affections cutanées formant des plaques rouges indurées. Les maladies arrivèrent ensemble en haut d'un mont dans la région de Cacazú. Elles s'en allèrent descendant la vallée en direction d'Iscozacín.

En chemin, elles tuaient toutes les personnes qu'elles croisaient afin de les manger. Elles se plaisaient à aspirer leur graisse en en emportant toujours un petit peu dans leur sac afin de la consommer en chemin. Une fois en bas de la vallée, elles décidèrent de faire demi-tour, car elles constatèrent qu'il n'y avait plus personne à tuer. Les survivants s'étaient tous réfugiés dans les hauts, ils se cachaient. Les maladies marchèrent longtemps sans manger. Elles avaient faim et peu de temps plus tard Puetsarñats et shornañets moururent de ne pas avoir mangé depuis tant de temps.

Errasañats et Yonnañets continuèrent ensemble en direction de Cacazú dans le but de revenir sur le mont où elles étaient arrivées afin de rentrer chez elles. Yonnañets fatiguée de marcher avec la faim au ventre laissa Errasañats et s'en alla de son côté chercher de quoi se nourrir. Ainsi, Yonnañets s'établit sur une roche, connue aujourd'hui comme la roche du paludisme au confluent de la rivière Azulis. Là, elle put manger à sa faim. Un jour Yonnañets disparut.

De son côté, Errasañats continua son chemin vers Cacazú où elle rencontra un homme qui était descendu évaluer le danger afin de rassurer les autres qui restaient cachés dans la forêt. Errasañats s'approcha de l'homme en lui disant : « N'aie pas peur ! Je ne vais pas te tuer, je ne te ferai aucun mal ! Je cherche le chemin d'où je suis venue, je suis perdue, fatiguée et j'ai très faim. Je suis perdue, je ne sais comment rentrer chez moi. Pourrais-tu m'aider ? Je dois partir, je te promets que je ne ferai aucun mal. » L'homme apeuré réfléchit et lui dit : « Oui, je crois que je peux t'amener là-haut »

Ils partirent ensemble, en chemin, Errasañats lui dit : « Je vais te donner des plantes qui vous aideront à soigner le paludisme, les fièvres hémorragiques, la varicelle et la variole. Écoute-moi avec attention. » Elle lui montra les plantes appelées yonnañtsopar, errasañatspan, et beaucoup d'autres, lui expliquant à chaque fois comment les utiliser et quels étaient leurs noms. Arrivant au sommet, Errasañats lui dit : « Merci pour ton aide, si un jour viennent d'autres d'entre nous, vous saurez nous éviter. Apprends ce que je t'ai enseigné à tout le monde. » « Je le ferai », répondit l'homme. À ce moment, Errasañats disparut dans les airs en disant à l'homme de ne pas revenir chez lui en empruntant le même chemin par lequel ils étaient venus.

Variante :

[…] Ils partirent ensemble. En chemin, Errasañats lui dit : « Je vais te donner des plantes qui vous aideront à soigner le mal que je peux faire aux Yanesha, celui de Yonnañets, de Shorañets et de Puertsañats[298]. Écoute-moi avec attention. » Il lui montra les plantes appelées *yonnañtsopar*, *errasañatspan*, et beaucoup d'autres ; lui expliquant à chaque fois comment les utiliser et quels étaient leurs noms. […]

298. Errasañats : fièvres hémorragiques (fièvre jaune), Yonnañets : forte fièvre (paludisme), Shorañets : rashs cutanés (variole) et Puertsañats : affection cutanée sous forme de plaques rouges (rougeole)

L'origine des souchets aidant à la chasse

Il existait un chaman qui savait bien chasser. Il marchait souvent dans la forêt pour chasser tout ce qu'il trouvait tels des tapirs, des biches et d'autres animaux.

Il arriva un jour où il ne put rien attraper. Arrivant au lieu où l'animal était supposément mort, il ne trouva rien. Poramosa' était un condor, le père de tous les oiseaux. Il possédait chez lui des *piri piri* qui s'inclinent, lui montrant alors la direction vers laquelle se trouvait l'animal qui venait juste d'être tué. Ainsi, dès que les feuilles des *piri piri* s'inclinaient, Poramasa' s'en allait chercher l'animal mort, afin de le manger avec sa famille et ses enfants, les autres oiseaux. Le chasseur était très mécontent de ne jamais plus rien chasser, car il ne pouvait plus ramener de nourriture chez lui. Il s'en alla voir un ami lutin de la forêt appelé Pab̃char et lui raconta ses mésaventures. Pab̃char lui répondit : « C'est Poramasa', le père des vautours, qui te vole tes proies. » Le chasseur lui demanda alors ce qu'il lui était possible de faire pour contrer les actions de Poramasa'. Pab̃char lui suggèrera une idée : « Il faut que tu organises un piège, il viendra. »

Le jour suivant, le chasseur tua plusieurs tapirs et se cacha dans le ventre de l'un d'entre eux. Peu de temps plus tard, les carnassiers arrivèrent et formèrent un cercle autour des proies mortes en attendant la venue de Poramasa'. Ce dernier devait ouvrir le ventre de chacune d'entre elles afin d'en sortir les tripes. Pendant ce temps, les oiseaux ventilaient avec leurs ailes afin de commencer à préparer la viande pour la consommer.

Une fois arrivé, Poramasa' commença à ouvrir le ventre du tapir où se cachait le chasseur à l'aide de son couteau. L'homme surgit alors et s'empara du couteau de Poramasa'. Il s'éloigna en lui disant : « Si tu veux que je te rende ton couteau afin de pouvoir manger dans le futur tu dois me l'échanger. » Poramasa' surpris lui dit : « Laisse-moi rentrer chez moi, je vais te l'échanger contre quelque chose qui te sera utile. » Il s'en alla alors, en revenant, il dit au chasseur : « Je t'ai ramené des herbes magiques, elles s'appellent *epe'* et t'aideront à chasser, rends-moi mon couteau maintenant. Tu dois les planter à côté de chez toi, le dire à ta famille et tes amis. Protège-les bien. » C'est ainsi que Poramasa' enseigna au chasseur comment utiliser les souchets afin de chasser plus facilement. L'homme, convaincu, lui rendit alors son couteau.

L'origine des souchets aidant à la pêche

On dit qu'Oñampuer était un orphelin qui vivait il y a longtemps sur cette terre. Il avait beau passer son temps au bord de la rivière à pêcher avec des flèches, il n'attrapait jamais aucune prise. Chaque jour, il revenait à la maison et se faisait griller un peu de manioc sur le feu. Toute sa famille se moquait de lui : « Bah, tu passes la majeure partie de ton temps à pêcher, mais on se demande bien ce que tu fais ! Tu ne sais peut être pas pêcher, quelle honte ! » Un autre rajouta : « Demain, si tu ne ramènes rien, nous ne te donnerons pas à manger, car c'est nous qui allons cultiver. Nous, nous ramenons toujours quelque chose, tu es le seul à ne rien faire. » Sur ces paroles, Oñampuer s'en alla dormir envahi d'un grand sentiment de tristesse. Le jour suivant, il se leva très tôt et s'en alla comme tous les jours pêcher à la rivière.

Arrivant au bord de l'eau, il s'assit sur une pierre, il n'avait pas envie de suivre les poissons de ses flèches. À cet instant précis, lui apparut une personne dans l'eau, elle sortit et lui demanda : « Que t'arrive t-il, pourquoi ne pêches-tu pas avec tes flèches ? Pourquoi as-tu l'air si triste mon frère ? » Oñampuer lui expliqua que sa famille n'allait plus rien lui donner à manger s'il ne ramenait pas de poissons. Cette personne était en réalité le grand-père de la rivière. Il lui dit : « Donne-moi tes flèches, je vais t'expliquer quelque chose qui t'aidera à pêcher ! » Oñampuer donna au vieil homme cinq de ses flèches. Le grand-père frotta alors les flèches avec des plantes que l'on nomme des *piri piri* et lui dit : « Maintenant oui, va-t'en pêcher dans ce trou d'eau-ci, celui qui est profond, qui est là-bas. » Oñampuer obéit et s'en alla vers le trou, il y jeta sa première flèche dans l'eau. Il vit alors sa flèche remplie de poisson. Il lança les autres et chacune se remplit de poissons de la même manière. Il revint ensuite vers le vieil homme, ce dernier lui dit : « Maintenant, va-t'en chez toi et ramène un panier, demande aussi à quelqu'un de l'aide ». Oñampuer obéit et arrivant chez lui il cria : « Venez, venez ! Venez avec moi, j'ai une montagne de poissons prêts à manger ce soir ! Venez ! » Au commencement, personne n'en fit cas, car ils ne le croyaient pas. Seules trois filles de la maison le suivirent en direction de la rivière. Elles en revinrent les paniers remplis. De là, Oñampuer retourna à la rivière afin de remercier le vieil homme : « Grand-Père de la rivière, j'aimerais te remercier du secret de pêche que tu viens de m'expliquer. »

« Je vais te donner quelques autres piri piri qui t'aideront à pêcher d'autres types de poissons. Les connaissances que je te donne aujourd'hui, tu devras les partager avec ton peuple et ne pas les garder pour toi. » Oñampuer lui répondit : « je te promets de faire ainsi. » C'est ainsi que Yato' Shemochuarena donna à Oñampuer toutes les plantes dont il avait besoin pour pêcher toutes sortes de poissons. Il disparut ensuite dans les airs.

Annexe 4 : mythes, mondes « non-visibles » et anecdotes

Le devenir de *choyeshe'mats* : Carashepeñ et Shemaña

Carashepeñ et son épouse Shemaña vivaient ensemble il y a fort longtemps. Shemaña n'était pas fidèle à son époux, elle allait parfois voir d'autres hommes. Les gens prévenaient souvent Carashepeñ des infidélités de son épouse en lui disant : « Ton épouse est en train de se moquer de toi », mais Carashepeñ ne les croyait pas, car il aimait beaucoup sa femme. Passa le temps, Carashepeñ s'en alla chasser dans la forêt pendant trois jours. Pendant son absence, son épouse donna la vie à un enfant. Ce dernier n'arriva pas à sortir du ventre de sa mère, seule une jambe en sortit. Lors de l'accouchement, des personnes essayèrent de faire sortir l'enfant en tirant fort sur la jambe qui déjà sortait. Malheureusement la jambe se dissocia, la mère et l'enfant ne survécurent pas. Carashepeñ fut avisé par l'oiseau Pab̃char qui apparaît lorsque ta famille est en danger. C'est ainsi que Carashepeñ comprit qu'il se passait quelque chose de grave.

A cet instant il vit sa femme portant son enfant, il leur dit : « Comment allez-vous ? Vous devez être bien fatigués ? Voulez-vous manger de la viande grillée ? » Carashepeñ donna alors à son épouse un bout de viande grillée. Elle prit la nourriture, mais ne mangea que ce qui était brûlé. Voyant cela, Carashepeñ comprit que cette femme n'était pas son épouse, mais son ombre errante. Son épouse était donc morte.

Shemaña ne le regardait pas dans les yeux mais de côté en cachant son enfant. Elle lui demanda alors : « Il faudrait faire une hutte de feuilles de palmier pour passer la nuit. Je vais me rendre chez mon père. » Carashepeñ savait que son père était décédé quelques années auparavant, mais il construisit tout de même la hutte. Shemaña lui dit alors : « Carashepeñ voudrais-tu arrêter de consommer du tabac, cela va me rendre aveugle ». Carashepeñ consommait du tabac mélangé avec des *piri piri*, car il ne voulait pas qu'elle lui fasse du mal. Ainsi, elle était un peu faible et ne pouvait l'attaquer. Après trois jours, Carashepeñ voulut voir son enfant. C'est pendant le sommeil de son épouse qu'il regarda dans la couverture. Là, il vit une jambe de bébé pleine de sang. Quand Shemaña se réveilla, elle voulut continuer son chemin et annonça à Carashepeñ : « Il faut que nous y allions maintenant. »

En chemin, il rencontrèrent Canco', le frère de Carashepeñ qui lui dit : « Elle est morte, pourquoi est-ce que tu la suis ? Elle s'en va vers le monde des morts, là où je vis moi aussi avec son père. » Carashepeñ lui répondit alors :

« Oui, je sais où elle va, mais j'aimerais voir, je l'aime tant ». « Très bien, je vais t'accompagner, tu y verras comment sera sa vie là-bas, et ce qui va lui arriver de t'avoir tant trahi. » « Allons-y mon frère, je te suis. » Ils partirent ensemble vers la porte du monde des morts. Une fois arrivé, Canco' dit à son frère : « Cache-toi ici, et continue à consommer du tabac pour ne pas qu'ils te voient, ils ne doivent pas te voir, ils pourraient te faire du mal. » Carashepeñ se cacha alors derrière un arbuste. Shemaña avait une tunique courte, très usée. Quand elle entra dans le monde des morts, un jeune homme, la voyant, cria : « C'est ma femme ! ». Ce dernier était très vilain, de sa bouche jaillissaient des rayons multicolores. Au même moment, un autre homme cria : « Non, elle, c'est ma femme ! » Ainsi plusieurs hommes se précipitèrent sur Shemaña pour lui faire l'amour. Ils lui firent l'amour de tous les côtés, s'insérant dans sa bouche, ses yeux, ses oreilles, ses pieds, puis la laissèrent inanimée sur le sol.

Carashepeñ, désappointé, s'approcha alors du corps de son épouse et la tira par le pied. Il lui dit : « Ainsi ce que me disaient tant de personnes est vrai, tu ne m'as jamais été fidèle. » Carashepeñ entendit derrière lui les cris de l'enfant qu'elle portait sur son dos, il se retourna et vit l'enfant courant de toutes parts. Canco' lui dit avec compassion : « Mon frère, ne sois pas triste, maintenant tu pourras expliquer aux autres ce qu'il se passe si un d'entre eux trahit son conjoint. »

De cette manière, lorsque tu vas rentrer sur ta terre, rends-toi au cimetière, à l'endroit même où ils ont enterré ton épouse et jette de ta main gauche des vieux habits dans un feu. Ils lui arriveront neufs dans sa maison. Les siens tu les brûleras avec des branches de *ceñollečhap*, ainsi tu permettras à son ombre de rejoindre l'enfer des gens qui n'ont pas eu une bonne vie. » Carashepeñ ramassa la tunique abimée de sa femme et retourna vers sa terre. Triste, il se rendit au cimetière où étaient enterrés sa femme et son enfant. Là, Carashepeñ rassembla du bois et fit un feu où il déposa conjointement la tunique de son épouse et les branches de *ceñollečhap*. Ces gestes permirent à son épouse et à son enfant d'entrer en enfer, là où il fait sombre pour l'éternité. Après avoir accompli cela, Carashepeñ se rendit à sa maison et raconta à ses compagnons ce qu'il avait vu dans le monde des morts.

Les gens lui demandèrent : « Carashepeñ, nous te l'avions bien dit, mais aujourd'hui nous savons ce qu'il se passera ensuite si tu trahis ton conjoint. Maintenant, tu dois faire une diète complète afin qu'il ne t'arrive plus un tel malheur. » Carashepeñ resta alors seul dans sa maison. Pendant quatre jours, il ne sortit pas et au cinquième jour plusieurs femmes l'accompagnèrent à la rivière pour qu'il y entre et qu'il jette ses habits dans l'eau. Les femmes jetèrent des pierres sur sa tunique dérivant dans les flots. Quand il sortit de l'eau, d'autres femmes veuves lui apportèrent des habits neufs. L'une d'elles lui dit : « Maintenant, cela ne t'arrivera plus jamais, mais tu devras te marier avec une veuve, car c'est entre nous que nous nous marions »

Arrot͠ter, entité « non-visible » des Monts San Matías

Lors des temps primordiaux, les jeunes hommes avaient pour coutume de se regrouper la nuit pour faire la fête. En prévision de l'évènement, ils étaient partis chasser et faire d'autres activités. En revenant vers leurs maisons, deux amis entendirent Arrot͠ter qui était en train de ronfler. Ils se moquèrent de lui et commencèrent à lui jeter des pierres. Un de ces jeunes hommes s'appelait Ernanto. En arrivant à son domicile, il dit à sa mère : « Maman ! Nous avons entendu Arrot͠ter sur le chemin, il ronflait alors nous lui avons jeté des pierres ! » À cet instant sa mère arrêta toute activité et le regarda paniquée. Elle lui répondit : « Comment ? Mais pourquoi avez vous fait cela ? Prépare toi, nous devons partir au plus vite… » Ils partirent chercher leur fille, Coshona, mais elle ne voulut pas venir. Tout le monde se moquait d'eux. Ils s'en allèrent alors vers leur parcelle.

Pendant la fête, les gens entendirent subitement « Couh couh ». C'était Arrot͠ter qui arrivait furieux en chantant dans son tibia. Il possède peu de cheveux, mais une très grande tête. À l'écoute de son chant, les gens commencèrent à courir afin de lui échapper, mais ils tombèrent tous sur le sol, inanimés. Personne ne put se sauver. Arrot͠ter, furieux, commença à briser le cou de chaque personne afin de tuer tout le monde. Une seule personne qui n'avait pas entendu son chant, s'échappa en courant rapidement dans une montée. Car il est dit que s'il peut courir rapidement grâce à ses grandes jambes, son genou l'empêche de gravir des montées trop raides.

La famille cachée plus loin entendit des cris : « C'est sûr qu'il se passe quelque chose au village… Vous entendez tout ce bruit… » Le jour suivant, la famille revint au village. Là, ils virent le désastre qui était survenu la nuit passée. Tout le monde était mort, Arrot͠ter avait entassé les corps dans le *corop* (temple), et dormait au centre des cadavres. Poroconato, le père, ferma les portes du *corop* et y mit le feu. Arrot͠ter essaya de sortir, mais mourût dans les flammes. Depuis, les Arrot͠ter restent en hauts des monts San Matías.

Les grands chiens des monts, les Arroshena'

Dans les temps anciens, on dit que les Arroshena' vivaient dans des grandes grottes. Ils avaient la forme de grands chiens dont la queue rappelait la fleur des roseaux.

Un jour, une jeune fille qui avaient ses règles annonça : « Je vais chercher du manioc dans la *chacra* pour faire de la bière et je reviens. » Cette jeune fille en marchant à travers champ perdit quelques gouttes de sang sur le chemin. Passant par là, la grand-mère des Arroshena' sentit l'odeur du sang et commença à la suivre. Elle arriva alors à la maison de la jeune fille qui était en train de préparer de la bière de manioc.

La grand-mère Arroshena' lui dit : « Rrr- Bonjour comment vas-tu –rrr ? Rrr- Que fais-tu –rrr ? » La jeune fille répondit : « Bonjour Grand-Mère, je suis en train de préparer de la bière de manioc car mon père rentre demain ». Regardant les lieux Arroshena' lui demanda : « Qu'est-ce qui est accroché ici, jeune fille ? »

« Ce sont des dents de nos chiens » répondit la jeune fille en lui servant un bol de bière de manioc. Arroshena' but la bière de manioc, mais mangea en même temps le bol dans lequel elle lui avait été servie, et lui dit en se retirant : « Bon, je vais y aller, à bientôt. » Dans la maison, vivaient également un coati, *achune* en espagnol régional, nommé Choñ et un jaguarondi, *huamataro,* appelé Acmue'. Ils étaient les serviteurs du père de la jeune fille. Ayant eu peur de Arroshena', Choñ dit aux jeunes filles : « Nous devons monter à l'étage pour nous cacher, ils vont revenir avec toute la famille de Arroshena'. Allez, montez, montez ! Il sera plus judicieux de cacher aussi la bière de manioc en haut ! » Ils montèrent rapidement à l'étage de la maison avec une partie de la bière de manioc, l'autre récipient resta en bas.

Peu de temps passa avant qu'ils ne voient apparaître les Arroshena', arrivant les uns derrière les autres. En entrant, ils déclarèrent « Rrr- bonsoir, mais où sont-ils –rrr ? » Choñ qui était en haut ne voulut pas répondre mais Arroshena' demanda de nouveau : « Rrr- où êtes-vous ? Nous avons soif, nous voulons de la bière de manioc. » À ce moment-là, Acmue' répondit : « Mes frères ! Comment allez-vous ?! Si vous le désirez, vous pouvez vous servir de la bière de manioc ! » Acmue' et les Arroshena' commencèrent à boire beaucoup de bière de manioc, ils se mirent également à danser et à chanter.

Un des Arroshena' voulut subitement monter à l'étage, mais Choñ qui était encore caché en haut lui mordit la main et lui dit : « Il n'y a rien en haut, ne monte pas ! » Les Arroshena' déjà saouls se servirent de la bière de manioc, puis mangèrent la pâte à pleine main.

Au petit matin, ils partirent, mais laissèrent toutes les saletés derrière eux. Il y avait de la bière de manioc de tous les côtés. Le père de la jeune fille fut prévenu que quelque chose était en train de se passer dans sa maison par un oiseau nommé Poyapchor. Ainsi, peu de temps après que les Arroshena' eurent quitté les lieux, il arriva dans sa maison, et constata : « Qu'est il advenu ici ? Que s'est il passé ? » Acmue' était en train de dormir sur le sol, il était encore très saoul. Voyant cela, le maître des lieux s'énerva et le tua. Il se dirigea dans la direction de Choñ pour le tuer aussi en criant : « Je vous laisse mes filles et ma maison et vous n'y faites pas honneur ? » « Non ! » répondit Choñ en criant de peur. « Moi, je n'ai pas bu, j'ai défendu tes filles ! » Les filles confirmèrent les déclarations de Choñ. C'est ainsi que leur père le laissa en paix, il lui dit : « Va où sont les Arroshena' pour qu'ils viennent nettoyer ce qu'ils ont laissé ici. » Choñ se rendit à la grotte où vivaient les Arroshena' et leur dit : « Venez ranger la maison, mon patron est très en colère, il est tellement furieux qu'il a tué Acmue' ! »

« Pourquoi a t-il tué notre frère ? » répondit Arroshena'. « Il était saoul et cela ne lui plait gère, bon allez venez ! » Les Arroshena' s'en allèrent faire bouillir de l'eau pour laver tout ce qu'ils avaient fait la nuit dernière et retournèrent dormir dans leur grotte à la nuit venue. En plein milieu de la nuit, dix personnes se rendirent à la grotte des Arroshena' et firent prendre un feu à l'entrée de la grotte, en y faisant brûler du piment. La fumée entra dans la grotte. Les Arroshena' se levèrent en toussant et dirent : « À cause de toi Grand-Mère, à cause de toi nous sommes tous en train de mourir. » Et tous les Arroshena moururent, sauf une Arroshena' qui était enceinte et qui dormait dehors. Elle s'échappa en disant : « Je n'ai pas bu de bière de manioc, laissez-moi tranquille, ne me faites rien. »

L'usage des *puerets*

Dans les temps primordiaux, on dit qu'un jour, il y avait une grande fête dans un village Yanesha. Il avait été invité plusieurs personnes, les uns jouaient des percussions et les autres chantaient et dansaient. Parmi les personnes invitées à cette fête, il y avait un jeune homme appelé Puesheñ. Puesheñ aimait parler avec les jeunes filles, mais comme il était vilain elles se moquaient toujours de lui. L'une d'elle appelée Sherora lui demanda : « Pourquoi viens-tu toujours me voir ? Je ne veux pas de quelqu'un d'aussi vilain, éloigne-toi de moi ! » Puesheñ ne répondit rien. Il possédait dans un petit tube de bambou un mélange de plantes préparé dans du roucou. Puesheñ toucha la jeune fille avec un peu de ce mélange. Quelques jours après, Sherora se mit à pleurer sans cesse. Elle ne pouvait penser à quelqu'un d'autre qu'à Puesheñ.

« Mais pourquoi suis-je aussi triste de ne pas être à ses côtés ? Je vais aller le chercher », se dit Sherora.

La jeune fille arrivant à la maison de Pueshen̄ demanda à sa mère où il se trouvait. Pueshen̄ était allé dans la parcelle cultivée, Sherora s'en alla donc à sa rencontre. « Pueshen̄ ! » s'exclama la jeune fille en le voyant. « Que fais-tu ici Sherora ? » lui demanda Pueshen̄ d'un ton sec. Il se mit alors à uriner sur la jeune fille qui se mit à pleurer. « Va-t'en voir ma mère, elle te soignera. Je ne veux pas non plus d'une femme comme toi qui se moque des gens pensant que tu es la plus belle. Je désire quelqu'un de sincère, pas quelqu'un comme toi. Va-t'en je te dis. » Sherora s'en alla voir la mère de Pueshen̄ et lui demanda un bain de plantes « pour oublier », c'est-à-dire celles qui lui permettront d'oublier son fils.

Voyage dans le monde où vivent les *choyeshe'mats*

Dans des temps plus anciens, un homme avait un jardin que les agoutis se plaisaient à détruire. Un jour, il dit à Shomueñoch, son épouse : « Qu'allons-nous faire pour que ces agoutis arrêtent de détruire notre parcelle ?... Ils se cachent tellement bien que je n'arrive pas à les chasser. Peut-être que le mieux serait de fabriquer un piège. »

L'époux se rendit alors dans sa parcelle et commença à creuser un trou afin que les agoutis tombent dedans. Il était en train de creuser ce trou lorsqu'un homme s'approcha de lui, il s'appelait Entevet̃. Ce dernier lui dit : « Qu'est ce que tu es en train de faire ? » L'époux de Shomueñoch lui répondit : « Je fais un piège pour que tous les agoutis qui mangent mon manioc tombent dedans. » Entevet lui offrit son aide : « Je vais t'aider ! » Il était midi lorsque l'homme s'approcha du trou et qu' Entevet le fit tomber à l'intérieur. Entevet était en réalité celui qui détériorait le jardin.

L'oiseau Pab̃char aida cet homme dans sa chute en le portant jusqu'au fond. Une fois à terre, il regarda en haut et vit un ciel très étoilé. Pab̃char lui dit : « Ne t'inquiète pas, nous sommes dans le monde des morts. Nous allons aller par là, je vais te guider. » On entendait dans cet endroit les grenouilles Moc̆hart en train de moudre du maïs : « *tintin tin* ». C'étaient des petites femmes, lorsqu'elles le virent elles s'échappèrent en sortant dans l'eau : « *pang pang* ». Après avoir continué la route, ils arrivèrent chez les Pueroshesh. Ces derniers lui demandèrent : « Viande fraîche, c'est de la viande fraîche que je sens là. » « Oui... » répondit l'homme. « Je ne sais qui m'a fait tomber ici. » « Ah ! Cette personne n'est pas un homme, il s'appelle Eñtebet̃. C'est lui qui t'a fait venir jusqu'ici. Il voulait te tuer, mais ne t'inquiètes pas, il ne t'arrivera rien. Je suis Pueroshesh, mais si tu es comme nous tu dois prier. » L'homme se mit alors à prier.

Pueroshesh approuva : « Alors tu connais mes prières, tu es un des nôtres. » Ils l'invitèrent alors à manger du riz. Après le repas Pab̃char lui dit : « Nous devons poursuivre notre route maintenant. » Ils marchèrent jusqu'à la maison de Cat̃esh. Ce dernier sortit de sa demeure et leur dit : « Viande fraîche, est-ce de la viande fraîche que je suis en train de sentir ? » L'homme répondit : « Oui, je viens de la terre, je ne suis pas encore mort. »

« Viens me voir » lui dit Cat̃esh, « je possède beaucoup de patates douces à manger » et il se mit à amasser tout un tas de feuilles de patates douces. L'homme lui dit : « Mais Cat̃esh, en tant qu'homme, je mange des patates douces cuites, non des feuilles. » En peu de temps, Cat̃esh lui fit cuire des patates douces. Après le repas, Pab̃char lui dit : « Il est tôt, mais nous devons y aller. »

En chemin, ils arrivèrent à un croisement. Pab̃char lui expliqua qu'il devait suivre le chemin de droite vers la maison de Ya'pech « mais dans un premier temps, nous allons aller à gauche, je vais te montrer ce qu'endurent les morts quand ils arrivent ici. » Arrivé au bout du chemin, Pab̃char lui dit : « Ici vit Yosoper, il détient un livre, mais tu dois te cacher, il pourrait te faire du mal. » Il obéit, et de sa cachette il vit Yosoper noter les fautes de chaque personne qui se présentait à lui. À chacune d'elle, il disait : « Tu as pêché plusieurs fois dans ta vie, c'est pour cela que je vais embrocher ton corps sur un morceau de bois et que je te mettrai dans le feu. Je retournerai ton corps autant de fois que de fautes commises. » À cet endroit, il y avait un grand feu et au-dessus se trouvaient plusieurs personnes attachées sur des pics horizontaux.

Au bout d'un moment, Pab̃char dit « Tu vois, si tu as mal parlé ici on te met des couleuvres dans la bouche, si tu as eu une mauvaise vie on te fait griller plusieurs fois pour chaque faute. Nous devons y aller maintenant, suivons le chemin jusqu'à la maison de Ya'pech. »

Il firent demi-tour et prirent le chemin de droite vers la demeure de Ya'pech. En arrivant, le frère de Ya'pech, Sol Yepapar qui portait un foulard autour de la tête noué en forme de chignon, sortit de la maison en disant : « De la viande fraîche, c'est de la viande fraîche que je suis en train de sentir ? » L'homme répondit : « Non, je suis encore vivant. » Sol Yepapar lui dit alors : « Ah, mon frère Ya'pech va venir d'une minute à l'autre, nous devons l'attendre. » Il les invita alors à partager de la nourriture en attendant la venue de Ya'pech et leur dit : « Je vais cacher mes haricots, car mon frère va venir. Il va t'appeler six fois. Tu dois te présenter à lui à genoux. » Lorsque Ya'pech arriva chez lui, il dit : « Viande fraîche, est-ce que c'est de la viande fraîche que je suis en train de sentir ? » Son frère lui répondit : « Cet homme n'est pas encore mort, Eñtebet l'a poussé dans notre monde, vas-tu bien l'accueillir ? » Ya'pech répondit : « Oui, je vais bien m'occuper de cet orphelin. » L'homme sortit alors de sa cachette à genoux afin de se présenter à Ya'pech qui lui dit : « Lève-toi maintenant et suis-moi. » Tall était le servant de Sol Yepapar. Ils l'envoyèrent avec lui pour l'aider à sortir du monde des morts. Ya'pech leur expliqua : « Pour sortir du monde des morts, vous trouverez en chemin un homme se dénommant Yompor. Il peut être dangereux mais Tall t'aidera au moment voulu. » Ya'pech leur enseigna alors tout ce qu'ils devaient savoir pour ne pas se faire manger, et demanda à Tall de bien s'occuper de ses hôtes. Sol Yepapar leur dit : « Allons chasser du tapir maintenant. » C'est ainsi qu'ils tuèrent d'un coup de lance Huarall un papillon qui était en fait le tapir de Yompor. Tall dit alors à l'homme : « Lorsque Yompor va apparaître, tu dois le nier sinon il peut te manger. »

Yompor apparut tout d'un coup et tomba sur les fesses, sa tunique lui recouvrant alors la tête. C'était en fait une ruse pour amuser les gens, mais l'homme ne releva pas la blague de Yompor et lui dit : « Attends, je vais t'aider » et lui remit sa tunique en place. Yompor se rendit alors compte que ses blagues ne fonctionnaient pas et ordonna : « Lève-toi et porte ce tapir, porte ce tapir, homme, je te demande de porter ce tapir. » L'homme le niait et ne lui obéissait pas. Yompor partit alors un peu plus loin. En rejoignant Yompor, ils s'aperçurent que tous les tapirs étaient regroupés en tas. Yompor leur dit alors : « Allez voir la grand-mère Tchallacutchnatch afin qu'elle vienne avaler leur sang et manger leurs tripes. » Tall et son hôte s'en allèrent voir Tchallacutchnatch : « Grand-Mère, ton petit-fils t'invite à manger du tapir. » Tchallacutchnatch rassembla ses affaires et prit un récipient pour récolter le sang.

Lorsqu'ils arrivèrent, Yompor cria « Yuf Yuf » et sa grand-mère se transforma en bois. À cet instant Yompor leur dit : « Allumez le feu, allumez le feu, allumez le feu, allumez le feu » mais ils ne le firent pas. Regardant Tall, Yompor l'accusa alors : « Tu lui as tout expliqué ? Dis-moi la vérité, pourquoi me niez-vous ? » Tall lui répondit alors : « Non, il est guidé par son cœur, il agit comme bon lui semble. » Yompor énervé jeta ses moustaches pour faire prendre le feu. Un peu plus tard, Yompor leur ordonna : « Nous devons emmener la viande pour la faire sécher, portez la viande, portez la viande, portez la viande. » Les deux hommes continuèrent à refuser les ordres de Yompor et finalement la viande arriva seule à sa destination.

Arrivant à la rivière, Yompor leur ordonna alors : « Nous devons faire une nasse pour pêcher du poissons », mais comme il n'obtint aucune réaction il jeta lui-même la nasse dans la rivière où s'accumula beaucoup de poissons. Tall dit à son hôte : « Mets cinq poissons dans ton sac. » Dans la nasse se trouvaient des poissons et un grand boa. Ils repartirent alors et Yompor qui était plus haut tomba sur ses fesses, sa tunique sur la tête. L'homme remit la tunique de Yompor de manière à lui couvrir ses fesses, mais ne rit point. Regardant Tall, Yompor déclara : « Je suis sûr que tu lui as tout expliqué. » Yompor en colère attrapa le boa et lui coupa la tête afin qu'elle repousse de nouveau. Le corps du boa était les poissons de Yompor. Ainsi, Yompor ordonna : « Amenez le poisson, amenez le poisson, amenez le poisson, amenez le poisson, allons-nous-en au campement. » Les deux hommes comme à leur habitude ne réagissaient toujours pas à ses dires.

Lorsqu'ils arrivèrent au campement, tous les poissons étaient entassés là. Yompor ordonna de la même manière : « Allez chercher du bois pour faire cuire les poissons », mais ils ne firent rien. « Bon, allez chercher ma grand-mère. » Ils allèrent donc chercher la grand-mère de Yompor qui rassembla ses affaires et prit une vannerie afin d'y mettre des poissons.

Dès leur arrivée auprès de Yompor, il s'empressa de crier : « Yuf, Yuf », sa grand-mère se transforma immédiatement en bois et Yompor leur demanda : « Allumez le feu, allumez le feu, allumez le feu, allumez le feu, allumez le feu. » Comme ils ne lui obéissaient pas, Yompor jeta dans le bois ses moustaches pour que le feu prenne. « Prenez du poisson grillé » dit Yompor. Mais ils ne réagissaient pas, Tall fit cuire lui-même les cinq poissons qu'ils avaient mis de côté. Tall dit à Yompor : « Nous devons nous dépêcher, le mortel est fatigué et sa femme doit être en train de le pleurer. » Yompor comprit bien les intention de Tall, mais continua de lui ordonner des choses : « Amenez du poisson pour manger », mais ils ne lui répondirent rien. « Passez devant, je vous suivrai ». Comme les deux hommes ne réagissaient pas, Yompor ouvrit le chemin, et ils arrivèrent dans une parcelle où les arbres avaient été coupés afin de les brûler pour cultiver. Yompor dit alors : « Nous devons brûler ces arbres morts. » À ce moment, Tall dit alors à l'homme : « Allons-y, nous devons trouver un trou où nous cacher, sinon nous allons brûler comme tout ce bois. » Yompor jeta ses moustaches dans le bois sec et un immense feu se propagea. Lorsque le feu s'éteignît Yompor appela : « Mes amis, mais où sont mes amis ? » Il ramassa alors deux insectes qui courraient sur le sol et déclara : « Celui-ci sera Tall, je vais le manger et celui-ci son acolyte, je le mange aussi. » Mais cette blague ne fit pas rire ses amis et tout en sortant de leur cachette, Tall expliqua à Yompor : « Maintenant, nous devons y aller, le mortel est très fatigué ». Ils entreprirent alors le chemin qui menait vers la terre. Arrivé à la frontière, Tall dit : « Tu as vu comme les hommes qui viennent ici souffrent, tu dois tout expliquer sur ta terre afin que les gens se rendent compte et sachent comment cela se passe dans le monde des morts. Eñtebet t'a envoyé ici, il est devenu bien orgueilleux. Pour cela, je vais te dire comment faire pour que jamais il ne revienne t'ennuyer. »

Tall lui donna de précieux conseils et quelques duvets de lune, puis ils se séparèrent. Lorsque l'homme arriva dans sa maison, il vit son épouse sanglotant et il lui raconta ce qui était arrivé. Il lui dit : « Maintenant, je sais comment faire pour que Eñtebet ne nous détériore pas la parcelle cultivée en consommant tout le manioc, prépare du poisson, je vais ensuite aller dormir, réveille-moi avant midi. Arrête de pleurer maintenant. »

A midi, heure à laquelle on ne voit pas les ombres errantes, l'homme se trouvait dans sa parcelle en train d'attendre Eñtebet. L'homme avait déposé quelques duvets de lune en cercle près de lui. Eñtebet arriva et lui demanda : « Qu'es-tu en train de faire ? » « Je suis en train de fabriquer un piège contre les agoutis qui mangent mon manioc » répondit-il. Eñtebet s'approcha de lui et dit : « Je vais t'aider. » Eñtebet attrapa les duvets de lune et les entrelaça puis les dénoua, mais il n'arrivait à rien, il dit alors : « Bien, cela ne fonctionne pas. » Il essaya alors de les jeter par terre, mais les duvets étaient en train d'envelopper son corps petit à petit.

Eñtebet cria alors de douleur : « *pin, pin* ». La lune enveloppa la totalité du corps de Eñtebet et l'emmena jusqu'au ciel. Depuis ce moment, Eñtebet ne redescendit plus jamais et n'embêta plus personne.

Annexe 5 : chants

Chant du maïs

Tu es venue dans ce lieu escarpé, jolie jeune femme, roreya, roreya, roreya, roreya. Tu n'es pas venue en vain, réponds moi.
Tu es venue du ciel, jolie jeune femme, roreya, roreya, roreya, roreya.
Toi, ma sœur, tu ne possèdes qu'une seule tunique. En revanche, j'en possède cinq, roreya, roreya, roreya, roreya.
Toi, ma soeur, Mayema, tu ne possèdes qu'une seule tunique, roreya, roreya, roreya, roreya. Toi, ma soeur, Mayema, en revanche, j'en possède cinq, roreya, roreya, roreya, roreya.

Mellaño͠teñrec̈h

Couplet 1 :
Mes sœurs, dansons et adorons le pour toujours. *Ayeya, ayeya, ayeya, ayeya, ya, ya, ya.*
Couplet 2 :
Eya, eya, eya, ya, eya, eya, eya, ya, Ciel, nous avions été bénies par notre Dieu. *eya, eya, eya, ya, yeya, yeya, yeya, ya,* Quel beau ciel, nous avions été bénies par notre Dieu. *Eya, eya, eya, ya, eya, eya, eya, ya.*
Couplet 3 :
Comme le ciel est beau, comme il est beau au firmament, comme le ciel est beau, comme il est beau au firmament. Ma sœur, comme le ciel est beau, comme il est beau au firmament. Ma sœur.
Couplet 4:
Comme cette jeune femme est belle, *ayeya, ayeya, ayeya, ayeya.* Comme cette jeune femme est belle. *Ayeya, ayeya, ayeya, ayeya.*
Couplet 5 :
Comme notre amie est belle, Shereca, *shareca, shareca* est notre amie. Comme notre amie est belle, Shereca, *shareca, shareca* est notre amie.
Couplet 6 :
L'arbre Chom̃pañare', l'arbre Chom̃pañare', l'arbre Chom̃pañare'. Il est venu avec son assistant. *Ayeya, ayeya, ayeya, aya.* L'arbre Chom̃pañare', l'arbre Chom̃pañare', l'arbre Chom̃pañare'. Il est venu avec son assistant, *ayeya, ayeya, ayeya, aya.*
Couplet 7 :
Mon frère est une fleur, une fleur, une fleur, une fleur. Mon frère est une fleur, une fleur, une fleur, une fleur, la nôtre.

Couplet 8 :
Nous supposons la venue de notre Divinité Sellasell. Il est tout puissant, notre dieu Sellasell. *Ayeya, eya, ayeyeya, eya, ayeya, yeya, eya.* Nous supposons la venue de notre Divinité Sellasell. Il est tout puissant, notre dieu Sellasell. *Ayeya, eya, ayeyeya, eya, ayeya, yeya, eya.* Nous supposons la venue de notre Divinité Sellasell.
Couplet 9 :
Il est envoyé de notre dieu, il nous aime. *Ayeya, ayeya, aya.*
Couplet 10 :
C'est vrai ce qu'il dit, nous recevrons bientôt notre Dieu. Notre Dieu, notre Dieu, notre dieu, notre Dieu.

Camuequeñetsreč̈h

Couplet 1 :
La jeune femme Arc-en-ciel est venue, elle traversa la montagne, la Princesse Arc-en-ciel nous a croisés. […] Jeune femme Arc-en-ciel a déjà traversé la montagne, notre Dieu, Dieu de la montagne. Nous arrivons maintenant. […]
Couplet 2 :
Nous nous souviendrons toujours de toi comme une personne miséricordieuse, *quegüeganqueya, quegüeganqueya, quegüeganqueya, quegüeganqueya, quegüeganqueya*. […]
Couplet 3 :
Mon enchantement vient de la montagne Puellapen, Mon enchantement vient de la montagne Puellapen, mon enchantement vient de la montagne Puellapen. […]
Couplet 4 :
Que ces lieux sont beaux, que ces lieux sont beaux. […] Dans ces lieux, nous nous reposerons, nous nous reposerons. […]
Couplet 5 :
Je viens d'un lieu très éloigné, je suis l'ours, *encaro 'ncmue, encaro 'ncmue*. […]
Couplet 6 :
En chevauchant les montagnes, nous arrivons où vit la princesse Palombe, elle est miséricordieuse. Je viens d'un lieu très éloigné, je suis l'ours, *encaro 'ncmue, encaro 'ncmue*. […]
Couplet 7 :
Allons vers le lac Porromno, là-bas, Dieu est miséricordieux. Allons vers le lac Porromno, là-bas, Dieu est miséricordieux, en Porromno. […]

Yerpuenesharečh

Couplet 1 :
Jour de souvenir, je suis ton petit-fils, *queganqueya queganque queganqueya.* Je suis ton petit-fils, *queganque queganqueya.* […]
Couplet 2 :
Je suis venu humblement, je t'appelle, Yahue' Yabya Yahue' Yahue'. Je suis venu humblement, je t'appelle, Yahue' Yabya Yahue' Yahue'. […]
Couplet 3 :
Yayoñ, tu passes toujours nous voir, naya, ya, ya, Yayoñ, Yayoñ, Yayoñya. Yayoñ, tu passes toujours nous voir, Naya, ya, yayoñ, yayoñ, yayoñya. yayoñ, yayoñ, yayoñya, yayoñ, yayoñ, yayoñya, yayoñ, yayoñ, yayoñya, Yayoñ, tu passes toujours nous voir. […]
Couplet 4 :
Yayoñ, yayoñyam yayonya, yayonya. Nous sommes venus, je suis Puerets, je me suis métamorphosée en humain, yayonya. Yayoñ, yayoñyam yayonya, yayonya. Nous sommes venus, je suis Puerets, je me suis métamorphosée en humain, yayonya. […]
Couplet 5 :
Yayonya, yayonya, yayonya, yayonya, yayonya, yayonya, yayonya. Puerets est un être humain. Yayonya, yayonya, yayonya, yayonya, yayonya, yayonya, yayonya. Puerets est un être humain. […]
Couplet 6 :
Maintenant tu dis, maintenant nous venons. Plus loin, nous voyons une personne. Maintenant tu dis, maintenant nous venons. Plus loin, nous voyons une personne. *Queganqueya, queganqueya.* Tu dis aussi, nous venons, nous nous préparons. *Queganqueya, queganqueya.* […]
Couplet 7 :
Nous sommes maintenant en été, il y a de la brume, il y a de la brume, il y a de la brume. Nous sommes maintenant en été, il y a de la brume, il y a de la brume, il y a de la brume. […]
Couplet 8 :
Que c'est bien, nous nous sommes tous repentis. Que c'est bien, nous nous sommes tous repentis. *Queganqueya, queganqueya.* Que c'est bien, nous nous sommes tous repentis. Que c'est bien, nous nous sommes tous repentis. *Queganqueya, queganqueya.* […]
Couplet 9 :
Où allez-vous aller ? Ils m'apparaîtront tels des chamans. Vous marcherez longtemps, longtemps. *queqüëganqueya.* Où allez-vous aller ? Ils m'apparaîtront tels des chamans. […] Vous marcherez longtemps, longtemps. *Queqüëganqueya. queya, queya, queya, yaquenque. Queya, yaqueñque.* […]

Couplet 10 :
Que c'est beau lorsque vous chantez. Je viens avec Huayoll, pour que nous traversions les monts. *Queganqueya, quegüëganqueya.* Que c'est beau lorsque vous chantez. Je viens avec Huayoll, pour que nous traversions les monts. *Queganqueya, quegüëganqueya.* […]
Couplet 11 :
Nous voyons des personnes. Je m'appelle Huayoll. *Queñqueya, Queñqueya.* Nous voyons des personnes, je me rappelle de cet endroit, je m'en rappelle. *Queñqueya, Queñqueya.* […]
Couplet 12 :
Nous emporterons notre fils. Tu viendras manger de la patate douce. Tu viendras manger de la patate douce. Tu viendras manger de la patate douce. Nous emporterons notre fils. Tu viendras manger de la patate douce. Nous emporterons notre fils. […]
Couplet 13 :
Nous, *yaquenque*, Nous traversons les monts, *Quequeya, yaquenque* Nous traverserons, *quenque quenquerramue*. Nous traversons les monts, je passe. Tu n'es pas en train de rêver, nous passerons. *Quequeya*, nous vaincrons, *yaquenque*. Nous traverserons, *quenque quenquerramue*. Tu n'es pas en train de rêver, nous passerons. *Quequeya*, nous vaincrons, *yaquenque*.
Couplet 14 :
Huampuer, Huampuer, est humain, *queganqueya*. Restez, nous passons. Nous, nous, *quenqueyamue*. Nous, nous sommes des êtres humains, *queganqueya*. Nous, nous, *quenqueyamue*. […]
Couplet 15 :
Nous traversons maintenant le mont Ẽtechareñepen, maintenant nous le traversons. Nous traversons maintenant le mont Ẽtechareñepen, *quequeya*. Maintenant nous traversons le mont Ẽtechareñepen, maintenant nous le traversons. […]
Couplet 16 :
Quand nous montons, lorsque nous montons nous buvons *ya'p̃en*. […] Quand nous buvons *ya'p̃en*. Quand nous buvons *ya'p̃en* (liane). […]
Couplet 17 :
Nous arriverons maintenant, *yoñya*, transformé. Dans les monts sacrés, te cherchant toujours, *yayoñya*. Nous emporterons maintenant *yoñya* transformé. […] Dans le monts sacrés, te cherchant toujours, *yayoñya*. Resteras tu ? Resteras tu ?

Annexe 6 :
les plantes utilisées dans la construction du principe vital de la personne : humanisation de l'être

Table 1 : fabrication du corps *in utero*

Terme de rang 1	Détermination botanique	Indication
Chellochellpan	*Cyclanthus bipartitus* Poit. ex A. Rich.	Choix du sexe de l'enfant *in utero*
Chellochellpan	*Cyclanthus indivisus* R. E.(Schult.)	
Tsana'narropan	*Pilea diversifolia* Wedd.	
Tsana'narropan	Melastomataceae	
Tsana'narropan	Rubiaceae	

Table 2 : diffusion de l'*ancellto* du nouveau-né vers le corps, l'adhésion du principe vital

Terme de rang 1	Terme de rang 2	Détermination botanique	Indication
achmosa's		*Vismia pozuzoensis* Engl.	fortifiant
epe'	*cheshap̃ar*	*Cyperus* sp.	protection
cheshapan		Indet.	fortifiant
c̈ho		*Dioscorea triphylla* Buch. Ham. ex Wall.	tranquillisant
epe'	*yatap̃ar*	*Cyperus* sp.	protection
huallapnarrenech		*Munnozia hastifolia* (Poepp.) H. Rob. & Brettell	fortifiant
inconnu	*marra'shemapar*	*Lycianthes amatitlanensis* (J.M. Coult. & Donn. Sm.) Bitter	fortifiant
inconnu	*yachpeñtsopar*	*Psychotria marcgraviella* Standl.	calmant
inconnu	*Yecqueñtsopar*	*Monstera pinnata* (L.) Schott	goût amer et une odeur piquante
ñorra'tentsopan	*ñorra'tentsopar*	*Episcia fimbriata* Fraitch	tranquillisant

Table 3 : agrégation de principes vitaux végétaux au principe vital du nourrisson, les traits comportementaux

Terme de rang 1	Terme de rang 2	Détermination botanique	Indication
c̈ho		*Dioscorea* sp.	docilité
epe'		Indet.	docilité
epe'		Indet.	docilité
epe'	*eñoteñtsop̃ar*	*Cyperus* sp.	personnalité excellente mémoire
inconnu	*tsenantsopar*	*Costus conicus* Stokes	personnalité

Table 4 : augmentation du volume du principe vital du nourrisson, la croissance

Terme de rang 1	Terme de rang 2	Détermination botanique	Indication
eñeserch		*Clusia amazonica* Planch. & Triana	croissance
epe'	*yelleñtsop̃ar*	*Cyperus laxus* Lam.	augmenter le principe vital
shemocuarec̈h		*Baccharis salicifolia* (Ruiz & Pav.) Pers.	augmenter le principe vital
t̃ellmat̃ellma'		*Phoradendron crassifolium* (Pohl ex DC.) Eichler	augmenter le principe vital

L'enfant

Table 5 : agrégation de principes vitaux végétaux au principe vital de l'enfant, les traits comportementaux

Terme de rang 1	Terme de rang 2	Détermination botanique	Indication
c̈ho		*Dioscorea* sp.	docilité
echeporpan		Rubiaceae	souplesse et agilité
epe'	*pochenrrop̃ar*	*Cyperus* sp.	force
epe'	*ma'mateñtsop̃ar*	*Cyperus* sp.	entente conjugale
epe'	*echnarrp̃ar*	*Cyperus* sp.	agilité
inconnu	*marrshempar*	Cyclanthaceae	agilité

Table 6 : diffusion du volume du principe vital de l'enfant, l'adhésion du principe vital

Terme de rang 1	Terme de rang 2	Détermination botanique	Indication
achmosa's		*Vismia pozuzoensis* Engl.	fortifiant
epe'	*cheshap̃ar*	*Cyperus* sp.	protection
cheshapan		Indet.	fortifiant
c̈ho		*Dioscorea triphylla* Buch. Ham. ex Wall.	tranquillisant
epe'	*yatap̃ar*	*Cyperus* sp.	protection
huallapnarrenech		*Munnozia hastifolia* (Poepp.) H. Rob. & Brettell	fortifiant

Table 7 : augmentation du volume du principe vital de l'enfant, la croissance

Terme de rang 1	Terme de rang 2	Détermination botanique	Indication
aporec̈h		*Clematis guadeloupae* Pers.	nouvelles dents
eñeserch		*Clusia amazonica* Planch. & Triana	croissance
epe'	*yelleñtsop̃ar*	*Cyperus laxus* Lam.	faire augmenter le principe vital
shemocuarec̈h		*Baccharis salicifolia* (Ruiz & Pav.) Pers.	faire augmenter le principe vital

La jeune fille pubère

Table 8 : diffusion du principe vital de la jeune fille pubère, l'adhésion du principe vital

Terme de rang 1	Terme de rang 2	Détermination botanique	Indication
llem		*Citrus* sp.	cheveux solides et luisants
inconnu	*rohuamepar*	Indet.	fortifiant
inconnu	*atatcapar*	*Gurania lobata* (L.) Pruski	fortifiant

Table 9 : agrégation de principes vitaux végétaux au principe vital de la jeune fille pubère, les traits comportementaux

Terme de rang 1	Terme de rang 2	Détermination botanique	Indication
epe'	*co'nesop̃ar*	*Cyperus* sp.	faire de la bière de manioc savoureuse
epe'	*morreñtsop̃ar*	*Cyperus* sp.	entendre les chants
epe'	*mamp̃ar*	*Cyperus* sp.	bien cuisiner
epe'	*tatentsop̃ar*	non collectée	bien filer
epe'	*huancp̃ar*	*Cyperus* sp.	entente conjugale
epe'	*huomnecp̃ar*	*Cyperus* sp	courage et ne pas être paresseuse
inconnu	*pesharrpar*	*Strychnos toxifera* R.H. Schomb	bien cuisiner
inconnu	*puensenpar*	*Piper* sp.	courage et ne pas être paresseuse
inconnu	*mampuepar*	Indet.	semer un manioc prospère
inconnu	*otanetspar*	*Maxillaria* sp.	grossir
inconnu	*marra'shemapar*	*Ruellia ruizana* (Ness) Lindau	ne pas sentir la fatigue
sho'rëch		*Urera baccifera* (L.) Gaudich. ex Wedd.	vitalité

Table 10 : augmentation du volume du principe vital de la jeune fille pubère, la croissance

Terme de rang 1	Terme de rang 2	Détermination botanique	Indication
aporëch		*Clematis guadeloupae* Pers.	dents solides
ëhap̃		*Sida rhombifolia* L	repousse des cheveux
echtallets		*Xiphidium caeruleum* Aubl.	repousse des cheveux

L'enfant destiné à être *pa'llerr*

Table 11 : agrégation de principes vitaux végétaux au principe vital de l'enfant destiné à être *pa'llerr*, les traits comportementaux

Terme de rang 1	Terme de rang 2	Détermination botanique	Indication
epe'	*morreñtsop̃ar*	*Cyperus* sp	entendre les chants
epe'	*requërcantsop̃ar*	*Cyperus* sp	jouer de la flute
inconnu	*puensenpar*	*Piper* sp.	courage et ne pas être paresseux
inconnu	*marra'shemapar*	*Ruellia ruizana* (Ness) Lindau	ne pas sentir la fatigue

Table 12 : diffusion du principe vital de l'enfant destiné à être *pa'llerr* vers le corps, l'adhésion du principe vital

Terme de rang 1	Terme de rang 2	Détermination botanique	Indication
inconnu	*rohuamepar*	Indet.	fortifiant

Table 13 : augmentation du volume du principe vital de l'enfant destiné à être *pa'llerr*, la croissance

Terme de rang 1	Terme de rang 2	Détermination botanique	Indication
aporeč̈h		*Clematis guadeloupae* Pers.	dents solides

Table 14 : construction du *chañapchenaya* de l'enfant destiné à être *pa'llerr*

Terme de rang 1	Terme de rang 2	Détermination botanique	Indication
chemuer		*Mussatia hyacinthina* (Standl.) Sandwith	mâcher avec le tabac
coc'		*Erythroxylum coca* Lam.	confinement
yemats	*popo yemats*	*Nicotianum tabacum* L.	tabac blanc
yemats	*oc'po'yemat̃er*	*Nicotianum tabacum* L.	tabac rose
epe'	*camuecñetsp̃ar*	*Cyperus* sp.	fabrication de la pâte de tabac

Annexe 7 :
signification des unités lexicales des *epe'*

Table 1 : signification des unités lexicales des *epe'* donnés directement par Yato' Yos

Unités lexicales des noms vernaculaires des plantes	Significations littérales des unités lexicales	Significations métonymiques des unités lexicales
asa'nmarẽt	abandonner	bonne entente conjugale
beñecpuen	infiniment résistant	protection
camuecñest	souffle vital	rester animé
chesha'	nourrisson	protection du principe vital des enfants
choyeshe'mats	ombre errante d'un défunt	ne pas devenir une ombre errante
co'nes	bière de manioc	savoir préparer de la bonne bière de manioc
echmeñets	se regrouper	être convivial
e'mare'teñet	savoir, présage	avoir de l'intuition
entarteñets	voir pour la première fois	avoir l'air sympathique
enteñets	voir	avoir l'air sympathique
eñoteñets	savoir, percevoir	avoir de la mémoire : percevoir les chants et les retenir
huanc	perfection conjugale	avoir des relations conjugales harmonieuses
huomenc	fort, vaillant	être vaillant et avoir un corps fort
ma'mateñets	inviter quelqu'un à consommer du manioc bouilli	être convivial
mam	manioc	permet d'avoir du manioc prospère
morreñets	chant	savoir les chants et les retenir
pueseñets	oublier	être capable de plus y penser
requërcanets	flûte	savoir jouer de la flûte
shechpep̃ar	serpent	ne pas être vu par les serpents
yata	à caractère divin	protection
yelleñets	augmenter de volume	augmenter le volume du principe vital

Table 2 : Unités lexicales des désignations des autres catégories d'*epe'* en fonction de leurs origines

Unités lexicales des noms vernaculaires des plantes	Significations des unités lexicales	Origine du don
ato'	tapir (terme générique)	don de Poramasa
ellarror	pécari (terme générique)	
ma'ñorr	daguet rouge (terme générique)	
yap	agouti (terme générique)	
ata'tateñets	frapper quelque chose	don de Ransana'
echnarr	agile	
emayeñets	exterminer	
ch'eneñets	Coaguler, s'arrêter	
pocheñets	Se rompre	
tatstep̃	flèche de défense (fût court)	
coshẽ	hocco (Cracinae)	don de Rrera
cahuose'	épervier de mauvais augure	
c̈ho'marrem	espèce d'épervier	
cochcoch	oiseau de taille moyenne (terme générique)	
ot̃	oiseau de petite taille (terme générique)	
Rrera	épervier harpie (personnage légendaire)	
rrot̃	espèce de perdrix grise	
sellanquërr	épervier rapide	
To'to	épervier de petite taille (messager légendaire)	
cac	poisson (terme générique)	don de Shemoc Huarena'
mamore'	poisson (Characidae)	
omañe'	poisson (Pimelodidae)	
sheb̃	poisson (Scianidae)	
taneñets	bien filer	don d'Arancamana'

Annexe 8 :
correspondance entre *puerets* et *puesen* et signification de leurs unités lexicales

Puerets	Signification des unités lexicales	*Puesen*
yerpuen (non collectée)	*yerpueñets* : se souvenir	*yerpuen popsener* (*Piper* sp.)
onen (non collectée)	*oneñets* : être sur le point de pleurer	*onen popsener* (*Triolena* sp.)
epo'puer (non collectée)	*puerreñets* : revenir	*epo'puer popsener* (Indet. Melastomataceae)
yahue' (*Blechnum cordatum* (Desv.) Hieron.)	*yahueñets* : pleurer	*yahue'popsener* (*Begonia* sp.)
yayoñ (non collectée)	*yoñ* : tête	*yayoñ popsener* (*Piper* sp.)
casantaperes (non collectée)	*casanta pep̃* : espèce de petit oiseau jaune	*casantaperes popsener* (*Piper* sp.)
huanqueñets (non collectée)	*huanqüeñets* : se nouer	*huanqueñets popsener* (*Piper* sp.)
me'she'llopar (non collectée)	*meshe'll* : espèce de petit oiseau	*me'she'llopar popsener* (*Piper* sp.)

Annexe 9 :
les plantes utilisées dans le maintien de l'humanité de l'être

Table 1 : augmentation du volume du principe vital de l'adulte

Terme de rang 1	Terme de rang 2	Détermination botanique	Indication
bespan		Gossypium barbadense L.	augmenter le principe vital
čhap̃		*Sida rhombifolia* L.	coupe des cheveux
cho'ne'ch		*Gynerium sagittatum* (Aubl.) P. Beauv.	sperme
corech		*Diffenbachia williamsii* Croat.	dents saines
echetspan	*echest'par*	*Stigmaphyllon sinuatum* (DC.) A.Juss.	coupe des cheveux
echtallets		*Xiphidium caeruleum* Aubl.	coupe des cheveux
epe'	*yelleñtsop̃ar*	*Cyperus laxus* Lam.	volume de principe vital
errasañatspan	*ellapapar*	*Elaphoglossum peltatum* (SW.) Urb.	quantité après accouchement
huallapnarrech	*huallapnarren*	*Munnozia hastifolia* (Poepp.) H. Rob. & Brettell	lait
inconnu	*asotspar*	*Piper chanchamayanum* Trel.	dents saines
inconnu	*echeporpar*	Indet.	asthénie
inconnu	*echeporpar*	Indet.	asthénie
inconnu	*huayapar*	*Clusia trochiformis* Vesque	vieillissement
inconnu	*momoreñtsopar*	Indet.	régénérer les pertes de lait
inconnu	*ñorra'tentsopar*	*Selaginella diffusa* (C. Presl) Spring	régénérer les pertes de sueur
lloqueya'		*Mussatia hyacinthina* (Standl.) Sandwith	régénérer les pertes de salive
momosrečh		Indet.	régénérer les pertes de lait
semam		*Acmella spilanthoides* Cass.	dents saines
setarečh		Indet.	régénérer les pertes de larme
shemochuarečh		*Tessaria integrifolia* Ruiz & Pav.	régénérer les pertes d'urine
shemocuarečh		*Baccharis salicifolia* (Ruiz & Pav.) Pers	volume de principe vital
shemot		*Solanum stramoniifolium* Jacq.	régénérer les pertes de larme

Table 2 : diffusion du *yecamquëñ* de l'adulte vers le corps, l'adhésion du principe vital

Terme de rang 1	Terme de rang 2	Détermination botanique	Indication
achmosa's		*Vismia pozuzoensis* Engl.	fortifiant
allocatenetpacnor		Indet.	tranquillisant
camanťarečh		*Calliandra angustifolia* (Benth.) Spruce	volume de principe vital
clavohuasca		*Tanaecium noctumum* (Barb. Rodr.) Bureau & K. Schum.	fortifiant
echeporpan		Rubiaceae	agile
inconnu	*amontsopar*	*Drymonia* sp.	fortifiant
inconnu	*echmcorrteñtsopar*	*Mouriri* sp.	fortifiant
inconnu	*huepapar*	Indet.	volume de principe vital
inconnu	*pacheñapar*	*Danaea nodosa* (L.) Sm.	manque d'appé-tit
inconnu	*pateñtsopar*	*Piper* sp.	manque d'appé-tit
inconnu	*pueroreñpar*	*Besleria racemosa* C.V. Morton	adhésivité
inconnu	*señtsopar po'señempar*	*Piper dennisii* Trel.	manque d'appé-tit
inconnu	*señtsopar po'señempar*	*Piper dennisii* Trel.	fortifiant
inconnu	*shellomentsopar*	*Psychotria* sp.	vieillissement
muenarorečh		*Doliocarpus major* J.F. Gmel.	fortifiant
muenarorečh		*Doliocarpus major* J.F. Gmel.	asthénie
puesen	*me'she'llopar*	non collectée	oublier de vieillir
puetse'lloñpan	*puetse'lloñpar*	*Siparuna sessiliflora* (Kunth) A. DC.	fortifiant
puetse'lloñpan		*Siparuna tomentosa* (Ruiz & Pav.) A. DC.	manque d'appé-tit
puetse'lloñpan		*Siparuna tomentosa* (Ruiz & Pav.) A. DC.	fortifiant
ťellmaťellma'	*p̃opnor*	*Phthirusa stelis* (L.) Kuijt	fortifiant
yetsep		*Bixa orellana* L.	régénérer les pertes de larme
yetsep		*Bixa orellana* L.	manque d'appé-tit

Table 3 : agrégation de principes vitaux végétaux au principe vital de l'adulte, les traits comportementaux

Terme de rang 1	Terme de rang 2	Détermination botanique	Indication
añchechpan	*entarpar*	Indet.	plante « sympathique »
añchechpan	*emo'teñtsopar*	Indet.	plante « sympathique »
añchechpan	*entpar*	*Calanthera* sp.	plante « sympathique »
echeneñtsopan		Indet.	entente conjugale
epe'	*atatcap̃ar*	*Gurania lobata* (L.) Pruski.)	chasser
epe'	*huomnecp̃ar*	*Cyperus* sp.	faire de la production agricole
epe'	*mamp̃ar*	*Cyperus* sp.	faire de la bière de manioc
epe'	*taneñtsop̃ar*	non collectée	filer
epe'	*co'nesop̃ar*	*Cyperus* sp.	faire de la bière de manioc savoureuse
epe'	*huancp̃ar*	*Cyperus* sp.	entente conjugale
epe'	*ma'mateñtsop̃ar*	*Cyperus* sp.	entente conjugale
epe'	*mamp̃ar*	*Cyperus* sp.	bien cuisiner
epe'	*morreñtsop̃ar*	*Cyperus* sp.	entendre les chants
epe'	*requërcantsop̃ar*	*Cyperus* sp.	jouer de la flute
epe'	*tatentsop̃ar*	non collectée	bien filer
inconnu	*entarpar*	Indet.	plante « sympathique »
inconnu	*asameñtsopar*	Indet.	entente conjugale
inconnu	*emo'teñtsopar*	Indet.	plante « sympathique »
inconnu	*entpar*	*Calanthera* sp.	plante « sympathique »
inconnu	*moshuañtsopar*	Indet.	pêcher
puerets	*casantaperes*	Indet.	travailler
puerets	*echeneñtsopan*	Indet.	entente réciproque
puerets	*epo'puer*	Indet.	paraître important aux yeux d'une personne indifférente
puerets	*huanqueñets*	Indet.	entente réciproque
puerets	*yayoñ*	Indet.	paraître très agréable aux yeux d'une personne de sexe opposé

BIBLIOGRAPHIE

ACKERKNECHT, E.

1946. Natural Diseases and Rational Treatment in Primitive Medicine. *Bulletin of the History of Medicine,* 19, 467-497.

ADELAAR, W. F., MUYSKEN, P.

2004. *The Languages of the Andes.* Cambridge : Cambridge Language Surveys, Cambridge University Press.

AIKHENVALD, A. Y.

1999. *« Arawak »* dans R. M. W. Dixon & A. Y. Aikhenvald Éd., *The Amazonian Languages.* Cambridge : Cambridge University Press.

AIKHENVALD, A. Y., DIXON, R. M. W.

2007. *Grammars in Contact: a Cross-linguistic Typology.* Oxford : Oxford University Press.

ALBERT, B.

1993. L'Or cannibale et la chute du ciel. Une critique chamanique de l'économie politique de la nature (Yanomami, Brésil). *L'homme*, 126-128, 349-378.

1985. *Temps du sang, Temps des cendres. Représentation de la maladie, espace politique et système rituel chez les Yanomami du Sud-Est (Amazonie brésilienne)*. Thèse de Doctorat, Paris : Université de Paris X - Nanterre.

ALCORN, J.

1984. *Huastec Mayan Ethnobotany.* Austin : University of Texas Press.

ALÈS, C.

1998. Pourquoi les Yanomamɨ ont-ils des filles ? dans M. Godelier & M. P. Panoff Éd., *La production du corps*. Paris : Editions des Archives Contemporaines, 281-315.

ALÈS, C., CHIAPPINO, J.

1981-1982. Approche de la maladie et de la thérapie chamanique chez les Yanomamɨ

(Vénézuela). *Série Sciences Humaines,* XVIII (4), 531-542.

ALEXIADES, M. N.
1999. *Ethnobotany of the Ese Eja: Plants, Health and Change in an Amazonian Society.* Ph. D., New York : City University of New York.
1992. *Selected Guidelines for Ethnobotanical Researsh: a Field Manual.* Bronx, New York : The New York Botanical Garden.

ALLEN, W. L. A.
1968. *Ceramic Sequence from the Alto Pachitea Peru.* Ph. D., Urbana : University of Illinois.

AMICH, J.
1975. *Historia de las misiones del convento de Santa Rosa de Ocopa.* Lima : Milla Battres.

AUGÉ, M.
1986. L'Anthropologie de la maladie. *L'Homme,* 28 (97), 81-90.

AUGÉ, M., HERZLICH, Cl.
1994. *Le sens du mal.* Paris : Edition des Archives Contemporaines.

BAER, G.
1994. *Cosmología y shamanismo de los Matsiguenga.* Quito : Ediciones Abya-Yala.

BAER, R.D., BUSTILLO, M.
1993. Susto and Mal de Ojo among Florida Farmworkers: Emic and Etic Perspectives. *Medical Anthropology Quarterly,* 7 (1), 90-100.

BARRAU J.
1991. « Les hommes dans la nature » et « L'homme et le végétal », in J. Poirier, *Histoire des moeurs.* La Pléiade, Paris : Gallimard, 1279-1306.

BEHRENS, C. A.
1986. Shipibo Food Categorization and Preference: Relationships between Indigenous and Western Dietary Concepts. *American Anthropologist,* 88 (3), 647-658.

BENAVIDES, M.
2006. *Atlas de comunidades nativas de la selva central.* Lima : Instituto del

Bien Común.

BENAVIDES, M., PARIONA, M.

2002. *La cooperativa forestal Yánesha y el sistema de manejo forestal comunitario en la selva central peruana.* Lima : Instituto de Estudios Peruanos - Instituto del Bien Común.

BENOIST, J.

2006. *À La Réunion, la plante entre tisane et prière.* Consulté le 18 novembre 2009, sur http://classiques.uqac.ca/contemporains/benoist_jean/a_la_reunion_la_plante/a_la_reunion_la_plante.html

BERLIN, E.

1992. *Ethnobiological Classification. Principles of Categorization of Plants and Animals in Traditional Society.* New Jersey : Princeton University Press.

BERLIN, B., RAVEN, P., & BREEDLOVE, D. R.

1974. *Principle of Tzeltal Plant Classification: An Introduction to the Botanical Ethnography Mayan-speaking Community in Highland Chiapas.* New York : Academic Press.

BIBEAU, G.

1978. L'organisation Ngbandi des noms de malades. *Anthropologie et Sociétés,* 9 (3), 83-1, 1-62.

BOCH, M.

1993. La mort et la conception de la personne. *Terrain,* 20, 7-20.

BONNET, D., JAFFRÉ, Y.

2003. *Les maladies de passage. Transmissions, préventions et hygiènes en Afrique de l'Ouest.* Paris : Médecine du monde, Karthala.

BORIOS, S.

2005. *Atto yerrmuen cacächno. Los Yanesha y la pesca.* Lima : Instituto del Bien Común.

BOURDY, G.

1989. *Ethnopharmacologie et vie sexuelle à Vanuatu. Etude pharmacochimique de Dysoxylum gaudichaudianum (Juss.) Miq.* Thèse de Doctorat, Montpellier : Université de Montpellier 1.

BOURDY, G., VALADEAU, C., ALBAN CASTILLO, J.

2008. *Yato' Ramuesh : Pare'shemats Yanesha, Yato' Ramuesh : Plantas medicinales Yanesha.* Lima : PRODAPP - IRD.

BROHAN, M.

2002. Compte Rendu d'Ouvrage; Hissink, K., Hahn, *A. Los Tacana. Datos sobre la historia de su civilización, Apoyo Para el Campesino-indígena del Oriente Boliviano.* APCOB, La Paz, 2000 [1984], Col. « Pueblos indígenas de las tierras bajas de Bolivia » 16 , 236p. *Boletín del Instituto Francés de Estudios Andinos,* 31 (2), 401-405.

BROWN, M., VAN BOLT, M. L.

1980. Aguaruna Jivaro Gardening Magic in the Alto Rio Mayo, Peru. *Ethnology,* 19 (2), 169-190.

BUCHILLET, D.

1983. *Maladie et mémoire des origines chez les Desana du Uaupès.* Thèse de Doctorat, Paris : Université Paris X.

CÁRDENAS, T.

1989. *Los Unaya y su mundo. Aproximacion al sistema médico de los Shipibo-Conibo del Rio Ucayali.* Lima : Instituto Indigenista Peruano, Centro Amazónico de Antropología y Aplicación Práctica.

CARID NAVEIRA, M. A.

2007. *Yama Yama: os sons de memória, afectos del paternesco entre os Yaminahua.* Thèse de Doctorat, Florianópolis : Universidade Federal de Santa Catarina.

CARID NAVEIRA, M. A., PEREZ GIL, L.

2002. *Los Yaminawa del rio Mapuya (Alto Ucayali, Perú).* Rapport Scientifique Final du Projet TSEMIM, Commission Européenne CCE_DG XII Recherche. Université Libre de Bruxelles, Centre d'Anthropologie Culturelle.

CHAPUIS, J.

2001. Du végétal au politique : étude des plantes à pouvoir chez les Indiens Wayana du Haut-Maroni. *Journal de la société des américanistes,* 87, 113-136.

CHAUMEIL, J.-P.

2010. Des sons et des esprits-maîtres en Amazonie amérindienne. *Ateliers du LESC*, 34, mis en ligne le 27 septembre 2010, consulté le 30 septembre 2010. URL : http://ateliers.revues.org/8546

1997. Les os, les flûtes, les morts. Mémoire et traitement funéraire en Amazonie. *Journal de la Société des Américanistes,* 83, 83-110.

1983. *Voir, savoir, pouvoir - Le chamanisme chez les Yagua de l'Amazonie péruvienne.* Paris : Éd. des Ecoles des Hautes Etudes en Sciences Sociales.

CHAUMEIL, J.-P., CHAUMEIL, B.

1992. L'oncle et le neveu. *Journal de la Société des Américanistes,* 78 (2), 25-37.

CLEMENT, F.

2003. L'esprit ensorcelé. Les racines cognitives de la sorcellerie. *Terrain,* 41, 121-136.

CONKLIN, H. C.

1954. *The Relation of Hanunoo Culture to the Plant World.* Ph.D., New Haven : Yale University.

COOPER, J. M.

1947. *The Araucanians.* in *Handbook of South American Indians.* Vol. 2 The Andean civilizations. Smithsonian Institute Éd., Washington : J. Steward (Éd.).

DAIGNEAULT, A. L.

2009. *The Yanesha' (Amuesha), a Culture on the Edges of the Andes and the Amazon in Peru: An Ethnolinguistic Study of the Yanesha' Language and Speech Community, and the Traditional Role of Ponapnora, a Female Rite of Passage.* Mémoire de Master, Montréal : Département d'anthropologie, Faculté des arts et des sciences, Université de Montréal.

DE LAVELEYE, D.

2001. *Peuple de la Mangrove. Approche ethnologique d'un espace social métissé (région de Cururupu-Mirinzal, Maranhão, Brésil).* Thèse de Doctorat, Bruxelles : Université Libre de Bruxelles.

DE SUREMAIN, C.-E.

2007. Quand « le cheveu fait l'homme ». La cérémonie de la première coupe de cheveux de l'enfant en Bolivie. *La troisième conférence de l'année 2007 de la Société des Américanistes* (1-15). Paris : Musée du Quai Branly.

DÉLÉAGE, P.
2005. *Le chamanisme sharanahua. Enquête sur l'apprentissage et l'épistémologie d'un rituel.* Thèse de Doctorat, Paris : École des Hautes Études en Sciences Sociales.

DESCOLA, Ph.
2005. *Par-delà nature et culture.* Paris : Bibliothèque des Sciences Humaines, Gallimard.
2002. Anthropologie de la nature. *Cours au Collège de France.* Paris : Collège de France.
1986. *La nature domestique, symbolisme et praxis dans l'écologie des Achuar.* Paris : Éd. de la Maison des Sciences de l'Homme.

DIGARD, J.-P.
1990. *L'homme et les animaux domestiques. Anthropologie d'une passion.* Paris : Fayard.

DOS SANTOS, J., FLEURENTIN, J.
1990. L'ethnopharmacologie, une approche pluridisciplinaire. Ethnopharmacologie, source, méthode, objectifs. *Premier colloque européen d'ethnopharmacologie* (493). Metz : Editions Orstom.

DOUGLAS, M.
1991. Witchcraft and Leprosy: Two Strategies of Exclusion. *Man,* 26 (4), 723-736.

DREWES, W.
1958. The Economic Development of the Western Montana of Central Peru as Related to Transportation, a Comparision of four Aeras of Settlement. Lima, *Peruvian Times*, 1-43.

DUFF-TRIPP, M.
1997a. *Diccionario del idioma Yanesha'(Amuesha).* Lima : Ministerio de Educación and Instituto Lingüístico de Verano.
1997b. *Gramática del idioma Yanesha' (Amuesha), Serie Lingüística Peruana.* Lima : Ministerio de Educación and Instituto Lingüístico de Verano.

EMERSON, R.
2003. Le travail de terrain comme activité d'observation. Perspectives ethnométhodologistes et interactionnistes. dans D. Céfaï, *L'enquête de ter-*

rain. Paris : La Découverte, 398-423.

ERIKSON, Ph.

2004. La face cachée de l'ancestralité. Masques et affinité chez les Matis d'Amazonie brésilienne. *Journal de la société des américanistes,* 90 (1), 119-142.

2003. "Comme à toi jadis on l'a fait, fais-le moi à présent..." Cycle de vie et ornementation corporelle chez les Matis (Amazonas, Brésil). *L'Homme,* 3-4 (167-168), 129-152.

1987. De l'apprivoisement à l'approvisionnement : chasse, alliance et familiarisation en Amazonie indigène. *Techniques & Culture*, 9, 105-140.

ESTRELLA, E.

1981. El mal del Arco Iris. *Boletín de informaciones científicas nacionales,* 16 (111), 53-63.

EVANS-PRITCHARD, E. E.

1972. *Sorcellerie,oracles et magie chez les Azandé.* Paris : Bibliothèque des Sciences Humaines, Gallimard.

1969. *Anthropologie sociale.* Paris : Petite bibliothèque Payot.

FAINZANG, S.

2000. La maladie, un objet pour l'anthropologie sociale. *Ethnologies comparées,* 1, 1-11.

FAUSTO, C.

2004. A blend of Blood and Tobacco: Shamans and Jaguars among the Parakana of Eastern Amazonia. Dans N. L. Whitehead & R. Wright, *Darkness and Secrecy: the Anthropology of Assault Sorcery and Witchcraft in Amazonia.* Durham & London : Duke University Press, 157-178.

FAUSTO, C., RODGERS, D.

1999. Of Enemies and Pets: Warfare and Shamanism in Amazonia. *American Ethnologist*, 26 (4), 933-956.

FAVRET-SAADA, J.

1985. *Les mots, la mort, les sorts.* Paris : Gallimard.

FLEURY, M.

1999. Dénominations et représentations des végétaux en forêt tropicale : étude comparative chez les Amérindiens Wayana et les Noirs marrons aluku de Guyane française. *L'homme et la forêt tropicale*, 31-44.

FORD, R. I.
1978. Ethnobotany: Historical Diversity and Synthesis. The nature and Status of Ethnobotany. *Anthropological Papers*, 67, 33-49.

FOSTER, G. M.
1953. Relationships between Spanish and Spanish-American Folk Medicine. *The Journal of American Folklore,* 66 (261), 201-217.

GALDSTON, I.
1963. *Man's Image in Medicine and Anthropology.* New York : International Universities Press.

GENEST, S.
1978. Introduction à l'ethnomédecine. Essai de synthèse. *Anthropologie et Sociétés, Ethnomédecine et ethnobotanique,* 2 (3), 5-28.

GILLIN, J.
1948. Magical Fright. *Psychiatry,* 11, 387-400.

GUERRA, F.
1988. Orígen de las epidemias en la conquista de América. *Quito Centenario*, 43-51.

HABICHER-SCHWARZ, E.
2004. *Pozuzo: tiroleses, renanos y bávaros en la selva del Perú.* Innsbruck : Berenkamp-Verlag.

HALLOWELL, A. I.
1941. The Social Function of Anxiety in a Primitive Society. *American Sociological Review,* 6, 869-881.

HAXAIRE, C.
s.d. Consulté le 7 décembre 2009, sur http//greenstone.refer.bf/collect/revuepha/index/assoc/...dir/06-043-047.pdf

HÉRITIER, F.
1994. Stérilité, aridité, sécheresse : quelques invariants de la pensée symbolique. Dans M. Augé & C. Herzlich, *Le sens du mal*. Paris : Edition des Archives Contemporaines, 123-154.

HERTZ, R.
1960. *Death and the Right Hand.* Aberdeen : Anthropology and Ethnography, Routledge Library Editions.

HIRTZEL, V.
2010. *Le maître à deux têtes : Une ethnographie du rapport à soi Yuracaré (Amazonie Bolivienne).* Thèse de Doctorat, Paris : École des Hautes Études en Sciences Sociales.

HOURS, B.
1999. Vingt ans de développement de l'anthropologie médicale en France. *Médecine et Santé: Symboliques des corps,* 5, 35-45.

JONES, V. H.
1931. *The Ethnobotany of the Isleta Indians.* Albuquerque : Department of Biology, University of New Mexico.

KARSTEN, R.
1926. *The Civilization of the south American Indians.* Londres : Billing and sons.

KEIFENHEIM, B.
2002. Suicide « à la kashinawa ». Le désir de l'au-delà ou la séduction olfactive et auditive par les esprits des morts. *Journal de la Société des américanistes*, 88, 91-110.

KLUCKHOHN, C.
1944. *Navaho Witchcraft.* Cambridge, Mass. : Peabody Museum.

LAPLANTINE, F.
1993. *Anthropologie de la maladie.* Paris : Payot.

LATHRAP, D. W.
1970. *The Upper Amazon.* New York : Praeger.

LAVELLE, L.
1940. *Le mal et la souffrance.* Paris : Plon.

LE BRETON, D.

2006. *Anthropologie de la douleur.* Paris : Métaillié.

LENAERTS, M.

2006. Substances, Relationships and the Omnipresence of the Body: an Overview of Ashéninka Ethnomedicine (Western Amazonia). *Journal of Ethnobiology and Ethnomedicine,* 49 (2), 1-19.

2004. *Anthropologie des indiens Ashéninka d'Amazonie.* Paris : L'Harmattan.

LESERVOISIER, O.

2005. *Terrains ethnographiques et hiérarchies sociales, retour réflexif sur la situation d'enquête.* Paris : Karthala.

LÉVI-STRAUSS Cl., ERIBON D.

1988. *De près et de loin.* Paris : Odile Jacob.

LÓPEZ AUSTIN, A.

1988. *The Human Body and Ideology Concepts of the Ancient Nahuas ; Translated by Thelma Ortiz de Montellano and Bernard Ortiz de Montellano.* Salt Lake City : University of Utah Press.

LÓPEZ-IBOR, J. J.

2003. Cultural Adaptations of Current Psychiatric Classifications: Are they the Solution? *Psychopathology,* 36, 114-119.

Mapa Ecológico del Perú (ONERN), 1.

2007. Consulté le 15 juin 2009, sur : http://www.geographos.com/mapas/?p=197

MASON, A.

1950. The Languages of South America. *Handbook of South American Indians, 7 vols.* J. H. Steward Ed., Washington D.C. : Government Printing Office, 6 (143), 157-317.

MAUSS, M.

2007. *Essai sur le don.* Paris : Presses Universitaires de France.

MCQUOWN, N. A.

1955. Indigenous Languages of Latin America. *American Anthropologist,* 71, 501-570.

MENGET, P.

1996. De l'usage des trophées en Amérique du Sud. Esquisse d'une comparaison entre les pratiques nivacle (Paraguay) et mundurucu (Brésil). *Systèmes de Pensée en Afrique Noire*, 14, 127-143.

Ministerio de Salud del Perú.
2002. Análisis de la situación de salud del pueblo Shipibo - Konibo. Lima : PER/MINSA/OGE-03/005 & Serie Análisis de Situación de Salud y Tendencias.

MORA, C., ZARZAR, A.
1997. Comunidades nativas en la Amazonía Peruana dans A. Brack - Egg & C. Yañez Éd., *Amazonía peruana: Comunidades Indígenas, conocimentos y tierras tituladas.* Lima : GEF/Pnud/Unops.

O'NELL, C.
1975. An Investigation of Reported « Fright » as a Factor in the « Magical Fright ». *Ethos,* 3 (1), 41-63.

PAYNE, D. L.
1991. « A classification of Maipuran (Arawakan) Languages based on shared Lexical Retentions. » Dans D. C. Derbyshire & G. K. Pullum Éd., *Handbook of Amazonian Languages.* Berlin : Mouton de Gruyter, 3, 355-499.

PETERS, L. G., PRICE-WILLIAMS, D.
1980. Towards an Experiential Analysis of Shamanism. *American Ethnologist,* 7 (3), 397-418.

PHILIPS, O., GENTRY, A.
1993. The Useful Woody Plants of Tambopata, Peru: I. Statistical hypothesis tests with a new quantitative technique. *Economic Botany,* 47, 15-32.

POLLOCK, D.
1996. Personhood and Illness among the Kulina. *Medical Anthropology Quarterly,* 10 (3), 319-341.

POWERS, S.
1875. « Aboriginal Botany ». *Proceedings of the California Academy of Sciences*, 5:373–379.

PRZYLUSKI J.
1927. Totémisme et végétalisme dans l'Inde. *Annales du Musée Guimet : Re-*

vue d'histoire des religions, XCVI, 6, 347-364.

RAMA-LECLERC, F.
2003. *Des modes de socialisation par les plantes chez les Shipibo-Conibo d'Amazonie péruvienne, une étude des relations entre humains et non-humains dans la construction sociale.* Thèse de Doctorat, Paris : Université Paris X - Nanterre.

RENARD-CASEVITZ, F.-M.
1982. Fragment d'une leçon de Daniel, chaman Matsiguenga. *Amerindia,* 1, 145-179.

RIVERS, W. H.
1924. *Medicine, Magic and Religion.* London : Kegan Paul.

ROBBINS, W. W., HARRINGTON, J.P., FREIRE-MARRECO, B.
1916. Ethnobotany of the Tewa Indians. *Bureau of American Ethnology Bulletin*, 55.

ROBIN, V.
2003. Les chemins de l'autre vie. Les rituels funéraires dans les Andes sud-péruviennes. *Ateliers*, 25, 41-59.

ROBIN AZEVEDO, V.
2008. *Miroirs de l'Autre vie. Pratiques rituelles et discours sur les morts dans les Andes de Cuzco (Pérou).* Paris : Société d'Ethnologie, Collection Recherches Américaines, 7, Université Paris X - Nanterre.
2004. La divine comédie dans les Andes ou les tribulations du mort dans son voyage vers l'au-delà. *Journal de la Société des Américanistes*, 90-1, 143-181.

ROSENGREN, D.
2004. Matsigenka. Dans F. Santos Granero & F. Barclay Rey de Castro Ed., *Guía Ethnográfica de la Alta Amazonía. Volumen 4.* Lima : IFEA - Smithsonian Tropical Research Institute, 1-159.

SALICK, J.
1989. Bases ecologicas de los sistemas agricolas Amuesha. *Amazonía indi gena,* 9 (15), 3-16.

SANTOS GRANERO, F.

2009. Ways of Being a Thing in the Yanesha Lived World. Dans *The occult life of things, Native Amazonian Theories of Materiality and Personhood* (105-127). Santos Granero, F. Ed. Tucson : The University of Arizona Press.

2007. Almas sensuales: modo incorpóreos de sentir y conocer en la Amazonía Indigena. *Amazonía Peruana,* 15 (30), 185-209.

2004. The Enemy Within: Child Sorcery, Revolution, and the Evils of Modernization in Eastern Peru. Dans N. L. Whitehead & R. Wright, *Darkness and Secrecy, The Anthropology of Assault Sorcery and Witchcraft in Amazonia.* Durham & London : Duke, 272-305.

2005. Los Yánesha. Dans F. Santos Granero & F. Barclay Rey de Castro Éd., *Guía etnográfica de la alta amazonía, Volumen 5.* Paris, Balboa : Institut Français d'Etudes Andines & Smithsonian Tropical Research Institute.

2002. Saint Christopher in the Amazon: Child Sorcery, Colonialism, and Violence among the Southern Arawak. *Ethnohistory,* 49 (3), 507-543.

SCHOEPF, D.

1998. Le domaine des colibris : accueil et hospitalité chez les Wayana (Région des Guyanes). *Journal de la Société des Américanistes,* 84 (1), 99-120.

SCHULTES, R., HOFMANN, A.

1980. *The Botany and Chemistry of Hallucinogens.* Springfield, Illinois : Charles C. Thomas.

SEEGER, A.

1981. *Nature and Society en Central Brasil. The Suya Indians of Mato Grosso.* Cambridge : Harvard University Press.

SEEGER, A., DA MATTA, R., VIVEIROS DE CASTRO, E.

1979. A construção da pessoa nas sociedades indigenas brasileiras. *Boletim do Museu Nacional, Antropologia,* 32, 2-29.

SENSARMA, P., GHOSH, A.

1995. Ethnobotany and Phytoanthropology. Dans R. Schultes & S. Von Reis, *Ethnobotany evolution of discipline.* Portland : Dioscorides Press.

SHEPARD, G. H.

2004. A Sensory Ecology of Medicinal Plant Therapy in Two Amazonian Societies. *American Anthropologist,* 106 (2), 252–266.

1999. *Pharmacognosy and the Senses in Two Amazonian Societies.* Berkeley : University of California.

SINDZINGRE, N.
1994. La nécessité du sens : l'explication de l'infortune chez les Senufo. Dans M. Augé & Cl. Herzlich, *Le sens du mal* (93-122). Paris : Edition des Archives Contemporaines.

SMITH, R. C.
2-3 décembre 2004. Where our Ancestors once tread: Amuesha territoriality and Sacred Landscape in the Andean Amazon of Central Peru. *Être Indien dans les Amériques : spoliations et résistance - Mobilisations ethniques et politiques du multiculturalisme : une perspective comparative. Colloque international de l'Université ParisIII Sorbonne Nouvelle organisé par l'IHEAL-CREDAL, le CEC, l'OPEA et le CERVEPAS.* Paris.
1999. Caciques Chinchaycochas, funcionarios Incas y sacerdotes Amueshas: los caminos antiguos de Chinchaycocha hacia la selva central. *Ponencia presentada en la Conferencia «La Cultura de Pasco» Universidad Nacional Daniel Alcides Carrion* (59-71). Lima : Cultura Andina.
1984. The Language of Power: Music, Order, and Redemption. *Latin American Music Review / Revista de Música Latinoamericana,* 5 (2), 129-160.
1982. Muerte y caos/salvación y orden, un análisis filosófico acerca de la música y los rituales de los Amuesha. *América Indigena,* XLII (4), 651-686.
1977. *Delivrance from Chaos for a Song: a Social and Religious Interpretation of the Ritual Performance of Amuesha Music.* Ph. D., Cornell : Graduate School of Cornell University.

SOULÉ, B.
2007. Observation participante ou participation observante ? Usages et justifications de la notion de participation observante en sciences sociales. *Recherche Qualitative,* 27 (1), 127-140.

SPERBER, D.
1980. Proceeding of the Fifth International Conference on Ethiopian Studies. Dans L. Hess Éd., *The Management of Misfortune among the Dorze.* Chicago : Office of Publications Services, University of Illinois, 297-315.

SURRALLÉS, A.

2009. *En el corazón del sentido, percepción, afectividad, acción en los candoshi, Alta Amazonía.* Lima : IFEA, UMIFRE 17, CNRS-MAEE & IWGIA.

TAIB, O., HEIDENREICH, F., BAUDET, T., MORO, M.

2005. Donner un sens à la maladie : de l'anthropologie médicale à l'épidémiologie culturelle. *Médecine et maladies infectieuses,* 35, 173-185.

TAYLOR, A.C.

1998. Corps immortels, devoir d'oubli : formes humaines et trajectoires de vie chez les Achuar. Dans M. Godelier & M. Panoff, *La production du corps*. Paris : Editions des Archives Contemporaines, 317-338.

1997. L'oubli des morts et la mémoire des meurtres. Expériences de l'histoire chez les Jivaro. *Terrain,* 29, 83-96.

TEDLOCK, B.

1992. *The Beautiful and the Dangerous: Dialogues with the Zuni Indians.* New York : Viking.

TIBESAR, A. S.

1952. San Antonio de Eneno: A Mission in the Peruvian Montana. *Primitive Man*, 25(1-2), 23-39.

TOLA, F. C.

2009. *Les conceptions du corps et de la personne dans un contexte amérindien : indiens toba du Gran Chaco sud-américain.* Paris : L'Harmattan.

TURNER, N. J.

1988. Ethnobotany of Coniferous Trees in Thompsons and Lilloet Interior Salish of British Colombia. *Economic Botany*, 46, 177-194.

URBAN, G.

1981. The Semiotic of Food Tabooed: Shokleng (Gê). Dans K. M. Kensinger & W. H. Kracke, *Food Taboos in Lowland South America.* Vermont : Bennington College, 3, 76-90.

UZZELL, D.

1974. « Susto » Revisited: Illness as Strategic Role. *American Ethnologist,* 1 (2), 369-378.

VAN LYSEBETH, A.
1993. *Pranayama, la dynamique du souffle*. Paris : Flammarion.

VÁSQUEZ, R. M., ROJAS, R. G., MONTEAGUDO, A. M., MEZA, K.
2005. Flora Vascular de la selva central del Perú: una aproximación de la composición florística de tres Áreas Naturales Protegidas. *ARNALDOA,* 12 (1-2), 112-125.

VARESE, S.
2006. *La sal de los cerros, Resistencia y utopia en la Amazonía Peruana.* Lima : Fondo Editorial del Congreso del Perú.

VILAÇA, A.
2005. Chronically unstable Bodies: Reflections on Amazonian Corporalities. *J. Roy. anthrop. Inst. (N.S.),* 11, 445-464.

VIVEIROS DE CASTRO, E.
1996. « Images of Nature and Society in Amazonian Ethnology », *Annual Review of Anthropology*, 25, 179-200.
1992. *From the Enemy's Point of View, Humanity and Divinity in an Amazonian Society*. Chicago : The University of Chicago Press.

WADE DAVIS, E.
1995. *Ethnobotany: An old Practice, A new discipline* dans *Ethnobotany: Evolution of a discipline.* R. E. Schutles & S. Von Reis Éd., Portland : Dioscorides Press.

WHITEHEAD, N. L., WRIGHT, R.
2004. Introduction: Dark Shamanism. Dans N. L. Whitehead & R. Wright, *In Darkness and Secrecy: The Anthropology of Assault sorcery and Witchcraft in Amazonia* (1-19). Durham : Duke University Press.

WISE, M. R.
1976. Apuntes sobre la influencia inca entre los Amuesha: factor que oscurece la clasificación de su idioma. *Revista del Museo Nacional,* 42, 355–366.
1958. Diverse Points of Articulation of Allophones in Amuesha (Arawak). *Miscellanea Phonetica* III, 15-21.

ZEMPLÉNI, A.
1985. La « maladie » et ses « causes ». *Causes, origines et agents de la maladie chez les peuples sans écriture,* Paris : *L'ethnographie*, 96-97 (2-3), 13-44.

ABRÉVIATIONS ET ACRONYMES

API : Alphabet Phonétique International
CEC : Centre des Études Canadiennes
CERVEPAS : Centre d'Études et de Recherche sur la vie Économique dans les Pays Anglo-Saxons
CREDAL : Centre de Recherche et de Documentation sur l'Amérique Latine
EREA : Centre d'Enseignement et de Recherche en Ethnologie Amérindienne du LESC (Laboratoire d'Ethnologie et Sociologie Comparative)
FECONAYA : Federación de Comunidades Nativas Yanesha
HOXA : Herbario de Oxapampa
IBC : Instituto del Bien Común
IFEA : Institut Français d'Etudes Andines
IHEAL : Institut des Hautes Études de l'Amérique Latine
INEI : Instituto Nacional de Estadísticas e Informática
INDECOPI : Protección para el conocimiento colectivo de los pueblos Indígenas
INRENA : Instituto Nacional de Recursos Naturales
IRD : Institut de Recherche pour le Développement
m : mètre
mm : millimètre
MINEDU : Ministerio de Education (Pérou)
OMPI : Organisation Mondiale de la Propriété Intellectuelle
ONERN : Oficina Nacional de Evaluación de Recursos Naturales
PRODAPP : Programa de Desarrollo Alternativo en la zona Pozuzo y Palcazú
UMR : Unité Mixte de Recherche
UNAY : Unión de Nacionalidades Ashaninka y Yanesha
UNMSM : Universidad Nacional Mayor de San Marcos
UGEL : Unidad de Gestión Educativa Local
SERNANP : Servicio Nacional de Áreas Naturales Protegidas del Estado vinculados con los recursos biológicos
SFE : Société Française d'Ethnopharmacologie
TSEMIM : Transmission et Transformation des Savoirs sur l'Environnement en Milieux Indigènes et Métis

TABLE DES TABLEAUX, DES FIGURES ET DES CARTES

TABLEAUX

FIGURES

CARTES

TABLE DES MATIÈRES

INDEX THÉMATIQUE

A

Productions corporelles

S

Sens (les)

Sentiments

INDEX DES PLANTES

A

B

C

* Terme français ou exprimé en espagnol régional

ČH

D

E

F

G

H

W

X

Y

Z

L'HARMATTAN, ITALIA
Via Degli Artisti 15; 10124 Torino

L'HARMATTAN HONGRIE
Könyvesbolt ; Kossuth L. u. 14-16
1053 Budapest

L'HARMATTAN BURKINA FASO
Avenue Mohamar Kadhafi (Ouaga 2000) – à 200 m du pont échangeur
12 BP 226 OUAGADOUGOU
(00226) 50 37 54 36
harmattanburkina@yahoo.fr

ESPACE L'HARMATTAN KINSHASA
Faculté des Sciences sociales,
politiques et administratives
BP243, KIN XI
Université de Kinshasa

L'HARMATTAN CONGO
67, av. E. P. Lumumba
Bât. – Congo Pharmacie (Bib. Nat.)
BP2874 Brazzaville
harmattan.congo@yahoo.fr

L'HARMATTAN GUINÉE
Almamya Rue KA 028, en face du restaurant Le Cèdre
OKB agency BP 3470 Conakry
(00224) 60 20 85 08
harmattanguinee@yahoo.fr

L'HARMATTAN CÔTE D'IVOIRE
M. Etien N'dah Ahmon
Résidence Karl / cité des arts
Abidjan-Cocody 03 BP 1588 Abidjan 03
(00225) 05 77 87 31

L'HARMATTAN MAURITANIE
Espace El Kettab du livre francophone
N° 472 avenue du Palais des Congrès
BP 316 Nouakchott
(00222) 63 25 980

L'HARMATTAN CAMEROUN
BP 11486
Face à la SNI, immeuble Don Bosco
Yaoundé
(00237) 99 76 61 66
harmattancam@yahoo.fr

L'HARMATTAN SÉNÉGAL
« Villa Rose », rue de Diourbel X G, Point E
BP 45034 Dakar FANN
(00221) 33 825 98 58 / 77 242 25 08
senharmattan@gmail.com

Achevé d'imprimer par Corlet Numérique - 14110 Condé-sur-Noireau
N° d'Imprimeur : 85132 - Dépôt légal : février 2012 - *Imprimé en France*